救急・ICUの体液管理に強くなる

病態生理から理解する輸液、利尿薬、循環作動薬の考え方、使い方

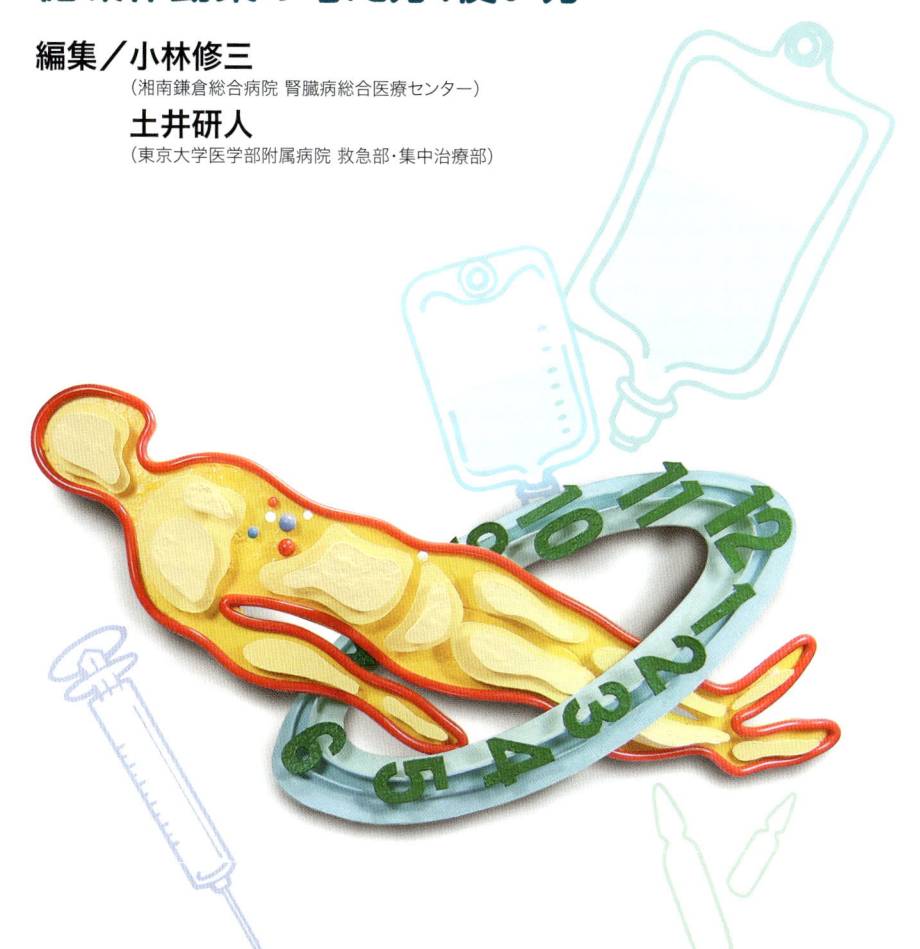

編集/小林修三
（湘南鎌倉総合病院 腎臓病総合医療センター）

土井研人
（東京大学医学部附属病院 救急部・集中治療部）

羊土社
YODOSHA

謹告

　本書に記載されている診断法・治療法に関しては，発行時点における最新の情報に基づき，正確を期するよう，著者ならびに出版社はそれぞれ最善の努力を払っております．しかし，医学，医療の進歩により，記載された内容が正確かつ完全ではなくなる場合もございます．

　したがって，実際の診断法・治療法で，熟知していない，あるいは汎用されていない新薬をはじめとする医薬品の使用，検査の実施および判読にあたっては，まず医薬品添付文書や機器および試薬の説明書で確認され，また診療技術に関しては十分考慮されたうえで，常に細心の注意を払われるようお願いいたします．

　本書記載の診断法・治療法・医薬品・検査法・疾患への適応などが，その後の医学研究ならびに医療の進歩により本書発行後に変更された場合，その診断法・治療法・医薬品・検査法・疾患への適応などによる不測の事故に対して，著者ならびに出版社はその責を負いかねますのでご了承ください．

編集にあたり

　多臓器不全に際しての呼吸・循環管理を含めた体液管理はダイナミックであり，また実に細かな調整を必要とする．麻酔科医や内科医にとっても，またどの科の医師にとってもやりがいのある医療である．

　加えてさまざまなモニター装置も進歩している．臨床医はこれらを駆使して病態の変化を早期に発見しなくてはならない．

　生理学の進歩は著しく，呼吸・循環・腎そして脳やこれらを制御する内分泌系の関わりなど個々の領域の中ではよく知られている反面，多面的かつ統合的な理解となると，臨床医が必ずしも熟知しているとは言えないのが現状である．

　腎臓内科医は循環器を，循環器内科医は腎臓のことを良く理解すべきであるなどは昨今叫ばれて久しいが，さらに呼吸や脳循環も理解していかなくてはならない．麻酔科医にとっては個々の臓器の統合を考えるプロであるが，それぞれの臓器専門医に匹敵する力で病態を理解することが重要である．いずれにせよ呼吸器内科医や脳外科医も含めてそれぞれの専門を超えて臓器連関を理解することが求められる．

　何よりも，総合病院に勤める一般内科医や外科医も必ず遭遇する多臓器不全の管理を熟知して欲しいと願う．心血管・脳血管障害・全身性血管炎や悪性腫瘍，はたまた外傷患者など，いったん臓器連関が破綻すると留まるところを知らない．

　こうした背景のもと，本書は救急・ICUの現場において，研修医から上級医までわかりやすく多面的かつ統合的な全身管理を行えるようにと企画した．

　執筆者は現場に熟練した臨床医があたっているのも心強い．実地臨床に直接役立つ内容に加えて，病態生理をふまえた解説はいっそうの臓器連関を深く理解するのに役立つものと信じている．

2015年4月

小林修三

編集にあたり

　救急・ICUにおける究極の目標は，急速に進行する重篤な臓器障害を有する症例に対して，迅速かつ集中的な治療により臓器機能を維持・回復させて救命することである．原因となる疾患の診断と根本的な治療が必要不可欠であるが，実際の臨床では呼吸，循環，腎，代謝，脳神経系などの各システムの機能を維持しつつ，並行して診断と原疾患に対する治療を進めざるを得ないことの方が多いと思われる．その際，輸液および循環作動薬，利尿薬を用いた体液管理は非常に重要であり，アウトカムに直結し得る治療介入といえる．したがって，病態の十分な理解に加えて，輸液および薬剤の特徴，病態における使い分けを知っておく必要があろう．一方，これらの治療は特殊な技術や機器が不要であり，「いつでも，どこでも，誰でも」行うことができるものである．上手く体液管理を行うことで急性期の重篤な病態を乗り切ることは医師としての腕の見せ所であるが，安易な輸液による誤った体液管理は治療成績を確実に悪くすることも認識すべきである．

　本書は，救急・ICUの体液管理について，最前線で日々奮闘している先生方に執筆をお願いした．各項目は実際の臨床において頻回に遭遇する病態について取り上げ，理論的背景の理解だけでは解決し得ない臨床的な問題に対して真摯に立ち向かう執筆者の姿勢がそのまま反映された実践的な内容となったと考えている．体液管理をテーマとした構成ではあるものの，単なる輸液の解説書にとどまらず呼吸・循環を中心とした全身管理を意識した記載が数多く盛り込まれている点が本書の特徴であると自負している．多忙な診療の合間を縫って執筆して頂いた先生方には深く御礼申し上げるとともに，本書が研修医をはじめとした若手医師の先生方の日常診療の一助になることを期待している．

2015年4月

土井研人

救急・ICUの体液管理に強くなる

病態生理から理解する輸液、利尿薬、循環作動薬の考え方、使い方

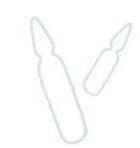

contents

編集にあたり ──────────────────────── 小林修三
編集にあたり ──────────────────────── 土井研人
略語一覧 ─────────────────────────────── 10
巻頭カラー ──────────────────────────── 13

第1章 輸液の基礎知識と救急・ICUの体液管理の原則
────────────────────── 浅田敏文,土井研人 16

第2章 栄養・感染が体液管理に及ぼす影響
──────────────────────────── 加藤明彦 28

第3章 輸液製剤,利尿薬,循環作動薬の使い方

1 輸液製剤
① 電解質輸液製剤
（細胞外液補充液,低張性電解質液）──────── 守矢英和 40
② 電解質補正液〔高張食塩液（3％など），
リン酸カリウム・ナトリウム,塩化カリウム,硫酸マグネシウム〕──── 守矢英和 45
③ 高カロリー輸液,アミノ酸製剤,
脂肪乳剤,ビタミン製剤,微量元素製剤 ──────── 守矢英和 49
④ 血漿増量剤,人工膠質液（デキストラン,HES）──── 石岡邦啓 57

⑤ アルブミン製剤，血液製剤
（アルブミン，凍結血漿，赤血球液，濃厚血小板） ……………… 石岡邦啓　60

2 利尿薬
① ループ利尿薬 …………………………………………………… 岡真知子　65
② 浸透圧利尿薬 …………………………………………………… 岡真知子　67
③ 心房性ナトリウム利尿ペプチド ……………………………… 大竹剛靖　70
④ 水利尿薬 ………………………………………………………… 大竹剛靖　72

3 循環作動薬
① ドパミン，ドブタミン，ノルアドレナリン，アドレナリン … 持田泰寛　74
② バソプレシン …………………………………………………… 持田泰寛　79
③ ホスホジエステラーゼ阻害薬 ………………………………… 日髙寿美　81

第4章　病態別体液管理

救急

1 ショック
① 外傷を伴う場合 ………………………………………………… 松田浩美　84
② 敗血症が疑われる場合 ………………………………………… 浅田敏文　91

2 酸塩基・電解質異常
① 高血糖を伴う代謝性アシドーシス
（糖尿病性ケトアシドーシス） ………………………………… 早瀬直樹　99
② 高血糖を伴わない代謝性アシドーシス
（アルコール性ケトアシドーシスと慢性腎不全） …………… 早瀬直樹　105
③ 高ナトリウム血症・低ナトリウム血症 ……………………… 小丸陽平　111
④ 高カリウム血症・低カリウム血症 …………………………… 前田明倫　119

3 呼吸不全
① 体液過剰を伴う呼吸不全（肺水腫，afterload mismatch など） ……… 園生智弘　128
② 体液過剰を伴わない呼吸不全（COPD急性増悪） …………… 伊藤　麗　136

4 薬物過量摂取
① 三環系（TCA） ……………………………………… 富田慶一，和田智貴　140
② リチウム ………………………………………………………… 小丸陽平　148

ICU

1 電解質異常
- ① 高ナトリウム血症・低ナトリウム血症 .... 小丸陽平 154
- ② 高カリウム血症・低カリウム血症 .... 前田明倫 160
- ③ Ca, iP, Mg異常 .... 山下徹志 166

2 急性冠症候群，急性心不全 .... 伊藤正道 173

3 ARDS・ECMO .... 浅田敏文 183

4 敗血症性ショック .... 大島和馬，中村謙介 189

5 脳血管障害
- ① 脳出血・脳梗塞 .... 和田智貴 197
- ② くも膜下出血 .... 比留間孝広 204

6 熱傷 .... 徳永蔵人，中村謙介 211

7 急性腎障害 .... 土井研人 219

8 肝不全・肝硬変 .... 中込圭一郎，土井研人 226

9 PCAS（心停止後症候群） .... 福田龍将 231

10 多発外傷 .... 上田吉宏 237

11 横紋筋融解症 .... 井口竜太 242

12 急性膵炎 .... 早瀬直樹 251

13 腹部コンパートメント症候群 .... 早瀬直樹 256

14 体液モニタリング .... 山本 幸，中村謙介 263

第5章 術後における体液管理

1 周術期における体液管理の考え方 .... 野村岳志 274

2 心血管系
- ① 開心術後 .... 木村光利 281
- ② 補助人工心臓症例 .... 木村光利 292

3 消化管
- ① 食道癌手術 .... 上田吉宏 301
- ② 肝切除術 .... 上田吉宏 304

③ 大腸穿孔手術 .... 上田吉宏 308
④ 肝移植後 .... 金子順一 312
⑤ 腎移植後 .... 浜崎敬文 320

4 脳外科術後（脳腫瘍，脳動脈瘤クリッピング） .... 橘田要一 326

第6章 ケーススタディ

救急

① 腸炎による敗血症性ショックで救急搬送された79歳女性 .... 浅田敏文 334
② 著しい代謝性アシドーシスと高血糖を呈した意識障害，
　ショック状態の75歳男性 .... 早瀬直樹 337
③ ERにて高K血症から致死性不整脈をきたした
　末期腎不全症例のマネジメント .... 前田明倫 340
④ 著しい血圧上昇を伴う肺水腫 .... 園生智弘 343

ICU

① 心肺停止蘇生後の低体温療法中の輸液管理 .... 前田明倫 345
② 食道癌術後に発症したARDSに対して
　VV ECMOを導入した63歳男性 .... 浅田敏文 348
③ くも膜下出血に対する開頭クリッピング術後の輸液管理
　〜術直後からスパズム期まで .... 比留間孝広 351
④ 多臓器不全を合併した重症急性膵炎の輸液管理 .... 早瀬直樹 354
⑤ 横紋筋融解による急性腎障害をきたした53歳男性 .... 土井研人 357
⑥ 炭酸リチウム大量服薬に対して
　急性血液浄化療法を要した31歳女性 .... 小丸陽平 361

索　引 363

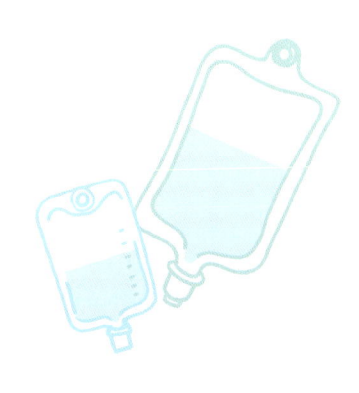

略語一覧

ACS	abdominal compartment syndrome	腹部コンパートメント症候群
ACS	acute coronary syndrome	急性冠症候群
AD	aortic dissection	大動脈解離
ADH	antidiuretic hormone	抗利尿ホルモン
AF	atrial fibrillation	心房細動
AIS	abbreviated injury scale	
AKA	alcoholic ketoacidosis	アルコール性ケトアシドーシス
AKI	acute kidney injury	急性腎障害
APP	abdominal perfusion pressure	腹腔灌流圧
AR	aortic regurgitation	大動脈弁逆流
ARDS	acute respiratory distress syndrome	急性呼吸促迫（窮迫）症候群
AS	aortic stenosis	大動脈弁狭窄
ATN	acute tubular necrosis	急性尿細管壊死
AVP	arginine vasopressin	バソプレシン
BBB	blood brain barrier	血液脳関門
BNP	brain natriuretic peptide	脳性ナトリウム利尿ペプチド
BSA	body surface area	体表面積
CHD	continuous hemodialysis	持続血液透析
CHDF	continuous hemodiafiltration	持続血液濾過透析
CI	cardiac index	心係数
CO	cardiac output	心拍出量
COPD	chronic obstructive pulmonary disease	慢性閉塞性肺疾患
CPM	central pontine myelinolysis	橋中心髄鞘崩壊症
CPP	cerebral perfusion pressure	脳灌流圧
CRRT	continuous renal replacement therapy	持続的腎代替療法
CRT	capillary refilling time	毛細血管再充満時間
CSWS	cerebral salt wasting syndrome	中枢性塩類喪失症候群
CV	central vein	中心静脈
CVP	central venous pressure	中心静脈圧
DBP	diastolic blood pressure	拡張期血圧
DI	diabetes insipidus	尿崩症
DKA	diabetic ketoacidosis	糖尿病性ケトアシドーシス
ECF	extracellular fluid	細胞外液
ECMO	extracorporeal membrane oxygenation	体外式膜型人工肺
EDV	end-diastolic volume	拡張終（末）期容積
EF	ejection fraction	駆出率
EGDT	early goal-directed therapy	
EN	enteral nutrition	経腸栄養
ENBD	endoscopic nasobiliary drainage	内視鏡的経鼻胆管ドレナージ
EVLW	extravascular lung water	肺血管外水分量
EVLWI	extravascular lung water index	肺血管外水分量係数
FFP	fresh frozen plasma	新鮮凍結血漿
GCS	Glasgow Coma Scale	
GEDV	global end-diastolic volume	心臓拡張終（末）期容量
GFR	glomerular filtration rate	糸球体濾過率

GVHD	graft-versus-host disease	移植片対宿主病
HDF	hemodiafiltration	血液濾過透析
HHS	hyperosmolar hyperglycemic syndrome	高浸透圧高血糖症候群
HR	heart rate	心拍数
IABP	intra-aortic balloon pumping	大動脈内バルーンパンピング
IAH	intra-abdominal hypertension	腹腔内圧上昇
IAP	intra-abdominal pressure	腹腔内圧
ICF	intracellular fluid	細胞内液
ICP	intracranial pressure	頭蓋内圧
IHD	intermittent hemodialysis	間欠的血液透析
ISF	interstitial fluid	組織間液
ITBV	intra-thoracic blood volume	胸腔内血液量
IVC	inferior vena cava	下大静脈
IVH	intravenous hyperalimentation	中心静脈栄養法
JCS	Japan Coma Scale	
LAP	left atrial pressure	左心房圧
LVAD	left ventricular assist device	左室補助人工心臓
LVEDP	left ventricular end-diastolic pressure	左室拡張終(末)期圧
MAP	mean arterial pressure	平均動脈圧
MODS	multiple organ dysfunction syndrome	多臓器不全症候群
mPAP	mean pulmonary artery pressure	平均肺動脈圧
MR	mitral regurgitation	僧帽弁逆流
MS	mitral stenosis	僧帽弁狭窄
NIBP	non invasive blood pressure	非観血的血圧
NPPV	noninvasive positive pressure ventilation	非侵襲的陽圧換気
NSVT	nonsustained ventricular tachycardia	非持続性心室頻拍
OAM	open abdominal management	
ODS	osmotic demyelination syndrome	浸透圧性脱髄症候群
PADP	pulmonary arterial diastolic pressure	肺動脈拡張期圧
PaO$_2$	arterial partial pressure of oxygen	動脈血酸素分圧
PAP	pulmonary arterial pressure	肺動脈圧
PASP	pulmonary artery systolic pressure	肺動脈収縮期圧
PAWP	pulmonary artery wedge pressure	肺動脈楔入圧
PCAS	post cardiac arrest syndrome	心停止後症候群
PCPS	percutaneous cardiopulmonary support	経皮的心肺補助
PCWP	pulmonary capillary wedge pressure	肺毛細血管楔入圧
PN	parenteral nutrition	経静脈栄養
PP	pulse pressure	脈圧
PPI	proton pump inhibitor	プロトンポンプ阻害薬
PPV	pulse pressure variation	脈圧変動
PVI	pleth variability index	脈波変動指標
PVPI	pulmonary vascular permeability index	肺血管透過性係数
PVR	pulmonary vascular resistance	肺血管抵抗
PVRI	pulmonary vascular resistance index	肺血管抵抗係数
RAA	renin-angiotensin-aldosterone	レニン-アンジオテンシン-アルドステロン

RAP	right atrial pressure	右心房圧
REE	resting energy expenditure	安静時エネルギー消費量
ROSC	return of spontaneous circulation	心拍再開
RRT	renal replacement therapy	腎代替療法
RTA	renal tubular acidosis	尿細管性アシドーシス
RVP	right ventricular pressure	右室圧
RVSP	right ventricular systolic pressure	右室収縮期圧
SAH	subarachnoid hemorrhage	くも膜下出血
SaO_2	arterial oxygen saturation	動脈血酸素飽和度
SBP	spontaneous bacterial peritonitis	特発性細菌性腹膜炎
SBP	systolic blood pressure	収縮期血圧
$ScvO_2$	central venous oxygen saturation	中心静脈血酸素飽和度
SGA	subjective global nutritional assessment	主観的包括的アセスメント
SIADH	syndrome of inappropriate secretion of antidiuretic hormone	抗利尿ホルモン不適合分泌症候群
SILENT	syndrome of irreversible lithium-effectuated neurotoxicity	
SIRS	systemic inflammatory response syndrome	全身性炎症反応症候群
SpO_2	transcutaneous oxygen saturation	経皮酸素飽和度
SV	stroke volume	1回拍出量
SVI	stroke volume index	1回拍出量係数
SvO_2	mixed venous oxygen saturation	混合静脈血酸素飽和度
SVR	systemic vascular resistance	体血管抵抗
SVRI	systemic vascular resistance index	体血管抵抗係数
SVV	stroke volume variation	1回拍出量変化
TAE	transcatheter arterial embolization	動脈塞栓術
TCF	transcellular fluid	経細胞液
TPN	total parenteral nutrition	中心静脈栄養法
TPTD	trans-pulmonary thermal dilution	経肺熱希釈法
TRALI	transfusion-related acute lung injury	輸血関連急性肺障害
VAD	ventricular assist device	補助人工心臓
VAP	ventilator associated pneumonia	人工呼吸器関連肺炎
VF	ventricular fibrillation	心室細動

巻頭カラー

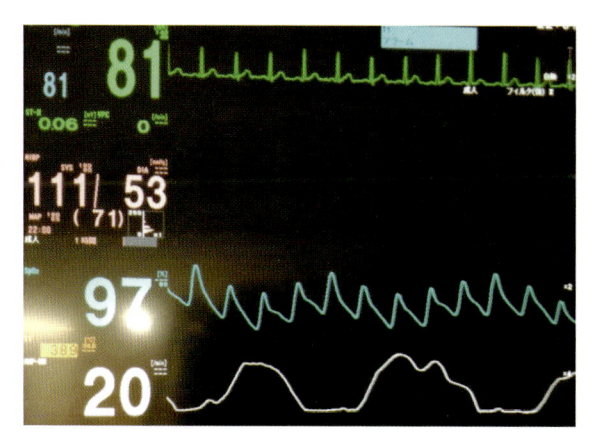

図1 ● SpO₂波形の変動
（p.265図1参照）

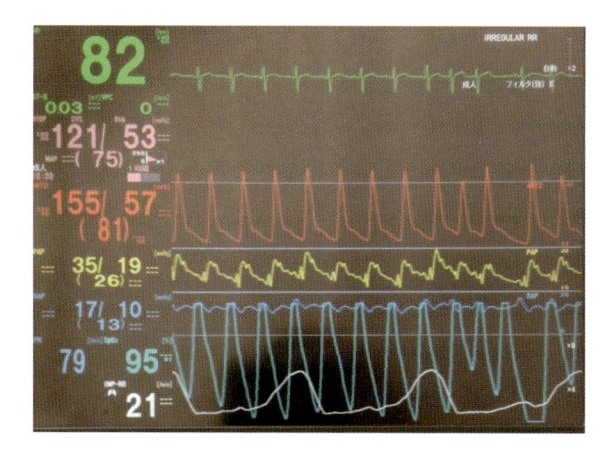

図2 ● PAWP波形
（p.267図2参照）

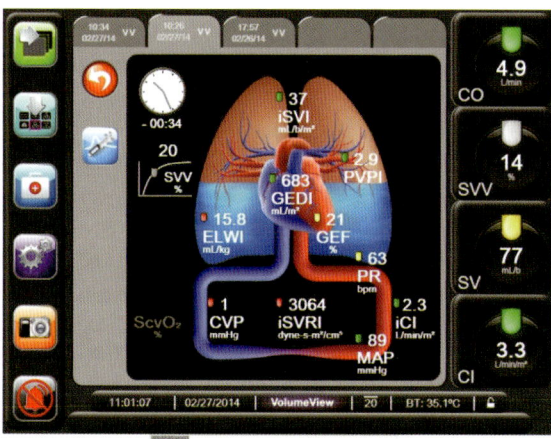

図3 ● EV1000のモニター画面
（p.268図5参照）

執筆者一覧

■ 編　集

小林修三	湘南鎌倉総合病院 腎臓病総合医療センター
土井研人	東京大学医学部附属病院 救急部・集中治療部

■ 執　筆 (掲載順)

小林修三	湘南鎌倉総合病院 腎臓病総合医療センター
土井研人	東京大学医学部附属病院 救急部・集中治療部
浅田敏文	東京大学医学部附属病院 救急部・集中治療部
加藤明彦	浜松医科大学医学部附属病院 血液浄化療法部
守矢英和	湘南鎌倉総合病院 腎臓病総合医療センター
石岡邦啓	湘南鎌倉総合病院 腎臓病総合医療センター
岡真知子	湘南鎌倉総合病院 腎臓病総合医療センター
大竹剛靖	湘南鎌倉総合病院 腎臓病総合医療センター
持田泰寛	湘南鎌倉総合病院 腎臓病総合医療センター
日髙寿美	湘南鎌倉総合病院 腎臓病総合医療センター
松田浩美	東京大学医学部附属病院 救急部・集中治療部
早瀬直樹	東京大学医学部附属病院 救急部・集中治療部
小丸陽平	東京大学医学部附属病院 救急部・集中治療部
前田明倫	東京大学医学部附属病院 救急部・集中治療部
園生智弘	東京大学医学部附属病院 救急部・集中治療部
伊藤　麗	東京大学医学部附属病院 救急部・集中治療部
富田慶一	東京大学医学部附属病院 救急部・集中治療部
和田智貴	東京大学医学部附属病院 救急部・集中治療部
山下徹志	東京大学医学部附属病院 腎臓・内分泌内科
伊藤正道	東京大学医学部附属病院 循環器内科
大島和馬	日立総合病院 救命救急センター
中村謙介	日立総合病院 救命救急センター
比留間孝広	東京大学医学部附属病院 救急部・集中治療部
徳永蔵人	日立総合病院 救命救急センター
中込圭一郎	東京大学医学部附属病院 救急部・集中治療部
福田龍将	東京大学医学部附属病院 救急部・集中治療部
上田吉宏	東京大学医学部附属病院 救急部・集中治療部
井口竜太	JR東京総合病院 救急総合診療科
山本　幸	日立総合病院 救命救急センター
野村岳志	湘南鎌倉総合病院 麻酔科・集中治療部
木村光利	東京大学医学部附属病院 心臓外科
金子順一	東京大学医学部附属病院 肝胆膵・人工臓器移植外科
浜崎敬文	東京大学医学部附属病院 腎臓・内分泌内科
橘田要一	東京大学医学部附属病院 救急部・集中治療部

第1章

輸液の基礎知識と救急・ICUの体液管理の原則

● 第1章 ●

輸液の基礎知識と救急・ICUの体液管理の原則

浅田敏文，土井研人

❶ はじめに

　救急・ICU領域に限らず，輸液は多くの患者に対して日常的に行われる医療行為である．維持輸液，大量輸液，輸液蘇生，電解質輸液など，多くの輸液に関する医療用語が存在するが，その目的や方法はそれぞれ異なる．近年過剰な輸液が予後を悪化させる可能性が示唆されており[1〜3]，輸液の意義や目的，方法について理解したうえでの適切な輸液管理が求められている．本稿では輸液の歴史に触れたうえで，輸液の目的と分類および体液管理の基本となる概念について総説する．

❷ 輸液療法の起源

　現代医療において輸液療法は最も頻繁に広く行われている治療のひとつであるが，輸液の起源は17世紀にまで遡る．当時，血液は肝臓で産生され各組織で消費される一方向性の液体成分であり，肝臓と各組織をつなぐ血管は，通気系と呼ばれる酸素を組織に運搬する血管系と，栄養配分系と呼ばれる栄養素を組織に運ぶ血管系の2つが独立して存在するとされていた．これに対して解剖学者William Harvey（1578〜1657）は，血管系は単独の系により構成されており，産生と消費をくり返すのではなく体内を循環しているとする「血液循環説」を唱えた．当時は激しい反論を受けたHarveyの説は，その後多くの実験や研究により証明され，現在の体液循環の基礎が築かれた．この概念の普及により，静脈内に投与された薬剤は体全体の組織に運搬されることが認識されるようになる．1658年，天文学者であり建築家でもあるChristopher Wren（1632〜1723）が，ガチョウの羽と豚の膀胱を組み合わせた道具を用いて，イヌの血管内に麻薬や酒を投与したことが輸液のはじまりとされている（図1）．
　コレラが流行していた19世紀初頭，嘔吐や下痢により水分と塩類が喪失するという病態は認識されていたが，具体的な治療が実践されるには至っていなかった．イギリスの医師Thomas Aitchison Latta（1796〜1833）は，塩分を含んだ輸液がコレラ患者に対して劇的な効果があったことを報告し，臨床においてはじめて輸液の成果が認められた．19

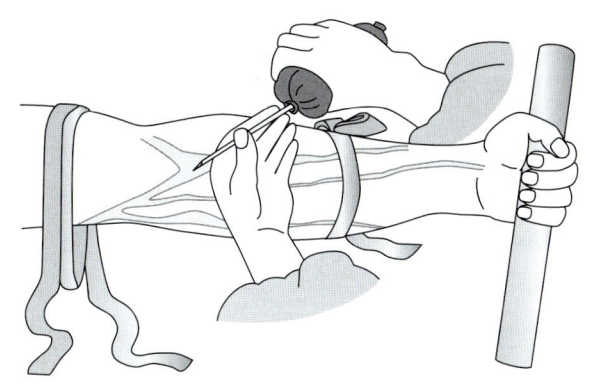

図1 ● 輸液の歴史は17世紀よりはじまった

表1 ● 輸液製剤の例

	Na⁺ (mEq/L)	K⁺ (mEq/L)	Cl⁻ (mEq/L)	Ca²⁺ (mEq/L)	熱量 (kcal/L)
生理食塩液	154	0	154	0	0
乳酸リンゲル液	130	4	109	3	0
1号液（開始液）	90	0	70	0	104
3号液（維持液）	35	20	35	0	172
5%ブドウ糖液	0	0	0	0	200

　世紀後半に入り，消毒法が確立するとともに，Sydney Ringer（1835〜1910）がNa⁺のほかにK⁺やCa²⁺などのイオンを含むリンゲル液を発明すると，輸液療法は加速度的に発展することになった．20世紀に入ると，栄養補充目的にブドウ糖を含む輸液も普及しはじめた．技術の進歩によりアミノ酸や脂肪製剤などの静脈内投与も可能となり，完全静脈栄養の分野は急激な進歩を遂げた．現在では生理食塩液のほか，緩衝剤として乳酸や酢酸，重炭酸を含んだ細胞外液など，さまざまな種類の輸液製剤が利用可能となっており，目的に応じた製剤選択をすることができる（表1）．

❸ 輸液の目的

　飲水や食事を制限した場合に，代謝や排泄により人体から不足する物質を補充することが輸液の目的である．すなわち，**①水分の補充，②電解質の補充，③栄養素の補充**である．実臨床では，水分，電解質，栄養素をそれぞれどの程度補充したいかを考えることで，輸液製剤の種類や投与速度が決定することになる．

1）水分の補充

　身体侵襲が加わっていない状態で，特に合併症のない成人が体液量維持のために必要とする1日の水分量は約30〜40 mL/kgである．発熱などにより不感蒸泄が増加している場合や，すでに体液量が不足している場合，嘔吐，下痢，多尿による体外排泄が多い場合に

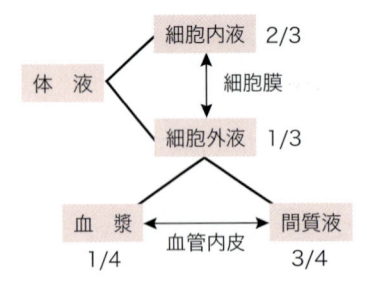

```
                    ┌── 細胞内液  2/3
                    │       ↕ 細胞膜
        体液 ───────┤
                    │
                    └── 細胞外液  1/3

        ┌─────────┴─────────┐
      血漿      血管内皮     間質液
      1/4                    3/4
```

図2 ● 生体内での非侵襲下における体液分布

は必要水分量はさらに増加する．

　簡単な式を用いて，

必要水分量＝尿量＋不感蒸泄－代謝水＋欠乏量＋予測喪失量

と表現することができる．尿量や喪失量（嘔吐量，便量，ドレーン排液量など）は実際に測定可能であるが，このうち，不感蒸泄－代謝水は日常臨床において測定することが困難であるため，およそ10 mL/kg/日程度として計算することが多い．欠乏量に関しては，患者ごとの適正な体液量と現在の体液量の双方を予測，評価する必要があり，体液管理の真髄ともいえる最も難しい部分である．

a）細胞外液の分布異常を意識する

　まず体液量の評価を行うにあたり，体液が細胞内液と細胞外液に分布していることを知らなくてはならない（図2）．

　体液の約3分の2が細胞内液に，3分の1が細胞外液に分布しているとされる．また非侵襲下では細胞外液の約25％が血漿として血管内に存在する．細胞内液と細胞外液は細胞膜を介して，間質液と血漿は血管内皮細胞を介して水分が移動することが可能であり，水分の移動には，電解質や，アルブミンなどの浸透圧物質による膠質浸透圧や，血管内皮細胞の透過性が関与している（SIDE NOTE）．浸透圧や血管透過性の変化により体液分布は容易に変化することを認識しておくべきである．例えば，理論上リンゲル液は細胞外液に均一に分布するため，投与した量の25％が血管内に残存し，75％は間質に移行するはずであるが，敗血症や熱傷などの極期には投与した輸液のほとんどが間質に分布し，血管内にはほとんど残存しない．

SIDE NOTE

血管透過性に関する最近の知見

　敗血症や侵襲の大きな手術後では，いわゆる「血管外漏出」「間質に体液が逃げる」と呼ばれる現象が高頻度に観察される．低アルブミン血症あるいは貧血などが原因で，血管内に体液を留めることができない，という説明がなされることが多いが，その他にも血管内皮細胞障害による血管透過性亢進が大いに関与していることも知られている．その詳細なメカニズムは研究段階ではあるが，例えば血管内皮細胞に発現しているTie2受容体にはAngiopoietin-1とAngiopoietin-2と呼ばれる互いに拮抗するアゴニストが存在しており，前者は血管内皮細胞と結合組織，細胞外マトリックス，基底膜の接着を維持する作用がある．後者は敗血症などで血中濃度が上昇することが知られており，その作用により水分子を血管内に保持する能力が低下し，血管外への血漿漏出が亢進することにより循環血漿量減少や肺水腫が引き起こされることが想定されている[4]．

水分補充としての輸液は，超急性期〜急性期においては血漿量の正常化を，急性期〜維持期においては細胞外液全体（血漿＋間質液）の正常化を目的とする．血管透過性や膠質浸透圧の異常により体液分布が崩壊している超急性期には，末梢組織における酸素供給を最優先するために血漿（＝有効循環血漿量）の正常化に重きをおいた管理を行い，間質液は過剰となることを容認する．敗血症であれば感染のコントロールなど，根本病態の治療が奏功することにより，血管の透過性や膠質浸透圧が正常化してくる急性期以降に関しては，血漿と間質液の間の体液分布が改善するため，細胞外液量全体の正常化を目標とし，血漿量が不足あるいは過剰とならないような管理を行う．

b) 酸素需給バランスを考える

酸素は組織や個体がホメオスタシスを維持するために必要であり，酸素需給バランスは全身管理のうえで非常に重要な概念である．

酸素供給量 oxygen delivery（DO_2）は，1分間あたりに末梢組織に到達する酸素量を表しており，心拍出量と単位体積に含まれる酸素量の積で表すことができる．

DO_2の計算式（SIDE NOTE）からわかるように，酸素供給量の3大規定因子は，**心拍出量**，**ヘモグロビン濃度**，**動脈血酸素飽和度**である．単純な計算では，心拍出量が4 L/分から2 L/分に低下するということは，ヘモグロビン濃度が14 g/dLから7 g/dLまで低下することやSaO_2が100%から50%に低下することと酸素供給量減少の観点では同等である．酸素需給バランスの正常化を目的として輸液をする場合，輸液による心拍出量の変化がきわめて大きなインパクトを有することを常に意識する必要がある．

c) 体液評価の指標は何か？

循環血漿量や細胞外液量（血漿＋間質液）の評価にはさまざまな指標が存在し，臨床現場で使用されているが（表2），どの指標も完璧なものではなく，メリット・デメリットを理解したうえで総合的な判断をしなくてはならない．

d) 心拍出量低下＝左心不全ではない

先に述べたように各組織に対する酸素供給量（DO_2，SIDE NOTE 参照）を規定している3大要素のうちのひとつは，左心系すなわち大動脈から駆出される心拍出量であり，心

SIDE NOTE

酸素供給量の求め方

酸素供給量 oxygen delivery は以下の式で算出できる．

$$DO_2 = CO \times CaO_2$$

CO（L/分）：心拍出量
CaO_2（mL/L）：動脈血酸素含有量

ここでの酸素含有量とは，1Lあたりの血液に含まれる酸素量（mL）のことであり，

$$CaO_2 = (1.34 \times Hb \times SaO_2 + 0.003 \times PaO_2) \times 10$$

Hb（g/dL）：ヘモグロビン濃度
SaO_2（%）：動脈血酸素飽和度
PaO_2（mmHg）：動脈血酸素分圧

と表現される（×10は単位合わせ）．ヘモグロビンは1gあたり最大1.34 mLの酸素を結合することができ，全ヘモグロビンのうち酸素結合しているヘモグロビンの割合であるSaO_2をかけることでヘモグロビンに結合している酸素の量を求めることができる．実際には血液中に直接溶解している酸素も存在し，酸素分圧PaO_2に係数である0.003をかけることで求められるが，ヘモグロビンに結合している酸素量と比較して非常に少量のため，酸素供給を考えるうえではほとんど無視することができる．

表2 ● 臨床で用いられる体液の指標のメリット・デメリット

	メリット	デメリット
血圧	動的な指標	個人差が大きい．末梢血管抵抗も同時に考えなくてはならない
脈拍数	動的な指標	他の要素（鎮静・循環作動薬など）の影響が大きい
体重	簡便	直接体液量の評価にはならない
尿量	簡便	腎不全や利尿薬の影響を受ける
BUN・Cre比	簡便	透析や出血・異化亢進などの影響を受ける
中心静脈圧（CVP）	右心系の圧の指標になり得る	左心系の心拍出量の指標にはならない．PEEPの影響を受ける
肺動脈楔入圧（PCWP）	左心系の圧の指標になり得る	測定のためにSwan-Ganzカテーテル挿入が必要．PEEPの影響を受ける
乳酸値	組織の酸素需給バランスの指標になり得る	直接体液量の指標にはならない．肝機能や敗血症の影響を受ける
中心静脈血酸素飽和度（ScvO$_2$）静脈血酸素飽和度（SvO$_2$）	組織の酸素需給バランスの指標になり得る	直接体液量の指標にはならない．酸素利用障害がある場合に不適切に高値になり得る
下大静脈径	非侵襲的に評価可能	個人差が大きい．下大静脈のコンプライアンスに左右される
動脈圧ライン波形	動的な指標	数値ではなく外見での判断のため主観的
輸液負荷試験	脱水であった場合治療を兼ねる	脱水でなかった場合過剰輸液になる
下肢挙上テスト	非侵襲的，輸液不要	心拍出量変化測定のためにデバイスが必要
フロートラック	心拍出量や末梢血管抵抗が計算可能	動脈圧波形から計算しているため不正確．不整脈の影響を受ける
Swan-Ganzカテーテル	心拍出量や末梢血管抵抗が計算可能	侵襲的．感染・血栓のリスクあり
PiCCO，EV1000	心拍出量や末梢血管抵抗が計算可能	侵襲的．動脈圧波形から計算しているため不正確

拍出量が低下した場合には，前負荷，後負荷，心筋収縮力の3つの要素を評価することで，適切な介入をすることができる．心筋梗塞などによる左室の心筋収縮力低下がもっともわかりやすい心拍出量低下の原因であるが，不適切な前負荷による心拍出量低下が臨床的には最も多く，輸液により改善が得られる要素である．

右心系および左心系の前負荷（右室拡張末期容積，左室拡張末期容積）は静脈還流量により最も影響される．図3に示すように心筋収縮力増加（敗血症など）あるいは正常な場合，輸液は静脈還流量を増加させることで前負荷を増加させ，結果として心拍出量を増加させることができる（Frank-Starlingの法則）．一方，心筋収縮力が低下している場合には，過度の前負荷は逆に心筋収縮を阻害し，心拍出量の低下を招く．この場合，利尿薬の投与などで過剰な体液を除去することでむしろ心拍出量が増加する．

血液循環を評価するにあたり，右心系と左心系を別々に評価することも重要である．右心系とは肺循環，左心系とは体循環のことを指す．肺塞栓や高度肺高血圧などで閉塞性ショックの状態では，右心系に対しては十分な前負荷（＝下大静脈拡張）があっても左心系の前負荷は低下しており，その結果として左心系の心拍出量が低下する．また，著明に拡張した右心系が左心系を圧迫して左室の拡張障害をきたすことも左心系の心拍出量低下

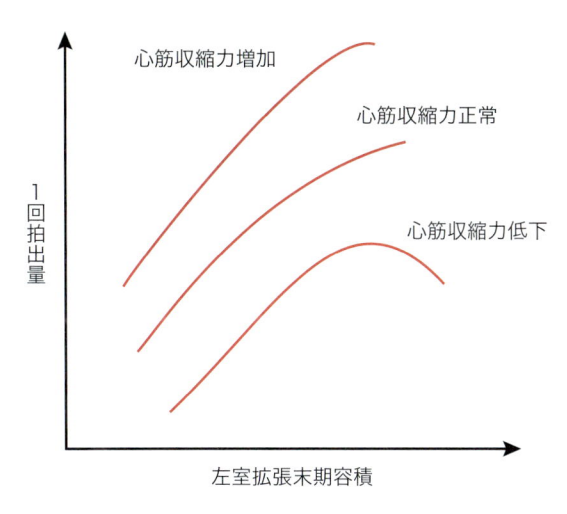

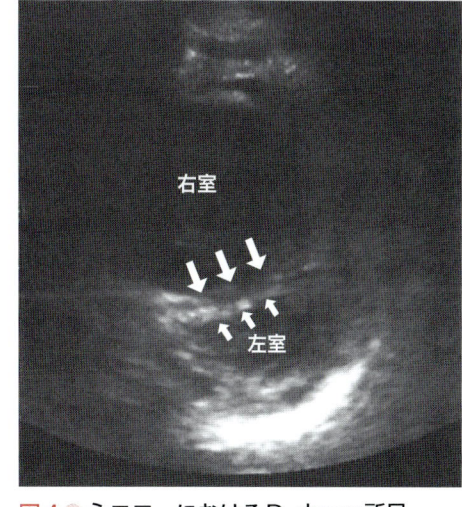

図3 ● 前負荷と心拍出量の関係

図4 ● 心エコーにおけるD-shape所見

につながる（図4，心エコーでのD-shape所見）．このような場合，根本病態である右心系すなわち肺循環に対する治療が必要となる．

e) 救急とICUでは輸液戦略が異なる

　救急外来では多くの場合，血漿量（有効循環血漿量）が不足した状態で患者が受診する．バイタルサインの安定化が最優先されるため，細胞外液のなかでも血漿量を維持するために細胞外液を短時間で大量に投与することが多い．明らかなうっ血の所見がある場合を除いて初期輸液を制限することはあまり行われない．加えて事前の情報がないという特徴がある．基準となる脈拍数や血圧に関する情報がない場合や初回血液検査の結果を待つ余裕がない場合も少なくないため，ベッドサイドエコーや身体所見など限られた情報のみで体液量評価を行う必要がある．初期輸液に対するバイタルサインの安定化，反応尿の有無，心エコー所見（心室内腔，下大静脈径）などを判断根拠として輸液量を調整する．

　ICU患者はすでに救急外来や病棟で輸液が行われており，ICU入室時点で体液過剰である可能性が高いことに注意しなければならない．予定入院患者や心不全患者，腎不全患者などでドライウエイトが判明している場合はその体重を参考として，目標の細胞外液量を設定することができる．ただし，前述のように侵襲により体液分布異常をきたしている超急性期～急性期には，適切な目標体重を設定し直さなければならない．すなわち，ICUでは症例の体液分布異常の変化をモニターしつつ，輸液戦略を組み立てる必要がある（図5）．

f) 輸液を行う前にやっておくべきこと

　救急患者やICU患者は病態が複雑であり，体液分布に異常をきたしていることが多く，適正な体液評価を正確に行うことは困難である．実際の臨床では体液不足なのか体液過剰なのかでさえ判別が困難な場合もある．そのような状況下においても酸素需給バランスを崩すことなく，さらには体液過剰にもならないような繊細な輸液管理を行ううえで，最低限必要な評価を押さえておく．

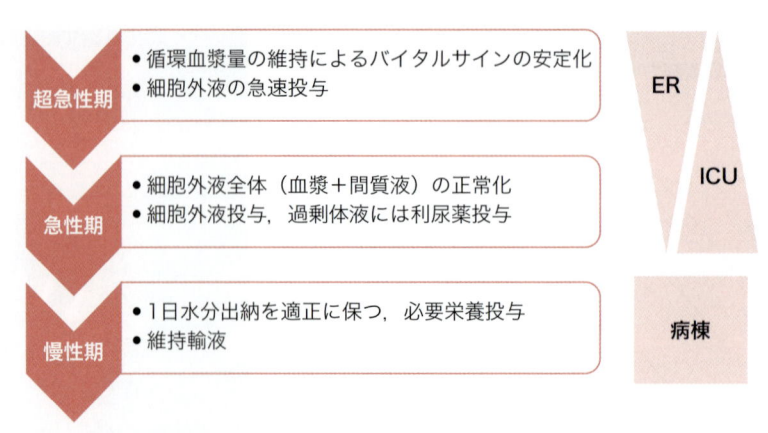

```
超急性期 → ・循環血漿量の維持によるバイタルサインの安定化
        ・細胞外液の急速投与                            ER

急性期  → ・細胞外液全体（血漿＋間質液）の正常化
        ・細胞外液投与，過剰体液には利尿薬投与          ICU

慢性期  → ・1日水分出納を適正に保つ，必要栄養投与
        ・維持輸液                                    病棟
```

図5 ● 救急とICUでは輸液戦略が異なる

<身体診察>

体液評価の基本中の基本である．頸静脈怒張，呼吸努力筋使用は溢水を間接的に示す所見である．胸部の聴診で心不全や弁疾患を疑うことができる．皮膚のツルゴール低下や浮腫，肝腫大でおおよそ体液不足か体液過剰か見当をつけることができる．

<病歴聴取>

心不全，腎不全の既往やくり返す心不全の病歴なども体液評価や治療方針決定の助けとなる．救急外来診療では数少ない情報源となるため，最近の飲食状況やADLについても聴取しておきたい．また，高齢者では日常の血圧が高値であることが多く，バイタルサイン評価の際には相対的な評価をすることも重要である．

<心エコー>

ベッドサイドで簡単に施行できるうえ，得られる情報量は非常に多い．心室壁運動異常や左室駆出率（ejection fraction：EF）は当然のことながら，脈拍数の目標値設定や，より厳格な体液コントロールが必要かどうかの判断のため，循環器内科医師ではなくても最低限の弁膜異常は認識しておかなければならない（僧帽弁逆流，大動脈弁狭窄など）．右心不全の徴候があればより厳格な輸液療法や強心薬使用を考慮するべきである．下大静脈径測定は盲目的に信頼するべきではないが，体液評価の基本であり，経時的な変化も含めてくり返し評価する必要がある．

<胸部X線，胸部CT>

胸部X線での心拡大や胸水の存在は体液過剰を疑う根拠となる．胸部CT画像で肺水腫像があれば，輸液量を積極的に制限することを検討する．

<心電図>

直接体液管理に影響はないが，特にICU患者はその重症度ゆえにICU滞在中に冠動脈疾患を発症することがあるため，コントロールとしての情報を入手しておくことは重要である．

<血清学的評価>

ベースラインの腎機能や心機能を認識するために，クレアチニン値やBNP値も以前の外来受診時データがあれば確認する．

2）電解質の補充

　水分の補充と同様，電解質についても補充量を決定する際には，体内の総不足（過剰）量および代謝・排泄される量を計算する．非侵襲下で体液分布異常のない成人の場合，各電解質の1日必要量はおおよそ表3のとおりである．

a）ナトリウム

　ナトリウムは主に細胞外液に分布している電解質であり，細胞外液量と浸透圧を決定する重要な溶質である．血清ナトリウム濃度の正常値は135〜145 mEq/Lであり，その濃度はレニン–アンジオテンシン–アルドステロン系およびバソプレシンなどのホルモンにより厳格にコントロールされている（図6）．

　低ナトリウム血症および高ナトリウム血症は，その原因が単純に細胞外液のナトリウムがそれぞれ不足あるいは過剰であると誤解されやすい．しかし，ナトリウム濃度異常は細胞外液の総ナトリウム量と水分量の相対関係の異常を表しているにすぎないため，低ナトリウム血症にしても高ナトリウム血症にしても体液量評価が必須である（図7）．つまり，低ナトリウム血症にはナトリウム補充，高ナトリウム血症にはナトリウム制限という対応のみでは不十分であることを認識する必要がある．

　救急外来におけるナトリウム濃度異常は，細胞外液減少や水中毒が原因であることが多い一方，ICUにおけるナトリウム濃度異常は，不適切な輸液や利尿薬使用によるものが多い．重症疾患の超急性期には細胞外液による大量輸液が行われるが，細胞外液輸液に含まれるNa^+イオン濃度は130〜150 mEq/Lであるため，例えば3 Lの輸液を行えば約400 mEqつまり塩分として20 g以上投与したことに等しくなる．しかし，大量のナトリウム負荷を行ったとしても，見かけ上の血清ナトリウム濃度がしばらく保たれるのは，血漿から間質液への水分とナトリウムの移動が起こり，細胞外液量自体が多くなるためである．超急性期を過ぎ，間質から水分が血管内へrefillingする際にナトリウムも同時に移動するが，重症患者では腎機能が低下していることも多く，尿中ナトリウム排泄を増加することができずに高ナトリウム血症となることを経験する．したがって，超急性期を脱した後には，ナトリウム負荷量も考慮しながら輸液組成を考える必要がある．その際に尿中ナトリウム濃度を測定することで，おおよそのナトリウム排泄量を認識することができる．

b）カリウム

　体内のカリウムは大部分が細胞内に分布しており，細胞内外のK^+濃度比は静止膜電位

表3 ● 各電解質の1日必要量[5]

	1日必要量
Na	1〜2 mEq/kg
K	1〜2 mEq/kg
Ca	10〜15 mEq
Mg	8〜20 mEq
P	20〜40 mmol

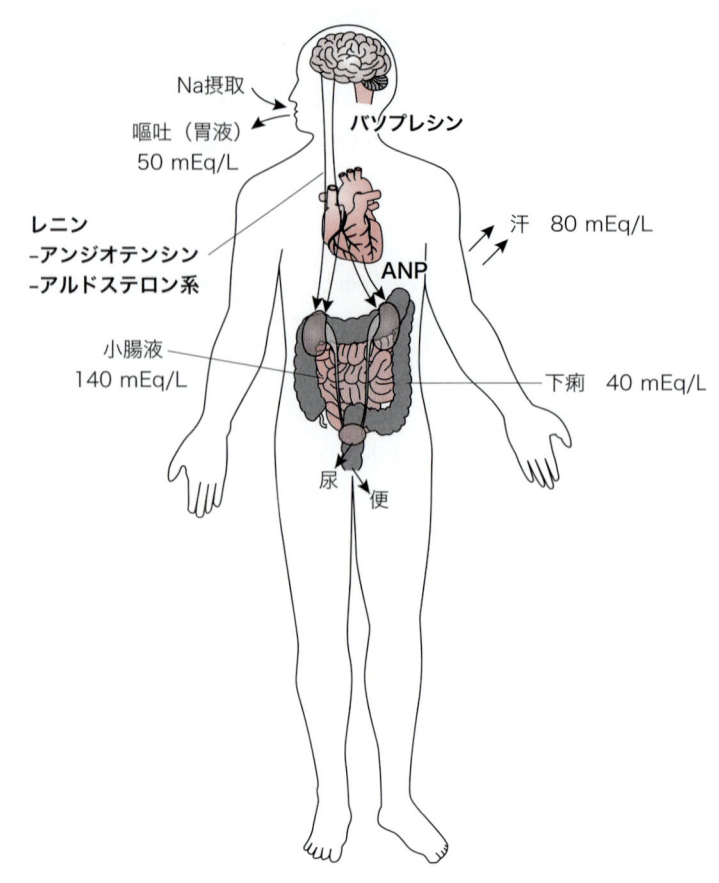

図6 ● ホルモンによる調節とナトリウム出納

を決定している．カリウム濃度の異常は致死的な不整脈を惹起する可能性があり，その濃度は3.5〜4.5 mEq/Lと非常に狭い範囲で調節されている．カリウム濃度異常を評価する場合には，総不足（過剰）量や摂取と排泄のバランスを考えるほか，細胞内外の移動も考慮しなければならない．カリウムの細胞内外の移動を促進する薬物や病態には表4に挙げるものがある．

　これらの病態が改善あるいは薬剤使用を中止した場合，カリウム濃度が急激に変化する可能性があるため，カリウム濃度の補正をする場合には注意が必要である．例えば一般的にpHが1.0変化するごとに血清カリウム濃度は0.5 mEq/Lずつ変化するといわれている（実臨床では計算どおりにいかないことが多い）．

　細胞外液に存在するカリウムは体内総カリウムのわずか2%程度にすぎず，血漿のカリウム濃度から体内カリウム量の変化を捉えることは非常に困難である．参考として，血清カリウム濃度から予測される総カリウム量の不足量を表5に示す．予測不足量に加えて，カリウムは主に尿中に排泄されるほか腸液にも多く含まれているため，尿中カリウム濃度と腸液喪失量を測定しつつ，カリウム補充を行うこととなる．

3）栄養素の補充

　炭水化物（ブドウ糖），タンパク質（アミノ酸），脂肪は3大栄養素であり，これらすべ

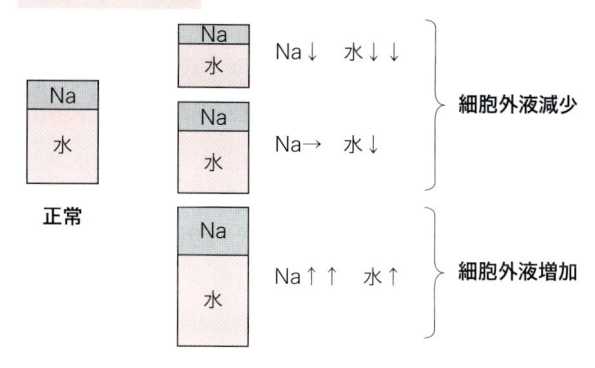

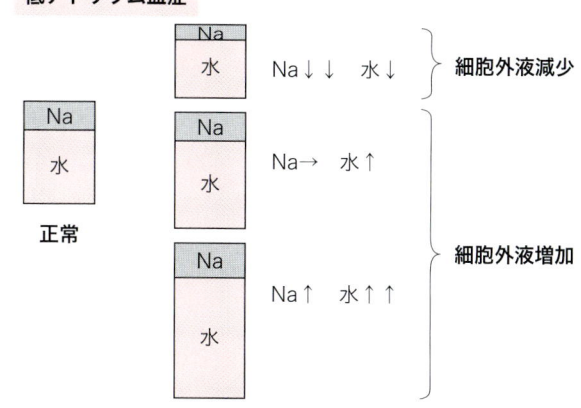

図7 ● ナトリウム濃度異常と体液量の関係

表4 ● 細胞内外でカリウムイオンの移動を規定する因子

細胞外→細胞内	細胞内→細胞外
● アルカローシス ● 低体温 ● β受容体刺激性気管支拡張薬 ● 重炭酸ナトリウム	● アシドーシス ● 高体温

表5 ● 血清濃度から予測される体内カリウム不足量

血清カリウム濃度	予測不足量
4.0 mEq/L	0 mEq
3.5 mEq/L	100 mEq
3.0 mEq/L	200 mEq
2.5 mEq/L	400 mEq

てが経静脈的に投与が可能である．ICU領域における最近の傾向として，輸液による栄養素投与については，以下の2点から推奨度が低下していることを認識する必要がある．

第1に，完全静脈栄養よりも早期から経腸栄養を開始することのほうが予後を改善し得るという報告が相次いで行われた．

第2は必要カロリー量についての見解である．重症患者の急性期においてエネルギー需要は著しく増加しているとされ，安静時エネルギー消費量（REE）をHarris-Benedict式で算出された基礎代謝量に活動係数とストレス係数を乗じて算出し，それと同等のカロリー量を投与することが従来推奨されてきた．最近になって，敗血症や大手術などの強い侵襲下では，ストレスホルモンとサイトカインにより，骨格筋タンパクの異化によるアミ

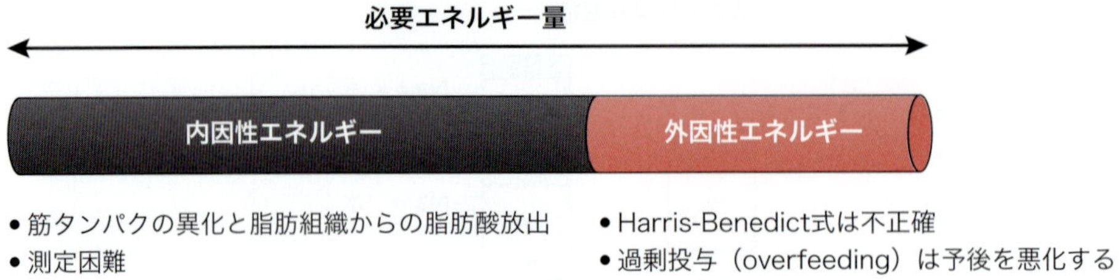

必要エネルギー量

| 内因性エネルギー | 外因性エネルギー |

- 筋タンパクの異化と脂肪組織からの脂肪酸放出
- 測定困難
- Harris-Benedict式は不正確
- 過剰投与（overfeeding）は予後を悪化する

図8 侵襲下における必要エネルギー量と内因性エネルギー量の関係

ノ酸からの糖新生と，脂肪組織からの脂肪酸放出による内因性エネルギーが供給されることが強調されるようになり（図8），内因性エネルギー供給を考慮せずに外的に過剰なエネルギー投与をすることで予後が悪化することが報告されている[6]．

しかし，現時点で侵襲時の必要エネルギー量や内因性エネルギー産生量を正確に測定する方法はないため，実際には各ガイドラインなどでは過剰投与（overfeeding）を回避し，underfeedingを許容する戦略が推奨されている．また，適切な栄養療法が行われているかを評価する検査も不十分であり，血清総蛋白やアルブミン値，末梢血中総リンパ球数，rapid turnover protein（プレアルブミン，トランスフェリンなど）を用いて総合的に評価せざるを得ないのが現状である．

❹ まとめ

輸液療法の目的は水分，電解質，栄養素の補充である．重症患者における輸液は血行動態に大きく影響するため，患者の予後を直接的に左右し得る医療介入である．救急外来・ICUにおいては，投与した輸液成分がどのように体内で分布するのか，循環および電解質にどのような変化をもたらし得るか，などの病態生理を考えながら輸液内容を吟味する必要がある．

文献

1）Wiedemann HP, et al：Comparison of two fluid-management strategies in acute lung injury. N Engl J Med, 354：2564-2575, 2006
2）Kelm DJ, et al：Fluid overload in patients with severe sepsis and septic shock treated with early goal-directed therapy is associated with increased acute need for fluid-related medical interventions and hospital deaths. Shock, 43：68-73, 2015
3）Boyd JH, et al：Fluid resuscitation in septic shock：a positive fluid balance and elevated central venous pressure are associated with increased mortality. Crit Care Med, 39：259-265, 2011
4）Parikh SM：Dysregulation of the angiopoietin-Tie-2 axis in sepsis and ARDS. Virulence, 4：517-524, 2013
5）Mirtallo J, et al：Safe practices for parenteral nutrition. JPEN J Parenter Enteral Nutr, 28：S39-S70, 2004
6）Krishnan JA, et al：Caloric intake in medical ICU patients：consistency of care with guidelines and relationship to clinical outcomes. Chest, 124：297-305, 2003

第2章

栄養・感染が体液管理に及ぼす影響

● 第2章 ●

栄養・感染が体液管理に及ぼす影響

加藤明彦

1 はじめに

ICU入室時や周術期では，栄養状態は急速に悪化しやすく，感染症に対する管理が必須となる．本章では，ICU・周術期における栄養および感染管理に対する基本的な考え方を示すとともに，栄養および感染症治療を行う際の体液管理の注意点を概説する．

2 ICU・周術期における栄養管理の原則と体液管理に及ぼす影響

1) ICU・周術期における栄養障害の特徴

a) 代謝の変化

ICU入室時や周術期には侵襲に対する生体反応が起こり，エネルギーおよびタンパク質代謝が大きく変化する．

侵襲を受けてから12〜48時間後までは「干潮相（傷害期）」と呼ばれ，出血による体液量減少性ショックがみられやすい．この時期は，生命維持／ホメオスタシスの維持が優先され，心拍出量，酸素消費量，血圧，組織灌流，体温が低下し，代謝率が減少する．

その後，体液量が安定すると「満潮相（異化期）」へ移行する．満潮相では，炎症性サイトカイン，コルチゾール，グルカゴン，エピネフリンなどの種々のメディエーターが増え，骨格筋のタンパク異化が亢進し，分解されたアミノ酸は糖新生や急性相タンパクの産生に使われる．さらに，脂肪組織も分解されてエネルギー源となる．

重度の外傷，敗血症，熱傷では，安静時エネルギー消費量が亢進する（表1）．しかし前述したように，急性期には異化亢進によって骨格筋や脂肪組織が分解され，エネルギーが内因性に供給されるため，必要エネルギー量をそのまま投与すると過剰供給となる（図）．したがって，重症病態患者のエネルギー量は必要量の70〜80％を投与する"permissive underfeeding"が必要になる．

b) インスリン抵抗性

ICU入室期や周術期の患者ではインスリン抵抗性を高率に認める．インスリン抵抗性に

表1 ● ICU入室患者における安静時エネルギー消費量の変化

疾患	安静時エネルギー消費量の増加
発熱（1℃につき）	＋10〜15％
敗血症	＋20〜60％
外傷	＋20〜50％
熱傷	＋40〜80％

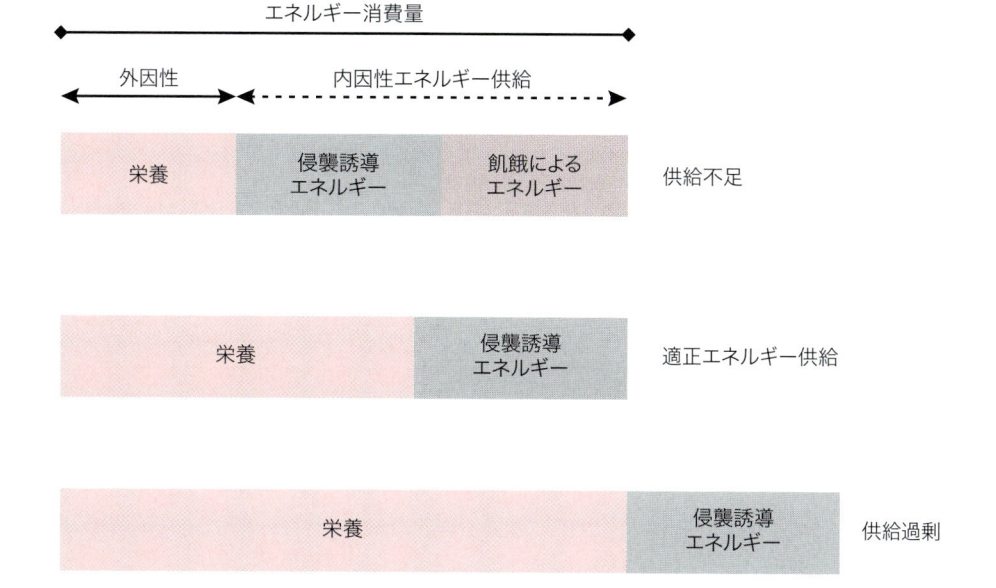

図 ● 侵襲時のエネルギー需給バランス

より，糖の取り込みがインスリンに依存する肝臓，心筋，骨格筋，脂肪などでは，ブドウ糖の取り込みが減少する．一方，インスリンに影響されない腎臓や脳では，むしろブドウ糖の取り込みが増える．

c）糖新生の亢進

骨格筋タンパクの崩壊によって分解されたアミノ酸および代謝産物（アラニン，ピルビン酸）は腎臓および肝臓で糖新生に使われる．同様に，脂肪組織から分解したグリセリン（グリセロール）は，肝臓での糖新生に使われる．

d）ICU無力症（ICU-acquired weakness：ICUAW）

ICU入室患者では，ICU入室直後から骨格筋の減少（サルコペニア）を認め，「ICU無力症」と呼ばれる病態を呈する．ICU無力症の原因には，多発性末梢神経障害と筋肉障害がある．特に，筋肉量はICU入室直後より萎縮し，1週間後には大腿直筋で平均10.3％減少する．同様に，人工呼吸器管理下では，48時間後より横隔膜の筋肉が減りはじめ，毎日6％の速度で低下する．

サルコペニアが進行する要因には，多臓器不全，不動，高血糖，ステロイドや筋弛緩薬

表2 ● ICU無力症（ICUAW）の診断基準

① 重症疾患後に全身の筋力低下が発症
② 筋力低下はびまん性（近位筋と遠位筋の両方），左右対称，弛緩性で，通常は脳神経は正常
③ MRC（徒手筋力テスト）で評価した筋力の合計点（両側の肩外転，肘屈曲，手伸展，股屈曲，膝伸展，足背屈をMRCでそれぞれ評価，60点満点）が48点未満（平均が4未満）で，24時間以上の間隔をあけて2回以上評価
④ 人工呼吸器管理
⑤ 筋力低下の原因として，重症疾患に関連しない疾患が除外される

5項目のうち，①，②，⑤は必須で，③か④のいずれかを認めれば，ICU無力症と診断できる
文献1より引用

表3 ● 主観的包括的アセスメント（SGA）

A	病歴
	1. 体重の変化：過去6カ月間，過去2週間
2. 食物摂取の量と内容の変化
3. 消化器症状（嘔気，嘔吐，下痢，食欲不振）：15日間以上の継続
4. 身体機能
5. 疾患と栄養必要量：基礎疾患の診断
B	身体検査
	皮下脂肪，筋肉，浮腫，腹水，口角炎，舌炎，皮膚の変化など
C	アセスメント
	栄養状態良好，中等度の栄養不良，高度の栄養不良

使用などが挙げられる．現在，電気生理的な検査を行わなくても，ICU無力症の診断は可能となっている（表2）[1]．

2）重症病態患者に対する栄養評価

　重症病態患者では急速に栄養状態が悪化するため，頻回な栄養評価が必要になる．また，下痢，便秘，腸管蠕動の低下，胃液の逆流などの腸管合併症を併発すると，重症化して死亡率が高くなるため，臨床症状もモニタリングする．日本静脈経腸栄養学会の「静脈経腸栄養ガイドライン（第3版）」[2] では，重症病態患者では連日で栄養評価をするよう推奨している．

　ICU入室患者の栄養評価には，身体計測値や生化学的指標（血清アルブミン，末梢血総リンパ球数）よりも，主観的包括的アセスメント（subjective global assessment：SGA）（表3）が有用である．その理由として，アルブミンやトランスサイレチンなどの血清タンパクは，急性相タンパクであるため，侵襲時に低下する．さらに，血清アルブミンは体内水分量に影響される．したがって，血清タンパク値を栄養評価指標に用いる場合には，体内の水分保有量や侵襲度を考慮する必要がある[2]．

3）実際の栄養管理

a）目標とする栄養投与量

　アメリカ経腸栄養学会（American Society for Parenteral and Enteral Nutrition：

表4 ● ICU入室患者の必要栄養素量（ASPEN，ESPEN）

栄養素	ASPEN（アメリカ合衆国）	ESPEN（ヨーロッパ）
エネルギー	● 20～25 kcal/kg ● 肥満症例では間接熱量計を推奨する	● 経腸栄養：急性期は20～25 kcal/kgを超えない ● 静脈栄養：間接熱量計を推奨
たんぱく質・アミノ酸	● 1.2～2.0 g/kg/日（NPC/N比70～100を推奨） ● 熱傷や多発外傷ではさらに必要	● 静脈栄養：アミノ酸1.3～1.5 g/kg/日，グルタミン0.2～0.4 g/kg/日
脂質	● ICU入室後7日間で経腸栄養ができず，静脈栄養が必要な場合に検討する ● ダイズ油主体の製剤は使用しない	● 長期ICU入室患者では，静脈からの脂質投与を検討する ● 0.7～1.5 g/kg/日以下で，12～24時間かけて投与する

表5 ● 重症病態患者に対する栄養ガイドライン（日本静脈経腸栄養学会）

栄養素	ステートメント
エネルギー	● 間接熱量測定により決定することが望ましい ● 簡易式（25～30 kcal/kg/日）や予測式（Harris-Benedict式など）を用いて計算できる ● 毎日栄養評価を行い，投与エネルギー量の確認と再設定を行う
たんぱく質・アミノ酸	● 侵襲度を考慮して1.2～2.0 g/kg/日を基準とし，非タンパクカロリー／窒素比（NPC/N比）も考慮して決定する（100を目安） ● 血清タンパク値，血清生化学検査などのモニタリングに基づいてたんぱく質／アミノ酸投与量を調整する
脂質	● 経腸栄養：総エネルギー投与量の20～40％を基準として，病態に応じて増減する．特に，高炭酸ガス血症を伴う病態下では脂肪のエネルギー比率の高い製剤の使用を考慮する ● 静脈栄養：原則として脂肪乳剤を併用する．投与速度は0.1 g/kg/時以下とし，1日1.0 g/kg以上の投与は避ける

文献2を参考に作成

ASPEN）とヨーロッパ経腸栄養学会（European Society for Parenteral and Enteral Nutrition：ESPEN）より，ICU入室患者の栄養ガイドラインが公表されている[3, 4]（表4）．本邦では，「静脈経腸栄養ガイドライン（第3版）」[2]から，重症病態患者に対する栄養管理法が提唱されている（表5）．

b）栄養投与ルートについて

ASPEN[3]およびESPEN[4]のガイドラインでは，循環動態が不安定な場合（高用量のカテコラミンや大量輸液が必要なときなど）を除き，ICU入室後24～48時間以内より経腸栄養を開始することを推奨している．本邦の静脈経腸栄養ガイドライン（第3版）[2]でも，治療開始後48時間以内に経腸栄養を開始し，5～7日間で目標投与エネルギー量に達することをめざすよう，推奨している．日本集中治療医学会Sepsis Registry委員会から報告された「日本版敗血症診療ガイドライン」[5]では，経腸栄養は可能な限り入室後24時間以内に開始すべきであり，少量から開始し，目標エネルギー量に向けて徐々に増量することが望ましいとしている．

実際，早期から経腸栄養を行うことにより，腸管のバリア機構を保ち，腸管血流を刺激

し，腸管粘膜の構造・機能を維持・改善し，静脈栄養と比較して感染症の合併や入院期間が減少することが報告されている．

c) 静脈栄養を併用する時期

経腸栄養で必要栄養量が投与できない場合，静脈栄養を併用することを考慮する．ESPENガイドライン[4]では，ICU入室48時間以内から開始することを推奨しているが，ASPENガイドライン[3]では8日目以降に開始し，目標エネルギー量の80%程度を投与するよう推奨している．

最近の大規模前向き研究によると，48時間以内に静脈栄養を開始した場合，1週間以降に静脈栄養を開始した場合と比較し，ICUの滞在期間，感染症の合併，持続的腎代替療法（continuous renal replacement therapy：CRRT）の実施期間などが延長し，急性腎障害（acute kidney injury：AKI）からの回復が遅くなると報告している[6]．しかし，本研究では，①重症患者への早期エネルギー量としては比較的多い（約25 kcal/kg/日），②血糖コントロールの目標値が80〜110 mg/dLと低い，③グルタミンやn–3系脂肪酸が投与されず，一般的な静脈栄養剤が使われている，④患者の約45%が比較的栄養状態が良く，栄養不良患者が混在している，などの限界がある．

d) 本邦ICUにおける栄養管理の現状

26カ国，201のICU施設における栄養管理について，前向き調査を行った報告[7]によると，世界的には，経腸栄養はICU入室後38.8時間後（中間値）に開始されていたが，投与量は必要エネルギー量の61.2%，必要たんぱく質量の57.6%しかなかった．さらに，74%の患者では必要エネルギー量の80%未満であり，ICU領域では適切な栄養管理が行われていない実態が明らかとなった．

同研究に参加した日本からの9施設のデータより，本邦ICUの栄養管理における問題点が明らかになった．すなわち，①経腸栄養の開始時期が遅い（52 vs 38.8時間後），②理由なく静脈栄養が行われている症例が多い（33.3% vs 6.7%），③全く栄養素が投与されない症例が多い（循環器症例：25.3 vs 17.3%，非循環器症例：10.9 vs 5.9%），④エネルギー充足率が低い（循環器症例：21 vs 52%，非循環器症例：52 vs 64%），⑤エネルギー充足率が50%を超えるまでの期間が遅い（6 vs 3日目），⑥たんぱく質投与量が目標（1.0〜1.1 g/kg/日）の約35%である，などの点であり，世界平均と比べ，さらに不十分な管理実態が浮き彫りとなった[8]．

世界のICU施設の8割は，自施設で栄養プロトコルをもっているが，本邦では9施設中2施設にすぎない．今後，経腸栄養の開始時期を早め，エネルギー投与量を増やすためには，管理栄養士がICUに積極的に出向き，病態に見合った栄養プロトコルを策定する試みが必要である．

e) 周術期における栄養管理

周術期には，手術侵襲に伴う代謝の亢進により，必要栄養素量が増える．特に，進行癌患者や消化器癌患者では，術前から栄養障害を合併していることが少なくない．

静脈経腸栄養ガイドライン（第3版）[2]では，術前の栄養療法の第1選択として，経腸栄養を挙げている．中心静脈栄養（TPN）の適応は，中等度ないし高度の栄養障害と判定

された患者に限定している．栄養状態良好あるいは軽度の栄養不良患者に対し，術前にTPNを行った場合には，むしろ感染性合併症が増えるリスクがある．

麻酔導入6時間前までの軽食および2時間前までの飲水については，誤嚥のリスクにならず，口渇感や空腹感の軽減に有効なため，絶飲食の期間をなるべく短くする必要がある．

術後の栄養管理についても，TPNを画一的に行うことは推奨していない[2]．術後は，できるだけ早期から食事あるいは経腸栄養を開始（経腸栄養用ポンプで20 mL/時程度）し，5〜7日間程度をかけて目標投与量まで増量する．

4）栄養管理が体液管理に及ぼす影響

重症病態の初期にみられる「干潮相（傷害期）」では，栄養療法の開始よりもショックなどの循環障害からの回復が優先される．ショックは腸管に虚血再灌流障害を惹起し，絨毛先端部から大量の腸細胞を脱落させる．平均動脈圧が60 mmHg以下，あるいは循環作動薬を増量しなければならない状況では，経腸栄養は虚血性腸炎の誘因となる．

しかし，輸液負荷によってショックから改善し，「満潮相（異化期）」へ移行すると，体液バランスの過剰は生命予後に大きく影響する．重症病態および外傷患者に関して，これまでの論文をレビューした報告[9]によると，ICU入室後から1週間の総輸液量を5.6 L減らすことにより，死亡リスクは58％低下していた．過剰輸液による腹部内圧の上昇（intra-abdominal hypertension）は，腎静脈圧の上昇，腎血流量の低下，ボウマン囊内圧の上昇をきたし，AKIの発症リスクとなる．総輸液量を4.9 L減らすことにより，腹部内圧は19.3から11.5 mmHgまで低下したと報告されている[9]．

したがって，ICU入室後に栄養療法を開始する場合は，体液バランスがプラスにならないよう注意する必要がある．ICUでは，1日10 L近い大量輸液が行われることもあり，全身浮腫が起きてから経腸栄養を開始することは困難な場合がある．したがって，穿孔や腸閉塞，循環動態が不安定などの禁忌条件を除き，なるべく早い時期（48時間以内）から経腸栄養を開始することが望ましい．

敗血症やショック患者では，腸の蠕動音が聴取できない場合がある．しかし，腸蠕動音は単なる腸管収縮を反映しており，腸管粘膜，バリア機能，栄養素吸収能力などの機能面は反映しないため，経腸栄養の開始を遅らせる理由にならない．胃内の液体貯留や経鼻胃管チューブから排液があっても，200〜500 mL/4〜6時間程度であれば，消化管運動促進薬（メトクロプラミド，エリスロマイシン）の併用や幽門後からの投与が選択肢となる[2]．

重症病態患者に対する経腸栄養剤は，体液管理のやりやすさからは，高カロリー製剤（1.5 kcal/mL）が望ましい．栄養不良患者に対し，免疫賦活経腸栄養剤（アルギニン，グルタミン，核酸，n-3系脂肪酸，抗酸化剤）が使用されているが，現時点では有効とのエビデンスには乏しい．敗血症患者では，アルギニンを強化した経腸栄養剤はむしろ死亡率を高めたとの報告もあるため，重症敗血症患者には適応とならない．

前述と同様，経腸栄養では開始後5〜7日間で目標エネルギー量に到達することをめざす．仮にできなかった場合でも，腸管の構造・機能を維持するため，投与量を減量してでも可能な限りは経腸栄養を継続する[2]．

3 ICU・周術期における感染管理の原則と体液管理に及ぼす影響

1) 周術期における感染管理

　ICUにおける感染症を調査した大規模研究[10]によると，世界の1,265 ICU施設に入室した患者の半数は感染症を併発しており，感染部位としては呼吸器（63.5%）が最も多く，次いで腹部（19.6%），血液（15.1%），腎・尿路（14.3%），皮膚（6.6%），カテーテル関連（4.7%）の順であった．

　また，原因菌は黄色ブドウ球菌（20.5%），緑膿菌（19.9%），カンジダ属（17.0%），大腸菌（16.0%），肺炎桿菌（12.7%）の順であった．一方，本邦のSepsis Registry調査[5]ではメチシリン耐性ブドウ球菌（MRSA）が22.0%と最も多く，次いで大腸菌（14.0%），肺炎桿菌（11.8%），MSSA（9.7%），緑膿菌（9.2%），エンテロバクテリア属（7.4%），肺炎球菌（6.0%）などの順で多かった．

　敗血症と診断してから抗菌薬を投与するまでの期間は，短いほど死亡率が低いため，「日本版敗血症診療ガイドライン」[5]では，エンピリック（経験的）な抗菌薬を1時間以内に開始することを推奨している．同様に，「Surviving Sepsis Campaign：International Guidelines for Management of Severe Sepsis and Septic Shock：2012」[11]でも，敗血症性ショックまたは敗血症性ショックのない重症敗血症患者では，診断から1時間以内に抗菌薬を静脈内投与することを推奨している．

　抗菌薬の選択については，疫学的に頻度の高い原因菌を十分カバーできる広域抗菌薬を選ぶ．エンピリックな治療を開始する場合は，患者背景を考慮し，地域の感染状況や自施設における感染症の最新の動向を十分に把握し，個別性の高い治療選択を行う．臓器感染ごとの抗菌薬の選択と投与量の詳細については，「日本版敗血症診療ガイドライン」[5]を参照してもらいたい．

　また，抗菌薬の投与計画は毎日見直し，培養結果がわかったら直ちにデエスカレーション（より狭いスペクトラム抗菌薬への変更）を行うこと，エンピリックな抗菌薬の治療は3〜5日を超えないこと，治療は一般的に7〜10日であること，などが推奨されている[5]．

2) 敗血症が体液状態に及ぼす影響

　敗血症性ショックの初期は，一酸化窒素（NO）などの血管拡張物質の過剰産生によって血管抵抗が低下するため，心後負荷が軽減し，高心拍出状態になる．このように血管抵抗の減少したwarm shockでは，相対的な循環血液量の低下に対して十分量の膠質液やアルブミン製剤を輸液することが重要となる．組織低灌流〔初期輸液後も低血圧（＜65 mmHg）が続く，もしくは乳酸値≧4 mmol/L〕を認める患者に対する初期6時間の治療目標（early goal-directed therapy：EGDT）を示す（表6）[5, 11]．

　敗血症が進行してくると，炎症による血管透過性の亢進により，組織間隙や腸管などのサードスペースに体液が移行し，末梢循環の乏しいcold shockへ移行する．この時点から，中心静脈圧を指標にした輸液管理では過度の体重増加を招く危険性がある．したがって，この時期には輸液のバランスシートを記入するとともに，体重を毎日決まった時間に

表6 敗血症による組織低灌流の患者に対する初期6時間の治療目標

- 平均血圧≧65 mmHg
- 尿量≧0.5 mL/kg/時
- 中心静脈圧 8〜12 mmHg
- 中心静脈血酸素飽和度≧70％，もしくは混合静脈血酸素飽和度≧65％
- 乳酸値の上昇している患者に対しては正常化を目標とする

測定し，体液量を総合的に評価して急激な体液量増加を防ぐ必要がある．

一方，最近の多施設ランダム化比較試験（ALBIOS研究）では，重症敗血症および敗血症性ショック患者に対して，膠質液にアルブミン製剤を追加しても生命予後に差がなかった[12]．同様に，多施設前向き研究（ARISE研究，ProCESS研究）では，EGDTと通常治療で生命予後や合併症の発率には差がなかった[13,14]．こうした報告より，将来的にはアルブミン製剤の使用およびEGDTは再検証されると思われる．

3) 感染治療が体液管理に及ぼす影響

a) 抗菌薬治療によるナトリウム負荷

Pharmacokinetics（PK）/pharmacodynamics（PD）理論に基づく抗菌薬投与は，治療効果を高め，副作用を軽減できる．例えば，市中肺炎や医療行為関連肺炎（緑膿菌のリスクなし）で推奨されているスルバクタム/アンピシリン（SBT/ABPC）では，PK/PD理論からは6時間間隔で1.5 gを投与する必要がある．PK/PD理論に基づくと，多くのペニシリン系，セフェム系抗菌薬は1日4〜6回の投与が推奨される．したがって，溶解液として生理食塩水100 mLを用いれば，1日あたり400〜600 mLの生理食塩水（塩化ナトリウムで3.6〜5.4 g）が負荷されることとなる．

また，多くの抗菌薬にはナトリウムが含まれる（表7）．例えば，SBT/ABPCには1 gあたり4.2 mEqのナトリウムが含まれるため，保険適用量の上限である3 g×6時間ごと（計12 g）で投与すると，1日50.4 mEqのナトリウムが負荷されることとなり，塩化ナトリウム量では約3 g相当となる．

b) 免疫グロブリン製剤によるナトリウム負荷

日本版敗血症診療ガイドライン[5]では，敗血症患者に対して免疫グロブリンを総投与量で0.2 g/kg以上（できれば1 g/kg以上），投与期間で3日間以上行うことを推奨している．

SIDE NOTE

ICU患者の体液量の評価法

ICU入室患者に体液管理を行う際に問題となるのは，体液量の評価法である．body cell mass（BCM）は異なる周波数の電流を流し，それぞれの抵抗を測定することで求め，細胞外液量（ECW）と細胞内液量（ICW）の定量化ができる．最近，ICU領域で体組成測定計の有用性が検証されている．無尿のAKI患者において，血液透析による除水によってECWとICWは同等に減少すること，体液量がダイナミックに変化するときは，従来の指標である除脂肪量（FFM）よりBCMが有用であること，などが報告されている（Crit Care, 18：R49, 2014）

表7 ナトリウム負荷のある抗菌薬

● アンピシリン	2.9 mEq/g
● アンピシリン／スルバクタム	4.2 mEq/g
● ピペラシリン	1.8 mEq/g
● ピペラシリン／タゾバクタム	2.4 mEq/g
● セファゾリン	2 mEq/g
● セフトリアキソン	2.6 mEq/g
● セフォタキシム	2.2 mEq/g
● セフタジジム	2.3 mEq/g
● セフォペラゾン・スルバクタム	2.8 mEq/g
● ホスミシン	14.5 mEq/g

しかし，免疫グロブリン製剤には塩化ナトリウムが添加されており，例えば献血ベニロン® 2.5 g（50 mL）には0.5 gの塩化ナトリウムが含まれる．

日本の保健医療制度では，敗血症に対して免疫グロブリン製剤の適応はなく，重症感染症，ウイルス感染症，無または低ガンマグロブリン血症が適応となっている．通常では1日5 g×3日間の投与であるため，同じ使い方をすれば1日1 gの塩化ナトリウムが投与されることになる．

4 おわりに

重症敗血症や敗血症性ショック患者では，初期の6時間ではEGDTが推奨されているため，膠質液を含めた大量の輸液負荷が実践される．さらに，PK/PD理論に基づいた抗菌薬の投与により，抗菌薬や溶解液から大量のナトリウムが負荷される．侵襲による代謝亢進は，骨格筋や脂肪組織を分解して代謝水を産生する．したがって，ショックから回復した満潮相には，通常は体液過剰になっている．

重症病態患者では，投与エネルギー量は必要量よりも少なくし，逆に，たんぱく質・アミノ酸は十分に投与する必要がある．しかし，本邦のICUでは経腸栄養の開始時期が遅く，エネルギーやたんぱく質投与量は他国と比較して少ない傾向にある．

したがって，ICU入室および周術期患者の予後を改善させるためには，経腸栄養をなるべく早期に導入し，必要エネルギー量を5～7日間かけて確保するとともに，水バランスの確認・再設定を毎日行い，体液過剰の進行を未然に防ぐことが重要となる．

文献

1) Stevens RD, et al.：A framework for diagnosing and classifying intensive care unit-acquired weakness. Crit Care Med, 37 (10 Suppl)：S299-S308, 2009
2) 「静脈経腸栄養ガイドライン 第3版」（日本静脈経腸栄養学会／編），照林社，2013
3) McClave SA, et al：Guidelines for the provision and assessment of nutrition support therapy in the adult critically ill patient：Society of Clinical Care Medicine (SCCM) and American Society for Parenteral and Enteral Nutrition (A.S.P.E.N.)．JPEN J Parenteral Enteral Nutr, 33：277-315, 2009
4) Kreymann KG, et al：ESPEN guidelines on enteral nutrition：intensive care. Clin Nutr, 25：210-223, 2006

5) 「日本版敗血症診療ガイドライン」（日本集中治療医学会Sepsis Registry委員会），日集中医誌, 20：124-173, 2013
6) Casaer MP, et al：Early versus late parenteral nutrition in critically ill adults. N Engl J Med, 365：506-517, 2011
7) Heyland DK, et al：The prevalence of iatrogenic underfeeding in the nutritionally 'at-risk' critically ill patient：Results of an international, multicenter, prospective study. Clin Nutr, in press
8) 東別府直紀，他：国際栄養調査から見える本邦ICUにおける栄養療法の現状と問題点．日集中医誌, 21：243-252, 2014
9) Malbrain MLNG, et al：Fluid overload, de-resuscitation, and outcomes in critically ill or injured patients：a systematic review with suggestions for clinical practice. Anaesthesiol Intensive Ther, 46：361-380, 2014
10) Vincent JL, et al：International study of the prevalence and outcomes of infection in intensive care units. JAMA, 302：2323-2329, 2009
11) Dellinger RP, et al：Surviving Sepsis Campaign：International Guidelines for Management of Severe Sepsis and Septic Shock：2012. Crit Care Med, 41：580-637, 2013
12) Caironi P, et al：Albumin replacement in patients with severe sepsis or septic shock. N Engl J Med, 370：1412-1421, 2014
13) The ARISE Investigators and the ANZICS Clinical Trials Group：Goal-directed resuscitation for patients with early septic shock. N Engl J Med, 371：1496-1506, 2014
14) The ProCESS Investigators：A randomized trial of protocol-based care for early septic shock. N Engl J Med, 370：1683-1693, 2014

第3章

輸液製剤,利尿薬,循環作動薬の使い方

● 第3章 輸液製剤，利尿薬，循環作動薬の使い方 ●

1 輸液製剤

① 電解質輸液製剤
（細胞外液補充液，低張性電解質液）

守矢英和

1 はじめに

　体液管理のための電解質輸液を考える際には，体液の基本特性を理解し，「どのような内容で，どのくらいの量を，どのような目的で，体液区分のどこに補充すべきか」を考えることが必要である．救急やICUでは感染症や多臓器障害などで体液恒常性が破綻していることが多く，不適切な輸液管理が新たな医原性の体液異常を引き起こすことがあり，各輸液製剤の特性や合併症を把握することは急性期疾患の管理に特に重要である．

2 体液区分と体液組成（表1）

　体液は細胞内液（intracellular fluid：ICF），細胞外液（extracellular fluid：ECF），経

表1 ● 体液の電解質組成

		細胞内液 (mEq/L)	細胞外液 (mEq/L)	
			血漿	間質液
陽イオン	Na^+	15	142	144
	K^+	150	4	4
	Ca^{2+}	2	5	2.5
	Mg^{2+}	27	3	1.5
	計	194	154	152
陰イオン	Cl^-	1	103	114
	HCO_3^-	10	27	30
	PO_4^{3-}	100	2	2
	SO_4^{2-}	20	1	1
	有機酸	—	5	5
	タンパク質	63	16	0
	計	194	154	152

細胞液（transcellular fluid：TCF）に分けることができる．ECFはさらに血管内液（動脈・静脈の血漿）と組織間液（interstitial fluid：ISF）に分けられる．体液の3分の2がICFで3分の1がECFであり，さらにECFの4分の3がISFで残りの4分の1が血管内液となる．しかし，水分は主に筋肉に含まれるため，骨格筋肉量の減少する高齢者（特に女性）では細胞内液量が減少し，そのため体内の総水分量が減少する．

このICFとECFを区分するものが細胞膜であり，この細胞膜にはNa$^+$–K$^+$ ATPaseやCa^{2+} ATPase，H$^+$ ATPaseなどの一次性能動輸送体や，Na$^+$/H$^+$逆輸送体，Cl$^-$/HCO$_3^-$逆輸送体などの二次性能動輸送体が存在し，イオン濃度勾配を維持するのに役立っている．基本的には，体内のNa$^+$はほぼすべてECFに存在し，一方でICFの主要な電解質はK$^+$であり，細胞膜の水透過性は基本的にfreeである．定常状態ではICFとECFの間には浸透圧の差はなく，水は均質に分布するという原理をしっかりと理解する必要がある．

❸ 電解質輸液製剤について（表2）

輸液製剤は水分輸液製剤（5％ブドウ糖液）と電解質製剤に分かれ，さらに電解質製剤は等張性電解質輸液製剤（生理食塩液，リンゲル液）と低張性電解質輸液製剤（1号，2号，3

表2 ● 主な電解質輸液製剤の組成

		電解質（mEq/L）						糖質（%）	熱量（kcal/L）
		Na	K	Ca	Cl	乳酸	酢酸		
生理食塩液		154	0	0	154	0	0	0	0
リンゲル液		147	4	5	156	0	0	0	0
乳酸リンゲル	ラクテック®	130	4	3	109	28	0	0	0
	ラクテック®D	130	4	3	109	28	0	5	200
酢酸リンゲル	ヴィーン®F	130	4	3	109	0	28	0	0
	ヴィーンD	130	4	3	109	0	28	5	200
1号輸液	ソリタ®-T1号	90	0	0	70	20	0	2.6	104
	ソルデム®1	90	0	0	70	20	0	2.6	104
	KN1A号	77	0	0	77	0	0	2.5	100
2号輸液	ソリタ®-T2号	84	20	0	66	20	0	3.2	128
	ソルデム®2	77.5	30	0	59	48.5	0	1.45	58
	KN2A号	60	25	0	49	25	0	2.35	94
3号輸液	ソリタ®-T3号	35	20	0	35	20	0	4.3	172
	ソルデム®3	50	20	0	50	20	0	2.7	108
	KN3B号	50	20	0	50	20	0	2.7	108
4号輸液	ソリタ®-T4号	30	0	0	20	10	0	4.3	172
	ソルデム®5	30	8	0	28	10	0	3.75	150
	KN4A号	30	0	0	20	10	0	4	160

号，4号液）に分かれる．しかし低張性電解質輸液製剤は，生理食塩液と5％ブドウ糖液を種々の割合で混ぜ合わせてつくられたものであり，電解質濃度のみでみると低張性になるが，ブドウ糖の配合により輸液製剤としては血漿浸透圧とほぼ等しい浸透圧となっている．

また，輸液には体液恒常性を維持するための「維持輸液」と，特に救急・ICUで遭遇する，体液や電解質の過不足を補正する「是正輸液」の2つの要素があり，それぞれの輸液製剤の特性を理解し，どの目的で使用するかを明確にする必要がある．

❹ 各輸液製剤の特徴

1）5％ブドウ糖液

5％ブドウ糖液はブドウ糖を浸透圧物質として用いているが，投与されるとすみやかに代謝分解されるため，実質的には体内では自由水としてふるまう．そのため，ECFの浸透圧低下が一時的に起こり，水分は3分の1がECFにとどまるが残りの3分の2はICFに移動するため，高張性脱水のようなICFが減少している病態には特に有効である．

ちなみに，ブドウ糖は100 gが代謝されると60 mLの代謝水が生成されるため，5％ブドウ糖500 mLの投与では，実質的に515 mLの自由水を投与し，25g ブドウ糖×4 kcal=100 kcalのエネルギー投与となる．

2）細胞外液（生理食塩液，乳酸・酢酸リンゲル液）

生理食塩液は0.9％のNaClを含んでおり，電解質濃度でいうとNa^+とCl^-をそれぞれ154 mEq/L含んでいる．これは，ECFの陽イオンと陰イオンをそれぞれすべて合計した値であり，浸透圧が血漿とほぼ同程度の等張輸液製剤として用いられている．投与されるとすべてがECFに分布するため，ECFが減少している出血性ショックや熱傷などではよい適応となる．

しかしながら，血漿Cl濃度（約100 mEq/L）より生理食塩液のCl濃度が高いため，高Cl血症を引き起こすことがあり，また生理食塩液はHCO_3^-を含んでいないため生理食塩液投与による希釈にてHCO_3^-が低下することから，代謝性アシドーシスを引き起こすことがあるので注意が必要である．

これらの問題を解決するために，電解質の組成をなるべくECFの電解質組成に近づけたもの（カリウムやカルシウムなどを配合）がリンゲル液であり，さらにHCO_3^-に代わり，代謝されるとHCO_3^-となる乳酸イオンや酢酸イオンを添加した乳酸リンゲル液や酢酸リンゲル液が登場してきた．ただし，乳酸は肝臓で主に代謝されるため，肝障害がある患者に投与した場合には乳酸アシドーシスのリスクがあり，肝障害やショックの患者には酢酸リンゲル液の方が安全に使用できる．

ちなみに，生理食塩液1 Lには約9 gのNaClが含まれており，急速あるいは大量投与によってNaの過剰負荷になることにも留意する必要がある．

3）1号液

　　1号液は開始液とも呼ばれ，生理食塩液を5％ブドウ糖液で2分の1～3分の2程度に薄めた輸液製剤である．投与された水分はECF以外に一部ICFにも分布するため，高張性脱水と低張性脱水が判別困難なときや，電解質の補給とある程度の自由水の補給の目的を兼ねて，病態が不明なときの「開始」時の輸液として頻用される．また特徴としてカリウムイオンを含んでいないため，腎障害がある場合にも使用しやすく，救急の現場で用いられることが多い．

4）2号液

　　2号液は生理食塩液を5％ブドウ糖液で3分の2程度に薄めた輸液製剤であり，細胞外液に多く分布する一方，一部は細胞内液にも分布するため，長期の脱水や低栄養を呈する病態に有用であり，「脱水補給液」ともいわれている．また，電解質としてカリウムを含んでいることから，カリウム喪失を伴う下痢による脱水時にも用いられる．

5）3号液

　　3号液は生理食塩液を5％ブドウ糖で4分の1～3分の1程度に薄め，さらにカリウムイオンを17～20 mEq/L含んだ輸液製剤である．この3号液は維持液ともいわれているが，それは3号液を1日1,500～2,000 mL投与すると，体の恒常性維持に必要な水分，電解質（ナトリウム，カリウム）を補給できるからである．

　　まず水分のin-outから考えると，体から喪失する水分としては，尿や便，不感蒸泄があり，逆に体内で生成される水分としては代謝水がある．体内で産生される不要な溶質（600～800 mOsm）を体外に排泄するためには，腎の最大尿濃縮能（1,200 mOsm/L）から考えて，最低500～800 mLの溶媒（尿）が必要となる．また便にはおおよそ100～200 mLの水分が含まれており，また不感蒸泄は体重あたり15 mL/kgとされるため，300 mLの代謝水を考慮しても，最低でも50 kgの体重の方で1,500 mL（30 mL/kg）/日程度の水分摂取が必要となる．これに体液恒常性に必要なNa摂取量（1 mEq/kg/日）とK摂取量（0.5 mEq/kg/日）を考慮すると，水1,500 mL＋Na 50 mEq/L＋K 25 mEq/Lが1日の必要摂取量となり，これに適合する組成の輸液製剤が3号液となるのが，「維持液」といわれる所以である．

　　しかしながら，救急やICUの領域では，経口摂取不良患者や感染症・術後患者を扱うことが多く，潜在的なNa摂取不足やADH過分泌状態による低Na血症のリスクが高くなることから，安易な3号液の使用は慎むべきである．

6）4号液

　　4号液は，生理食塩液を5％ブドウ糖液で5分の1程度に薄めた輸液製剤であり，3号液の組成に近い特徴をもちながら，カリウムを含んでいないため，「術後回復液」と称されることもあるが，前述のように術後はADH過分泌状態となることで低Na血症になりやすく，腎不全患者におけるカリウム制限といった目的で使用されることが多い．

❺ 救急・ICUにおける電解質輸液療法の評価法

　救急での輸液製剤使用の重要な点としては，問診や身体所見，および一部の簡易検査による限られた情報からの初期体液評価を迫られ，病態がまだ不明な状態での先行的な使用を余儀なくされることである．またICUにおける輸液製剤使用での問題点は，心・腎連関や感染合併などにより体液恒常性が破綻している患者が多く，厳密な体液・電解質・酸塩基平衡の評価が必要な点である．どちらの領域においても，体液評価のため，「早く」「簡易に」「より正確な」臨床情報を得ることが必要である．

　体液の評価としては，一番の基本は体重の変化である．たとえ1日に1,000 kcalが消費されたとしても，それによる体脂肪の減少は150 g程度であり，すなわち短期の体重の変化は，ほぼ体液量の変化と考えてよい．また当然，血圧や脈拍，体温といったバイタルサインは重要であり，尿量や尿比重も腎機能障害の有無にもよるが大事な情報である．

　また電解質の評価としては，尿検査はきわめて重要である．随時尿における尿中Na^+排泄率（FE_{Na}）や尿中UN排泄率（FE_{UN}），尿中K^+排泄率（FE_K），尿中Na^+排泄量，尿中Na^+/K^+比などをみることは，電解質の出納を評価できるばかりでなく，腎機能障害（腎前性AKIかそうでないか）や体液評価（レニン–アルドステロン系亢進の有無）をも評価できるので，「救急入室時でまだ薬剤投与が開始される前，あるいはICU入室時」での電解質の評価や輸液の決定には，尿検査は必須の項目である．

❻ 電解質輸液製剤決定におけるピットフォール

　本稿の冒頭に，体液区分としてのICFやECFの概念を説明したが，術後のICU領域では「サードスペース」という体液分画を考慮する必要がある[1]．このサードスペースとは非機能的ECFともよばれ，通常のECFと交通はあるものの水電解質の平衡関係がない分画であり，手術部位周囲や感染部位で特に管腔臓器や皮下組織などに生じやすく，おそらく血管透過性の亢進による体液の囲い込みによるもので，補液しても循環血漿量が回復しないときなどにその存在を疑う必要がある．この場合，バイタル安定のために過剰に細胞外液を投与すると，術後や炎症の回復期にサードスペースからECFに体液が戻ることで溢水状況となることがあるので注意が必要である．

　また，前述の輸液製剤は「体液・電解質」の恒常性を維持するための輸液製剤であり，栄養管理としてはせいぜい1日ブドウ糖100 g（400 kcal）の補充のみであり，経口栄養・経腸栄養製剤を含めて総合的に判断していく必要がある．

文献

1）「より理解を深める！体液電解質異常と輸液 改訂3版」（深川雅史/監，柴垣有吾/著），中外医学社，2008

第3章 輸液製剤，利尿薬，循環作動薬の使い方

1 輸液製剤

② 電解質補正液
〔高張食塩液（3％など），リン酸カリウム・ナトリウム，塩化カリウム，硫酸マグネシウム〕

守矢英和

1 はじめに

　末梢静脈輸液製剤は，病態にあわせて「開始液」あるいは「維持液」として電解質が設定されており，また中心静脈栄養の輸液製剤は，おおよそ1日に投与すべき必要量を満たすように，すでに「調整」された輸液製剤である．しかしICUや救急の領域では，安定した状態の「維持」目的の補液よりも，異常な電解質を「補正」することのほうが多い．このように体液恒常性が障害されている状況では，それぞれの電解質異常に対しておのおの補正する必要があるため，電解質補正用の輸液製剤を用い，ときに側管より緩徐に静注する場合もあれば，ブドウ糖液や生理食塩液といった末梢輸液製剤に希釈して用いたり，あるいは中心静脈栄養製剤の中に混注して投与する．補正の際には，背景にある電解質異常の病態をよく把握し，また電解質補正が過剰にならないように，各種電解質の欠乏症あるいは過剰症を理解しておく必要がある．表に各種電解質補正液の性状を記し，以下に特徴について述べる．

表 ● 電解質補正液の成分

	容量（1A）	pH	浸透圧比	陽イオン (mEq/mL)	陰イオン (mEq/mL)
10％塩化ナトリウム	20 mL	5.0〜7.0	約11	Na^+：1	Cl^-：1
リン酸二カリウム	20 mL	8.0〜10.0	約4	K^+：1	$Phosphate^{2-}$：1
リン酸ナトリウム	20 mL	6.2〜6.8	約3	Na^+：0.75	$Phosphate^{2-}$：1
KCL	20 mL	5.0〜7.0	約6	K^+：2	Cl^-：2
アスパラカリウム	10 mL	6.5〜7.5	約6	K^+：1	$Asparate^-$：1
硫酸マグネシウム	20 mL	4.8〜6.8	約2	Mg^{2+}：1	SO_4^{2-}：1

❷ 各電解質補正液の特徴

1）高張食塩液（3％）

　救急領域では，低ナトリウム血症に遭遇することがしばしばある．24～36時間以内に128 mEq/L以下に低下した急性低ナトリウム血症では，意識障害や痙攣などの重篤な中枢神経症状を伴うことが多い．このような場合，時間あたり0.55 mEq/L以下のナトリウムの補正では，3.5倍死亡率が上昇するといわれており，まずは症状改善を目的として，3％NaCl液にて血清ナトリウム値を2～4 mEq/L程度上昇させることが重要であるといわれている．ナトリウムの欠乏量は，

$$欠乏ナトリウム（mEq）＝［140－P_{Na}］×体重（kg）×0.6$$

140：目標血清Na濃度（mEq/L）
P_{Na}：現在の血清Na濃度（mEq/L）

にて算出する．3％高張食塩液の作成方法は，0.9％の生理食塩液500 mLから100 mLを除去して400 mLとし，これに10％塩化ナトリウム6A（120 mL）を混合させるとできる．血清ナトリウム濃度上昇を0.5 mEq/L/時とした場合の3％食塩液の投与速度としては，0.6 mL/kg/時（安全域を設けると0.5 mL/kg/時）で設定するが，補正開始の初期には頻回に血清ナトリウム濃度をチェックして投与速度を修正し，24時間以内の補正を10～12 mEq/L以内にとどめるよう注意を払う必要がある．

2）リン酸カリウム・ナトリウム

　低リン血症は米国では入院患者の2～3％，ICU入院患者の20～30％にみられるといわれ，決して稀な病態でない．リンはエネルギー産生や組織への酸素運搬に関与するため，リンの不足は種々の症状を引き起こす．ただ，1 mg/dL未満の高度の低リン血症になっても症状を呈さないことも少なくない．

　低リン血症の症状としては，筋肉の麻痺や融解，心筋の収縮力低下による血圧低下や心拍出量低下，心室不整脈のほか，呼吸筋低下による呼吸不全などがあり，神経症状としては麻痺や錯乱，けいれん，意識障害などを生じることもある．また赤血球膜の変形能が障害され，毛細血管を通過する際に赤血球が破壊され溶血性貧血を呈することもある．

　低リン血症の原因としては，経口摂取不良や腸管からの吸収低下のほか，ICUや救急でもよく使用するカテコラミン（ドパミンやドブタミンなど）やβ刺激薬は，リンを細胞内に移動させることでリンが低下する．また利尿薬は近位尿細管からのリンの再吸収を妨げることにより尿からのリンの排泄を増加させ，低リン血症を引き起こすことがある．

　臨床的に重篤な低リン血症を呈するのは，糖尿病性ケトアシドーシスの回復期や急性アルコール中毒，重度熱傷など比較的少ないが，中心静脈栄養療法施行中の患者や長期栄養失調後の栄養補給再開（refeeding症候群），高効率の血液透析あるいは持続血液濾過透析（CHDF）などにより医原性に出現する場合もあり，注意を要する．

　リンはカリウムと同様細胞内に多く存在する陽イオンであり，どの程度投与すれば細胞

内の必要量を満たすのかを予測することは難しいが，高度の低リン血症（1.0 mg/dL以下）が存在する場合は経静脈的に補正を行う．以前は電解質補正液としてリン酸二カリウム溶液のみが使用可能で，高カリウム血症を合併する腎機能障害例では使用しづらかったが，現在はリン酸ナトリウム補正液が利用可能であり，中心静脈栄養製剤内に1A（Pとして310 mg/20 mL/A）投与するか，2.5～5.0 mg/kgを6時間以上かけて点滴静注する．

なお，脂肪乳剤は大豆油から精製され，卵黄レシチンが添加されており，リンを460～480 mg/L含むため，脂質の補給以外にリン補給としての効果も併せもつ[1]．

3）塩化カリウム

救急やICUでみられる低カリウム血症にはさまざまな原因があり，鑑別が重要である．降圧利尿薬，副腎皮質ホルモン，強心配糖体といった薬剤の使用，重症嘔吐や下痢，摂取不足などを原因とする低カリウム血症，低Cl性アルカローシス，インスリンの使用などのカリウムの細胞内シフトが原因と考えられる低カリウム血症に投与を考慮する．

嘔吐など消化管からのH^+の喪失の場合，代謝性アルカローシスを伴う低カリウム血症を呈することが多く，またH^+の喪失は同時にCl^-の喪失を伴っていることが多く，多くの代謝性アルカローシスではCl低下を示しているので，補充の意味も含めて塩化カリウムを投与することが多い．一方で，慢性期の低カリウム血症の補正には，特に代謝性アシドーシスを合併している際には，塩化カリウムよりもアルカリ製剤であるアスパラギン酸カリウムなどを用いる方がよい．

投与方法としては，塩化カリウムは浸透圧比が約6と高浸透圧であり，また急速投与による事故を防ぐためにも生理食塩液などで希釈して用い，濃度は40 mEq/L以下とするよう調整する．また投与速度は0.2～0.4 mEq/kg/時を目安とし，1日量は100 mEqを超えないようにする．**補充療法に反応しない低カリウム血症は，低マグネシウム血症が存在している可能性があり**，マグネシウムの補充も考慮する．

4）硫酸マグネシウム

マグネシウムはカリウムに次いで2番目に多い細胞内陽イオンであり，体内で4番目に多い陽イオンでもある．65％は骨に，34％は細胞内に存在し，残りの1％だけが細胞外（血液）に存在するため，血中のマグネシウム濃度だけでは，体内のマグネシウム量の判断指標とは必ずしもなり得ない．

マグネシウムが欠乏する原因としては，摂取不足（低栄養，摂取不足）や腎からの再吸収障害（アルコール多飲，Bartter症候群，原発性アルドステロン症，ループ利尿薬，シスプラチン投与，低カリウム血症）などがある．マグネシウムはATPaseやadenylate cyclaseなどの多種の酵素活性に必要であり，細胞膜の透過性やタンパク合成，血球形態維持，神経・筋の興奮伝達などに重要な役割を果たしている．そのためマグネシウムが不足すると，不整脈（特に心室性不整脈，Torsades de Points），QT延長といった心電図異常，痙攣，テタニー，気管支収縮，筋力低下が生じ，また低マグネシウム血症が重症になると低カリウム血症や低カルシウム血症を引き起こす．

低マグネシウム血症による子癇や重症不整脈がみられた場合，経静脈的なマグネシウム投与が必要である．低マグネシウム血症は心筋細胞の自動能を亢進させ，不整脈や突然死を惹起する誘因となるが，低マグネシウム血症がなくともTorsades de PointesパターンのVF（心室細動）にはマグネシウム投与が有効である．投与方法としては，0.5 M硫酸マグネシウム液10～20 mLを20分かけてゆっくり静脈投与する．持続的に投与する場合は，0.5 M硫酸マグネシウム100 mLを5％ブドウ糖液500 mLに混注し，3～4時間かけて投与する．過量投与によって血清マグネシウム濃度が4 mEq/L以上になると深部腱反射は抑制され，10 mEq/Lになると呼吸麻痺が生じるので，特に腎機能障害がある場合には注意が必要である．

文献

1) 伊藤千春, 草野英二：高リン血症/低リン血症. 腎と透析，74 増刊号：135-138, 2013

第3章 輸液製剤, 利尿薬, 循環作動薬の使い方

1 輸液製剤
③ 高カロリー輸液, アミノ酸製剤, 脂肪乳剤, ビタミン製剤, 微量元素製剤

守矢英和

1 はじめに

　輸液療法は, 救急領域ではまず体液異常の是正を目的になされることが多く, 脱水の改善や電解質の補正が優先されるが, 経口摂取不良あるいは経口摂取困難な患者に対して, 栄養状態の是正や維持を目的として, 静脈栄養が末梢あるいは中心静脈から施行される. ICU領域においても, 輸液・栄養管理は体液管理にとどまらず, 術後の創傷治癒促進, 免疫能の維持・改善や感染管理の面においても重要であり, 静脈栄養に関連する輸液製剤の特徴を理解することが必要である.

2 静脈栄養の基本

1) エネルギー投与量

　体に必要な栄養素には, 糖質, タンパク質, 脂質の3大栄養素以外に補酵素として働くビタミンや微量元素が含まれる. これらの栄養素を適切に投与するため, まず評価しなければならないのが必要エネルギー量である. 必要エネルギーの算出方法としては, 基礎エネルギー (BEE：basal energy expenditure) をHarris-Benedict式から求める.

男性：BEE = 66.47 + 13.75 × 体重 (kg) + 5.00 × 身長 (cm) − 6.78 × 年齢
女性：BEE = 655.14 + 9.56 × 体重 (kg) + 1.85 × 身長 (cm) − 4.68 × 年齢

　また患者個々のストレス係数と活動係数を評価し, この基礎エネルギーに乗じることで必要エネルギー量を決定する (表1). ICU・救急領域では, さまざまな病態の患者を対象とするため, それぞれの病態に合わせたストレス係数を理解しておく必要がある. しかし, 簡便には25〜30 kcal×体重 (kg) でもおおよそのエネルギー投与量を求めることができる.
　全体の投与カロリー量が決まったら, アミノ酸の投与量を決定する. 非侵襲時であればNPC/N (non-protein calorie/nitrogen) 比を150〜200程度とするが, 侵襲時にはタンパク異化が亢進しタンパク質の必要量が増加するため, NPC/N比は80〜150程度に設定

表1 ● 活動係数とストレス係数

活動係数		ストレス係数				
寝たきり（意識低下）	1.0	飢餓	0.6〜0.9	外傷	複合外傷	1.5〜1.7
寝たきり（覚醒）	1.1	大手術	1.2		筋肉	1.2〜1.5
自力歩行	1.2	小手術	1.1		頭部	1.6
軽労作	1.3	褥瘡	1.2〜1.6		骨折	1.6
中労作	1.4〜1.5	悪性腫瘍	1.1〜1.4	熱傷	0〜20%	1.0〜1.5
重労作	1.4〜2.0	ステロイド使用	1.6〜1.7		20〜40%	1.5〜1.8
		感染症（軽）	1.2〜1.5		40%以上	1.8〜2.1
		感染症（重）	1.5〜1.6			

する．しかし，腎不全時にはタンパク質投与は腎への負荷となるため，NPC/N比を200〜500と設定する必要がある．具体的には，後述するハイカリック®RF 500 mL（1,000 kcal）にキドミン®400 mL（総窒素量4 g）を混合して用いることで，NPC/N比を250に設定することができる．

　アミノ酸の投与量を設定した後は脂質の投与量を決定する．総エネルギー量の20〜25%を目安とし，0.1 g/kg/時を超えない投与速度で設定する．脂質は1 gあたり9 kcalの熱量を産生し，以下の項で述べるとおり必須脂肪酸の補充という目的だけでなく，エネルギー補給という意味でも積極的に投与すべきである．

　そして最後に，必要エネルギー量からタンパク質と脂質で補充したエネルギー量を引いた残りのエネルギー量を糖質で補充する．高血糖管理の点などから，ブドウ糖で投与する場合は投与速度を5 mg/kg/分を超えない範囲とする．

2）水分・電解質投与量

　静脈栄養を考えるうえでは，当然水分量と電解質量を考慮する必要もある．1日水分投与量は，必要水分量と細胞外液喪失量を合わせたものである．安定した状態での1日必要水分量は，（尿量＋不感蒸泄量＋糞便水分量）－代謝水であり，おおよそ1,500〜2,000 mLで体重1 kgあたり30〜35 mL程度となる．電解質の投与としては，成人に必要な1日摂取量（Naで50〜100 mEq，Kで40〜50 mEq程度）を目安とするが，救急やICU領域ではさまざまな体液・電解質異常，多臓器不全の合併が存在するため，体液量や電解質のin-outバランスを常に考慮しつつ決定していく必要がある．

3）投与経路

　以上の水分，電解質，エネルギーを投与するにあたって，投与経路も考慮しなければならない．栄養学的には，生理的な栄養摂取として経腸栄養が望ましく，その不足分として静脈栄養を考慮すべきであるが，①循環動態が不安定，②術後で消化管が使用できない，あるいは救急・ICUにおいてイレウスや腹膜炎，消化管虚血・出血，下痢など重篤な消化管疾患が疑われる，③末梢からのルート確保が困難，④浸透圧比の高い輸液が必要，など

表2 ● TPN基本液の比較

	トリパレン®		ハイカリック®液			ハイカリック®NC			ハイカリック®RF
	1号	2号	1号	2号	3号	L	N	H	
容量（mL）	600	600	700	700	700	700	700	700	500
熱量（kcal）	560	700	480	700	1,000	480	700	1,000	1,000
ブドウ糖	139.8	175.2	120	175	250	120	175	250	250
Na^+	3	35				50	50	50	25
K^+	27	27	30	30	30	30	30	30	
Ca^{2+}	5	5	8.5	8.5	8.5	8.5	8.5	8.5	3
Mg^{2+}	5	5	10	10	10	10	10	10	3
Cl^-	9	44				49	49	49	15
SO_4^{2-}	5	5	10	10	10				
Acetate$^-$	6		25	25	22	11.9	11.9	11.9	
Lactate$^-$						30	30	30	15
Gluconate$^-$	5	5	8.5	8.5	8.5	8.5	8.5	8.5	3
Citrate^{3-}	12	11							
P（mmol）	6	6	4.8	4.8	8	8	8	8	
Zn（μmol）	10	10	10	10	20	20	20	20	10
pH	4.0〜5.0	4.0〜5.0	3.5〜4.5	3.5〜4.5	3.5〜4.5	4.0〜5.0	4.0〜5.0	4.0〜5.0	4.0〜5.0
浸透圧比	約6	約8	約4	約6	約8	約4	約6	約8	約11

の場合には中心静脈からの栄養（TPN：total parenteral nutrition）を考慮する必要がある．以下にはTPNを中心に，各種輸液製剤について説明する．

❸ 高カロリー輸液

1）TPN輸液の種類（表2）

　　TPN輸液は糖質，アミノ酸，脂肪乳剤，電解質，ビタミン，微量元素を含む多成分の輸液であるが，高張糖液と電解質液を組み合わせたTPN基本液を中心とし，これにアミノ酸製剤を加えたもの，さらに高カロリー輸液用総合ビタミン剤を加えたもの，そしてさらに高カロリー輸液用微量元素製剤を加えたものと4パターンのキット製剤が使用されている．そのほかにエネルギー源として脂肪乳剤を含むキット製剤もある（ミキシッド®）．
　　TPN基本液としては，グルコースのみを糖質源とするもの（ハイカリック®NC-L，N，H）と，グルコースに加えてフルクトースやキシリトールを含んだ糖質源（GFX製剤：トリパレン®1号，2号）がある．またナトリウムとクロールを含まない製剤（ハイカリック®液1号，2号，3号）や，糖質濃度を50%と，輸液水分量あたりの糖質量を多くすることで輸液量を少なくし，またカリウムとリンを含まない腎不全用の製剤（ハイカリッ

ク®RF）などがある．

2）血糖管理

　　術後では，カテコラミンやACTH，コルチゾールなどのインスリン拮抗ホルモンが増加するため，インスリン不足に陥り高血糖になりやすい．一方，フルクトースやキシリトールはブドウ糖と異なり，細胞内への取り込みにインスリンを必要としない．しかしその反面，エネルギーとしての利用率が低く単独での利用には問題があり，GFX製剤ではグルコース：フルクトース：キシリトールを4：2：1の割合で調整されている．
　　TPN基本液は通常単独では使用せず，アミノ酸製剤などと混合して使用する．投与開始時は糖濃度10％程度から開始し，適宜血糖をみながら必要エネルギー量になるまで濃度を調整する．ブドウ糖が過剰に血中に投与されると，アセチルCoAから産生された脂肪酸が過剰となり，VLDLへの合成能力を超えた脂肪酸が肝臓に沈着し，脂肪肝や肝障害を引き起こしてしまう．そのため，ブドウ糖として糖質を投与する場合は，高血糖管理や肝障害・脂肪肝発症予防の観点から投与速度を5 mg/kg/分を超えない範囲とすべきである．

3）電解質管理

　　ICUにおいて腎不全患者を管理する際，当初カリウムやリンを含まない輸液製剤で管理したり，心不全や腎不全などで体液過剰がある患者に，NaClを含まない輸液製剤を投与開始する場合などがある．しかし体液管理として急性血液浄化療法を開始し，間欠的あるいは持続血液透析を行うと必ず低カリウム血症や低リン血症，低ナトリウム血症を呈するので，不足する電解質を補充するか，ほかのTPN基本液製剤に変更すべきである．

❹ アミノ酸製剤

1）アミノ酸製剤の種類（表3）

　　一般的には，アミノ酸製剤は単独ではなく，TPN基本液とともに投与される．アミノ酸は必須アミノ酸（E）と非必須アミノ酸（N）に分けられ，標準のアミノ酸製剤ではE/N比が1前後で調整されている．ネオアミユー®やキドミン®はE/N比が2.6〜3.21と必須アミノ酸を多く配合している．
　　またアミノ酸は，分岐鎖アミノ酸（BCAA；バリン，ロイシン，イソロイシン）と非分岐鎖アミノ酸に分けられる．通常，標準アミノ酸製剤（モリプロン®F，プロテアミン®12など）は，非侵襲下の安定した状態，あるいは軽度侵襲下の患者に用いられるが，高濃度のBCAAを含有した高濃度分岐鎖アミノ酸製剤は，術後などの侵襲期のアミノ酸代謝を考慮し，BCAAを豊富に含んだ製剤となっており，BCAA/TAA（総アミノ酸）比が通常の22％前後から30〜36％と高濃度となっている．製剤としては，ロイシンを強化したアミパレン®やアミゼット®B，あるいはバリンを強化したアミニック®などがある．

表3 ● アミノ酸製剤の比較

	モリプロン®F	アミニック®	アミゼットB	アミパレン®	プロテアミン®12	アミノレバン®	ネオアミユー®	キドミン®
pH	5.5〜6.5	6.8〜7.8	6.1〜7.1	6.8〜7.8	5.7〜6.7	5.5〜6.5	6.6〜7.6	6.5〜7.5
浸透圧比	約3	約3	約3	約3	約6	約3	2	2
総窒素量（g/100 mL）	1.52	1.52	1.56	1.57	1.815	1.22	0.81	1
遊離アミノ酸濃度（w/v%）	10	10	10	10	11.36	7.99	5.925	7.21
E/N比	1.09	1.71	1.33	1.44	0.88	1.09	3.21	2.6
BCAA（%）	22.6	36	31	30	21.34	35.5	42.37	45.8
Fischer比	3.01	6.44	4.95	5.23	3.08	37.05	5.98	7.89
糖質濃度					キシリトール5%			
Na$^+$（mEq/L）	<5	<2.9	0	2	150	14	2	2
Cl$^-$（mEq/L）	0	0	0	0	150	94	0	0

2）病態別アミノ酸製剤

　　　　意識障害を伴うような肝不全では，メチオニンなど含硫アミノ酸やフェニルアラニン，チロシン，トリプトファンなどの芳香族アミノ酸（aromatic amino acid：AAA）の肝代謝が遅延するといわれている．一方で，BCAAは肝不全時には重要なエネルギー源として利用，分解されるため血中濃度が低下する．このAAAのBCAAに対する相対的な上昇が脳内でのAAA上昇につながり肝性脳症を引き起こすとされ，BCAA/AAA比（Fischer比）を上昇させた製剤が肝不全時に有効とされる．アミノレバン®はBCAA/TAAが33.5〜36.0％と高く，加えてAAAの含有量が抑えられている．そのため，Fischer比は通常のアミノ酸製剤では3〜8程度であるが，アミノレバン®では37.05と高い．しかしながら，この製剤は肝不全時にアルカローシスを増強しないようにCl$^-$が多く含まれているため，過剰投与による高Cl性アシドーシスに注意が必要であり，肝性脳症を改善させるための一時的な特殊製剤であることを認識しておく必要がある．

　　　　また，もう1つの病態別アミノ酸製剤である腎不全用アミノ酸製剤には前述のネオアミユー®とキドミン®がある．腎不全では，必須アミノ酸のなかでBCAAやトリプトファンが低く，フェニルアラニンが増加し，また非必須アミノ酸が増加するが，ヒスチジンやチロシンは低下するといった特徴をもつ．そこで，必須アミノ酸を主体に非必須アミノ酸も配合し，またBCAAを強化した製剤が腎不全用アミノ酸製剤として用いられている．しかし，腎不全状態にあっても透析患者では1.0〜1.2 g/kg/日のタンパク質が必要であるが，腎不全用アミノ酸製剤のキドミン®を600 mL使用したとしても投与タンパク質は43.2 gにしかならず，この場合は通常のアミノ酸製剤を使用する．

5 脂肪乳剤

 ヒトはリノール酸（ω-6系）とαリノレン酸（ω-3系）を合成できないため，経口摂取ができない場合には，これら必須脂肪酸を補充する必要がある．ω-6系脂肪酸の欠乏により血小板減少や創傷治癒遅延，脂肪肝などが発生し，またω-3系脂肪酸の欠乏では知覚異常などがみられ，必須脂肪酸欠乏症の予防のためには，1日10 g程度の脂肪摂取が必要とされている．

 脂肪乳剤は，大豆油を原料とした長鎖脂肪酸トリグリセリドを脂肪源としており，60 %がリノール酸とαリノレン酸で構成されている．乳化剤として卵黄リン脂質を用い，最終的にはグリセリンにて浸透圧を1としてつくられており，必須脂肪酸の補給目的で使用されているが，脂肪は1 gで9 kcalの熱量を産生し，3大栄養素のなかでも最も効率のよいエネルギー源であるため，エネルギー源としても積極的に使用すべきである．

 脂肪乳剤の使用は，エネルギー投与としての糖質負荷の軽減になるため，耐糖能異常を有する患者や術後などの侵襲下の高血糖状態に有利である．また，エネルギーとして代謝されたあとのCO_2産生量が糖質より少ないため，COPDでのCO_2滞留を伴う呼吸不全にも使いやすい．そのほかにも，単位水分あたりの熱量産生が多いので，水分負荷を軽減したい心不全や腎不全においても，エネルギー源として考慮すべきである（表4）．

 脂肪乳剤の人工脂肪粒子は，投与されるとアポ蛋白であるHDL（high density lipoprotein）によってリポ蛋白化されてからリポ蛋白リパーゼにより加水分解されるが，急速に投与されるとHDLによるリポ蛋白化が間に合わず，高脂血症をきたしてしまう．脂肪乳剤をTGクランプ法を用いて0.3 g/kg/時で投与したところ血中中性脂肪値が上昇するが，0.1 g/kg/時以下の速度では上昇がみられなかったとされており[1]，脂肪乳剤の投与は緩徐な投与が必要である．

 また脂肪乳剤の平均粒子径は0.2〜0.4 μmであり，0.22 μmのフィルターを通過できないため，専用の1.2 μmのフィルターを使用するか，等浸透圧でもあることから末梢輸液ラインからの投与を考慮する．なお，脂肪乳剤のなかでは微生物が増殖しやすいため，使用した輸液ラインは24時間で交換するべきである．

表4 ● 脂肪乳剤の利点と欠点・注意点

利点
● 糖負荷を軽減（耐糖能異常，侵襲下状態に有利）
● CO_2産生量の減少（COPDにおいて有利）
● 水分負荷軽減（単位水分あたりの熱量が多いので，心不全・腎不全に有利）
● 浸透圧が低く，高張輸液との併用で静脈炎を起こしにくい（末梢使用の場合）

欠点・注意点
● 過剰投与による網内系機能抑制による免疫能低下
● 微生物汚染の危険性
● 高カロリー輸液製剤との混合による粒子径の増大による脂肪塞栓

6 ビタミン製剤

中心静脈栄養では，水溶性ビタミン9種類（B_1，B_2，B_6，B_{12}，C，ニコチン酸アミド，葉酸，ビオチン，パントテン酸）と，脂溶性ビタミン4種類（A，D，E，K）の計13種類のビタミン剤が配合された総合ビタミン剤を用いる．

ビタミン欠乏症には種々のものがあるが，このなかでも重要なものはビタミンB_1欠乏症である．解糖系の補酵素であるビタミンB_1を補給しないでTPN療法を行うと，重篤な乳酸アシドーシスが生じる．TPN用に使用されている総合ビタミン製剤は成人における1日必要量として設定されているので，1日1セットを基本として投与する．しかし，ビタミンB_1含有量が3 mg/日程度の製剤が多いが，FDAではビタミンB_1は6 mg/日の投与が推奨されている．本邦では，高カロリー輸液療法施行中は必ずビタミンB_1として1日3 mg以上を目安として投与するようにとされているが，基礎疾患や合併症によってはこれらの投与でも重篤なアシドーシスが発現することがあり，特にTPN投与以前からビタミンB_1欠乏症が示唆される場合は，ビタミンB_1の追加投与が必要な場合もある．なお，ビタミンB_1欠乏に伴う乳酸アシドーシスではアルカリ化剤を投与しても無効であり，ビタミンB_1の急速投与（100〜400 mg）を行わないと致死的となる．

水溶性ビタミンと比較し，脂溶性ビタミンは体内に蓄積しやすい．特にビタミンAとDは長期投与による過剰症に注意が必要である．また，高カロリー輸液用の総合ビタミン製剤に含まれているビタミンKは2 mgであるが，この量はワーファリンに対して拮抗作用を示してしまうため，ワーファリン服用中の患者では総合ビタミン製剤投与によりワーファリンの効果が減弱してしまうので注意が必要である．なお，総合ビタミン剤を含んだTPN液を使用する場合，ビタミンの光分解を防ぐため，バック内への混注の後は遮光カバーを用いる必要がある．

7 微量元素製剤

微量元素の欠乏による症状出現として報告されているのは，亜鉛，銅，クロム，セレンなどがある．そのため，TPNに使用される微量元素剤には，亜鉛，マンガン，銅，ヨウ素，鉄，クロムが配合されている．このなかでも，亜鉛はターンオーバーが早いため，投与されないと2週間程度で欠乏症状が出現するとされており，積極的に投与すべきであるが，総合微量元素製剤のなかに配合されている亜鉛量は1日必要量には少ないため注意が必要である．

一方で，マンガンについては過剰投与により脳内に蓄積し，脳MRI検査のT1強調画像にて高信号で認められ，パーキンソン様の神経症状が出現するとされている．そのため，以前に配合されていた投与量から減量され，現在はマンガン含有量が1 μmol となったが，腎機能障害患者では注意が必要であり，マンガンを含まない製剤の使用も検討すべきである．銅についても，1日5 μmol の投与でコントロール可能であるが，銅は胆汁にて排泄されるため，胆汁うっ滞時には過剰投与に気をつける．

最近はビタミン製剤も微量元素もキット化され，無菌的に調製されており使用が簡便であるが，細かい調整が不可能である．また，TPN液の投与量が2,000 mLではじめて1日所要量を満たす設計になっているため，それより少ない量の投与では，ビタミンや微量元素投与量が不足する可能性があることを，念頭におく必要がある．

文献

1) Iriyama K, et al：Capacity of high-density lipoprotein for donating apolipoproteins to fat particles in hypertriglyceridemia induced by fat infusion. Nutrition, 7：355-357, 1991

第3章 輸液製剤，利尿薬，循環作動薬の使い方

1 輸液製剤

④ 血漿増量剤，人工膠質液
（デキストラン，HES）

石岡邦啓

デキストラン／低分子デキストランL注

組成

デキストランはブドウ糖の重合体で，ショ糖培地で培養される細菌（Leuconostoc）によって生産される．最も一般的なデキストラン製剤は10％デキストラン-40（分子量40,000に由来）である．

どこに分布するか

投与された低分子デキストランの多くは腎から尿中に排泄され（静注後4時間で約55％，12時間で60〜70％が尿中に排泄）[1]，残存したデキストランは肝臓，脾臓，腎臓に存在するデキストラン分解酵素によってブドウ糖に分解される．

生体にどのような作用をもたらすか

デキストランの膠質浸透圧作用に基づく水分保持機能により血漿量を増加させ，またコロイドの血液滞留時間の持続により，血漿増加効果が持続する（血中半減期3時間）．

どのような時にどのような目的で用いられるか

1) 急性出血の治療（急性大量出血の際の初期治療として有効）
2) 外傷・熱傷・出血に基づく外科的ショックの予防および治療
3) 手術時の輸血量の節減
4) 手術時の体外循環灌流液

用法・用量

1) 成人　1回500 mLを静注する．
   ①最初の24時間の投与量は20 mL/kg/時以下とする．
   ②長期連用を避ける（できるだけ短期投与にとどめ，5日以内とする）．
2) 手術時の体外循環灌流液　20〜30 mL/kg/時を注入する．

副作用

ショック，急性腎不全，過敏症

使用の際の注意

基本的注意点として，血液型判定または交差試験を妨害することがあるので，これらの検査は本剤の投与前に実施することが望ましい．低フィブリノーゲン血症・血小板減少症などの患者で凝固系を抑制して出血傾向を促進することがある．

禁忌として，①うっ血性心不全のある患者，②低張性脱水症の患者，③高乳酸血症の患者が挙げられる．

文献
1) Artruson G, et al：The renal excretion of low molecular weight dextran. Acta Chir Scand, 127：543-551, 1964

HES製剤／ヘスパンダー®，サリンヘス®，ボルベン®

組成

HES（hydroxyethyl starch）は化学的に修飾されたデンプンの重合体で，米国では670 kDaの高分子量が，EU諸国では130〜200〜250 kDaの中分子量が，本邦では70 kDaの低分子量の製剤（ヘスパンダー®，サリンヘス®）と130 kDaの中分子量の製剤（ボルベン®）が市販されている．

どこに分布するか

HES製剤を血管内に投与すると，血液中のα-アミラーゼで加水分解され，代謝産物（小さくなったHES分子）が実際の膠質浸透圧を維持し，腎排泄される．全身麻酔下に手術を受けた成人患者にヘスパンダー®輸液500 mLを点滴投与した直後の血中濃度の半減期は3時間であった[1]．

生体にどのような作用をもたらすか

膠質浸透圧効果によって血管内に水分を引き寄せ，循環血液量を維持する．

どのような時にどのような目的で用いられるか

1) 急性出血の治療
2) 外傷・熱傷・出血に基づく外科的ショックの予防および治療
3) 区域麻酔に伴う血圧低下防止目的での投与
4) そのほか重症患者管理における相対的な循環血液量低下

用法・用量

1回2,000〜3,000 mLを上限の目安として静注する．ただし，大量投与時は，止血機能に注意し，凍結血漿などを適宜投与し，出血傾向の発現に注意すること．

副作用

HESの副作用として，第Ⅷ因子ならびにvWF複合体の減少があり，高濃度，高分子量，

表 ● ICU患者に対する膠質液（HES）の治療効果

	対象患者	治療	primary endpoint	結果	secondary endpoint	結果
VISEP (NEJM, 2008)	537名	HES vs 乳酸リンゲル	28日死亡	有意差なし	腎不全, 腎代替療法	ともにHESで増加
6S (NEJM, 2012)	798名	HES vs 乳酸リンゲル	90日死亡 透析導入	HESで透析導入増加	28日死亡	有意差なし
CHEST (NEJM, 2012)	7,000名	HES vs 乳酸リンゲル	90日死亡	有意差なし	腎不全 腎代替療法 人工呼吸器	HESで腎代替療法増加
CRISTAL (JAMA, 2013)	2,857名	膠質液 vs 晶質液	28日死亡	有意差なし	90日死亡 腎代替療法 人工呼吸器 昇圧薬	晶質液で90日死亡増加 膠質液で人工呼吸器と昇圧薬増加

高置換度のHES製剤ほど，活性化部分トロンボプラスチン時間（APTT）延長などの内因性凝固異常を呈する[2]．

● 使用の際の注意点

近年ICU領域で膠質液を使用した臨床研究の結果を表[3〜6]に示す．膠質液使用が腎機能悪化および予後に影響を与える結果[3,5]が報告されており，今後使用の際には十分な注意が必要である．

文献

1) ヘスパンダー® インタビューフォーム
2) Treib J, et al：Coagulation disorder caused by hydroxyethyl starch. Thromb Haemost, 78：974-983, 1997
3) Brunkhorst FM, et al：Intensive insulin therapy and pentastarch resuscitation in severe sepsis. N Engl J Med, 358：125-139, 2008
4) Perner A, et al：Hydroxyethyl starch 130/0.42 versus Ringer's acetate in severe sepsis. N Engl J Med, 367：124-134, 2012
5) Myburgh JA, et al：Hydroxyethyl starch or saline for fluid resuscitation in intensive care. N Engl J Med, 367：1901-1911, 2012
6) Annane D, et al：Effects of fluid resuscitation with colloids vs crystalloids on mortality in critically ill patients presenting with hypovolemic shock：the CRISTAL randomized trial. JAMA, 310：1809-1817, 2013

第3章 輸液製剤，利尿薬，循環作動薬の使い方

1 輸液製剤

⑤ アルブミン製剤，血液製剤
（アルブミン，凍結血漿，赤血球液，濃厚血小板）

石岡邦啓

アルブミン製剤／アルブミナー®

● 組成

ヒトアルブミンは585個のアミノ酸からなる分子量69 kDaのタンパク質で，ヒト血漿中の全タンパク質のほぼ60％を占めている．アルブミン溶液は，5％溶液（12.5 g/250 mL），20％溶液（4 g/20 mL，10 g/50 mL）と25％溶液（12.5 g/50 mL）がある．

● どこに分布するか

アルブミンの生体内貯蔵量は成人男性では約300 g（4.6 g/kg体重）であり，全体の約40％は血管内に，残りの60％は血管外に分布する．

● 生体にどのような作用をもたらすか

アルブミンは，血漿内で膠質浸透圧の維持，物質の保持・運搬，抗酸化作用，抗炎症作用および血管透過性の改善などの作用を有する[1]．

● どのような時にどのような目的で用いられるか

膠質浸透圧の改善，循環血漿量の是正が主な適応であり，通常前者には高張アルブミン製剤（25％，20％），後者には等張アルブミン製剤（5％）あるいは加熱人血漿たん白を用いる．具体的には，①出血性ショック，②人工心肺を使用する心臓手術，③肝硬変に伴う難治性腹水に対する治療，④難治性の浮腫，肺水腫を伴うネフローゼ症候群，⑤循環動態が不安定な血液透析などの体外循環施行時，⑥凝固因子の補充を必要としない治療的血漿交換療法（ギランバレー症候群，急性重症筋無力症など），⑦重症熱傷，⑧低タンパク血症に起因する肺水腫あるいは著明な浮腫が認められる場合，⑨循環血漿量の著明な減少を伴う急性膵炎などが挙げられている．

● 用法・用量

下記の計算式を参考に投与量を決め，患者の病状に応じて通常2～3日で分割投与する．

必要投与量（g）＝期待上昇濃度（g/dL）×循環血漿量（dL）×2.5

不適切な使用として，①タンパク質源としての栄養補給，②脳虚血時の脳障害の予防，

③単なる血清アルブミン濃度の維持，④末期患者への投与，が挙げられる．

また，低アルブミン血症による体液過剰の状態においては，フロセミドを単独で投与するよりもアルブミンを併用し点滴終了時にフロセミドを投与した方が，体液管理が有意に可能となる[2]とも報告されているが，一方この有効性を確認できなかったとも報告されている．

副作用/使用の際の注意点

各製剤ともナトリウムを含有（156 mEq/L）していることからナトリウムの過剰負荷に陥らないよう注意が必要である．また，高張アルブミン製剤使用時には急激に循環血漿量が増加するので，肺水腫，心不全の発生に注意する．

ICU領域でのアルブミン製剤使用の臨床研究として，SAFE study[3]では輸液蘇生を行う際，4％アルブミンと生理食塩液を用い2群比較を行った結果，28日死亡率，新規臓器不全数，ICU・病院在院日数，腎代替療法などいずれも有意差を認めなかった．敗血症患者においてはアルブミン製剤使用により死亡率を下げたとメタアナリシスの報告を認めるが[4]，最近では予後に影響を与えないとの報告もある[5,6]．

文献

1) Vincent JL, et al：Relevance of albumin in modern critical care medicine. Best Practice & Research Clinical Anaesthesiology, 183-191, 2009
2) Martin GS, et al：A randomized, controlled trial of furosemide with or without albumin in hypoproteinemic patients with acute lung injury. Crit Care Med, 33：1681-1687, 2005
3) Finfer S, et al：A comparison of albumin and saline for fluid resuscitation in the intensive care unit the SAFE study investigators. N Eng J Med, 350：2247-2256, 2004
4) Delaney AP, et al：The role of albumin as a resuscitation fluid for patients with sepsis：a systematic review and meta-analysis. Crit Care Med, 39：386-391, 2011
5) Jiang L, et al：Albumin versus other fluids for fluid resuscitation in patients with sepsis：A meta-analysis. PLoS One, 9：e114666, 2014
6) Xu JY, et al：Comparison of the effects of albumin and crystalloid on mortality in adult patients with severe sepsis and septic shock：a meta-analysis of randomized clinical trials. Crit Care, 18：702, 2014

新鮮凍結血漿（Fresh Frozen Plasma：FFP）

組成

全血採血由来の新鮮凍結血漿〔新鮮凍結血漿-LR「日赤」：約120 mL（FFP-LR120）および約240 mL（FFP-LR240）〕と，成分採血由来の新鮮凍結血漿〔新鮮凍結血漿-LR「日赤」：約480 mL（FFP-LR480）〕がある．

生体にどのような作用をもたらすか

FFPの投与は，血漿因子の欠乏による病態の改善を目的に行う．特に，凝固因子を補充することにより，出血の予防や止血の促進効果（予防的投与と治療的投与）をもたらす．

どのような時にどのような目的で用いられるか

凝固因子の補充による治療的投与を主目的とする．自然出血時，外傷性の出血時の治療と観血的処置を行う際に適応となる．また，劇症肝炎や血栓性血小板減少性紫斑病（TTP）・溶血性尿毒症症候群（HUS）などの疾患に対しては，血漿交換を行い治療する．不適切な使用例として，①循環血漿量減少の改善と補充，②タンパク質源としての栄養補給，③創傷治癒の促進，④末期患者への投与，などが挙げられている[1]．

用法・用量

生理的な止血効果を期待するための凝固因子の最小の血中活性値は，正常値の20〜30％程度である．凝固因子の血中レベルを約20〜30％上昇させるためには，体重50 kgの患者において必要なFFPの投与量は400〜600 mLである[1]．

副作用

ほかの血液製剤と同様，感染症，アレルギー反応，ABO不適合，輸血関連急性肺障害（transfusion-related acute lung injury：TRALI）などが挙げられる．

使用の際の注意点

使用時には30〜37℃の恒温槽中で急速に融解し，すみやか（3時間以内）に使用する．融解後にやむを得ず保存する場合には，常温ではなく2〜6℃の保冷庫内に保管する．保存すると不安定な凝固因子（第Ⅴ，Ⅷ因子）は急速に失活するが，そのほかの凝固因子の活性は比較的長い間保たれる．また，新鮮血漿はウイルスの不活化処理が行われていないため，感染症の伝播を起こす危険性は残る．

文献

1）「血液製剤の使用指針（改訂版）」（厚生労働省医薬食品局血液対策課），pp1-75，平成19年一部改正

赤血球液

組成

赤血球製剤は，全血液400 mL（2単位）につき血液保存液CPD（citrate-phosphate-dextrose）液56 mLを混合して採血する．その後に白血球除去フィルターを通して，白血球を除去し（2007年より），さらに遠心分離により血漿を除去した赤血球沈層〔ヘマトクリット（Ht）値は90〜95％〕に赤血球保存液MAP（mannitol-adenine-phosphate）92 mLを加え，Ht値を約55％に調製（Hb値：約19 g/dL）したもので，最終容量は約280 mLである．

どのような時にどのような目的で用いられるか

末梢循環系へ十分な酸素を供給することに加え，循環血液量を維持するという目的にて

使用する．

用法・用量

ここでは急性出血および周術期の輸血について述べる[1]．

1）急性出血に対する適応（主として外科的適応）

　Hb値が10 g/dLを超える場合は輸血を必要としないが，6 g/dL以下では輸血はほぼ必須とされている．

2）周術期の輸血

　術前では患者の心肺機能，原疾患の種類（良性または悪性），患者の年齢・体重・特殊な病態などの全身状態を把握して投与の必要性の有無を決定する．術中術後では，出血量，全身状態，Hb値をもとに投与の有無を決定する．

副作用／使用の際の注意点

1）輸血過剰

　TACO（transfusion-associated circulatory overload）は過剰輸血に伴う心臓への過剰負荷の結果起こる肺合併症であり，輸血の方法および患者の心臓の予備能に十分配慮が必要となる．また，TRALI（輸血関連急性肺障害）にも注意を要する．

2）鉄の過剰負荷

　1単位（200 mL由来）の赤血球液中には約100 mgの鉄を含むため，頻回投与による鉄過剰症に注意する．

3）高カリウム血症

　放射線照射後の赤血球液では，放射線を照射しない製剤よりも，保存に伴い上清中のカリウムイオンが上昇するため，急速輸血時，大量輸血時，腎不全患者あるいは未熟児などへの輸血時には高カリウム血症に注意する．

文献

1）「血液製剤の使用指針（改訂版）」（厚生労働省医薬食品局血液対策課），pp1-75，平成19年一部改正

濃厚血小板

組成

　現在の血小板製剤は成分採血による方法のみで行われ，1単位は0.2×10^{11}個以上である．調製された濃厚血小板は，輸血するまで室温（20〜24℃）で水平振盪しながら保存する．有効期間は採血後72時間以内である．

どのような時にどのような目的で用いられるか

　血小板輸血の適応は，血小板数，出血症状の程度および合併症の有無により決定することを基本とする．出血ないし出血傾向が血小板数の減少または機能異常によるものではな

い場合（特に血管損傷）には，血小板輸血の適応とはならない．

用法・用量[1]

　一般に，血小板数が5万/μL以上では血小板輸血は必要ではないが，血小板数が1～5万/μLでは，状態に応じて血小板輸血が必要となる．また，血小板数が1万/μL未満ではしばしば重篤な出血をみることがあるため，血小板輸血を必要とする．

　しかし，慢性に経過している血小板減少症（再生不良性貧血など）では，血小板数が5千～1万/μLであっても，血小板輸血は行わない．

　血小板輸血直後の予測血小板増加数（/μL）は次式により算出する．

予測血小板増加数（/μL）＝輸血血小板総数／［循環血液量（mL）×10³］×2/3

（2/3は輸血された血小板が脾臓に捕捉されるための補正係数）

　1回投与量は，原則として上記計算式によるが，実務的には通常10単位が使用されている．体重25 kg以下の小児では10単位を3～4時間かけて輸血する．

副作用/使用の際の注意点

　過敏症（蕁麻疹，発疹など），アナフィラキシー（様）ショック，輸血関連急性肺障害（TRALI）に加え，輸血後紫斑病，発熱性非溶血性輸血副作用（febrile non hemolytic transfusion reaction：FNHTR）は血小板輸血で頻度が多く，注意が必要である．

文献
1）「血液製剤の使用指針（改訂版）」（厚生労働省医薬食品局血液対策課），pp1-75，平成19年一部改正

2 利尿薬
① ループ利尿薬

岡 真知子

フロセミド/ラシックス®注

作用機序

ヘンレ係蹄での$Na^+/K^+/2Cl^-$共輸送体を阻害しナトリウム再吸収を抑制することによる．

どのような時にどのような目的で用いられるか

1) 腎性浮腫

腎機能が低下している場合は，尿細管管腔に分泌される利尿薬が低下するため，利尿薬を増量投与し利尿薬の作用部位に有効量の薬剤が届くようにする必要がある．フロセミド20〜40 mgを静注し利尿反応がなければ100 mgに増量する．静注，持続静注いずれも溶解せず用い，静注が無効で持続静注とする場合はシリンジポンプを用い，5 mg/時より開始する．効果に乏しい場合は1日400 mg程度まで増量する．

2) ネフローゼ症候群

ネフローゼ症候群では，高度に浮腫があっても血管内の容量は低下している．また，凝固異常があり血栓塞栓症のリスクがあるため，通常ヘパリンなどを併用する．フロセミドは主にアルブミンと結合するため[1]，低アルブミン血症があると利尿薬のタンパク結合率（健康成人では91〜99％）が低下し利尿効果が低下する．そのため，効果に乏しい場合は増量して投与する．

3) 肝性浮腫

肝硬変の患者は二次性の高アルドステロン症の状態にあり，第1選択となるのはスピロノラクトンである．効果が思わしくない場合，腎機能に応じてループ利尿薬やサイアザイド系利尿薬を使用することもある．大量の腹水のある患者に利尿薬を過剰投与すると肝性脳症を誘発するおそれがあるため慎重に投与する．

4) うっ血性心不全

うっ血性心不全の場合，ループ利尿薬に対する反応性が低下している．腎機能がほぼ正常であれば，1回投与量ではなく投与回数を増やすことにより利尿を図る．

いずれの場合もボーラス投与で効果が乏しい場合は持続静注を考慮する．シリンジポンプを用い原液を 5 mg/時より開始し，効果に乏しければ 20 mg/時まで増量する．急性非代償性心不全では持続静注はボーラス投与と比し優劣がないという報告や[2]，BNP をより減少させたが電解質異常，腎機能低下をきたし，再入院率や死亡率が上昇したという報告[3]もあり，過剰投与に注意する．特に，低アルブミン血症（特に血清アルブミン＜2 g/dL）は利尿薬抵抗性の原因となる[4]．低アルブミン血症があると利尿薬のタンパク結合率が低下し利尿効果が低下するばかりか，血管内容量を減少させることとなる．病態に応じたアルブミン値を上昇させる手段も考慮されるべきである．低アルブミン血症による体液過剰の状態においては，フロセミドを単独で投与するよりもアルブミンを併用し点滴終了時にフロセミドを投与したほうが体液管理が有意に可能となる[2]とも報告されているが，一方この有効性を確認できなかったとも報告されている．

使用の際の注意点

- 電解質異常（ヘンレ係蹄での $Na^+/K^+/2Cl^-$ 共輸送体が阻害されるため低ナトリウム血症と低カリウム血症），体液喪失などに注意する．
- 難聴の副作用を避けるため，投与速度は毎分 4 mg 以下とする．利尿薬に対する反応が乏しいと判断される場合は，透析療法も考慮する．
- 代償性抗利尿が生じ，利尿が減少することがあり（ヘンレ係蹄で再吸収されなかったナトリウムが遠位尿細管に達し，ナトリウム再吸収が増加することなどによる），ほかの利尿薬（サイアザイド系利尿薬，hANP，バソプレシン V_2 受容体拮抗薬など）を併用するなど対処が必要である．

文献

1) Cutler RE, et al：Clinical pharmacokinetics of furosemide. Clin Pharmacokinet, 4：279-296, 1979
2) Felker GM, et al：Diuretic strategies in patients with acute decompensated heart failure. N Engl J Med, 364：797-805, 2011
3) Palazzuoli A, et al：Continuous versus bolus intermittent loop diuretic infusion in acutely decompensated heart failure：a prospective randomized trial. Crit Care, 18：R134, 2014
4) Besseghir K, et al：Facilitation by serum albumin of renal tubular secretion of organic anions. Am J Physiol, 256：F475-484, 1989

2 利尿薬
② 浸透圧利尿薬

岡 真知子

　救急・ICUの領域では，主に頭蓋内圧を下げる目的で使用される．なかでも脳卒中では脳浮腫が増悪し致命的な脳ヘルニアを起こさぬよう対策が必要である．脳卒中ガイドライン2009では，脳卒中超急性期の抗脳浮腫療法には高張グリセロール静脈内投与が推奨されている（グレードB）[1]．マンニトールは脳卒中急性期に有効とする明確な根拠はないとされ[2]，推奨度はグレードC1である．各浸透圧利尿薬の比較を表に示す．

　なお，添付文書に掲載されているような急性腎障害の予防効果はヒトでは証明されておらず，急性腎障害のためのKDIGO診療ガイドラインにおいても浸透圧利尿薬の使用は推奨されていない[3]．

10％グリセロール・5％フルクトース/グリセオール®注

作用機序

　血管内に投与されると血液の浸透圧が上昇し，浮腫が存在する領域の細胞内液および細胞外液から水を移動させると考えられている[4]．投与後2時間で頭蓋内圧は最低となり，6時間程度作用が持続する．透析患者では必ず透析中に投与し，その間十分な除水（投与量以上の除水設定）を行う．

表 ● 浸透圧利尿薬の違い

	10％グリセロール・5％フルクトース	20％マンニトール
浸透圧比（生理食塩水との比）	約7	約5
塩化ナトリウム含有量（500 mL中）	4.5 g	0 g
作用発現・持続時間	緩徐・長い	迅速・短い
利尿作用	弱い	強い
反跳作用	少ない	多い
脳卒中ガイドラインによる推奨度 　脳卒中超急性期 　脳梗塞急性期 　高血圧性脳出血	グレードB グレードB グレードB	グレードC1 グレードC1 グレードC2[注]

注　進行性に頭蓋内圧が亢進した場合やmass effectに随伴して臨床所見が増悪した場合にはC1

生体にどのような作用をもたらすか

血液の浸透圧が上昇し頭蓋内圧や眼内圧の低下をもたらす．10〜20％が腎より排泄され，約80〜90％が肝臓で代謝されてエネルギーとして利用されるため，浸透圧利尿が少なく，水・電解質バランスを障害しにくい．また，脳浮腫に対する効果の持続がマンニトールより長く，リバウンド現象もより少ないこと，神経細胞の高エネルギー源となり脳組織代謝改善作用を有する[5]．

どのような時にどのような目的で用いられるか

グリセオール®は頭蓋内圧亢進を伴う脳梗塞での救命に有効であると報告されている[4]．脳出血急性期における有効性については論文により異なる．

頭蓋内圧亢進，頭蓋内浮腫の治療および脳容積縮小を必要とする場合，成人では通常1回200〜500 mLを1日1〜2回，500 mLあたり2〜3時間かけて投与する．通常1〜2週間投与する．

使用の際の注意点

- アシドーシス：乳酸アシドーシスが生じた場合には炭酸水素ナトリウムを投与するなど対応する．頻度は不明であるが，果糖が含まれているため大量・急速投与すると乳酸アシドーシスが現れることがあるので，用法・用量に注意し投与を行う．
- 生理食塩水と同等の塩化ナトリウムを含むため，塩分制限患者には注意を要する．
- また，心臓・循環器系機能障害のある患者，腎障害のある患者，尿崩症の患者においては症状を悪化，糖尿病の患者においては非ケトン性高浸透圧性昏睡があらわれることがある．
- 急性の硬膜下・硬膜外血腫がある場合には頭蓋内圧が低下することにより再出血するおそれがある．出血源を処理し，再出血のおそれがないことを確認してから投与する．

20％マンニトール／20％マンニットール

作用機序

ほとんど代謝されずに腎臓の糸球体からろ過され，尿細管でも再吸収されず尿細管内の浸透圧が上昇し，水の再吸収を抑制し利尿が増加する．

生体にどのような作用をもたらすか

最大作用効果は約1時間後と速効性で強い抗浮腫作用をもち，頭蓋内圧や眼内圧低下作用がある．

どのような時にどのような目的で用いられるか

マンニトールは脳梗塞急性期，脳出血急性期いずれにおいても有効とする明確な根拠はないが[2]，脳出血急性期に進行性に頭蓋内圧が亢進した場合やmass effect（圧迫所見）に

随伴して臨床所見が増悪した場合には，考慮してもよいとされている[1]．

　脳圧降下および脳容積の縮小を必要とする場合に1回1～3 g/kgを15～20％高張液として点滴静注．投与速度は100 mL/3～10分，1日200 gまでとする．

使用の際の注意点

　腎機能障害や乏尿の場合で利尿が得られるか明らかでない場合は，先にマンニトールテストを行うことが望ましい．0.2 g/kgまたは12.5 gを3～5分で投与し，2～3時間で尿量が30～50 mL/時 得られない場合はマンニトールの使用は中止する．

　急性頭蓋内血腫がある患者に使用すると脳圧が低下し再出血するおそれがある．必ず出血源を処理し，再出血がないことを確認したうえで使用する．

文献

1）脳卒中治療ガイドライン2009　http://www.jsts.gr.jp/jss08.html
2）Bereczki D, et al：Cochrane report：A systematic review of mannitol therapy for acute ischemic stroke and cerebral parenchymal hemorrhage. Stroke, 31：2719-2722, 2000
3）KDIGO：2012 KDIGO clinical practice guideline for acute kidney injury, 2012
4）Righetti E, et al：Glycerol for acute stroke. Cochrane Database Syst Rev, 1-19, 2008
5）石井昌三，他：グリセロール（CG-A30）の頭蓋内圧亢進に対する臨床効果―とくにマンニットールとの二重盲検法による薬効検定．新薬と臨牀，26：1791-1815, 1977

第3章 輸液製剤，利尿薬，循環作動薬の使い方

2 利尿薬
③ 心房性ナトリウム利尿ペプチド

大竹剛靖

一般名/商品名 カルペリチド/ハンプ®

作用機序

ヒト心房性ナトリウム利尿ペプチド（hANP）の作用を有し，細胞膜上のhANP受容体に結合し細胞内cGMPを増加させ，利尿作用や血管拡張作用を発現する．

生体にどのような作用をもたらすか

腎血流改善，レニンアルドステロン系抑制による遠位ネフロンでのナトリウム再吸収抑制（ナトリウム利尿）による**前負荷軽減効果**と，血管拡張による**後負荷軽減効果**を併せもつ薬剤で，急性心不全の病態の改善効果を有する．心筋保護効果（アポトーシスの抑制）の作用も有する[1]（表）．

どのような時にどのような目的で用いるか

急性心不全（慢性心不全の急性増悪を含む）に適応がある．駆出率（EF）35％以下や収縮期血圧 100 mmHg 未満では，血圧低下や臓器低灌流を避けるため，強心薬や昇圧薬と併用する．急性心原性肺水腫での初期使用薬剤として硝酸薬や利尿薬（クラスⅠレベル

表 ハンプ®の作用機序とICUでの適応疾患・禁忌

ハンプ®の作用
● ナトリウム利尿作用と血管拡張作用による前ならびに後負荷改善
● レニンアルドステロン系の抑制
● 交感神経活性の抑制（心拍数を増加させない）

ハンプ®の対象疾患
● 心原性肺水腫（収縮期血圧が保たれている患者）
● 難治性心不全（強心薬やカテコラミンを併用）

ハンプ®の禁忌
● 重篤な低血圧
● 心原性ショック
● 急性右室梗塞
● 脱水

B）に次いで多く使用される（クラス2レベルB）．肺水腫の改善による呼吸状態の改善効果が高い．

用法・用量

ハンプ®1バイアル中に1,000 μg含有．開始量は0.025〜0.05 γ（0.025〜0.05 μg/kg/分）で，血圧をみながら維持量0.1〜0.2 γで持続静脈内投与．

注射用水5 mLで溶解し，ブドウ糖液あるいは生理食塩液で希釈する．50 kgであれば**ハンプ®3バイアルを注射用水で溶解し，5％ブドウ糖液で希釈して50 mLとし，2.5 mL/1時間のスピードでシリンジポンプで持続静脈内投与すると開始量0.05 γとなる**．輸液負荷を避け，かつ精密投与のためにはシリンジポンプを使用する．

副作用

血圧低下8.6％，低血圧性ショック0.2％，徐脈0.2％，肝機能障害ならびに血小板減少（頻度不明）など．

ハンプ®の禁忌は，重篤な低血圧または心原性ショックの患者，右室梗塞の患者，脱水症状の患者である．

使用の際の注意点

ほかの注射剤（アミノ酸製剤，ヘパリンナトリウム製剤）と混合すると外観変化・含量低下が認められるため，これらと混合することのないよう別の静脈ラインから投与する．また，血圧低下，低心拍出症候群（LOS）をきたすことがあるため，血圧モニタリングを十分行う．

文献

1) Okawa H, et al：Preischemic infusion of alpha-human atrial natriuretic peptide elicits myoprotective effects against ischemia reperfusion in isolated rat hearts. Mol Cell Biochem, 248：171-177, 2003
2) 2010年度合同研究班報告：循環器病の診断と治療に関するガイドライン「急性心不全治療ガイドライン（2011年改訂版）」p22-26
3) Dohi K & Ito M：Novel diuretic strategies for the treatment of heart failure in Japan. Circ J, 78：1816-1823, 2014
4) Suzuki S, et al：Acute heart failure volume control multicenter randomized (AVCMA) trial：comparison of tolvaptan and carperitide. J Clin Pharmacol, 53：1277-1285, 2013
5) Sezai A, et al：Early results of human atrial natriuretic peptide infusion in non-dialysis patients with chronic kidney disease undergoing isolated coronary artery bypass grafting：the NU-HIT trial for CKD-2. Ann Thorac Cardiovasc Surg, 20：217-222, 2014
6) Mitaka C, et al：Cardiovascular and renal effects of carperitide and nesiritide in cardiovascular surgery patients：a systematic review and meta-analysis. Crit Care, 15：R258, 2011

2 利尿薬
④ 水利尿薬

大竹剛靖

一般名/商品名 トルバプタン/サムスカ® (バソプレシンV₂受容体拮抗薬)

作用機序

腎集合管に存在するバソプレシンV₂受容体とバソプレシンの結合を阻害することにより，水再吸収を抑制し水利尿作用を発揮することでうっ血性心不全や肝硬変における体液貯留を改善する．さらに最近ではナトリウム利尿効果も報告されている．

生体にどのような作用をもたらすか

ループ利尿薬と異なり，血管内脱水，低ナトリウム血症，腎血流低下，腎機能悪化をきたしにくく，血管内容量，腎血流を維持しつつ体液過剰を改善することができる[1,2]．

どのような時にどのような目的で用いるか (表)

クリニカルシナリオ2（CS2）の急性心不全患者や高度の腹水貯留を伴う肝硬変で体液過剰が高度な患者で，早急に体液を是正したい場合がよい対象となる．しかしながら，全身性浮腫の著明なクリニカルシナリオ5（CS5）や低血圧を呈するクリニカルシナリオ3（CS3）の患者でも注意すれば安全に使用することが可能である．特に，低ナトリウム血症や腎機能障害を合併しており，ループ利尿薬単独では容易にそれぞれの悪化が予想される患者で考慮すべき薬剤である．

ICU入室時に低ナトリウム血症を呈する患者は14%に上ると報告されている．術前の低ナトリウム血症を伴う体液過剰の補正や，一般外科手術や開心術後の体液過剰の補正，低ナトリウム血症改善に有効性が期待される[3]．

表 ● ICUでトルバプタンの使用を考慮する状態

- うっ血性心不全（クリニカルシナリオ2）
- ループ利尿薬抵抗性の体液過剰
- euvolemia あるいは hypervolemia における低ナトリウム血症の補正
- 術前術後の体液過剰・低ナトリウム血症の改善
- 肝硬変腹水症例での体液貯留

用法・用量

　　心不全における体液貯留時には7.5〜15 mg/日，肝硬変における体液貯留時には7.5 mg/日を1日1回経口投与する．心不全患者ではより早期に投与を開始したほうが急性腎障害の発症を予防し予後改善効果も高い[4]と報告されている．

副作用

　　口渇（約30％）や頻尿（約15％）のほか，重篤な肝機能障害（5％以上）や高ナトリウム血症（1〜5％未満）など．

使用の際の注意点

　　原則的にループ利尿薬などほかの利尿薬と併用で使用する経口薬である．内服後24時間以内に急激な水利尿が生じることがあるため，初回投与後4〜8時間には血清ナトリウム値を1回測定し，過度の高ナトリウム血症になっていないことを確認する．初日に最大利尿効果が得られることが多いが，数日遅れて利尿効果が得られる場合もある．よって血清ナトリウム値は内服開始後1週間程度適宜評価しておく．

　　トルバプタン内服中は，飲水を過度に制限しないこと，意識障害患者には使用しないこと，開始後2週程度は肝機能を適宜チェックしておくこと，などに注意する．

　　自由水クリアランスとは溶質を含まない自由水の排泄速度であり（尿希釈の指標），
尿排泄速度×（血清浸透圧－尿浸透圧）÷血清浸透圧
で計算できる．

　　トルバプタンは自由水の再吸収を抑制する水利尿薬であり，自由水クリアランス増加による体液調節がその基本的薬効である．

文献

1) Matsue Y, et al：Tolvaptan reduces the risk of worsening renal function in patients with acute decompensated heart failure in high-risk population. J Cardiol, 61：169-174, 2013
2) Kinugawa K, et al：Efficacy and safety of tolvaptan in heart failure patients with volume overload. Circ J, 78：844-852, 2014
3) Friedman B, et al：Hyponatremia in critical care patients：frequency, outcome, characteristics, and treatment with the vasopressin V2-receptor antagonist tolvaptan. J Crit Care, 28：219, e1-21, 2013
4) Shirakabe A, et al：Immediate administration of tolvaptan prevents the exacerbation of acute kidney injury and improves the mid-term prognosis of patients with severely decompensated acute heart failure. Circ J, 78：911-921, 2014

第3章 輸液製剤，利尿薬，循環作動薬の使い方

3 循環作動薬

① ドパミン，ドブタミン，ノルアドレナリン，アドレナリン

持田泰寛

一般名/商品名 ドパミン/イノバン®，カタボン®，カコージン®

作用機序

ノルアドレナリンの前駆体であり，ドパミン（D）受容体をはじめβ_1・β_2およびα受容体に対して刺激作用を有する．ドパミンは血液脳関門を通過できず，末梢作用のみを示す．低用量のドパミンは血管平滑筋にあるD_1受容体に直接働き，血管拡張を起こす．特に腎動脈，腸間膜動脈には固有のD受容体があり，ドパミンは低濃度でそれらを刺激し血管を拡張し血流量を増やし，さらに糸球体濾過を増大させてNa^+利尿を起こすとされている．中等量のドパミンは主として交感神経終末からのノルアドレナリン遊離を介する間接作用により，心拍数，心拍出量を増加させる．高用量のドパミンは血管のα_1受容体を刺激し血圧を上昇させる（表）．

生体にどのような作用をもたらすか

用量依存性で作用が分かれる（表）．

表● ドパミンの作用

投与量（μg/kg/分）	作用	効果
1〜3	D受容体	腎血流および腸管血流の増加
3〜10	β作用	心拍数，心拍出量の増加
10以上	α作用	血管抵抗増大，血圧上昇

どのような時にどのような目的で用いるか

心拍出量低下，血管抵抗低下による低血圧，循環血流量回復までの一時治療のときに使用する．

用法・用量

カタボン®Hi（600 mg/200 mL），もしくはイノバン（1A　100 mg/5 mL）3Aを生理食塩液85 mLに希釈して使用（＝300 mg/100 mL＝3 mg/mL）．

50 kgの患者では1 mL/時で1γ（＝μg/kg/分）となる．分子量約189，タンパク結合

率約5％と透析されやすい特徴があるが，Vdが0.89 L/kgと広く分布しており，肝代謝で半減期が20秒であるため，透析による影響はない．したがって常用量で使用する．

用量は前述の表のように使用を分ける．

副作用

頻脈，不整脈（心房細動，心室頻拍，心室細動など），心筋虚血，静脈炎

使用の際の注意点

敗血症性ショック[1]時，心原性ショック時[2]に，ノルアドレナリンと比較し不整脈を助長させ，死亡率が有意に高かった．さらに敗血症ショック時[3]，心原性ショック時[4]でも腎保護効果，尿量増加はなかった．そのため最近ではドパミンを使用する機会が少ない．

SIDE NOTE

ガンマ計算

$1\gamma = 1\,\mu g/kg/分 = 1 \times 体重\,\mu g/分 = 1 \times 体重 \times (1/1{,}000)\,mg/分$ （μgは$10^{-3}\,mg$）
$= 1 \times 体重 \times (1/1{,}000) \times 60\,mg/時 = 0.06 \times 体重\,mg/時$

受容体における作用

受容体	臓器	効果
α_1	心臓	心収縮力↑
	血管平滑筋	血管収縮
	腸管	弛緩
	気管支	収縮
α_2	血管平滑筋	血管収縮
β_1	心臓	房室結節伝導速度↑，心収縮力↑，心収縮速度↑
β_2	血管平滑筋	弛緩
	気管支，腸管，生殖器	弛緩
D	腎，腸管	弛緩

文献5を参考に作成

各循環作動薬の作用

薬	使用量	血圧	脈拍	心拍出量	血管抵抗	不整脈リスク
ドブタミン	2〜15 γ	↓ or ↑	↑	↑↑	↓	↑↑
ノルアドレナリン	0.01〜0.5 γ	↑↑	0 or ↑	0 or ↑	↑↑	少し↑
アドレナリン	0.01〜0.03 γ max 0.1〜0.3 γ	↑	↑	↑↑↑	↓	↑↑↑
バソプレシン	0.01〜0.04 U/分	↑↑	0	0	↑↑	少し↑

文献5を参考に作成

文献

1) De Backer D, et al：Dopamine versus norepinephrine in the treatment of septic shock：a meta-analysis. Crit Care Med, 40：725-730, 2012
2) De Backer D, et al：Comparison of dopamine and norepinephrine in the treatment of shock. N Engl J Med, 362：779-789, 2010
3) Bellomo R, et al：Low-dose dopamine in patients with early renal dysfunction：a placebo-controlled randomized trial. Lancet, 356：2139-2143, 2000
4) Chen HH, et al：Low-dose dopamine or low-dose nesiritide in acute heart failure with renal dysfunction：the ROSE acute heart failure randomized trial. JAMA, 310：2533-2543, 2013
5) Nativi-Nicolau J, et al：Pharmacologic therapies for acute cardiogenic shock. Curr Opin Cardiol, 29：250-257, 2014

ドブタミン/ドブポン®，ドブトレックス®

作用機序

β_1受容体に直接作用して心筋の心収縮力を増強する．また軽度ではあるが，血管のβ_2受容体に作用し末梢血管抵抗を軽減する．α受容体刺激作用はほとんどない．内因性ノルアドレナリン遊離作用に依存しないので，心不全などで内因性ノルアドレナリンが枯渇した状態でも効果を発揮する．

生体にどのような作用をもたらすか

心収縮力・心拍数増加，心拍出量増加，心筋酸素消費量増加作用がある．血圧は心機能低下症例では増加，体液量低下症例では低下する[1]．心筋酸素消費量の増加は，頻脈を起こすことで引き起こされるため，頻脈にならずに組織灌流が得られるのがよい．乳酸値の正常化や末梢皮膚のチアノーゼ改善を目標に頻脈をきたさないように調整する．

どのような時にどのような目的で用いるか

低心拍出量患者

用法・用量

ドブポン®0.3％シリンジ製剤（150 mg/50 mL）もしくはドブトレックス®（1A 100 mg/5 mL）3Aを生理食塩液85 mLに希釈して使用（＝300 mg/100 mL＝3 mg/mL）．体重50 kgの患者では1 mL/時で1γ（＝μg/kg/分）となる．

投与量は少量（2～3γ）から投与し，組織灌流量を得られるように患者の状態に合わせて調整をする[1]．乳酸値や末梢皮膚の色をもとに組織灌流量の指標とする．ただし20γを超えないように使用する．分子量約338でタンパク結合率38％，Vd：0.2 L/kgと透析されやすいが，肝代謝で半減期約2分であるため透析による寄与は小さい．

副作用

血圧低下，頻脈．心筋酸素需要増加させ心筋虚血を増加させる．

使用の際の注意点

閉塞性肥大型心筋症には禁忌である．

文献

1) Simon R, et al：Circulatory shock. N Engl J Med, 369：1726-1734, 2013

一般名／商品名　ノルアドレナリン／ノルアドリナリン®

作用機序

$\alpha + \beta$ 受容体刺激薬（$\alpha > \beta$）で α 作用優位で強力に血管を収縮させる．β 作用は軽度．

生体にどのような作用をもたらすか

血圧上昇させるが，心拍数/心拍出量はほとんど変化しない[1]．

どのような時にどのような目的で用いるか

敗血症性ショック，心原性ショックで昇圧目的に使用する．

用法・用量

ノルアドリナリン® 1A；1 mg/mL

ノルアドリナリン® 5A（5 mg/5 mL）＋生理食塩液45 mLに溶解し5 mg/50 mL（＝0.1 mg/mL）とする．

敗血症性ショックでは0.05～0.3 γ からはじめる（体重50 kgで1.5～9 mL/時）．

心原性ショック時には特に少量（0.01～0.03 γ）から開始する．Maxは0.1 γ．

副作用

腸管虚血，腎虚血（敗血症時には腎血流量は保たれる[2]）

使用の際の注意点

腸管虚血には注意する必要があるが，敗血症性ショック時には早期投与（ショックから2時間以内に投与）した方が28日死亡率が低かったため早期投与が望ましい[3]．ドパミンより不整脈が少なく，死亡率が低い[4]ため昇圧薬として第1選択とする．使用量はバソプレシン，ハイドロコルチゾン[5]併用により減量できる．心原性ショック時には血管拡張性強心薬（ドブタミン，PDE Ⅲ阻害薬．特にドブタミンの使用）と併用したほうがよいかもしれない[6]．分子量約170，タンパク結合率50％以下でVdが0.09～0.4L/kgと透析によって除去されるが主に肝代謝で半減期が1分と短く透析による寄与は小さい[7]．

文献

1) Simon R, et al：Circulatory shock. N Engl J Med, 369：1726-1734, 2013
2) AHA：2005 American Heart Association Guidelines for Cardiopulmonary Resuscitation and Emergency Cardiovascular Care. Circulation, 112：Suppl IV78-IV83（Ⅲ），2005
3) Bai X, et al：Early versus delayed administration of norepinephrine in patients with septic shock. Crit Care, 18：532, 2014
4) De Backer D, et al：Comparison of dopamine and norepinephrine in the treatment of shock. N Engl J Med, 362：779-789, 2010

5) Katsenos CS, et al：Early administration of hydrocortisone replacement after the advent of septic shock：Impact on survival and immune response. Crit Care Med, 42：1651-1657, 2014
6) Pirracchio R, et al：The effectiveness of inodilators in reducing short term mortality among patient with severe cardiogenic shock：a propensity-based analysis. PLoS One, 8：e71659, 2013
7) 「透析患者への投薬ガイドブック 改訂2版」（平田純生，他／編著），じほう，2009

アドレナリン／ボスミン®

作用機序
$\alpha_{1,2}$ 受容体刺激作用と β 受容体刺激作用がある．

生体にどのような作用をもたらすか
末梢血管・腎血管における血管収縮などにより血圧上昇，心拍出量増加，心筋酸素消費量増加[1]に働く．0.01 γ 以下では血管拡張効果，0.2 γ 以上では血管抵抗上昇・血圧上昇に働く[2]．

どのような時にどのような目的で用いるか
心臓外科術後，心肺蘇生時，アナフィラキシーショック，敗血症性ショック[3]

用法・用量
ボスミン® 1A；1 mg/1 mL
・心臓外科手術後，敗血症性ショック；通常 0.01〜0.03 γ から使用し，極量は 0.1〜0.3 γ．ボスミン® 3A を生理食塩液 47 mL（3 mg/50 mL＝0.06 mg/mL）にして投与．
・心肺蘇生時；1回 1 mg を 3〜5 分おきに静脈内投与
・アナフィラキシーショック；0.3〜0.5 mg を筋注，もしくは 0.1 mg（ボスミン® 1A を生理食塩液 10 mL に薄め約 1 mL）を 30 秒かけて静脈内投与

副作用
頻脈，不整脈，臓器虚血

使用の際の注意点
AMI（急性心筋梗塞）後など，心室性不整脈に注意して使用する．CATS study[3] をもとに敗血症性ガイドラインでも示されているが，ノルアドレナリンと相違がなく，ノルアドレナリンに追加もしくは変更と記載されている．

文献
1) Nativi-Nicolau J, et al：Pharmacologic therapies for acute cardiogenic shock. Curr Opin Cardiol, 29：250-257, 2014
2) 「Drugs for the heart, 8th ed」（Opie LH & Gersh BJ, ed），Elsevier, 2013
3) Annane D, et al：Norepinephrine plus dobutamine versus epinephrine alone for management of septic shock：a randomised trial. Lancet, 370：676-684, 2007

❸ 循環作動薬
② バソプレシン

持田泰寛

一般名/商品名 バソプレシン/ピトレシン®，デスモプレシン

作用機序

バソプレシンは下垂体後葉ホルモンで，V_1受容体，V_2受容体に作用する．血管平滑筋に存在するV_1受容体に作用することで血管平滑筋が収縮し血圧上昇となる．また腎集合管の血管側細胞膜にあるV_2受容体に作用することにより，cAMPを活性化させ，水チャネルを誘導して水再吸収を促進し，尿量・体液喪失を抑える．

生体にどのような作用をもたらすか

昇圧作用，抗利尿作用，腹腔内臓器の細動脈を収縮させて門脈血流減少・門脈圧低下

どのような時にどのような目的で用いるか

敗血症性ショック〔とくにノルアドレナリン（0.1〜0.3γ以上）に反応しないとき〕時での昇圧目的，食道静脈瘤出血時の緊急止血，心肺蘇生時〔心肺停止（PEA, asystole）初回または2回目のアドレナリン投与の代わりに使用〕，下垂体・腎性尿崩症時などで用いる．

用法・用量

ピトレシン®1A；20単位/1 mL
敗血症性ショック時・上部消化管出血時；0.01〜0.04単位/分（＝0.6〜2.4単位/時）
　ピトレシン®2A（＝40単位/2 mL）と生理食塩液38 mLで計40 mLにして使用することが多い（＝40単位/40 mL＝1単位/mL）．
心肺停止時；40単位を静注する
下垂体・腎性尿崩症；主にデスモプレシン点鼻薬（液，スプレー）を用いる．1回2.5〜10μg（0.025〜0.1 mL）を1日1〜2回投与．初日は2.5μg使用．

副作用

心筋虚血，不整脈，腸管虚血，肝不全

使用の際の注意点

敗血症性ショック時にはノルアドレナリンと併用することで昇圧作用を高める．またヒドロコルチゾンを併用することにより投与量を減量でき[1]死亡率が低くなるとの報告がある[2]．敗血症性ショック時に，バソプレシン初期投与とノルアドレナリン初期投与とでは昇圧効果に差はなかったとされている[3]が，現行のガイドラインではノルアドレナリンが第1選択となっている．使用極量に対するエビデンスは少ないが，虚血症状〔とくに腸管血流低下に伴う非閉塞性腸管壊死（non-occlusive mesenteric ischemia：NOMI）〕に注意することが大事であり，0.03～0.04単位/分を超えないように投与したほうがよいとされている[4]．

文献

1) Gordon AC, et al：The interaction of vasopressin and corticosteroids in septic shock：A pilot randomized controlled trial. Crit Care Med, 42：1325-1333, 2014
2) Russell JA, et al：Interaction of vasopressin infusion, corticosteroid treatment, and mortality of septic shock. Crit Care Med, 37：811-818, 2009
3) Daley MJ：A comparison of initial monotherapy with norepinephrine versus vasopressin for resuscitation in septic shock. Ann Pharmacother, 47：301-310, 2013
4) Simon R, et al：Circulatory shock. N Engl J Med, 369：1726-1734, 2013

❸ 循環作動薬
③ ホスホジエステラーゼ阻害薬

日髙寿美

ミルリノン／ミルリーラ®

● 作用機序

　心筋細胞膜や血管平滑筋細胞膜上のβ_1受容体が刺激されると，アデニル酸シクラーゼが活性化し，ATPからcAMPが産生される．そしてcAMPはホスホジエステラーゼⅢ（PDE Ⅲ）により分解される．ミルリノンは選択的にPDE Ⅲを阻害し，心筋および血管平滑筋細胞内のcAMPを上昇させ，心筋収縮力の増大と血管拡張作用を示す[1]（図）．

● 生体にどのような作用をもたらすか

　β_1受容体を介さずPDE Ⅲを直接阻害して，心収縮能・拡張能改善と後負荷軽減により，心拍数や心筋酸素消費量を増加させずに，心拍出量を増やす．また，前負荷・後負荷の軽減により，肺動脈圧を低下させ肺うっ血を改善し，末梢循環を改善する．

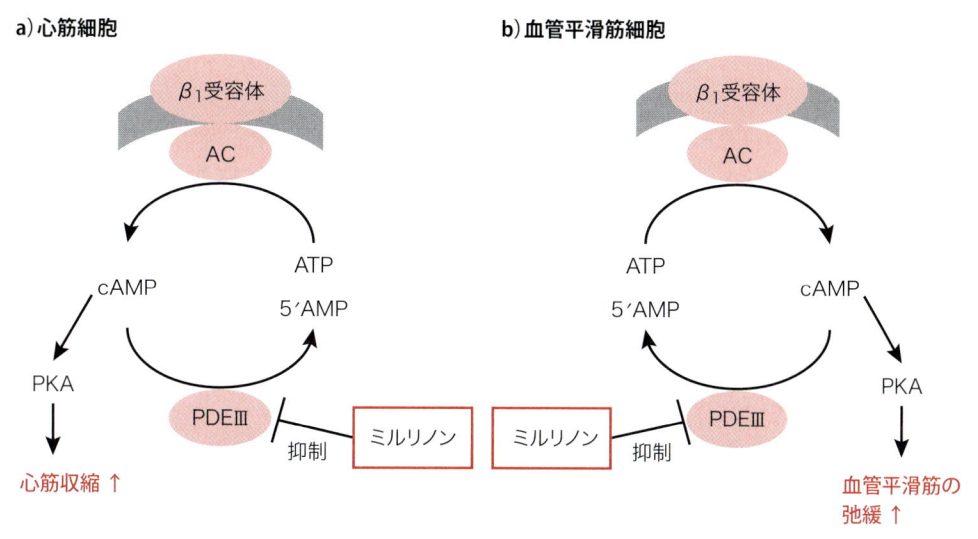

図 ● ミルリノンの作用機序
AC：アデニル酸シクラーゼ，PKA：プロテインキナーゼA，ATP：アデノシン3リン酸
PDE Ⅲ：ホスホジエステラーゼⅢ

表 ● ミルリノンの心不全に対する効果のエビデンスレベル

	急性心不全	慢性心不全
非虚血性	クラスⅡa，レベルA	クラスⅡa，レベルC
虚血性	クラスⅡb，レベルA	クラスⅡb，レベルC

クラスⅡa：エビデンス，見解から有用，有効である可能性が高い．
クラスⅡb：エビデンス，見解から有用性，有効性がそれほど確立されていない．
レベルA：400例以上の症例を対象とした複数の多施設無作為介入臨床試験で実証された，あるいはメタ解析で実証されたもの．
レベルC：無作為介入臨床試験ではないが，専門家の意見が一致したもの．

どのような時にどのような目的で用いられるか

ミルリノンは肺高血圧を伴う急性心不全症例において有用である．

急性心不全では静注投与開始後，作用発現がすみやかであり，血行動態改善効果はほぼ用量依存性である[1]（非虚血性：クラスⅡa，レベルA　虚血性：クラスⅡb，レベルA）（表）．

β遮断薬が投与されている慢性心不全急性増悪患者では，交感神経受容体がブロックされているので，ドパミンやドブタミンなどの強心効果は制限されるが，β受容体を介さないミルリノンは優れた心拍出量増加と肺毛細管圧低下作用を発揮する[1,2]（非虚血性：クラスⅡa，レベルC　虚血性：クラスⅡb，レベルC）．

ドブタミンとの併用療法で，上記作用によりドブタミンの減量が可能となる．

用法・用量

ICUでは血圧低下や不整脈の出現に注意しながら，最初から持続静注することが多い（0.25〜0.75γ）．ミルリーラ®は1アンプルが10 mg/10 mLになっている．5アンプルを1 mL/時 で開始する（50 kgの体重だとすると0.33γ）．

ミルリノンは代謝されず未変化体のまま尿中に排泄される．ミルリノンの分子量は211 Da，血漿タンパク結合率は77〜96％と高く，血液透析では除去されにくい．治療上の有効血中濃度は100〜200 ng/mLである．

副作用

Torsades de pointesを含む心室頻拍，心室細動，血圧低下が各0.1〜0.5％未満．

使用の際の注意点

クレアチニンクリアランスが30 mL/分 未満の患者では，血漿中濃度が高くなることが認められており[3]，0.25γからと推奨されているが，それでも蓄積し，不整脈や血圧低下がみられることもあることに留意する．

文献

1) 2010年度合同研究班：循環器病の診断と治療に関するガイドライン「急性心不全治療ガイドライン（2011年改訂版）」，p34
2) Lowes BD, et al：Milrinone versus dobutamine in heart failure subjects treated chronically with carvedilol. Int J Cardiol, 81：141-149, 2001
3) Cox ZL, et al：Elevation of plasma mirlinone concentrations in stage D heart failure associated with renal dysfunction. J Cardiovasc Pharmacol Ther, 18：433-438, 2013

第4章

病態別体液管理

第4章 病態別体液管理

救急 ICU

1 ショック
① 外傷を伴う場合

松田浩美

Point

- 救急外来での出血性ショックでは早期にショックと判断し，直ちに大径の末梢輸液路を確保しなければならない
- 初期輸液としては，細胞外液か生理食塩液の輸液を成人であれば2Lほど行い，反応を確認する
- 輸液に反応がみられない，もしくはその可能性が高い場合には輸血の準備を行い，貧血・凝固異常に備える

1 病態と輸液の目的

　外傷性ショックの原因として最も多いのは出血性ショック（90％）である．もちろん閉塞性ショック（緊張性気胸，心タンポナーデ），心原性ショック（心損傷），神経原性ショック（脊髄損傷）の可能性を常に念頭に鑑別診断を進める必要がある．出血性ショックの原因としては，胸腔内，腹腔内，後腹膜，長管骨骨折出血などが挙げられる（図1）．

　出血性ショックは緊急度・重症度ともに高く，早期の認知が必要である．血圧低下はショックがすでに進行している兆候であり，血圧を指標とすると認知が遅れてしまう（表）．早期認知のためには脈や皮膚所見，capillary refilling time（CRT，毛細血管再充満時間）を使用する．

1) 皮膚所見

　末梢冷感や冷汗，皮膚の蒼白などはショックを示唆する所見である．触診で冷汗があった患者では血清乳酸値が高かったというエビデンスもあり，循環動態把握に皮膚所見は欠かせないと思われる．

2) capillary refilling time（CRT）

　爪床または小指球を5秒ほど圧迫し，解除した後に血流が満たされるまでの時間である．末梢循環不全を判断するものであり，2秒以上ならば異常と判断する．

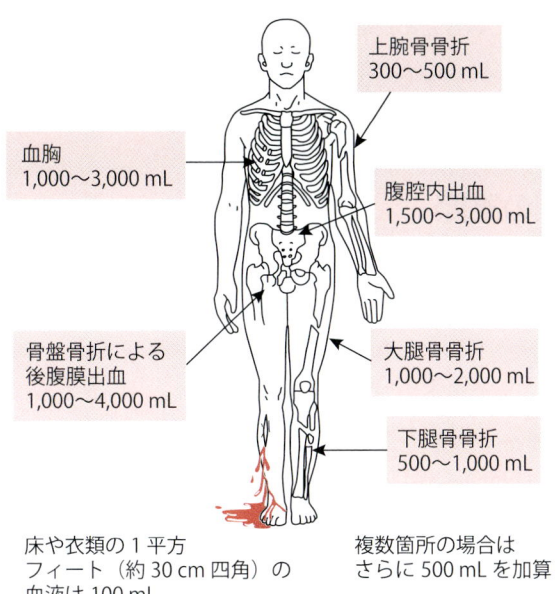

図中ラベル:
- 上腕骨骨折 300〜500 mL
- 血胸 1,000〜3,000 mL
- 腹腔内出血 1,500〜3,000 mL
- 骨盤骨折による後腹膜出血 1,000〜4,000 mL
- 大腿骨骨折 1,000〜2,000 mL
- 下腿骨骨折 500〜1,000 mL
- 床や衣類の1平方フィート（約30 cm四角）の血液は100 mL
- 複数箇所の場合はさらに500 mLを加算

図1 ● 出血部位による推定出血量
文献1より引用

表 ● 出血量と臨床所見

	class Ⅰ	class Ⅱ	class Ⅲ	class Ⅳ
出血量（mL）	＜750	750〜1,500	1,500〜2,000	＞2,000
出血量（％循環血液量）	＜15％	15〜30％	30〜40％	＞40％
脈拍（/分）	＜100	＞100	＞120	＞140または徐脈
血圧	正常	収縮期圧不変 拡張期圧↑	収縮期圧↓ 拡張期圧↓	収縮期圧↓ 拡張期圧↓
脈圧	正常または上昇	低下	低下	低下
呼吸数（/分）	14〜20	20〜30	30〜40	＞40か無呼吸
尿量（mL/時）	＞30	20〜30	5〜15	＜5
意識レベル	軽度の不安	不安	不安，不穏	不穏，無気力

文献1を参考に作成

3）脈拍

　早期のショックではまず頻脈になることが多いが，脈拍だけではショックの判断は難しい．しかし持続する頻脈は病的である．また出血による迷走神経反射で徐脈になる場合もある．ショックの指標としてshock index（脈拍数/収縮期血圧）を用いる．shock index＞1はショックと判断する．

4）血圧

　表にあるように血圧の低下をショックの判断としてはならない．血圧低値はすでにショッ

クが遷延しているため，収縮期血圧＜90 mmHg となると死亡率，臓器不全合併率が上昇する．

❷ 体液管理の実際

1）輸液路

　　ショックと判断をしたならば，大径の輸液路を確保する．輸液路の第1選択は上肢の静脈で少なくとも2本かつできる限り18G以上（可能であれば14か16G）を使用する．中心静脈路は，①確保に時間がかかる，②合併症のリスクが高い，③径は太いが投与ラインが長く大量補液に向かないことなどから第1選択とはならない．

　　外傷初期診療ガイドライン日本版（Japan Advanced Trauma Evaluation and Care：JATEC）では，成人の場合は以下の順序を推奨している（ただし技術的に困難であれば優先順位には固執しない）

① 穿刺による末梢静脈路（上肢＞下肢）
② 穿刺による中心静脈路（大腿＞内頸＞鎖骨上アプローチ＞鎖骨下アプローチ）
③ カットダウンによる末梢静脈路
④ 骨髄内輸液針による骨髄路（第1選択としては脛骨の近位or大腿骨の遠位，ほかは腸骨や脛骨遠位などがある）

cf）小児の場合
① 穿刺による末梢静脈路
② 骨髄内輸液針による骨髄路

2）初期輸液療法

　　初期輸液としては，39℃に温めたリンゲル液か生理食塩液などの等張電解質液（晶質液）を用いる．表にあるような重症度を判断するために，総投与量として成人であれば1〜2L，小児であれば20 mL/kg×3回を急速投与する．輸液による反応（後述）を確認し，その後の治療を判断する．

　　輸液の速度については現時点では明確なエビデンスはなく，最初に確保した大径静脈路から全開投与して反応を確認するというのが一般的である．18Gであれば，2Lを30分程度で投与できる．

　　細胞外液補充液のみの大量輸液は肺水腫や腸管浮腫などによる腹部コンパートメント症候群を起こすため，3Lを超える輸液または後述するNon-responder，循環血液量の30％を超える出血が予測される場合には輸血療法の準備をする．細胞外液補充液の性質上，血管内に留まるのは投与量の30％程度にすぎず，残りは血管外へ移行する．そのため，出血量を補うためには約3倍の補液が必要である．

　　成人に室温程度の輸液1Lを投与すると体温は0.25℃低下する．後述する死の三徴の1つである低体温を防ぐためにも，輸液は39℃に加温したものを使用するのが望ましい（保

温庫がない場合には電子レンジを用いて加温することもある）．

> **処方例**
> 酢酸リンゲル（ヴィーン®F）2,000 mL　両上肢肘窩静脈（16G）より全開投与

3）輸液への反応

初期輸液療法による反応を以下の3タイプに分類し，治療の方向性を決定する（図2）．

a）安定が得られ，かつ持続する場合（Responder）

初期輸液に反応し，輸液量を維持量に落としても循環の安定が得られ，貧血の進行などが認められないものである．通常循環血液量の20％以下の出血にとどまり，止血術や輸血の必要がない．

b）一過性の安定のみの場合（Transient responder）

初期輸液に反応が得られるが，再度循環の悪化が認められるものである．初期診療中から認められるものから数日の経過で認められるものとさまざまな場合がある．持続する出血や不十分な蘇生で20～40％の出血があり，輸血と止血術の必要性が高い状況である．

c）安定しない場合（Non-responder）

初期輸液に反応せず，循環が安定しないものである．血圧の上昇が認められない，上昇しても頻脈が続いている，輸液量を維持量に落としてしまうと循環がすぐに不安定となる場合である．持続する出血の場合，循環血液量の40％を超える出血が示唆され，緊急の輸血と止血処置を行わなければ救命困難となる．この場合は高度な気道確保として気管挿管が必要である．

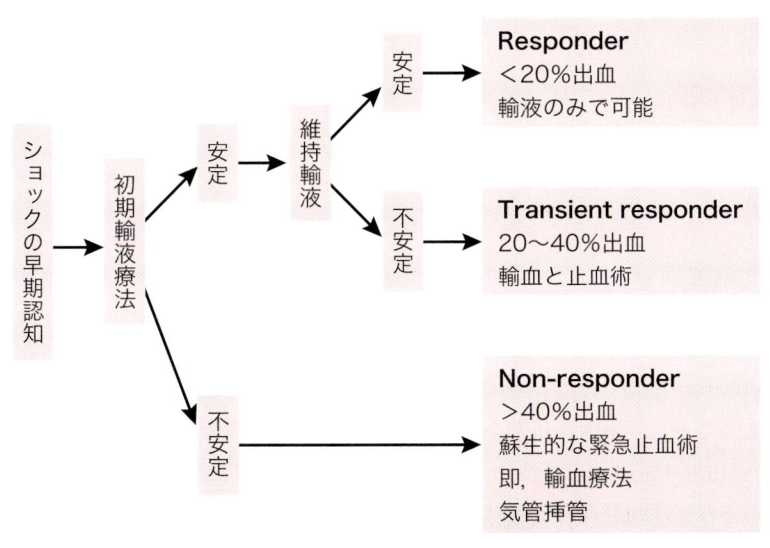

図2 ● 初期輸液に対する反応性による分類と対応
文献1より引用

4）初期輸液のゴール

輸液のゴールはもちろんショックの離脱である．しかしながら，出血のコントロールがついていない状況ではいたずらに正常血圧を目標としてはならない．出血が遷延し，止血処置が早期に行えるのであれば，収縮期血圧を90～100 mmHgで管理をするのが一般的である．臓器・組織灌流を維持しつつ，血圧上昇による再出血や出血の増悪を防ぐ"permissive hypotension"と呼ばれる方法である．

5）死の三徴

外傷患者の蘇生で注意しなくてはならない三徴がある．それは，①アシドーシス，②低体温，③凝固異常である．これらの改善が蘇生の目標となり得る．

a）アシドーシス

外傷患者では出血によるHb低下 ⇒ 酸素運搬能低下で嫌気性代謝が亢進する．それにより乳酸値の上昇を伴う代謝性アシドーシスをきたす．出血性ショックのアシドーシスの原因の多くは出血による循環不全であるが，腹部コンパートメント症候群や肺障害による呼吸性アシドーシス，大量生理食塩液による高Cl性代謝性アシドーシスを忘れてはならない．

b）低体温

外傷患者では全身観察のため，衣服を取り除くことが多く，また補液や出血で体温低下を起こす．高度の低体温は不整脈や意識障害，凝固異常をきたして予後を悪化させる．前述したように加温した輸液を使用する，加温機能をもった輸液装置を使用するなどで対応する．

c）凝固異常

凝固異常の原因は図3にあるようにさまざまな要因によって引き起こされる．また2013年に発表された欧州ガイドラインにおいては，出血が持続している，もしくは大量出血のリスクのある外傷患者には早期のトラネキサム酸（トランサミン®）の投与（受傷後3時間以内 1 g/10分，その後 1 g/8時間）が推奨されている．

> **処方例**
> 全開投与の酢酸リンゲル（ヴィーン®F）500 mLにトランサミン® 1 gを混注
> その後，維持速度（60～80 mL/時）に変更した酢酸リンゲル（ヴィーン®F）500 mLにトランサミン® 1 gを混注

6）輸血療法

輸血療法をスタートするタイミングとしては明確なエビデンスはなく，JATECでは輸液に対してNon-responderあるいは循環血液量の30%以上を喪失している場合と述べているのに対し，米国外科学会の外傷初期診療の標準化教育コースであるATLS（Advanced Trauma Life Support）では特に明確なタイミングを指定していない．

また24時間以内に赤血球液（RBC）20単位以上もしくは循環血液量に相当する量を輸血している状況を大量輸血と定義する．どの患者にそれほどの輸血が必要かを判断するの

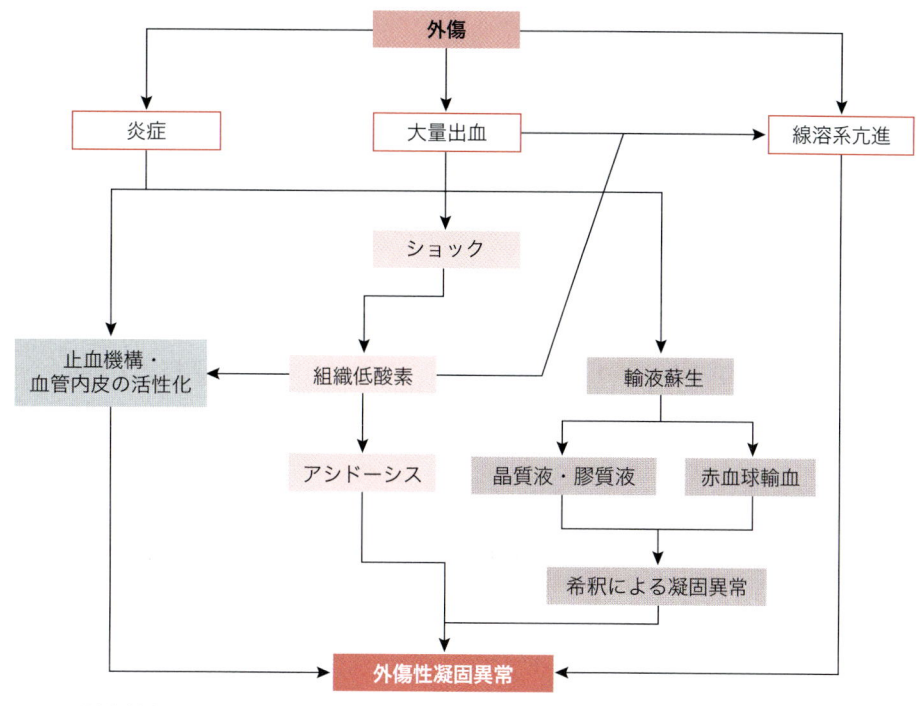

```
                    ┌──────┐
                    │ 外傷 │
                    └──────┘
         ┌─────────────┼─────────────┐
         ▼             ▼             ▼
      ┌──────┐    ┌────────┐    ┌──────────┐
      │ 炎症 │    │ 大量出血 │    │ 線溶系亢進 │
      └──────┘    └────────┘    └──────────┘
                       │
                       ▼
                   ┌──────┐
                   │ ショック │
                   └──────┘
                       │
    ┌──────────┐   ┌──────────┐   ┌──────────┐
    │止血機構・│◀──│組織低酸素│   │ 輸液蘇生 │
    │血管内皮の│   └──────────┘   └──────────┘
    │ 活性化  │        │         ┌─────┴─────┐
    └──────────┘        ▼         ▼           ▼
                   ┌────────┐ ┌──────────┐ ┌──────────┐
                   │アシドーシス│ │晶質液・膠質液│ │ 赤血球輸血│
                   └────────┘ └──────────┘ └──────────┘
                                    │
                                    ▼
                             ┌──────────────┐
                             │希釈による凝固異常│
                             └──────────────┘
                                    │
                             ┌──────────────┐
                             │ 外傷性凝固異常 │
                             └──────────────┘
```

図3 ● 外傷性凝固異常のメカニズム
文献2より引用

は困難であるが，Hbの値だけではなく，バイタルサインや活動性出血が疑われる，止血手術が必要など総合的に判断する．

　大量輸血が必要な状況では前述した死の三徴の凝固異常の合併が多く，積極的な補正として，新鮮凍結血漿（FFP）や凝固因子製剤，血小板製剤（PC）の投与が必要となる．その比率に関してはさまざまな議論が交わされているが，おおよそRBC：FFP：PC＝1：1：1での投与を推奨しているものが多い．

❸ 栄養管理

　侵襲に対するカテコラミン分泌から血糖上昇が認められ，著しい場合には浸透圧利尿を引き起こすため，外傷における救急外来での治療・輸液においては，糖を含む輸液の投与は控えるべきである．

❹ 注意点・禁忌

1）初期輸液での膠質液の投与

　晶質液による合併症を避けるべく初期輸液からHES（hydroxyethyl starch）製剤やア

ルブミンを使用する場合も少なくはないが，現時点でその有効性を示唆するエビデンスはなく，むしろ死亡率が高い傾向にあると報告する文献もある[3]．コストなどの面からも積極的な膠質液の使用は推奨されていない状況である．

2）大量輸血の合併症

RBC輸血による一般的な合併症として感染やGVHD（移植片対宿主病）などがあるが，大量輸血においての注意点は電解質異常と酸塩基異常である．パック内の溶血による高カリウム血症，凝固阻害目的に入っているクエン酸による低カルシウム血症，クエン酸・乳酸による代謝性アシドーシス，逆にクエン酸代謝による代謝性アルカローシスがあることに注意しなくてはならない．

Case Reference

Case 1

高所での作業中に転落，救急外来で外傷性血気胸と診断された65歳男性．病歴では高血圧・心不全，脂質異常症があり，β遮断薬が処方されていた．バイタルサインは収縮期血圧100〜110 mmHg，脈拍60〜70/分．受傷から搬送までにかなり時間が経過していたためか体温は34.8℃であった．shock index＞1のため，ルート1本で細胞外液1,000 mLほど輸液をし，経過をみていたところ，意識レベルの低下（GCS14→8）とともに血圧が突如70台まで低下した．ルートをさらに1本確保し全開で外液輸液をしつつ，挿管・人工呼吸器管理を開始し，輸血も行ったところ，かろうじてバイタルの安定を認めた．

Q 頻脈を認めなかったにもかかわらず急速にショックが進行した理由は？

A 低体温とβ遮断薬は頻脈とならず，むしろ徐脈傾向となるため，脈拍による出血性ショックの重症度判定をより困難にするためである．

文献

1）「改訂第4版 外傷初期診療ガイドラインJATEC」（日本外傷学会，日本救急医学会/監），へるす出版，2012
2）Spahn DR, et al：Management of bleeding and coagulopathy following major trauma：an updated European guideline. Crit Care, 17：R76, 2013
3）Rizoli SB：Crystalloids and colloids in trauma resuscitation：a brief overview of the current debate. J Trauma, 54：S82-88, 2003

第4章 病態別体液管理

救急 ICU

1 ショック
② 敗血症が疑われる場合

浅田敏文

Point
- 重症敗血症，敗血症性ショックの初期治療では，組織への酸素供給を保つために十分な輸液が必要である
- 初期輸液に用いる輸液製剤の第1選択は晶質液である
- 初期輸液後に全身状態が安定し次第，過剰輸液を避けるように心がける

1 病態と輸液の目的

　敗血症とは，感染に起因する全身症状を伴った症候であり（表1），臓器障害や組織の低灌流を伴うものを重症敗血症（表2），適切な輸液蘇生にもかかわらず低血圧が持続するものを敗血症性ショックという[1]．

　血管透過性亢進による循環血液量減少および末梢血管拡張が敗血症性ショックの病態の中心であり，血圧維持のためには十分な輸液と血管収縮薬の投与が必要となる．この基本的な病態をふまえて，敗血症の治療ではearly goal-directed therapy（EGDT）と呼ばれる，定量的な目標指向型の治療が重要視されてきた（図）．

　敗血症の根本治療は，原因となる感染源に対する抗菌薬投与や感染巣のコントロールであるが，EGDTのフローチャートからもわかるように，全身管理で昇圧薬や強心薬投与の前にまず行うべき治療は輸液である．敗血症性ショックに対する早期治療開始は患者の予後に直結するため，ICU入室後に全身管理を開始したのでは遅く，救急外来や病棟で敗血症と認知され次第すぐに治療を開始する必要がある．

　EGDTの指標となる各パラメーターや目標値についての議論は続いているが，全身の酸素需給バランスに重点をおいたその治療や評価の流れ自体は非常に理にかなったものである．すなわち，①心拍出量を維持するために必要な循環血液量（前負荷）を輸液で維持しながら，②拡張した末梢血管を収縮させることで組織灌流圧を保ち，③そのうえで組織への十分な酸素供給を担保する，という流れである．

　敗血症では，血管透過性亢進により水分を血管内に保持することができないことに加えて，循環血液量減少に対する代償機能である末梢血管収縮能も破綻しているため，初期治療の時点で大量の輸液が必要となる場合が多い．一方で，重症患者における輸液過剰は予

表1 ● 敗血症の診断基準

感染症の存在が証明もしくは疑われ，かつ下記の項目のうちいくつかを満たす

全身所見
- 発熱：深部体温＞38.3℃
- 低体温：深部体温＜36℃
- 頻脈：心拍数＞90回/分もしくは＞年齢による平均値＋2SD
- 頻呼吸
- 精神状態の変容
- 著明な浮腫または24時間以内で20 mL/kg以上の体液バランス過剰
- 高血糖：糖尿病の既往がない症例で血糖値＞140 mg/dL

炎症所見
- 白血球増加：白血球数＞12,000/μL
- 白血球減少：白血球数＜4,000/μL
- 白血球数が正常で幼若白血球＞10％
- 血清CRP値＞正常値＋2SD
- 血清プロカルシトニン値＞正常値＋2SD

循環所見
- 血圧低下：収縮期血圧＜90 mmHg，平均動脈血圧＜70 mmHg，収縮期血圧の低下＞40 mmHgのいずれか

臓器障害所見
- 低酸素血症：PaO_2/F_IO_2＜300
- 急性の乏尿：適切な輸液蘇生にもかかわらず尿量＜0.5 mL/kg/時が少なくとも2時間以上持続
- 血清クレアチニン値の増加＞0.5 mg/dL
- 凝固異常：PT-INR＞1.5，またはAPTT＞60秒
- イレウス：腸蠕動音消失
- 血小板減少：血小板数＜10万/μL
- 血清ビリルビン上昇：血清総ビリルビン値＞4 mg/dL

組織灌流所見
- 高乳酸血症：乳酸値＞1 mmol/L
- 毛細血管再灌流低下あるいは斑状皮膚

SD：標準偏差

表2 ● 臓器障害や組織低灌流の所見

- 敗血症に起因する低血圧
- 血清乳酸値＞正常上限値
- 適切な輸液蘇生にもかかわらず尿量＜0.5 mL/kg/時が2時間以上持続
- 肺炎が感染源でない場合の急性肺障害：PaO_2/F_IO_2＜250
- 肺炎が感染源の場合の急性肺障害：PaO_2/F_IO_2＜200
- 血清クレアチニン値＞2.0 mg/dL
- 血清総ビリルビン値＞2 mg/dL
- 血小板数＜10万/μL
- 凝固異常：PT-INR＞1.5

後を悪化させるとの報告もあるため[2]，全身状態が安定し，血圧や酸素需給バランスが改善した後には，輸液量をいかに抑えるかを考えなければならず，敗血症患者の輸液管理は

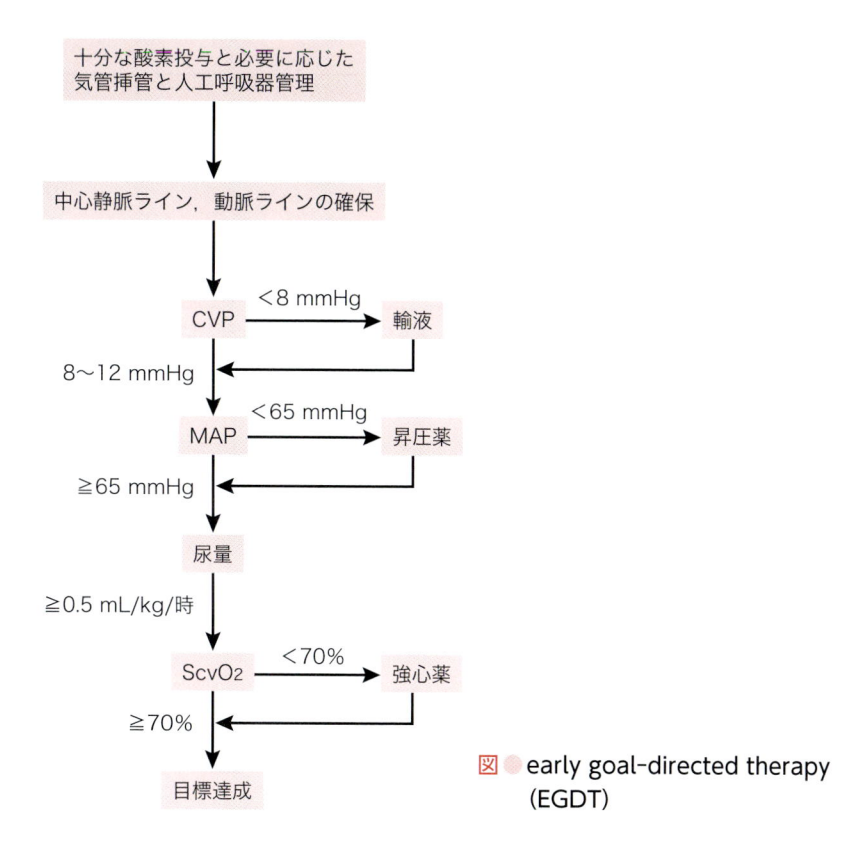

図 ● early goal-directed therapy (EGDT)

非常に難しいことを認識しなければならない．

❷ 体液管理の実際

　救急外来に搬送された患者が，頻脈や低血圧，発熱（低体温）などのバイタルサイン異常があり，感染を疑わせる所見があれば，敗血症として治療を開始することになる．重症敗血症や敗血症性ショックと診断あるいは疑った場合の診療の流れの1例として，Surviving Sepsis Campaign Guideline（SSCG）2012で紹介されているバンドルを示す（表3）．

1）循環血液量不足の認知

　敗血症を疑った場合，循環血液量不足による組織低灌流の所見を早期に認知しなければならない．表2に示した各所見のほか，頻脈や意識障害，超音波検査での脱水所見（左心室kissing signやIVC虚脱など）があれば組織循環改善のために輸液蘇生が必要である．
　乳酸は組織での嫌気性代謝亢進の結果産生される物質であり，乳酸値高値は組織への酸素供給不足を表している．施設によっては血液ガス検査により数分で結果を得ることもでき，組織低灌流の把握に有用である．敗血症の場合，組織灌流が十分であっても，酸素利用障害による嫌気性代謝亢進が原因で乳酸値が上昇している場合もあるが，これらの鑑別は困難であり，病歴などから溢水が明らかである場合を除いて，乳酸値高値であれば末梢

表3● 敗血症バンドル

3時間以内に達成するべき事項

1）乳酸値を測定する
2）抗菌薬投与前に血液培養を採取する
3）広域抗菌薬の投与を開始する
4）低血圧や乳酸値≧4 mmol/Lの場合には晶質液を30 mL/kg投与する

6時間以内に達成するべき事項

5）（初期輸液蘇生に反応しない低血圧，つまり敗血症性ショックの場合）平均動脈血圧≧65 mmHgを維持するように昇圧薬を投与する
6）敗血症性ショックあるいは初期乳酸値≧4 mmol/Lの場合
・中心静脈圧を測定する
・中心静脈血酸素飽和度を測定する
7）初期乳酸値が上昇していた場合には再検する

表4● 輸液の選択

	晶質液	HES製剤	アルブミン製剤
推奨度	第1選択	推奨されない	考慮してもよい
メリット	安価	晶質液よりも血管内に残存しやすい	血管内に残存しやすい
デメリット	血管内に残存しにくい	腎障害のリスクあり 予後を悪化させる可能性あり	高価 血液製剤である

組織灌流が不足していると考えて輸液蘇生を開始することになる．

2）輸液の選択

　敗血症に対する輸液製剤の第1選択は晶質液である（表4）．本稿執筆時点で，敗血症性ショックに対する輸液において晶質液に勝るエビデンスをもつほかの輸液製剤はない．晶質液には生理食塩液や乳酸リンゲル液，酢酸リンゲル液などがあるが，選択による予後の差はないとされている．ただし，生理食塩液を用いる場合，大量輸液による高Cl性アシドーシスに注意する必要がある．

　アルブミン製剤の有効性を示唆する文献はいくつかあるが，死亡率を改善させる強いエビデンスがあるわけではなく[3]，血液製剤であることを考慮すると，安易な使用は控えるべきである．しかし，同じ血管内水分量を維持するために必要な輸液量は，晶質液と比較して少なく抑えられることも確かである．筆者らの施設では，ショック認知時の血清アルブミン値が2.0〜2.5 g/dL未満である場合や初期輸液蘇生に必要な晶質液の総投与量が4〜5 L以上となる可能性が高い症例に関しては，担当医の判断でアルブミン製剤を用いることがある．

　膠質液であるHES（ヒドロキシエチルスターチ）製剤は，2008年版SSCGの推奨では晶質液と同等の扱いであったが，その後の研究により腎障害などの合併症のリスクや死亡率が高くなる可能性を指摘され[4]，第1選択からは外される結果となった．

3）輸液量と輸液速度

　初期蘇生に必要な輸液量は重症度や患者ごとにより大きく異なるが，組織低灌流を伴うほどの敗血症であれば，バンドルにもあるように少なくとも30 mL/kg程度の輸液は必要であろう．最重症患者であれば，晶質液のみ使用する場合には10 L程度の輸液が必要となることもある．初期蘇生に必要な輸液量は，EGDTやバンドルにあるように，目標とする平均動脈圧や$ScvO_2$を達成したかどうか，乳酸値が低下したかどうかで判断すればよい．

　前述のように，必要な初期輸液を終えた後には，血圧や酸素供給量を維持しつつも不要な過剰輸液を避けなければならない．十分な輸液蘇生を行ったあとには，輸液速度を落とし維持輸液へ移行する．この際，血管内から血管外への水分の移動速度や尿量に合わせて輸液速度を調整することになるが，前者は感染の進行や治療効果により変動するうえ，実際に測定することが不可能であるため，臨床ではtry and errorをくり返しながら速度調整を行う．血圧を維持するためには，拡張した末梢血管を収縮させるための昇圧薬も併用することを忘れてはならず，高用量のカテコラミンを使用する場合には中心静脈ライン確保を急ぐ．

処方例（重症敗血症）
＜バイタルサインが安定するまで＞
酢酸リンゲル液（ヴィーン®F）1,500 mL　300〜500 mL/時
＜バイタルが安定したら＞
酢酸リンゲル液（ヴィーン®F）80 mL/時

処方例（敗血症性ショック）
＜バイタルサインが安定するまで＞
酢酸リンゲル液（ヴィーン®F）1,500 mL〜3,000 mLを全開投与
and/or
ノルアドレナリン0.2 μg/kg/分から投与開始
＜血圧が維持できなければ＞
酢酸リンゲル液（ヴィーン®F）1,000 mLもしくは5％アルブミン製剤500 mLを全開投与
and/or
バソプレシン（ピトレシン®）2単位/時もしくはアドレナリン0.1 μg/kg/分を追加投与
＜血圧が安定し，乳酸値も低下しはじめたら＞
酢酸リンゲル液（ヴィーン®F）200 mL/時
＜1時間程度バイタルサインが悪化しなければ＞
酢酸リンゲル液（ヴィーン®F）150 mL/時

4）利尿期の水分管理

　感染の急性期が過ぎると，初期輸液により間質に移動していた大量の水分が血管内にrefillingしてくる．腎機能が正常であれば，尿量が増加することが多いため利尿期を認識することが容易であるが，もともと腎機能低下がある場合や，敗血症による腎障害が進行してしまった場合には血管内水分量増加の徴候を見逃さないように注意しなければならない．また，腎障害がなければ特に薬剤投与をしなくても体液貯留が改善することがほとん

どであるが，腎障害がある場合には積極的に利尿薬投与や人工透析による除水を行う必要がある．

> **処方例**
> フロセミド（ラシックス®）2～10 mg/時で持続静注
> and/or
> カルペリチド（ハンプ®）0.0125 μg/kg/分から開始
> and/or
> 持続血液濾過透析（CHDF）で除水 50 mL/時から開始

❸ 栄養管理

　敗血症の超急性期～急性期では，エネルギー消費量が著しく亢進しているが，同時に交感神経活性化により内因性のエネルギー産生も亢進している．重症患者に対する投与カロリーを考える場合，必要エネルギー量からこの内因性のエネルギー産生量を差し引いた分を投与すれば十分である．極端なカロリー投与不足（underfeeding）は予後を悪くすることが知られているが，過度のカロリー投与も高血糖や免疫能低下，呼吸への負担となるため避けなくてはならない．そのため，超急性期～急性期では，もともと飢餓状態でグリコーゲンが枯渇している場合など特殊な患者を除いて，目標カロリーよりも少なめに栄養補給することが推奨されている（permissive underfeeding）（第1章，第2章参照）．また，敗血症患者に限らず，重症患者における栄養補給の投与経路は経静脈投与よりも経腸投与のほうが望ましい．また経腸栄養は全身状態安定後，できるだけ早期に開始するべきである．

　なお，アルギニン，グルタミン，ω-3脂肪酸など免疫賦活作用が期待される特定の栄養素については，敗血症において予後を改善するとのエビデンスはないため特に推奨はされていない．

> **処方例**
> ラコール®（1 kcal/mL）20 mL/時より開始

❹ 注意点・禁忌

1）心機能低下，腎機能低下症例では輸液量を減らす？

　敗血症の初期輸液では大量の輸液が必要となるが，心収縮力が低い患者や，腎機能低下により利尿が期待できない患者では，肺水腫による呼吸状態を懸念しすぎた結果，十分な輸液が投与されないことがある．しかし，肺血管の透過性亢進による肺水腫は高い陽圧をかけることである程度防ぐことができるため，心機能や腎機能が低下している症例であっても，必要な循環血液量を維持するだけの初期輸液は十分に行わなければならない．

2）平均動脈血圧の目標値は？

EGDTのフローチャートにもあるように，敗血症性ショック患者の目標平均動脈血圧は65 mmHgに設定されている．しかし，この血圧を満たしていれば組織灌流圧として十分かどうかは患者ごとに検討しなければならない．もともと高血圧の既往がある患者では，より高い血圧目標値を設定する必要があるかもしれない一方で，特に既往のない若い患者では，尿量が十分に得られているにもかかわらず，平均動脈圧65 mmHgを達成しようと輸液を続けていると過剰輸液となる．

● Case Reference

Case 1

特に既往のない30歳女性．腎盂腎炎を原因とした敗血症性ショックと診断され，救急外来で抗菌薬投与および生理食塩液1,500 mLの急速輸液が行われた．血圧が安定したため，酢酸リンゲル液40 mL/時で維持輸液を継続しながらICU入室となった．ICU入室後20分で徐々に血圧が低下しはじめたため，維持輸液量を80 mL/時としたところ血圧は安定した．

Q バイタルサインが安定した後の輸液速度はどのように決定すればよいか？

A 循環血液量および末梢血管抵抗が十分と判断されるのであれば，輸液速度を落としてもよい．その場合の輸液速度は実際に変更したうえで，各体液量のパラメータ（血圧，エコー所見など）の変化を追って適宜調整すればよい．参考程度に，1,000～2,000 mL程度の初期輸液で安定する重症敗血症であれば40～100 mL/時，初期輸液に3,000 mL以上必要でカテコラミンも投与している敗血症性ショック症例では100～200 mL/時程度の維持輸液速度から調整をはじめるとよい．

Case 2

慢性心不全，慢性腎不全（維持透析3回/週），糖尿病，高血圧で外来受診中の60歳男性．急性腹症で救急外来受診．下部消化管穿孔と診断され，手術の準備中に意識レベルが低下．バイタル測定で心拍数130/分，血圧70/40 mmHg，SpO$_2$ 96％（room air），体温39.5℃であった．敗血症性ショックと診断し，血液培養2セット採取し，ゾシン® 4.5 gを投与．心エコーではEF 30％であったが，弁逆流は特に認めず，下大静脈は虚脱していた．生理食塩液1,000 mLを全開で投与開始したが，心拍数，血圧ともに改善しないため，気管挿管施行し，PEEP 5 cmH$_2$Oの陽圧管理を開始した．同時に追加で生理食塩液を2,000 mL全開投与した．すみやかに中心静脈ラインを確保し，ノルアドレナリンを0.1 μg/kg/分で投与開始したところ，心拍数100/分，血圧120/60 mmHgまで改善したため，乳酸リンゲル液を80 mL/時で持続投与継続とした．特に酸素化悪化はきたさなかった．

Q 維持透析中で利尿が期待できず，EF 30％しかない患者に3,000 mLの細胞外液を急速輸液した場合，呼吸不全や循環不全を助長しないのか？

A リスクはある．しかし，本症例では敗血症により循環血液量が極端に減少しており，意識障害

をきたすほどの組織低灌流があるため，一刻も早く循環不全を改善する必要がある．肺水腫による呼吸不全を防ぐためには，肺胞内に血管内水分が漏出せず，かつ胸腔内圧上昇による血圧低下をきたさない程度の陽圧管理を慎重に行えばよい．また，初期輸液に反応が乏しいと判断した場合には，血圧維持のために輸液のみで対応しようとすると過剰輸液となるため，昇圧薬を早期から併用するべきである．敗血症性ショックの病態では，投与した輸液は早期に血管外へ移動してしまう．高度な右心不全がある場合など特殊な例を除いて，急速輸液が循環動態を悪化させることはないため，遅すぎる輸液速度よりは速い輸液速度のほうが望ましい．

文献

1) Dellinger RP, et al : Surviving sepsis campaign : international guidelines for management of severe sepsis and septic shock : 2012. Crit Care Med, 41 : 580-637, 2013
2) Boyd JH, et al : Fluid resuscitation in septic shock : A positive fluid balance and elevated central venous pressure are associated with increased mortality. Crit Care Med, 39 : 259-265, 2011
3) Caironi P, et al : Albumin replacement in patients with severe sepsis or septic shock. N Engl J Med, 370 : 1412-1421, 2014
4) Nicolai H, et al : Hydroxyethyl starch 130/0.38-0.45 versus crystalloid or albumin in patients with sepsis : systematic review with meta-analysis and trial sequential analysis. BMJ, 346 : f839, 2013

第4章 病態別体液管理

救急 ICU

2 酸塩基・電解質異常
① 高血糖を伴う代謝性アシドーシス（糖尿病性ケトアシドーシス）

早瀬直樹

Point
- DKAの治療は，①輸液，②カリウム補正，③インスリン投与，の順序で施行する
- 重症例には気管挿管，CHDFによる集学的管理を実施する
- アニオンギャップやギャップーギャップを治療の目標にする

1 病態と輸液の目的

糖尿病性ケトアシドーシス（以下，diabetic ketoacidosis：DKA）の主病態は多量の水と電解質の不足である．DKAの患者では感染をはじめとした種々の原因（表1）により，相対的にインスリンが欠乏，カウンターホルモンであるグルカゴン，カテコラミン，コルチゾル，成長ホルモンが上昇している．これらにより，肝腎では糖新生，末梢組織では糖の利用障害が引き起こされ，高血糖をもたらす．高血糖は尿糖を増やし，浸透圧利尿により，高度の脱水，NaやKといった電解質を喪失させる（表2）．一方，インスリン欠乏とカウンターホルモンの増加は脂肪組織から遊離脂肪酸を放出させ，脂肪酸は肝細胞でケトン体に変換される．このケトン体はβヒドロキシ酪酸およびアセト酢酸からなり，嘔吐や腹痛といったDKAに特徴的な症状やアニオンギャップ開大性の代謝性アシドーシスの引き金となる（図1）．DKAの治療の本幹は，**脱水，高血糖，電解質喪失の補正**であり，同時に引き金となった原因を同定し，すみやかに治療を進めることが重要である[1, 2]．

2 体液管理の実際

DKAの治療は，①輸液，②カリウム補充，③インスリン投与，の順序で施行する[1, 3]（図2）．

1）輸液

・心機能に注意しながら，晶質液を8〜20 mL/kg/時で投与開始する．

表1 ● DKAの原因

- インスリン注射や血糖降下薬のコンプライアンス低下
- 感染症
- 急性心筋梗塞
- 甲状腺機能亢進症
- 妊娠
- 薬物（ステロイド，サイアザイド系利尿薬，向精神薬）
- 薬物乱用（コカインなど）
- 脳血管障害
- 熱中症
- 低体温症
- 肺血栓塞栓症
- 上部消化管出血
- 外科手術
- 急性膵炎
- 多発外傷

表2 ● DKA患者の体重あたり水分，電解質の不足量

水 (mg/kg)	100
Na^+ (mEq/kg)	7〜10
Cl^- (mEq/kg)	3〜5
K^+ (mEq/kg)	3〜5
PO_4 (mmol/kg)	5〜7
Mg^{2+} (mEq/kg)	1〜2
Ca^{2+} (mEq/kg)	1〜2

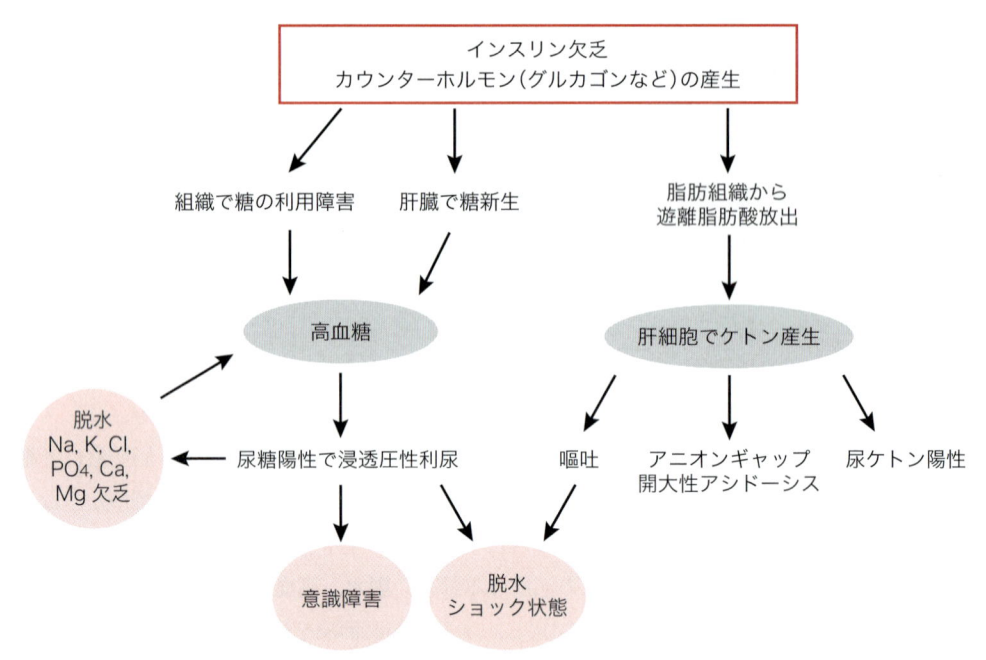

図1 ● DKAの病態

- 循環動態の指標〔他項に詳述されているが，血圧，エコー，フロートラック センサーの1回拍出量変化（stroke volume variation：SVV）など〕や尿量（浸透圧利尿により多尿であることが多くあてにならない），電解質の変化に対応した輸液の種類，流速の調整を行い，循環動態が安定化したところで2〜8 mL/kg/時に漸減する．
- 血糖値が300 mg/dL以下となれば，ブドウ糖入りの維持輸液に変更し，1〜4 mL/kg/時で投与する．
- 心疾患や腎疾患を有する患者は，心機能，腎機能評価，血管内容量の評価を頻回に行い，医原性の溢水にならないように注意する．

気道確保（経口気管挿管など） 大径末梢静脈路確保2本 生理食塩液またはラクテック® 1,000 mL 全開	0分	・簡易血糖測定，動脈または静脈血液ガス検査 ・血算，生化学，凝固検査，尿定性，ケトン体分画 ・ポータブル胸部X線撮影 ・感染が疑われれば，血液培養や各種培養採取 　→抗菌薬開始
・ラクテック® 500 mL/時 ・K≧4.5 mEq/L ならばヒューマリン®R 5単位静注 ・3.0 mEq/L≦K＜4.5 mEq/L で尿量確保されていれば，ラクテック® 500 mL に KCL 20 mEq 混注して 250 mL/時で開始 ・K＜3.0 mEq/L ならばインスリンは控え，ラクテック® 500 mL に KCL 30 mEq 混注して 250 mL/時で開始	30分 1時間 2時間	・高カリウム血症，心筋梗塞の評価に心電図 ・病歴聴取，身体所見をとる ・エコーにより，心機能や血管内容量の評価 ・動脈ライン確保かつ血液ガス評価 ・中心静脈カテーテル確保 ・ショックが遷延したら，適宜カテコラミンを使用 　例：ノルアドレナリン 12A＋生理食塩液 88 mL 　　　1〜10 mL/時で持続投与 ・pH＜7でショック合併例にはメイロン®投与 　例：メイロン® 8.4% 100〜200 mL 全開投与
・3.0 mEq/L≦K であれば 　ヒューマリン®R 5単位/時で開始 ・循環動態の指標が安定化してきたら輸液量を漸減する	3時間	・気道，呼吸，循環が安定したら，頭部や体幹部のCT撮影に移動し，意識障害の原因や感染のフォーカスの評価を行う ・CT撮影後に血液ガスと血糖評価（以後，1時間ごとに行う）
血糖＜300 mg/dL になったら， ソルデム® 3AG 100〜200 mL/時に変更する	4時間	・ICUへ移動して集学的治療を実施 ・必要あれば血液浄化療法を施行

図2● DKA の治療戦略

2) カリウム

a) K＜3 mEq/L

インスリン投与すると，Kが細胞内に移動するため，さらにKが低下することが予想される．高度の低カリウム血症は不整脈や呼吸筋麻痺を惹起しうるため，インスリン補充は控え，KCLを 15 mEq/時で投与開始．1時間後にK濃度を再検する．

b) 3 mEq/L≦K＜4.5 mEq/L

0.5 mL/kg/時以上の尿排出があればKCL 10 mEq/時で補充を開始する．乏尿であれば投与を控える．1時間後にK濃度を再検する．

c) 4.5 mEq/L≦K

K投与は控え，1時間後にK濃度を再検する．

3) インスリン

・高度の低カリウム血症がなければ速効型インスリン 0.1 単位/kg を静注（ボーラス投与）．
・0.1 単位/kg/時で持続投与．
・はじめは1時間ごとに血糖測定する．
・1時間経過しても血糖値が当初の値から 50 mg/dL も低下しなければ脱水の補正が不十分なことがある．
・毎時間，前値より 50〜70 mg/dL の低下があれば同量を継続し，なければインスリンを

倍量にする．
- 血糖値が 300 mg/dL 以下となれば，速効型インスリン 0.05 単位/kg/時に減量．

4）重炭酸

pH が 7 未満の高度のアシドーシスに補液に反応しない低血圧が存在すれば重炭酸投与を検討する．ただし高度の低カリウム血症があれば投与は控える．

5）重症例に関して[4]

- 呼吸では代償されない高度の代謝性アシドーシスまたは呼吸努力が強い症例には躊躇なく気管挿管，人工呼吸器管理を実施する．
- 心腎機能低下があり，十分な輸液ができず，アシドーシスや電解質の補正が難しい症例には持続血液濾過透析（CHDF）を実施する[4]．

6）DKA の治療効果判定[5]

DKA 改善の指標を重炭酸濃度にすると，ケトアシドーシスが改善しても重炭酸が増加せず悩まされることになる．輸液療法により高 Cl 性代謝性アシドーシスに移行するためである．したがって DKA の改善はアニオンギャップまたはギャップ-ギャップ（アニオンギャップ過剰/重炭酸不足比）をモニタリングした方がよい．ケトアシドーシスから高 Cl 性代謝性アシドーシスに移行するにつれ，前者は正常範囲に，後者は 1 から限りなく 0 に近くなる．

❸ 栄養管理

DKA から脱却した後には，禁忌がなければ経腸栄養投与を開始し，それに応じてインスリン投与もスライディングスケールを用いた皮下投与の併用，さらに長短時間作用型のインスリンによる定期打ちに移行させる．

❹ 注意点・禁忌

1）偽性低ナトリウム血症に注意

DKA では当初，測定した血清ナトリウム値が低下していることがある．これは偽性低ナトリウム血症とよばれ，血清が高血糖になることで浸透圧効果が生じ，細胞内から血清中に水が移動した結果，希釈されて生じた現象である．

補正ナトリウム値＝測定ナトリウム値＋1.6 mEq/L×（測定血糖値－100 mg/dL）/100

で計算できる．

2) アニオンギャップの補正

アニオンギャップは測定されない陰イオンの相対的過剰量である．この陰イオンの多くはアルブミンであり，低アルブミン血症の患者ではアニオンギャップの評価に注意が必要である．

アニオンギャップ補正値＝アニオンギャップ計算値＋2.5×（4.5－アルブミン測定値[g/dL]）

で計算できる．

Case Reference

Case 1

急性膵炎の治療後，自宅にて清涼飲料水を多飲していたが，嘔気，腹痛が出現，意識障害のため救急搬送された27歳男性．来院時JCS II-10，呼吸回数40/分と喘ぎ様，血圧141/92 mmHg，心拍数130/分，SpO₂ 96％（酸素2 L/分），体温36.4℃であり，動脈血液ガス検査でpH 7.064，PaCO₂ 9.6 mmHg，PaO₂ 132 mmHg，HCO₃ 3 mEq/L，Na 140 mEq/L，K 3.8 mEq/L，Cl 107 mEq/L，AG 30，Glu 616 mg/dLとアニオンギャップ開大性の代謝性アシドーシスを認めた．また，尿定性では比重1.02，pH 6，蛋白2＋，ブドウ糖4＋，ケトン体3＋，潜血3＋，白血球陰性であった．以上より急性膵炎後のインスリン欠乏による糖尿病性ケトアシドーシスと判断し，ただちに大径末梢静脈路から急速輸液を開始，続いて気管挿管，中心静脈カテーテルを右内頸静脈に確保，左橈骨動脈にAラインを挿入した．CVよりラクテック®500 mLにKCL 20 mEqを混注し，250 mL/時で開始．さらにヒューマリン®R 5単位を静注し，ヒューマリン®R 5単位/時で開始した．その結果，カリウムを正常範囲内で維持しながら，DKAを解除できた．

Q カリウムが正常範囲であったが，早期にK補充しはじめたのはなぜか？

A DKAの患者ではカリウムが欠乏しているにもかかわらず，血清カリウム値が正常のことがある．しかし，急速輸液やインスリン投与によってアシドーシスが補正されていくにつれ，カリウム値は急速に減少する．カリウムが3.0 mEq/Lを下回ると不整脈，心停止や呼吸筋麻痺のリスクが非常に高く，カリウムが正常範囲でもカリウムの補充は輸液とともに開始しなくてはならない．

Case 2

健診歴，医療機関受診歴のない56歳女性．1カ月前に感冒症状が出現して以来，経口摂取量減少，排尿回数も減少，全身倦怠感のため臥床しがちになった．第0病日，意識混濁し，反応が乏しくなったため，当院に救急搬送となった．来院時JCS III-300，呼吸回数22/分，心拍数40/分，血圧80/－mmHg，SpO₂ 99％ Room Air，体温36.2℃．動脈血液ガス上 pH 7.247，PaCO₂ 23.1 mmHg，PaO₂ 88 mmHg，HCO₃ 9.7 mEq/L，Na 117 mEq/L，K 7.3 mEq/L，Cl 89 mEq/L，Ca²⁺ 1.21 mEq/L，Glu 541 mg/dL，Cre 9.32 mg/dL，AG 24.5（Alb補正値）であった．また，HbA1c 11.7％と重度の糖尿病患者であった．尿道バルーンを挿入すると多量の混濁した尿排出があり，尿定性では比重1.009，pH 6.5，蛋白1＋，潜血

3+，Glu 1+，ケトン体±，白血球 3+ であった（後日，ケトン分画：総ケトン体 1,459 μmol/L，アセト酢酸 346 μmol/L，βヒドロキシ酪酸 1,113 μmol/L という結果が返ってきた）．

　糖尿病性神経症によって神経因性膀胱，尿閉により複雑型尿路感染症となり，DKA の引き金になったと考えられた．高カリウム血症に対してグルコン酸カルシウム，重炭酸ナトリウムを補充，GI療法を施行しながら生理食塩液で急速輸液を行ったが，糖尿病性腎症に腎後性 AKI を合併したため，尿量確保が難しい状況であった．そのため，右内頸静脈にブラッドアクセスを確保し，CHDF 実施に踏み切ったところ，入院 12 時間後には電解質異常やアシドーシスの改善を認めた．

Q DKAの治療にCHDFを使用したのはなぜか？[4]

A 本症例は糖尿病性腎症に腎後性因子が合併し，AKI が完成した状態であり，尿量確保が難しく急速輸液に耐えられない．本症例のように可及的すみやかに電解質異常や代謝性アシドーシスを補正したいが，心腎機能の面で難渋することが予想される場合，CHDF を積極的に併用することで水・電解質バランスのコントロールが容易になる．

文献

1) 「Tintinalli's Emergency Medicine – a comprehensive study guide – 7th edition」（Judith E Tintinalli, et al, eds）．pp1432-1438, McGraw-Hill, 2010
2) American Diabetes Association：Hyperglycemic crises in Diabetes. Diabetes Care, 27：suppl 1：S94-S102, 2004
3) 「より理解を深める！体液電解質と輸液」（深川雅史/監　柴垣有吾/著），中外医学社，2010
4) 「ICU実践ハンドブック」（清水敬樹/編），羊土社，2010
5) 「The ICU Book」（Paul Marino，稲田英一/監訳），メディカル・サイエンス・インターナショナル，2008

第4章　病態別体液管理

救急　ICU

2　酸塩基・電解質異常

② 高血糖を伴わない代謝性アシドーシス（アルコール性ケトアシドーシスと慢性腎不全）

早瀬直樹

Point
- アルコール性ケトアシドーシスでは大量輸液のみならず，ブドウ糖，ビタミンB_1投与も忘れない
- アルコール性ケトアシドーシスでは低心機能，敗血症を合併しやすく集学的治療が必要
- 腎不全で乏尿の症例は体液バランス，電解質の調整に細心の注意を

1 病態と輸液の目的

高血糖を伴わない代謝性アシドーシスを呈する疾患は数多いが，ここでは救急外来で遭遇する機会の多いアルコール性ケトアシドーシスと慢性腎不全についてとり上げる．

1）アルコール性ケトアシドーシス（alcoholic ketoacidosis：AKA）

アルコール依存症患者は慢性的な栄養不良状態であるが，悪心や嘔吐，腹痛のため数日〜数週間経口摂取できなくなってAKAが発生することが多い．エタノールをアセチルCoA（coenzyme A）に代謝するにはニコチンアミド・アデニン・ジヌクレオチド（以下NAD）と呼ばれる補酵素が必要であるが，アルコール常用者では，慢性的にこのNADが消費され欠乏している．また，アセチルCoAは通常，クエン酸回路に組み込まれ，好気性代謝を受けるが，クエン酸回路における好気性代謝に必須であるNADが欠乏した状況ではクエン酸回路は抑制され，アセチルCoAは主にケトン体（βヒドロキシ酪酸とアセト酢酸）に変換されることになる（図1）．

また，アルコール常用者は低栄養状態であることが多く，グリコーゲンとしてのグルコースの貯蔵は欠乏し，血糖低値で推移していると考えられる．さらに飲酒に伴う悪心，嘔吐，腹痛で経口摂取ができない状況やアルコールによる浸透圧利尿から脱水が進んでおり，循環維持のため交感神経優位の状態と考えられる．これらはインスリンの分泌抑制，カテコラミン，コルチゾル，グルカゴン，成長ホルモンの分泌促進につながり，クエン酸回路による好気性代謝はますます抑制され，同時に脂肪が分解されて生じた遊離脂肪酸が次々にアセチルCoAに変換され，ケトン体産生をエスカレートさせている（図1）．

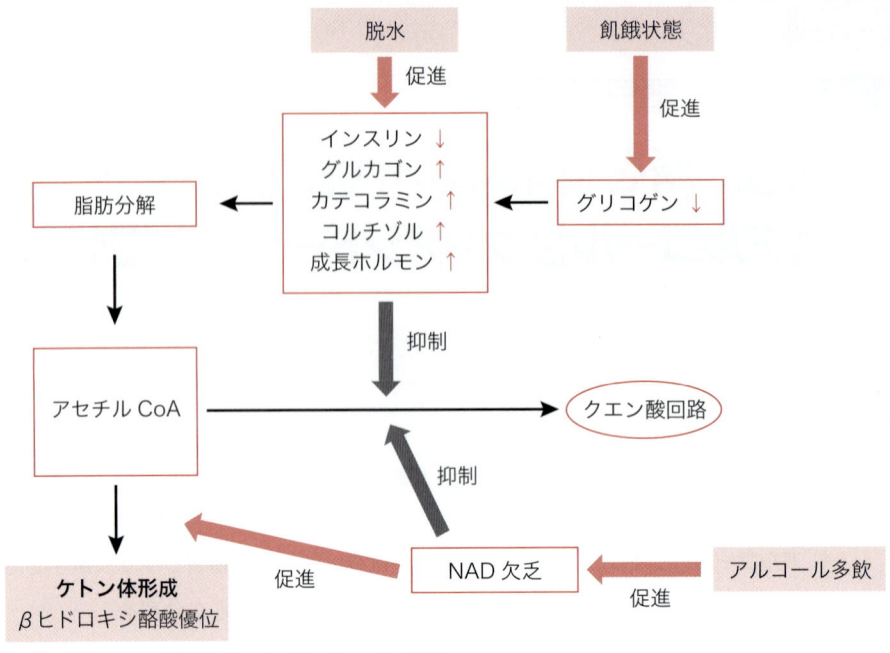

図1 ● アルコール性ケトアシドーシスの病態

　したがって，上記の悪循環を断つには，その元凶の1つである**脱水の補正**と**低栄養状態の改善**が必須となる．つまり，ブドウ糖投与および急速輸液を行うことで，インスリン産生かつ還元型NAD（NADH）からNADへの変換を促し，ケトン体形成を抑制する[1,2]．

2）慢性腎不全

　慢性腎不全ではネフロン数の低下に伴い，各ネフロンでアンモニア排泄を増加させて酸排泄を代償的に増やしている．しかし，糸球体濾過量（glomerular filtration rate：GFR）の低下（20〜30 mL/分）に伴い，機能ネフロン数の低下と高カリウム血症によるアンモニアの産生低下により，総酸排泄量は低下し，このとき，正AG性代謝性アシドーシスを呈する．さらに腎機能が低下し，GFRが15 mL/分を下回るとリン酸，硫酸，馬尿酸，尿酸などが蓄積し，AG開大性の代謝性アシドーシスを示す[3]．

　上記の機序とは別に，正AG性の代謝性アシドーシスを示す尿細管性アシドーシス（renal tubular acidosis：RTA）が混在している場合がある．なかでも高カリウム血症性（Type 4）尿細管性アシドーシスは頻度が高く，先に述べた慢性腎不全とはGFRの低下が軽度の割に高カリウム血症や代謝性アシドーシスを呈する点が鑑別点である．糖尿病性腎症や薬剤性因子などを背景にアルドステロンの欠乏または作用不全によって高カリウム血症が惹起され，近位尿細管におけるアンモニア産生が低下し，酸排泄が減少して代謝性アシドーシスを示す（尿の酸性化は保たれるのでアシドーシスは軽度である）[4]（図2）．

　慢性腎不全に対する輸液はどのくらいの尿量が確保できるかが鍵であり，乏尿であれば輸液量を制限しカリウム投与も慎重にならなくてはならない．また腎不全の患者は脱水にも溢水にもなりやすく，尿量以外の指標で循環血液量のモニタリングをしなくてはならない．一方，Type 4尿細管性アシドーシスに対する輸液療法では，カリウム制限とループ

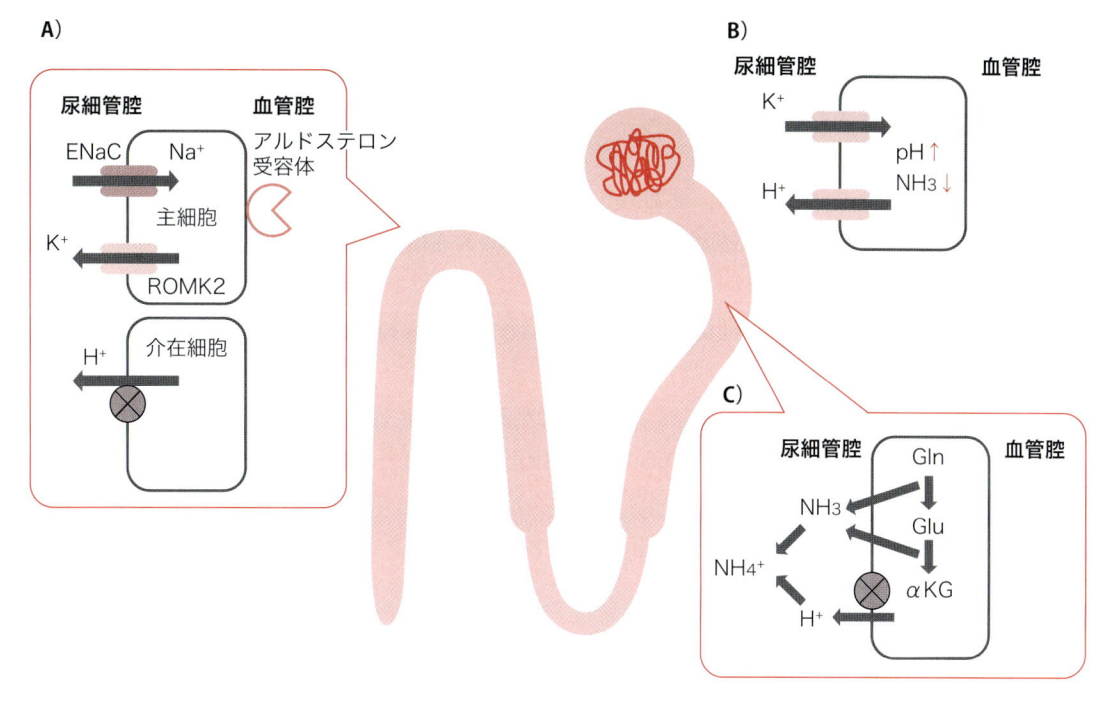

図2● Type 4 RTAの病態
アルドステロンの作用低下により高カリウム血症が惹起され（A），細胞内のpHが上昇し，NH₃産生が阻害（B），酸排泄を阻害（C）

利尿薬により，高カリウム血症を是正することでアシドーシスは解除できる．

2 体液管理の実際

1）AKA[5)]

①慢性的な低栄養状態よりチアミン（ビタミンB₁）100 mgを静注し，総合ビタミン薬を輸液に混注する．

処方例
アリナミン®F 100 mg静注，ビタメジン® 1Vを輸液に混注する

②5％ブドウ糖を投与する．

処方例
5％ブドウ糖液または5％ブドウ糖入りの酢酸リンゲル液 ヴィーン®D 500 mL 60～80 mL/時

③急速輸液を実施する．

処方例
酢酸リンゲル液 ヴィーン®Fまたは生理食塩液 500 mL 200～500 mL/時

AKAではビタミンB_1不足による脚気心，アルコール心筋症により心機能が低下している場合もあり，尿量，超音波所見，フロートラックの循環指標などをもとに厳密に輸液管理する必要がある．

④ブドウ糖の投与に伴い，細胞内へカリウムやマグネシウムが吸収され，低カリウム血症や低マグネシウム血症が惹起されるため，これらの電解質を補充する．

> **処方例**
> ①の輸液製剤500 mLにKCL 20 mEq混注または10％硫酸マグネシウム溶液1A 混注

⑤重炭酸ナトリウムはpH 7.1以下で循環動態が不安定のときのみ投与する．

重炭酸不足量（mEq）＝0.6×体重（kg）×（15－HCO_3測定値）

> **処方例**
> HCO_3 10 mEq/Lで体重50 kgであれば8.4％メイロン® 150 mL全開投与

2) 慢性腎不全[3, 6]

乏尿（自尿が400 mL/日以下）の場合，絶飲食状態なら500〜1,000 mL程度（不感蒸泄＋便中水分量），K＜3.0 mEq/Lでなければカリウムフリー輸液製剤を投与する．

> **処方例**
> ソルデム®1　20〜40 mL/時

血管内容量の評価で脱水を認めれば，生理食塩液や1号液を，循環血液量の指標をモニタリングしながら投与する．逆に血管内容量が過剰で肺うっ血や腹部コンパートメント症候群といった臓器障害をきたしている場合，輸液を20 mL/時程度までしぼり，利尿薬によって積極的に除水を試みる．利尿薬に抵抗性があれば血液浄化による除水を検討する．

> **処方例**
> フロセミド（ラシックス®）20〜100 mg静注　尿量増加がみられるまで60〜90分ごと

乏尿はなく血管内容量が正常であれば，絶飲食の患者の場合，カリウムフリー輸液製剤を1,500 mL程度投与する．このときも日々の体重や胸部X線，モニターに表示される循環血漿量の指標に注意を払うことは言うまでもない．

Type 4 RTAの場合，GFRの低下は軽度のため，血管内容量に注意しながら，カリウムフリー輸液製剤を1,000〜1,500 mL投与し，フロセミドを間欠的に静注または持続静注することでカリウムや酸排泄を促す．

> **処方例**
> ソルデム®1　40〜60 mL/時
> フロセミド（ラシックス®）20〜100 mg静注　尿量増加がみられるまで60〜90分ごと
> or
> フロセミド（ラシックス®）2〜10 mg/時　持続静注

❸ 栄養管理[7]

　AKAの患者は慢性的な低栄養状態にあり，ブドウ糖投与が代謝改善の鍵となる．しかし，高用量のブドウ糖だけを投与すると，チアミン（ビタミンB_1）が急速に消費され，ウェルニッケ脳症や心筋症が引き起こされるため，チアミン100 mg投与をまず行ったうえで，10 kcal/kg/日程度のカロリー量から開始する．血清中のカリウム，マグネシウム，リンなども細胞内に吸収されるため，補充が必要になる（refeeding症候群）．投与方法は前述のとおりである．

　慢性腎不全の患者では，高カリウム血症やアシドーシス，体液バランスの異常が改善傾向ならば，すみやかに経腸栄養を開始する．詳細は「第4章ICU ７急性腎障害」の項を参考されたい．

❹ 注意点・禁忌

1）重症AKAには血液浄化を考慮する[2]

　心不全や敗血症を背景としたAKAは重篤化しやすく，輸液療法のみでは代謝性アシドーシスの進行を阻止できない症例もある．そうした事例では躊躇なく持続血液濾過透析（CHDF）を実施する．また，慢性腎不全があり，十分な輸液ができない症例でもCHDFの実施を考慮する．もちろん，背景疾患への治療を並行して実施することも忘れない．

2）腎不全では高用量の利尿薬から開始する

　「第4章ICU ７急性腎障害」の項で詳述されているが，GFR低下例では通常より高用量のループ利尿薬が必要になり，漫然と低用量で使用しても効果が得られない．したがって20 mgから開始し，100 mgまで60〜90分ごとに静注をくり返す．200 mg以上でないと効果が出ない症例もあるが，200 mgを超えると難聴といった副作用の発生する危険が高まる．

● Case Reference

Case 1　数年来のアルコール依存症で，Y病院の禁酒プログラムに参加するも途中で離脱．朝，ベッドの下に酒瓶とともに倒れているところを家人が発見し，反応がないため救急要請した．救急隊が現場到着時，JCS III-100，体温32.8度で血圧，SpO_2はエラーであった．来院時，AG開大性の代謝性アシドーシスを認め，血糖28 mg/dLであったので50％ブドウ糖液40 mL静注し，加温輸液を急速投与した．血液培養2セットを採取，超音波を用いて心機能や下大静脈径を評価した．

Q 上記の症例で血液培養採取や心エコーを実施したのはなぜか？

A AKAは心機能低下や敗血症の合併が多く，これらを想定し，厳密な管理を行う必要がある．実際，本症例では血液培養が陽性になり，抗菌薬治療が開始された．

Case 2

数年来の高血圧，腎機能障害のため，T病院かかりつけの76歳男性．自尿あり．3日前に軽度の感冒症状がみられたが，今朝より呼吸困難感が強く，救急要請した．収縮期血圧180〜200 mmHg．心拍数120/分で洞性頻脈．胸部X線上，肺うっ血がみられた．動脈血液ガス上，正AG性代謝性アシドーシスを認め，K 5.8 mEq/Lと高値であった．もともとeGFR 40〜50 mL/分程度であったが，来院時の血液生化学検査でも同程度であった．尿生化学を提出したところ，尿アニオンギャップ（Na＋K−Cl）は正であり，尿pHは5.0であった．上記からType 4 RTAと考えられ，フロセミド（ラシックス®）を20 mgから始め，100 mg静注したところで尿量の増加がみられ，アシドーシスおよび呼吸困難感とも改善した．

Q Type 4 RTAはアルドステロン欠乏や作用不全によって発生するとされる．アルドステロン作用薬であるフルドロコルチゾン（フロリネフ®）を使用しなかったのはなぜか？

A フルドロコルチコイドは副作用として高血圧があり，本症例では後負荷増大による高血圧性心不全をさらに増悪させる可能性が高いため使用しにくい．一方，ループ利尿薬は高カリウム血症を解除することで，NH_4^+として酸排泄を促進させ，アシドーシスも解消させる．

文献

1）「Tintinalli's Emergency Medicine−a comprehensive study guide−7th edition」（Judith E Tintinalli, et al, eds）．pp1438-1440, McGraw-Hill, 2010
2）「ICU実践ハンドブック」（清水敬樹/編），羊土社，2010
3）「より理解を深める！体液電解質と輸液」（深川雅史/監，柴垣有吾/著），中外医学社，2010
4）Karet FE：Mechanisms in Hyperkalemic Renal Tubular Acidosis. J Am Soc Nephrol, 20：251-254, 2009
5）McGuire LC, et al：Alcoholic ketoacidosis. Emerg Med J, 23：417-420, 2006
6）Reddy P：Clinical approach to renal tubular acidosis in adult patients. Int J Clin Pract, 65：350-360, 2011
7）Stanga Z, et al：Nutrition in clinical practice–the refeeding syndrome：illustrative cases and guidelines for prevention and treatment. Eur J Clin Nutr, 62：687-694, 2008

第4章 病態別体液管理

救急 ICU

2 酸塩基・電解質異常
③ 高ナトリウム血症・低ナトリウム血症

小丸陽平

Point

- 血清ナトリウム濃度の異常は体内ナトリウムの絶対量の異常ではなく，水分バランス（自由水）の異常である
- 最初の一歩は細胞外液（ECF）量の多寡を，身体所見や各種の検査結果から判断することである
- ERでの輸液療法の開始アプローチは，ナトリウム濃度の異常が，急性か慢性か，症候性か無症候性かによって異なる
- 血清ナトリウム濃度異常で最も懸念することは，神経症状の出現と残存であり，これらは急激なナトリウム濃度の補正に伴って出現することを十分認識する必要がある

1 病態と輸液の目的

1）ERにおける血清ナトリウムの濃度異常

　血清ナトリウム濃度の異常は，循環動態の変化や，神経学的異常，すなわち救急医療のABCDE（A：airway，B：breathing，C：circulation，D：dysfunction of CNS，E：exposure & environmental control）におけるCの異常やDの異常の形で来院することが多い．ERにおける初療の段階では，電解質異常を疑った段階ですぐに生化学・血液ガス検査などをオーダーし，ナトリウムの濃度異常が患者の病態に関与していないかを検討すべきである．また，入院が必要と判断されるすべての患者は，**Na，K，Cl（＋Ca，P，Mg）などの基本的な電解質のチェック**が必要である．血清ナトリウム濃度に異常をきたしている患者は急変のリスクが高いうえ，その治療の過程では頻回のモニタリングが必要であるため，重症度と自施設の状況に応じてはICUへの入院をためらうべきではない．

2）体内におけるナトリウムの役割

　ナトリウムは人体の0.15％程度（体重60 kgの人でわずか100 g弱ほど）を構成するにすぎない「少量元素」であるが，細胞外液の**浸透圧をつかさどる**きわめて重要な陽イオンである．そのため，腎臓を中心とした人体のホメオスタシスの維持機構においてナトリウム出納は非常に厳格に管理されてきた．原始生物がまだ海で生活していたころ，生体の周

囲には海水に含まれる豊富なナトリウムがあったが，陸に上がってしまったがゆえに毎日安定して一定量のナトリウムを摂取することは難しくなった．腎臓の糸球体で濾過された血液が通る経路，すなわち近位尿細管から集合管に至るまでには実に多くのチャネルがナトリウムの再吸収機構を形成しており，健常人であれば1日10〜1,000 mEq（NaCl換算で約1〜50 g）の範囲で自由にナトリウムを摂っても，血清ナトリウム濃度に大きな変化がなく無症状でいられるのは，驚くべきことである．

では，浸透圧物質としての血清ナトリウム濃度の異常とは何だろうか．細胞外液（extracellular fluid：ECF）の浸透圧（mOsm/kgH₂O）は，

$$2 \times 血清ナトリウム濃度 + \frac{ブドウ糖（mg/dL）}{18} + \frac{血中尿素窒素（mg/dL）}{2.8} \quad \cdots ①$$

で近似されることが知られている．同様に，細胞内液（intracellular fluid：ICF）の浸透圧は主にカリウムの量によって規定されていることから，**体全体の浸透圧**を考えると，

$$\frac{2 \times 細胞外液のNa + 2 \times 細胞内液のK}{体内総水分量} \quad \cdots ②$$

と表される．体内にはナトリウム，カリウムそれぞれと電気的に釣り合うだけの陰イオンも存在しているはずなので，係数の2が分子につけられている．

①式の第1項のナトリウムの影響が，第2，第3項に比較して圧倒的に大きいことから，

$$(ECFの浸透圧 ①) ≒ 2 \times 血清Na濃度 \quad \cdots ③$$

また，生体内ではICFとECFの浸透圧が等しく，これが体全体の浸透圧となるので，②，③式より

$$血清Na濃度 = \frac{細胞外液のNa + 細胞内液のK}{体内総水分量} ≒ \frac{体内の総陽イオン}{体内総水分量} \quad \cdots ④$$

これが**Edelmanの式**といわれるもので，**血清ナトリウム濃度の異常が，体内総水分量の異常と関係すること**を端的に示す．すなわち，血液検査におけるナトリウム濃度の異常（高ナトリウム血症，低ナトリウム血症）は，体内総水分量（自由水量）の異常で生じる．また，ECFの浸透圧物質としての総ナトリウム量の異常は，細胞外へ適量の水を引っ張って留めておくことができなくなるため，ECF量の異常につながる．こうして，「水（細胞外液量）の異常はナトリウム（総量）の異常，ナトリウム（濃度）の異常は水（体内総水分量）の異常」という原則が生まれる（図1）．

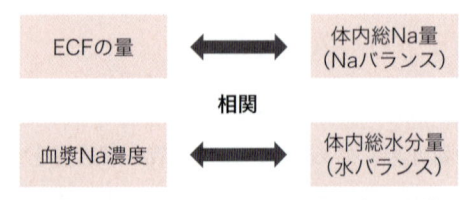

図1 水の異常はNaの異常，Naの異常は水の異常
血漿Na濃度と体内総Na量（斜めの関係）が直接結びつかないことに注目！！

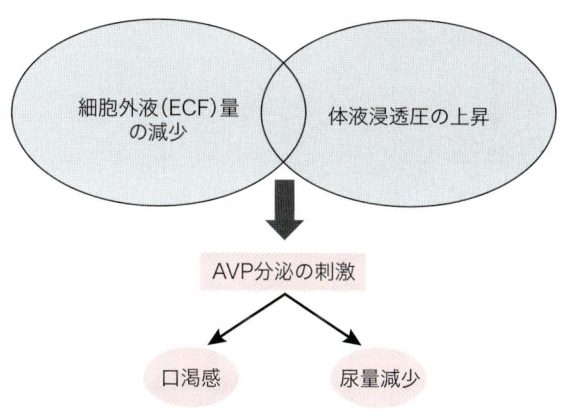

図2 ● 水バランスの調整機構
（AVP分泌が促進される場合の例）

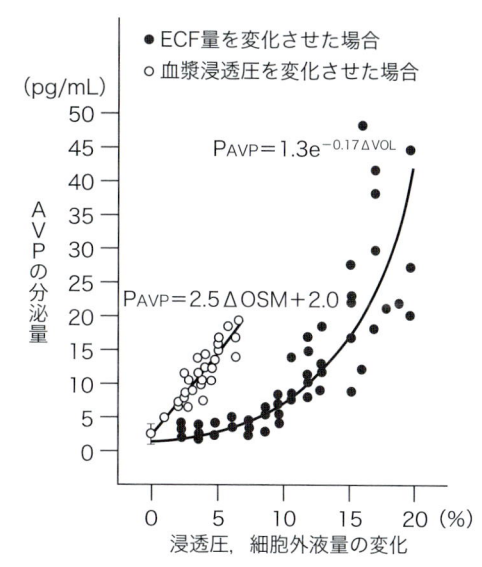

図3 ● AVPの分泌はECFの量と体液浸透圧の両方の影響を受けるが，ECFの方がより強力な分泌刺激作用をもつ
文献1より引用

グラフ中の式：
$P_{AVP} = 1.3e^{-0.17\Delta VOL}$
$P_{AVP} = 2.5\Delta OSM + 2.0$

3）血漿浸透圧の調整因子

前述のとおり，血清ナトリウム濃度の異常は**血漿浸透圧の異常**である．

血漿浸透圧の調整因子として，最も重要なのは，抗利尿ホルモン（arginine vasopressin：AVP）の存在である．AVPが上昇すると自由水の再吸収（＝抗利尿）が亢進する．図2に示すようにAVPの分泌は主に2つの系統からの調整を受ける．すなわち，①**ECFの量**と②**体液浸透圧**である．両者のどちらがより強い影響をもつかというと，図3に示したとおり，変化率が大きい部分では，ECF量＞浸透圧の順にAVPの分泌量が増加する．

血漿ナトリウム濃度異常＝血漿浸透圧異常　であり，本来ならばAVPが分泌されてその状態はすぐに是正されるはずである．それが正常に行われていないわけであるから，まずはその病態を，AVPのもう1つの制御因子，すなわちECFの量で分類して鑑別するというのは，きわめて病態生理に即した方法であると言えよう．以下，高ナトリウム血症と低ナトリウム血症のそれぞれについて**ECF量の評価からスタートしてAVP分泌がどのように制御されているかを考慮した方法**で取り上げる．

SIDE NOTE

抗利尿ホルモン

抗利尿ホルモン（antidiuretic hormone：ADH）として下垂体後葉から分泌されるバソプレシン（arginine vasopressin：AVP）は，腎集合管にあるV2受容体に作用して水チャネルであるアクアポリン2（AQP2）の管腔側細胞膜への移動を促し，集合管内の自由水の再吸収を促進する．AVP合成障害または作用低下により，自由水喪失・多尿をきたす病態は尿崩症と呼ばれ，AVP過剰な病態であるSIADHや心不全・肝硬変・ネフローゼ症候群とは反対の徴候（高ナトリウム血症）を呈する．

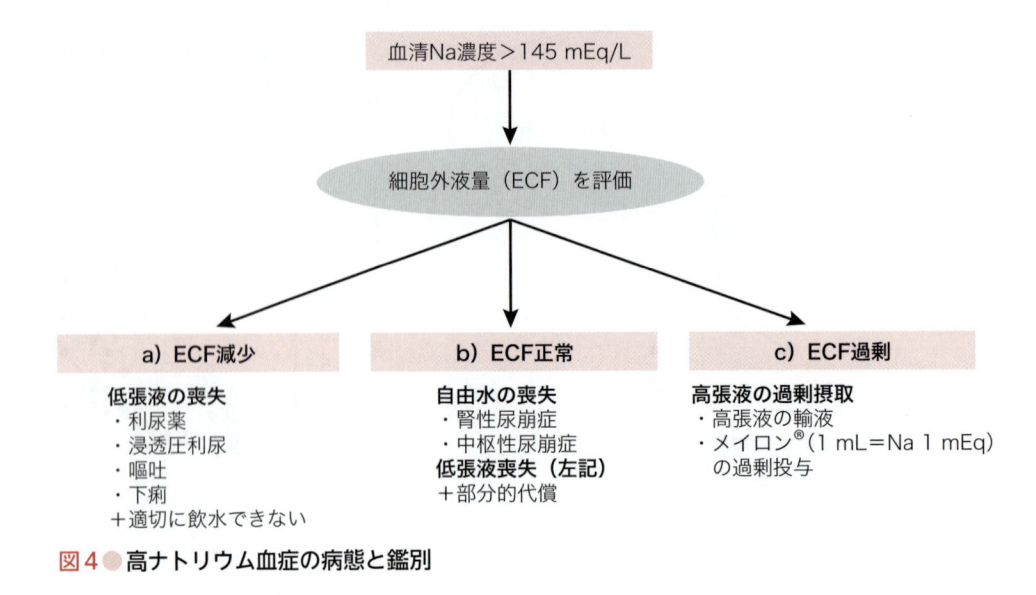

```
                    血清Na濃度＞145 mEq/L
                              ↓
                     細胞外液量（ECF）を評価
              ↙              ↓              ↘
       a) ECF減少        b) ECF正常        c) ECF過剰
       低張液の喪失       自由水の喪失       高張液の過剰摂取
       ・利尿薬          ・腎性尿崩症       ・高張液の輸液
       ・浸透圧利尿       ・中枢性尿崩症     ・メイロン®（1 mL＝Na 1 mEq）
       ・嘔吐           低張液喪失（左記）    の過剰投与
       ・下痢           ＋部分的代償
       ＋適切に飲水できない
```

図4 ● 高ナトリウム血症の病態と鑑別

❷ 体液管理の実際

1）高ナトリウム血症

　原因として，**自由水の欠乏**と**ナトリウム貯留**の2通りが考えられる．最も頻度が高いのは水分の過剰な喪失によるものであり，特に口渇感が適切な飲水行動に結びつかない**高齢者**や**小児**，**意識障害患者**に多い．

　輸液は図4aのECF喪失パターンの場合には，たとえ血漿ナトリウム濃度が高値であっても，まず生理食塩液を投与してECFの減少を補う．その後，図4b, cのパターンも含めて，基本的には5％ブドウ糖液などの低張液で補正を行う（補正速度の具体的な計算式などは「第4章ICU ❶ ①高ナトリウム血症・低ナトリウム血症」を参照）．中枢性尿崩症にはホルモン補充が選択肢になる．

2）低ナトリウム血症

　日常臨床で**最も遭遇する頻度が高い電解質異常**である．まず，血漿浸透圧を測定し，等張性低ナトリウム血症と高張性低ナトリウム血症を除外する（図5※）．前者は脂質異常症や高タンパク血症（多発性骨髄腫など）が引き起こす検査上の偽性低ナトリウム血症で，後者は糖やマンニトールなどが多く血中に存在することによる低ナトリウム血症である．

　最も頻度が高く，治療を要するのは低張性低ナトリウム血症であり，ここでまず細胞外液量を評価し，これによって3つの病態に分けられる．細胞外液量の評価は，バイタルサインのチェック，浮腫や起立性低血圧の有無の確認（Tilt試験）などにはじまり，皮膚のツルゴールや腋窩の湿り具合，血液検査データなどを総合して判断しなければならない．

a）ECFが減少している群

　ECFが減少しており，その減少の過程でナトリウムの喪失＞自由水の喪失となった状態

```
                        血清Na濃度≦135 mEq/L
                                │              ※等張性・高張性
                                │               低Na血症を除外
                                ▼
                        細胞外液量（ECF）を評価
              ┌─────────────────┼─────────────────┐
              ▼                 ▼                 ▼
         a）ECF減少           b）ECF正常           c）ECF過剰
         尿中Na濃度            尿浸透圧           尿中Na濃度
         >20    10>          >100   100>        >20     10>
```

- **a）ECF減少**
  - >20:
    - ・腎性喪失
      利尿薬, renal salt wasting
    - ・ミネラルコルチコイド不足（Addison病など）
    - ・cerebral salt wasting
    - ・浸透圧利尿
  - 10>:
    - ・腎外性喪失
      下痢，嘔吐
      熱傷
      手術後などのいわゆるthird spacing

- **b）ECF正常**
  - >100:
    - SIADH
      甲状腺機能低下
      グルココルチコイド不足
  - 100>:
    - 多飲症
      低溶質（beer drinker's potomania, tea and toastの習慣）など

- **c）ECF過剰**
  - >20:
    - 腎不全（GFRが低下）
  - 10>:
    - 慢性心不全
      肝硬変
      ネフローゼ症候群

治療	有症状で緊急の場合：高張（3%など）NaCl溶液
	等張（0.9%）NaCl溶液 ／ 水制限±利尿薬（フロセミドやトルバプタンなど）

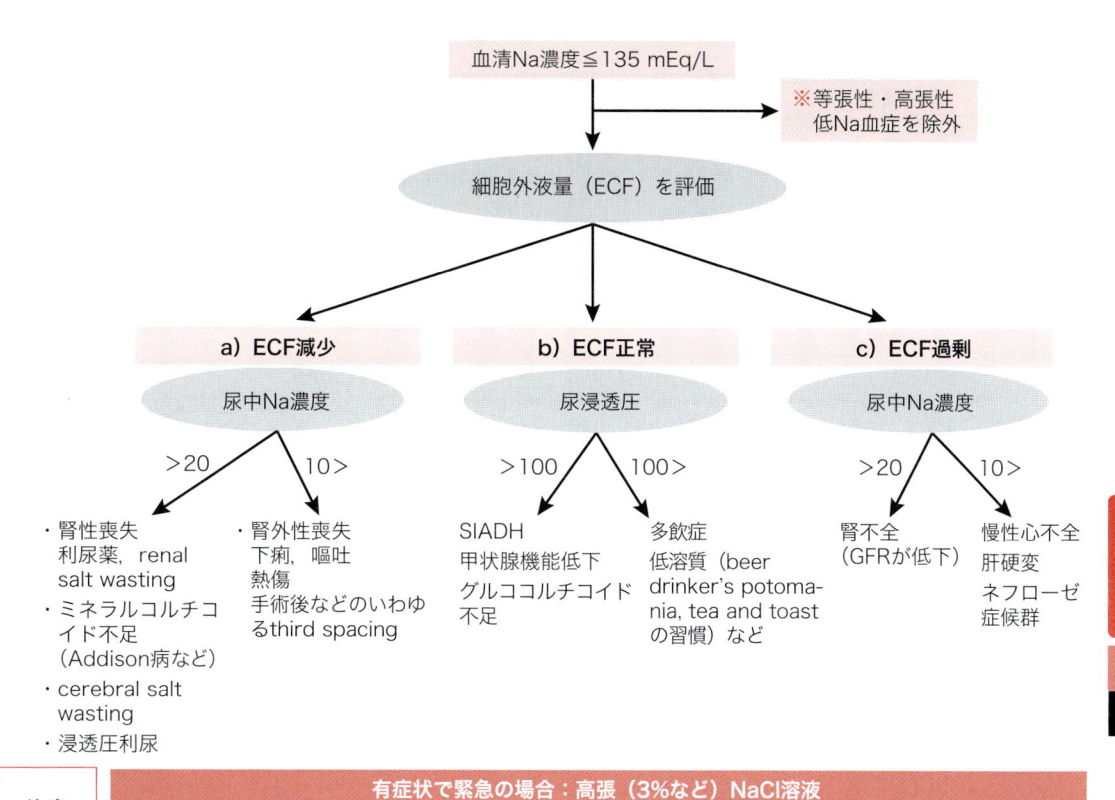

図5 ● 低ナトリウム血症の鑑別と治療

である．下痢，嘔吐，熱傷などによる体液喪失やダイエット目的の利尿薬の乱用などがこれに相当する．尿中ナトリウム濃度が鑑別に役立ち，これによって腎性の喪失か腎外性の喪失かに分類される．輸液の目的としては，まずはECF不足の状態を改善することに主眼が置かれる．

処方例

生理食塩液　500 mL　×1〜4本　全開〜2時間程度で投与
血清Na濃度を再検し，反応性を評価

b）ECFが正常な群

　ECFが正常な群は，**SIADH**（syndrome of inappropriate antidiuretic hormone secretion）の頻度が高い．先に述べた血漿浸透圧，ECFという2つのAVP分泌刺激因子の制御を受けず不適切にAVPが分泌され続ける病態である．SIADHではAVPが持続して分泌され，自由水の再吸収が亢進しており，通常尿は濃縮されている（尿浸透圧＞100 mOsm/kgH$_2$O）．逆に尿が異常に低張である場合には，十分に自由水が尿に排泄されている＝AVPは分泌されていないと解釈できるので，多飲症（1日12L以上を飲み続ける，などの病歴）や溶質摂取不足を鑑別に挙げる．後者は大酒家に発生することが知られており，**beer drinker's potomania** と呼ばれる．

　SIADHの原因としては表に挙げたものの頻度が高く，必要な検査を適宜追加する必要

表 ● SIADHの原因

悪性腫瘍	頭蓋内	肺	薬剤性	その他
● 肺癌 　（特に小細胞癌） ● 脳腫瘍 ● 消化器癌 ● 胃潰瘍 ● リンパ腫 ● 白血病	● 外傷 ● 脳卒中 ● 出血 ● 脳炎，髄膜炎 ● 水頭症	● 肺炎 ● 喘息 ● COPD ● 気胸 ● 肺膿瘍 ● 結核 ● 人工呼吸管理 　（陽圧換気）	● 向精神薬 ● 抗うつ薬 ● 化学療法薬 ● バソプレシン ● 覚せい剤 ● アセトアミノフェン ● NSAIDs ● ニコチン	● 悪心 ● 嘔気 ● Guillain-Barré 　症候群 など

がある．実際には，対象疾患や被疑薬は非常に多岐に渡るため，**まずはSIADHの可能性を念頭に置くこと**が大切になろう．また，甲状腺機能の低下やグルココルチコイドの低下は生理的にAVP分泌を惹起することが知られており，低ナトリウム血症においてERでも積極的に鑑別に挙げなければならない．両者は低血糖や低体温を合併していることも多い．

治療の中心は**水制限とAVPの分泌刺激をきたす原疾患の治療**であり，飲水量を500 mL/日未満に抑えるなどして尿量以下にすることが有効である．適宜，自由水排泄を助ける目的でループ利尿薬やトルバプタン（サムスカ®）などが使用されることもある．

> **処方例**
> 1日500 mL/日以下の飲水に抑える水制限を開始
> and/or
> フロセミド（ラシックス®）20 mg〜100 mg/日　静注
> and/or
> トルバプタン（サムスカ®）7.5 mg/日　経口投与　適宜15 mgに増量

c）ECFが過剰な群

細胞外液が過剰であり，身体所見としては浮腫や体重増加などが認められる．心不全，肝硬変，ネフローゼ症候群では，ECFが過剰であるものの有効循環血漿量が低下しており，AVPの強い分泌刺激となるため，自由水の再吸収が亢進してしまう．糸球体濾過量が低下した末期腎不全では，相対的に自由水を過剰に摂取すれば容易に血漿ナトリウム濃度は低下する．

治療の中心は水制限であり，利尿薬を適宜併用して原疾患の管理を行う．

3）救急外来における急性血清ナトリウム濃度異常への対応

一般に，**低ナトリウム血症や高ナトリウム血症を罹患している期間が短いことが確認できれば，急速なナトリウム濃度の補正を行っても神経学的合併症が起こりにくいため急速補正が許容される．**

救急外来では，数時間のうちに急速に生じたナトリウム濃度異常に立ち会う場面（例：マラソン中や覚せい剤の使用に伴う過量の水分の摂取，自殺目的での食塩の大量摂取など）もあり，特にそれが原因と考えられる意識障害やけいれんなどの症状が生じている場合には，以下のような補正も行われる．

> **処方例**
>
> ＜低ナトリウム血症＞
> 生理食塩液500 mLから100 mLを捨てて400 mLとなった点滴バッグに，10％NaCl溶液（20 mL）を6 A（120 mL）混注する（3％NaCl溶液の完成）
> 1 mL/kg/時から投与開始
> or
> 100 mLを急速投与（症状消失まで最大3回）
> ＜高ナトリウム血症＞
> 5％ブドウ糖液を急速投与
> and/or
> 緊急血液浄化療法（血液透析）の施行
>
> ※通常血清ナトリウム濃度が数mEq/L補正されると症状が治まることが多く，その段階で過補正を防止するために投与速度を減速，もしくは終了する．こまめにナトリウム濃度をフォローする必要がある．

❸ 栄養管理

水制限の開始などを検討する．これまでの食事歴や環境因子，内服などについて，救急外来で関係者から聴取しておく必要がある．

❹ 注意点・禁忌

低ナトリウム血症の補正は，常に過剰補正によって浸透圧性脱髄症候群〔osmotic demyelination syndrome：ODS，橋中心髄鞘崩壊症（central pontine myelinolysis：CPM）とも呼ばれる〕を起こし得るため，1日あたり10〜12 mEq/Lを超えない範囲で補正する．高Na血症の補正も，急激に行うと脳浮腫が生じて予後を悪くするため同様である（詳細は「第4章ICU❶ ①高ナトリウム血症・低ナトリウム血症」参照）．これらは，血液脳関門（blood brain barrier：BBB）がナトリウムを自由に通さない特殊な構造をしていることに由来する．

● Case Reference

Case 1
特に既往のない65歳男性．数日前から続く嘔吐と頻回の下痢症状にて救急外来を受診．来院時，意識がJCS I-2，体温38.5℃，血圧90/55 mmHg，脈拍118/分，Sat 98％，呼吸数24/分で歩行が困難なほどに衰弱していた．血液検査にて，Na 128 mEq/L，K 2.8 mEq/L，Cl 82 mEq/Lであった．

Q この患者の電解質異常の解釈とアプローチは？

A 患者はECF不足の状態であり，喪失性の低Na血症と考えられる．頻脈もあり，まずはvolumeを回復させるために不足分を急速輸液にて投与する．なお，**カリウムも同時に下がっている低ナトリウム血症では，カリウムを補充することがナトリウムの濃度異常を補正するためにも必要である**（Edelmanの式より）．本例のような急性の下痢症状や，利尿薬の慢性的な使用が問題となる症例で時折みられる．

Case 2

高血圧，脂質異常症の既往のある65歳女性．別に暮らす娘が家を尋ねたところ，布団の中で横になったまま，呼びかけても返事がない状態で救急要請．来院時，意識レベルはJCS II-30，体温34.5℃，血圧88/60 mmHg，心拍数52/分，Sat 95％，呼吸数18/分．X線にて心拡大がみられ，下腿浮腫がみられる．血液データでは，Na 122 mEq/L，K 4.2 mEq/L，Cl 98 mEq/L，Glu 58 mg/dLであった．尿浸透圧は321 mOsm/kgH$_2$Oであった．

Q 徐脈性ショックを呈する低ナトリウム血症の原因は何か．

A 甲状腺機能低下症や副腎不全が鑑別に挙がる．上記患者はTSH異常高値，T4が測定感度以下であった．**甲状腺機能低下症や副腎不全は，鑑別に挙がらないとSIADHとして見過ごされることがあり，注意が必要**である．

文献

1) Dunn FL, et al：The role of blood osmolality and volume in regulating vasopressin secretion in the rat. J Clin Invest, 52：3212-3219, 1973
2) Adrogué HJ, et al：Hyponatremia. N Engl J Med, 342：1581-1589, 2000
3) Sterns RH：Disorders of plasma Sodium. N Engl J Med, 372：55-65, 2015
4) 「水・電解質と酸塩基平衡−Step by stepで考える」（黒川 清／著），南江堂，2004
5) 「Rosen's emergency medicine 8th edition」（John A. Marx, et al），Saunders, 2013

第4章　病態別体液管理

救急 ICU

2 酸塩基・電解質異常
④ 高カリウム血症・低カリウム血症

前田明倫

Point

- 高カリウム血症・低カリウム血症ではともに致死的不整脈を引き起こす危険性があるため，緊急に対応しなければならない
- カリウム濃度異常を考える際には，体内のカリウム総量とカリウムの細胞内外の分布の双方を考える必要があり，血清カリウム濃度のみで治療方針を決定してはならない
- カリウム濃度異常では特徴的な心電図変化をきたすことが知られており，モニター心電図のみでもカリウム濃度異常を発見することができる

1　病態と輸液の目的

　CKDをもつ患者や高齢者が増加し，高カリウム血症を背景にもつ患者が増加していること，また，ACE阻害薬・ARB・ループ利尿薬などカリウム濃度異常を引き起こす薬剤の処方が増えていることなどから，カリウム濃度異常は，ナトリウム濃度異常と並んで，頻繁に出会う電解質異常の1つである．

　実際にカリウム濃度異常の患者をみた際には，1）カリウムの細胞内外の分布，2）体内のカリウム総量について考える必要がある．血清カリウム濃度を補正する際には常にカリウムの細胞内外のバランスを考慮する必要があり，過度のカリウム補正は細胞内外のバランス異常が解除されたときに大きく逆方向にずれてしまう可能性があるため注意が必要である．例を挙げると，糖尿病性ケトアシドーシスでは高血糖に伴う浸透圧利尿が続くことで，体内の総カリウム量は低下しているが，インスリン不足およびアシドーシスに伴い，血清カリウム濃度は大きく低下しないことが多く，原病の治療が進むにつれて，カリウムの細胞内外のバランスが是正され，低カリウム血症が顕在化してくる．また，心筋梗塞など大きなストレス下で入院した患者では，ストレスに伴うカテコラミン放出により，低カリウム血症を引き起こすことがあるが，体内カリウム総量は低下しておらず，カリウム補充が高カリウム血症をきたしてしまう危険性がある．

1）カリウムの細胞内外の分布

　表1に代表的なカリウムの細胞内外の分布を規定する因子について示した．なかでも，

表1 カリウムの細胞内外の分布を規定する因子について

細胞内への移動（血清K濃度低下）	細胞外への移動（血清K濃度上昇）
・アルカローシス ・インスリン ・$β_2$刺激 ・薬剤（サクシニルコリン） ・甲状腺ホルモン ・低体温	・アシドーシス ・グルカゴン ・α刺激

ERに運ばれてくる重症患者ではpH値が異常であることも多く，pH値が血清カリウム濃度に大きく関与することも多い．pHが0.1低下すると血清カリウム濃度は0.5程度上昇するといわれている．ただ，アニオンギャップ開大型の代謝性アシドーシスや呼吸性アシドーシス・アルカローシスではpHと高カリウム血症の関係性が不鮮明であるなど，未解明な部分も多い[1]．

2）体内のカリウム総量

体内のカリウム総量を変化させる要素は，体外からのカリウム摂取量および体外へのカリウム排泄量の2つしかない．

カリウム摂取量に関しては，長期間の飢餓・カリウムを含まない輸液継続などが低カリウム血症の原因となる．腎臓でのカリウム排泄を増加させる代償機構が正常に働いていれば，過度のカリウム摂取が問題になることはないが，腎臓でのカリウム排泄に問題がある慢性腎臓病（CKD）では通常量のカリウム摂取でも体内のカリウム総量は増加していく可能性がある．そのため，外来患者であれば，トマト・バナナ・柑橘類といったカリウムを豊富に含む食材なども高カリウム血症の原因となることがあるし，入院患者ではペニシリンKなどのカリウム含有薬物や大量輸血（赤血球輸血1単位につき，K2～3 mEq程度）を投与する際はカリウム投与量に留意する必要がある[2]．

排泄を調整する因子としては以下のようなものが挙げられる．

【排泄低下】 腎：ACE阻害薬，ARB，アルドステロン拮抗薬，NSAIDs，ヘパリン，ST合剤

【排泄増加】 腎：Na利尿薬（サイアザイド系＞ループ系），
消化管：下痢・嘔吐・陽イオン交換樹脂

血清カリウム濃度と体内のカリウム総量は図1のような関係性にある．グラフの傾きに示されるように，体内のカリウム総量はその98％もが細胞内に存在しているため，カリウム総量が不足しても血清カリウム濃度はある程度保たれる．言い換えると，血清カリウム濃度の低下は体内カリウム総量が大きく減少している可能性があるため，注意が必要である．具体的には，血清カリウム濃度4 mEq/Lの健常人で血清カリウム濃度を1 mEq/L上昇させるにはカリウム総量100～200 mEqの補充で足りるが，血清カリウム濃度を1 mEq/L低下させるにはカリウム総量200～400 mEq除去しなければならない．ちなみに，カリウムの細胞内外のバランスが変動した場合はそれに応じて図の矢印のようにグラ

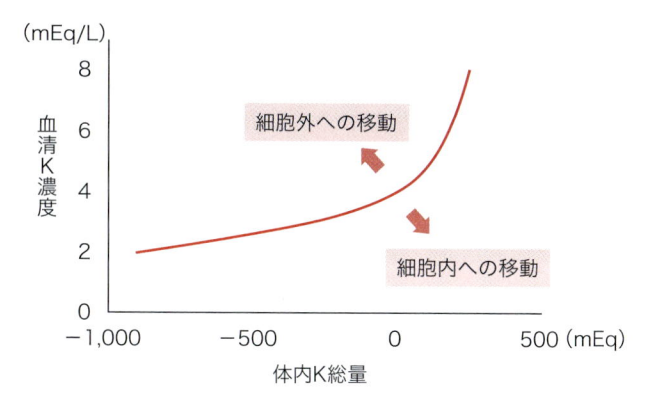

図1 ● 体内カリウム総量と血清カリウム濃度の関係
文献8より引用

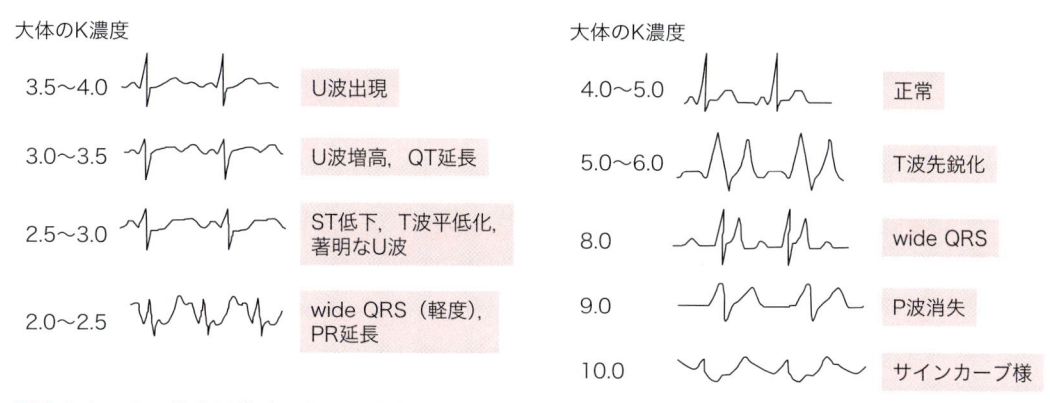

図2 ● カリウム濃度異常時の心電図変化
文献7より引用

フが変位する．

3）カリウム濃度異常の心電図変化について

　　高カリウム血症では，細胞内外のカリウム濃度勾配が小さくなる結果，膜電位は脱分極に傾き，容易に活動電位が発生するようになるため，興奮的になる，すなわち心室性不整脈が起きやすくなる．逆に低カリウム血症ではカリウム濃度勾配が大きくなる結果，膜電位が過分極に傾き，活動電位が発生しにくくなるため抑制的になる．よって，QT延長やブロックなどが起きて徐脈傾向となり，結果として期外収縮や心室性不整脈が生じる．それらの心電図変化をまとめると，図2のようになる．心電図変化をすでに有している場合は緊急的に対処した方が安全である[4]．

2 体液管理の実際

1）高カリウム血症

　　高カリウム血症は，血清カリウム濃度＞5.0 mEq/Lと定義される．実臨床で高カリウム

血症をみたときには，溶血など測定エラーの可能性も考える必要がある．実際，高カリウム血症の血液検体の20％が溶血によるものであったという報告もある．偽性高カリウム血症の一因としては，白血病患者などで著明に増加した白血球・血小板が凝集時にカリウムを放出することによる検査上の高カリウム血症もあり，疑った場合は抗凝固薬入りもしくは全血採血で再検することが必要である．実際には血液ガス（静脈・動脈問わず）が簡便だが，血液ガスの針は細いものが多く，溶血には注意する必要がある[5]．

偽性高カリウム血症が除外できれば，必要な検査〔最低限必要な検査としては，血算，血糖，血液ガス，BUN，Cre，Na，K，Cl，尿中K，尿中Na，腎臓エコー（腎臓のサイズ・輝度の確認），心電図など〕を行いつつ，緊急透析を含めた対応が必要かどうかを判断することになる．高カリウム血症の原因としては，薬剤性（ACE阻害薬/ARB，抗アルドステロン薬，ジギタリス，ヘパリンなど），現病（腎臓病・糖尿病・膠原病・副腎不全など）の影響によるもの，外傷，腫瘍・臓器の虚血壊死などが挙げられるが，病歴から明らかであることがほとんどである．

緊急時の薬物治療については，薬物ごとにその目標が異なるため，併用することが前提になる．一般的には，グルコン酸カルシウム投与により，細胞膜安定化を図りながら，グルコース・インスリン療法を施行し，細胞内外のカリウムの分布を調整し，さらにフロセミド投与で尿中のカリウム排泄を促す．反応が悪い場合や，無尿の場合などは，上記に加えて緊急透析を施行して血液中のカリウムを取り除くことが必要となる．陽イオン交換樹脂についても必要に応じて追加で使用する．β_2刺激薬吸入および炭酸水素ナトリウムについては，高カリウム血症単独の治療としては基本的には用いない．以下，代表的な薬剤とその使用法・注意点について述べる（表2）．

a) グルコン酸カルシウム

血清カリウム濃度低下作用はなく，心筋細胞膜を脱分極しにくくすることで安定化して不整脈を予防する．速効性があり，必須の薬剤ではあるが，不整脈予防でしかないことに注意．急速静注で徐脈・心停止を起こし得るので，モニター下で緩徐に投与する．

処方例
カルチコール 10 mL　3分以上かけて緩徐に静注

高カルシウム血症がジギタリス中毒を増悪させる可能性があるので，ジギタリス中毒に伴う高カリウム血症ではきわめて注意する必要がある．それでも必要と判断した場合はカルチコール 10 mLを5％ブドウ糖液 100 mLに希釈し，20〜30分かけて投与する．

b) GI（Glucose-Insulin）療法

高血糖を伴う高カリウム血症の場合はインスリンによる細胞内外の分布の改善が効果的になり得る．施行後に低血糖をきたすことも多いので，必要であれば，静注後にブドウ糖液の投与（10％ブドウ糖液 50〜75 mL/時など）を継続する．

処方例
regular insulin 10単位＋50％ブドウ糖液 50〜100 mL　急速静注

c) β_2刺激薬吸入

血清カリウム濃度を0.5〜1 mEq/L低下させるには，通常の喘息に対する治療量の4倍

以上を必要とするが，有効治療量の投与により，高血糖・頻脈などの副作用が強く発現するため，推奨されていない．インスリンとの併用で相加効果がみられるため，使用する場合はインスリンとの併用が望ましい．上記副作用のため，高齢者および心疾患のある患者には注意して用いる．

> **処方例**
> ベネトリン® 吸入液 2～4 mL（10～20 mg）＋生理食塩液 4 mL　10分以上かけてネブライザー噴霧

d）炭酸水素ナトリウム

①4時間程度までの短時間のNaHCO₃投与では血清カリウム濃度の低下が明らかでなく，一定しない，②カルシウムと反応して析出するため，カルチコールの作用を妨げる，③GI療法，β_2刺激薬吸入の方が一般的には効果が大きい，などの理由から，代謝性アシドーシスを認める緊急時以外では使用する必要性が薄い．使用する場合は高ナトリウム血症のリスクを考え，高張液のままではなく，5％ブドウ糖液1 LでHCO₃⁻ 150 mEqを希釈するなどして，等張または低張にして投与することも検討される．

> **処方例**
> メイロン® 50～100 mEqを2分以上かけて静注

e）陽イオン交換樹脂

1 gごとに約1 mEqのカリウムを排泄できる．稀ではあるが，重篤な合併症として消化管穿孔，腸管壊死が報告されているので，漫然とした投与は避けること．特にソルビトールとの併用については，FDAは推奨しない旨の声明を出しているので，知識に留めておくべきだろう．また，消化管術後の患者および腎移植後の患者には投与しない[6]．

> **処方例**
> ケイキサレート® 15～60 g

f）ループ利尿薬

ヘンレ係蹄におけるNa⁺-K⁺-2Cl⁻共輸送を抑制することで，カリウムの尿中排泄を増やす．十分な体液量・循環血漿量があり，ループ利尿薬に反応するならば有効である．腎機能障害のため反応不良であることがわかっている場合は100～200 mg程度まで増量することも検討する．フロセミドに対する反応が確認できれば，ラシックス® 20～40 mg＋生理食塩液 500 mL などで体液量を保ちながら持続投与することもある．

> **処方例**
> ラシックス® 40 mg　静注

g）血液透析

透析条件および施行前の血清カリウム濃度によるが，1時間で血清カリウム濃度を1 mEq程度下げることができる．通常の透析の設定であれば，透析液のカリウム濃度は2 mEq/Lになっているので，それに近づくように変化していく．ただ，血液透析では血液中（細胞外）のカリウムのみを取り除くので，その後の再分布によって血清カリウム濃度のリバウンドがみられることが多いので注意を要する．腹膜透析では大きな効果を期待できない．

表2 ● 高カリウム血症の緊急時対応について

グルコン酸カルシウム	● カルチコール10 mLを3分以上かけて緩徐に静注．必要なら5分空けて再投与可能 ● 2，3分で効果発現．30〜60分持続．細胞膜を安定化して不整脈予防 ● 血清K濃度低下作用はない．ジギタリス中毒では注意が必要
グルコース・インスリン（GI）療法	● regular insulin 10単位＋50％ブドウ糖液50〜100 mLを急速静注 ● 30分程度で効果発現．2〜6時間持続．細胞内外の分布を変える ● 高血糖を伴うときは効果的．低血糖に注意
β₂刺激薬吸入（サルブタモール，アルブテロール）	● ベネトリン®吸入液2〜4mL（10〜20 mg）＋生理食塩液4 mLを10分以上かけてネブライザー噴霧 ● 30分程度で効果発現．1〜2時間持続．細胞内外の分布を変える ● 高用量の吸入が必要で高血糖・頻脈が強く出る．GI療法のサポートという位置づけ
炭酸水素ナトリウム	● メイロン® 50〜100 mEqを2分以上かけて静注 ● 30〜60分で効果発現．1〜2時間持続．細胞内外の分布を変える（一部，尿中排泄も増やす） ● 代謝性アシドーシスの場合以外は推奨されない
陽イオン交換樹脂	● ケイキサレート® 15〜60 gを経口または注腸投与（経口投与が望ましい） ● 2時間程度で効果発現．数時間持続．便中排泄を増やす ● 消化管穿孔・腸管壊死の副作用あり．ソルビトールとの併用は避ける
Na利尿薬	● ラシックス® 40 mg静注 ● 効果発現・持続時間は循環動態・腎機能によって左右される．尿中排泄を増やす ● 十分な体液量・循環血漿量があり，ループ利尿薬に反応する場合は有効
血液透析	● HDの場合は設定は一義的に決定される．CHDF施行する場合は初期は透析液流量を高めに設定する ● 数十分で効果発現．最も効率的で確実．持続時間は設定による．細胞外Kを取り除く ● 透析終了後のリバウンドに注意．腹膜透析は有効でない

処方例

HD：Qd 500 mL/分　Qb 150〜200 mL/分　膜面積は1.0〜1.5 m²のものを選択
CHDF：Qd 5,000〜6,000 mL/時　Qf 0〜500 mL/時　Qb 120〜150 mL/分
Qd：透析液流量，Qf：濾過量，Qb：血液流量

以上a）〜g）の実際の投与方法および要点については表2にまとめた．

2）低カリウム血症

　低カリウム血症は血清カリウム濃度＜3.5 mEq/Lと定義される．高カリウム血症と同様であるが，不整脈，筋力低下・麻痺など有症状の場合は比較的緊急にカリウム補充する必要がある．また，低カリウム血症は不整脈，血圧，心血管疾患の発症に関与し，入院中の死亡率を10倍にするともいわれているため，無症状であったとしても，安易に経過観察としてはならない．それ以外では，肝性脳症のリスクが高い患者（低カリウム血症が腎でのアンモニア産生を亢進するため），および後述するが循環器疾患のある患者では，血清カリウム濃度を高めに保つことが望ましいと考えられ，血清カリウム濃度＞3.5 mEq/Lでもカリウム補充が必要なことも多い．ただ，盲目的なカリウム補充は過度の高カリウム血症に至ることもあり，注意が必要である．

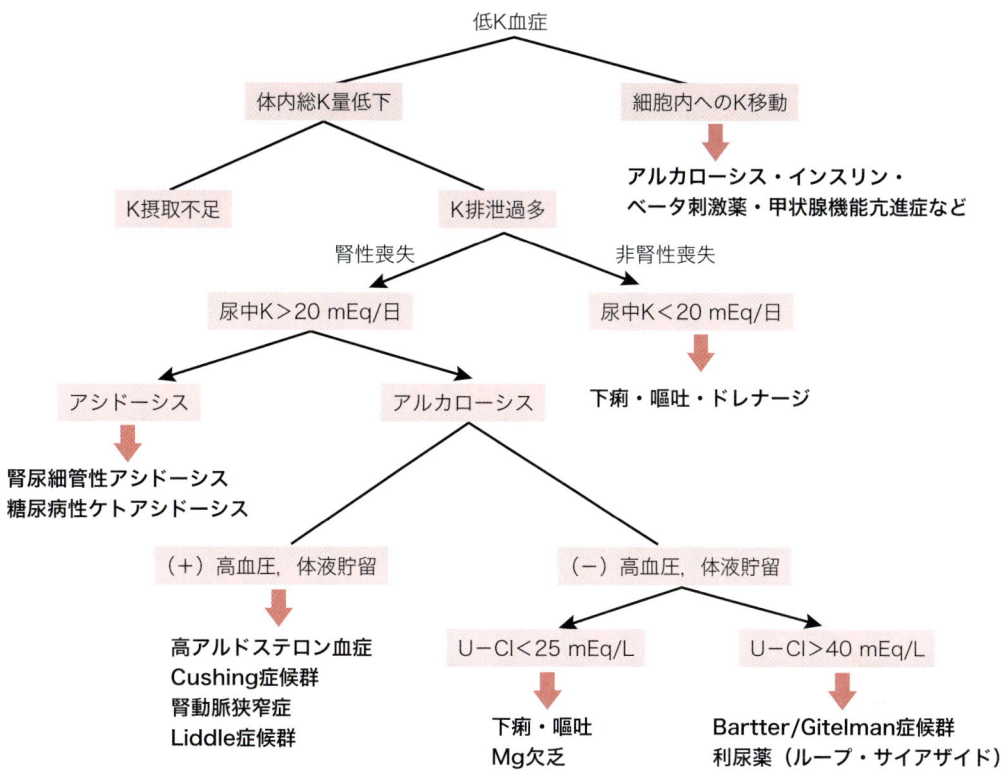

```
                              低K血症
                    ┌───────────┴───────────┐
              体内総K量低下              細胞内へのK移動
           ┌──────┴──────┐                  ↓
         K摂取不足      K排泄過多     **アルカローシス・インスリン・**
                  ┌──────┴──────┐   **ベータ刺激薬・甲状腺機能亢進症など**
                腎性喪失      非腎性喪失
              尿中K＞20 mEq/日  尿中K＜20 mEq/日
            ┌──────┴──────┐         ↓
         アシドーシス  アルカローシス  下痢・嘔吐・ドレナージ
             ↓
      腎尿細管性アシドーシス
      糖尿病性ケトアシドーシス
                       ┌──────────┴──────────┐
                  （＋）高血圧，体液貯留  （−）高血圧，体液貯留
                         ↓            ┌──────┴──────┐
                 高アルドステロン血症  U−Cl＜25 mEq/L  U−Cl＞40 mEq/L
                 Cushing症候群           ↓              ↓
                 腎動脈狭窄症         下痢・嘔吐     Bartter/Gitelman症候群
                 Liddle症候群          Mg欠乏        利尿薬（ループ・サイアザイド）
```

図3 低カリウム血症の鑑別フローチャート

表3 カリウムの経静脈的補充について

		補充速度	補充濃度
末梢静脈路経由		血清K濃度＜1.5 mEq/Lであったり，重篤な不整脈が出現している場合を除いては，原則20 mEq/時以下．最高でも40 mEq/時以下に	血管痛を起こすため，20〜40 mEq/L 最高でも60 mEq/L以下に
中心静脈路経由	下大静脈経由		100〜200 mEq/L以下にすることが推奨されている
	上大静脈経由	右心系のK濃度が急激に上がるリスクがあるため，20 mEq/時以下に	

　低カリウム血症の鑑別については，図3のようなフローチャートに従うのが簡便であろう．補充の方法としては，経口補充が原則であるが，2.0〜3.0 mEq/L以下などの重度の低カリウム血症では経静脈的補充が必要な場合もある．比較的緊急に補正する場合で，経口補充の場合はK 20 mEqを30〜60分ごとに目標値を達成するまで投与する．通常はスローケー®（塩化カリウム）を用いるが，アシドーシスがある場合は理論的にはアスパラ®カリウム（アスパラギン酸カリウム）やグルコンサンK（グルコン酸カリウム）が好ましい．経静脈的補充の場合，確実にモニター下で施行しなければならないが，加えて補充速度および濃度に注意する必要があるため，表3のようなプロトコルに従い，投与を行う．

処方例

- スローケー® 1,200〜1,800 mgを30〜60分ごとに投与

❸ 栄養管理

カリウム濃度異常の患者における特異的な栄養療法は存在しない．

❹ 注意点・禁忌

1）グルコン酸カルシウム，グルコース・インスリン療法，炭酸水素ナトリウムの投与で高カリウム血症の治療となる？

体内のカリウム総量が増加している場合には，利尿薬および血液透析以外は，カリウムの総量に対する影響がほとんどなく，根本的な解決にはならないという認識をもつことが重要である．また，カリウムの細胞内外の分布が崩れている場合でも，インスリンの枯渇や腎不全に伴う代謝性アシドーシスのみが原因である場合以外は上記のみでは改善し得ない．細胞内外の分布が崩れている場合にはその原因を検索して取り除くことが必要となる．

2）心電図変化がなければ緊急性は低い？

心電図変化とカリウム濃度とは相関が薄く，致死的不整脈発生との関係性も明らかでないともいわれている．また，慢性の高カリウム血症や緩徐に上昇した場合は，かなり高い血清カリウム濃度（7.0 mEq/L 以上など）にならないと心電図変化が出現しないこともあることも知られている[4]．

心電図変化を有する際には緊急に対応した方が安全であることはもちろんだが，そうでない場合も心電図をモニタリングすることは必要である．

● Case Reference

Case 1

統合失調症，糖尿病，糖尿病性腎症で他院かかりつけの68歳男性．自宅の床下で足を折りたたんだ状態で動けなくなっているところを家族が発見，救急要請となった．同じ体勢でおよそ20時間程度いたとのこと．両下腿が高度に発赤・腫脹していた．血液データでは，BUN 63.7 mg/dL，Cre 2.25 mg/dL，CK 7,583 U/L，Mb 1010 ng/mL，K 6.2 mEq/L，pH 7.311，HCO_3^- 16.3 mEq/L．尿潜血（＋）．心電図はHR 98 bpm，sinus rhythmだが，T波先鋭化を認める．来院後大量輸液およびグルコン酸カルシウム，グルコース・インスリン療法を施行しながら，救急外来でブラッドアクセス留置用カテーテルを挿入．持続血液濾過透析を開始した．

Q 血液データ上は血液浄化の絶対適応ではないが，この時点で持続血液濾過透析を開始した理由は？

A この症例は，横紋筋融解症および筋挫滅症候群をきたしていると診断でき，挫滅した筋組織か

ら持続的にカリウムやミオグロビンが血管内に放出されるため，当初のカリウム値がそれほど高くなくても，さらに上昇する可能性があること，そして，T波先鋭化がみられていることや，背景に慢性腎臓病があり，利尿薬への反応が不良である可能性も考え，早期に持続血液濾過透析を開始した．

Case 2

数日前からの食思不振・嘔吐・下痢および軽度の腹痛を主訴に救急外来受診した73歳女性．2日前に近医受診し，胃腸炎との診断で処方された薬を飲んでいるがあまりよくならず，息苦しさも感じてきたということで来院した．周囲に同様の症状の人はおらず，生ものの摂取などもなし．既往に慢性心不全，心房細動があり，近医通院している．バイタルは体温 37.2 ℃，脈拍 58/分，血圧 118/67 mmHg，呼吸数 24/分，SpO$_2$ 93 %．血液データでは，BUN 35.3 mg/dL，Cre 1.68 mg/dL，Na 146 mEq/L，K 2.6 mEq/L，Cl 107 mEq/L，pH 7.324，HCO$_3^-$ 22.7 mEq/L．

Q 本症例で病歴・身体所見・検査所見のなかで見逃してはならないポイントはどこだろうか？

A 本症例は病歴・血液検査から受ける印象（心房細動・脱水）に対して，脈拍 58/分と明らかに徐脈である．単なる胃腸炎として片づけるのは危うい症例と判断する必要がある．再度病歴聴取し直した結果，ジギタリスを内服していることが判明し，血中濃度も測定した結果，ジギタリス中毒と診断された．おそらく，下痢・嘔吐に伴い，腎前性腎不全・低カリウム血症に至り，その結果ジギタリス中毒を発症したものと推測され，ジギタリス内服中止のうえ，心不全加療およびカリウム製剤内服を開始し，2週間程度で独歩退院となった．また，本症例は慢性ジギタリス中毒であったが，急性のジギタリス中毒に伴う高カリウム血症に対して，カルシウム製剤を投与すると，心室性不整脈のリスクを高める危険性があるため，注意を要する．

文献

1) Adrogue HJ & Madias NE：Changes in plasma potassium concentration during acute acid-base disturbances. Am J Med, 71：456-467, 1981
2) Vraets A, et al：Transfusion-associated hyperkalemia. Transfus Med Rev, 25：184-196, 2011
3) Sterns RH, et al：Internal potassium balance and the control of the plasma potassium concentration. Medicine, 60：339-354, 1981
4) Montague BT, et al：Retrospective review of the frequency of ECG changes in hyperkalemia. Clin J Am Soc Nephrol, 3：324-330, 2008
5) Rimmer JM, et al：Hyperkalemia as a complication of drug therapy. Arch Intern Med, 147：867-869, 1987
6) Sterns RH, et al：Ion-exchange resins for the treatment of hyperkalemia：Are they safe and effective? J Am Soc Nephrol, 21：733, 2010
7) Fredrick V Osorio & Stuart L Linas：CHAPTER3 Disorders of Potassium Metabolism.「Atlas of Diseases of the Kidney」(Robert W. Schrier, eds), Wiley-Blackwell, 1999
8) 前田明倫, 土井研人：カリウム代謝異常の対処. Heart View, 18：2014

第4章　病態別体液管理

救急　ICU

3 呼吸不全

① 体液過剰を伴う呼吸不全（肺水腫，afterload mismatch など）

園生智弘

Point

- 救急外来で遭遇する肺水腫では，病歴・身体所見・検査所見を総合しての体液量評価がきわめて重要
- 過剰輸液は避けるべきだが，盲目的な利尿薬使用は予後を悪化させ得る
- 輸液や薬剤投与，呼吸管理にて刻々と病態が変化するため，頻回の病態再評価が必須である

1 病態と輸液の目的

ERを受診する呼吸不全患者は，体液管理上の観点からは大きく2つに分類できる．1つめは肺胞および肺間質，肺外の水分量増加を伴う疾患であり，代表的な病態として，心原性あるいは非心原性肺水腫，胸水貯留，局所浸潤影を伴う肺炎などが含まれる．2つめの病態はこのような水分量増加を伴わない病態で，これにはCOPDや間質性肺炎，肺塞栓症などの疾患が含まれる．本稿ではこのうち前者の病態への体液管理を扱う．

このような症例に対するERでの輸液の目的は，患者の血管内水分量を，病歴・身体所見・画像所見を総合して正確に評価するとともに，適切な方法で肺胞・間質・肺外の水分を引くことにより呼吸不全の改善を実現することである．

2 体液管理の実際（図1）

1）気道・呼吸の安定化

呼吸不全患者のすべてに共通することだが，初療において体液管理（すなわちABCのCの異常に対する介入）よりもまずは気道・呼吸の安定化が優先される．酸素投与，持続モニタリングを開始するとともに，迅速に気道の開通を確認する．次に胸部聴診にて呼吸音の左右差と，湿性ラ音が聴取されるか否かを確認し，湿性ラ音が聴取される呼吸不全症例では禁忌がなければ酸素投与に加えてマスク換気による陽圧換気を開始する．必要であ

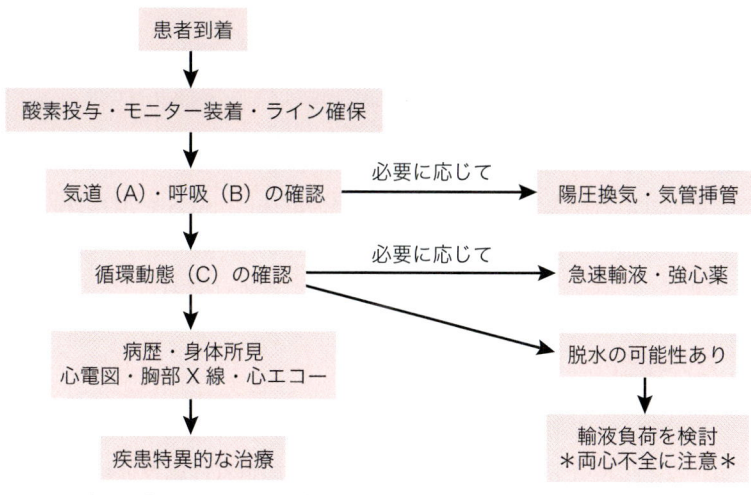

```
患者到着
  ↓
酸素投与・モニター装着・ライン確保
  ↓
気道（A）・呼吸（B）の確認 ──必要に応じて──→ 陽圧換気・気管挿管
  ↓
循環動態（C）の確認 ──必要に応じて──→ 急速輸液・強心薬
  ↓                        ↓
病歴・身体所見           脱水の可能性あり
心電図・胸部X線・心エコー      ↓
  ↓                    輸液負荷を検討
疾患特異的な治療            ＊両心不全に注意＊
```

図1 呼吸不全患者の初療の流れ

れば躊躇せずNPPV使用，気管挿管，人工呼吸器管理を開始する．

2）病歴・バイタルサイン・身体所見からの初期輸液

　体液過剰を伴う呼吸不全患者はしばしばきわめて重症であり，検査や画像所見の結果を待たずに初期治療を開始すべきである．

　バイタルサインは頻脈，頻呼吸，SpO_2の低下を呈するが，血管内脱水で輸液を必要とする状態かどうかの判断はしばしば難しい．緩徐に進行した呼吸不全で，胸部聴診所見，頸静脈怒張，下腿浮腫などのパラメータがすべて溢水を示している場合は，少量の輸液負荷にも耐えられない可能性がある．そうでない場合は，心不全であってもしばしば全身状態不良からの血管内脱水を伴っているため，ERでは慎重なモニタリングを行いつつ酢酸リンゲル液（ヴィーン®F）250 mL程度の急速輸液によりfluid challengeを行うことが推奨される．実際このような心不全患者であっても，このような急速輸液にて全身状態の改善，バイタルサインの改善がみられることはしばしば経験する．

　一方，利尿薬使用は，血管内水分量が不十分な患者では予期せぬ低血圧を誘発する場合があり，組織循環不全，特にAKI（急性腎障害）の進行を促進する可能性があるので十分な体液量評価のうえで用いる方が望ましい．

　病歴は下記の点を特に重点的に聴取する．

a）発症様式

　分～時間の単位での急激な呼吸不全の悪化はafterload mismatchによる高血圧性心不全（後に詳述）や急性冠症候群（ACS），大動脈解離（AD）などの明確なトリガーを有する疾患を考えるべきである．このような患者群では，一般に体液過剰はないかあっても軽度である．一方で，日単位以上の緩徐な呼吸不全の悪化は，体液過剰が徐々に進行し，最終的に非代償状態に至った可能性が高く，体液過剰に対する積極的な補正が必要になる．この場合は体重変化の確認も重要である．

b) 随伴症状

胸痛や背部痛はACSやADを示唆する症状であり，発熱や上気道症状の存在は肺炎など感染性の疾患を示唆する．

c) 既往歴・リスクファクター

虚血性心疾患を含む動脈硬化性疾患の既往は，ACSやADの検査前確率を上げる．一方長年の高血圧症患者（特に血圧コントロール不良例）では左室肥大，拡張障害型の心不全が進行し，高血圧性心不全を起こしやすくなる（図2）．

3）ERでの検査

前述のような初期対応を行いつつ，必要に応じて胸部X線，心電図，血液検査，心エコーなどの検査を追加していく．疾患鑑別の流れは成書を参考にしていただきたい．

体液管理上特に重要なのは心エコーである．

次のようなポイントをチェックする．

a) 左室の駆出率（EF），左室肥大の程度，壁運動低下

左室の血液量は動脈系の血管内水分量の1つの目安となる．EFの低下がある場合は，血圧が保たれていても利尿薬や血管拡張薬の使用を契機に容易に心原性ショックに至りうる．左室肥大は一般に左室の拡張障害とLVEDPの上昇を伴い，afterload mismatchによる高血圧性心不全を起こしやすい心臓といえる．局所の壁運動低下は心電図所見と合わせてACSを示唆するため，すみやかな冠動脈インターベンションの適応を考慮する．

b) 弁膜症

僧帽弁逆流（MR），僧帽弁狭窄（MS）は左房圧の上昇をもたらし，肺水腫を誘発する．大動脈弁逆流（AR），大動脈弁狭窄（AS）も左室肥大をきたし，血圧上昇や水分バランスの些細な変化で肺水腫をきたす．

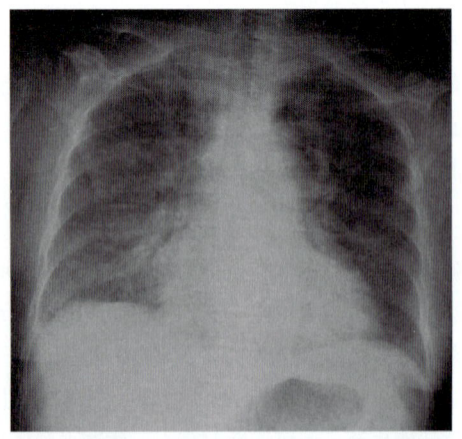

図2● 典型的な高血圧性心不全・肺水腫の胸部X線（臥位）
心拡大はそれほど目立たないが，肺門部優位の血管陰影の増強がみられる

c）下大静脈（IVC）径・呼吸性変動

静脈系の血管内水分量の 1 つの目安となる．1 cm 以下の IVC 径や，50％以上の呼吸性変動は，少なくとも輸液負荷には耐えられる（場合によっては輸液負荷により循環動態が改善する）ことを意味し，2 cm 以上の IVC 径，あるいは呼吸性変動の消失は輸液負荷よりも利尿薬などによる体液量過剰の補正を試みる 1 つの根拠となる．

4）代表的病態での体液管理

a）心不全

心不全の古典的分類はいくつかあるが，ER での体液管理上は Clinical Scenario（CS）分類を用いるとわかりやすい（図3）．

● **CS1 sBP 140 mmHg 以上　高血圧性心不全（afterload mismatch による急性肺水腫）**（図4）

急性発症で，血圧は sBP 140 mmHg 以上（多くは180〜250 mmHg の著明高値）を呈する．典型的には肺水腫は重症だが浮腫は呈さない．末梢血管収縮が契機となっての体内水分の再分布（afterload mismatch）が病態の本質であり，血管拡張薬を主体として体液管理を行う．体液過剰はあっても軽度であることが多く，利尿薬の使用は十分な体液量評

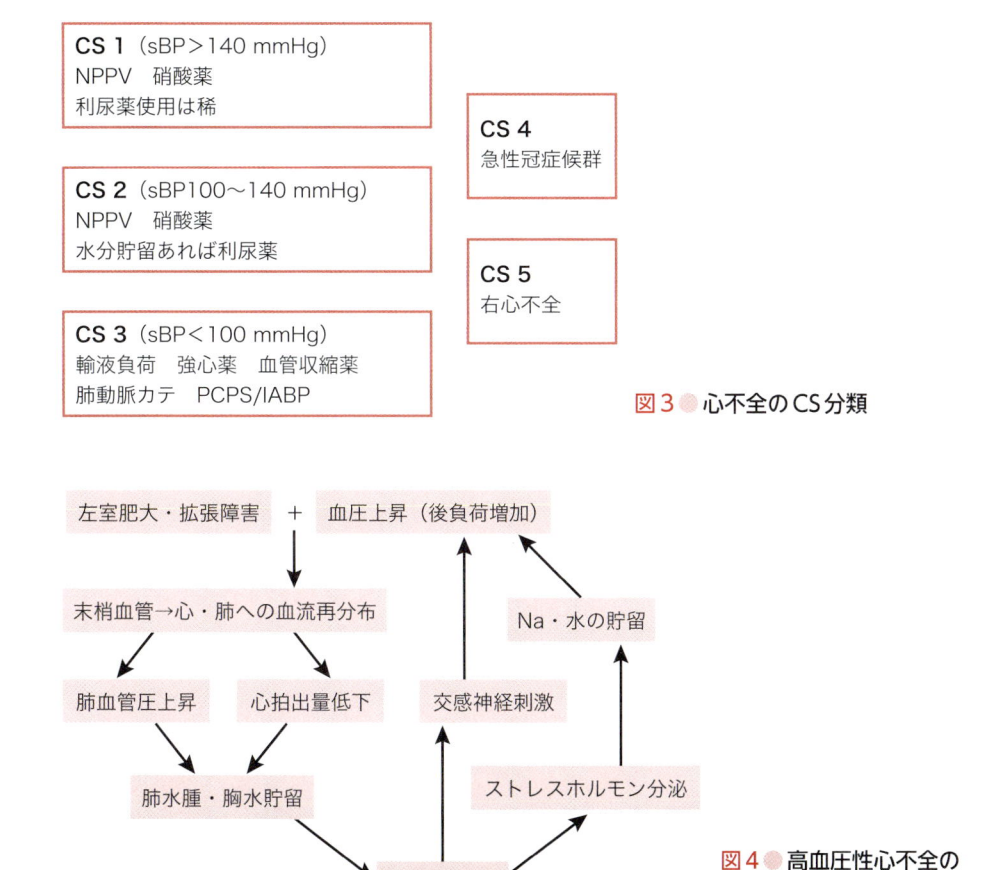

CS 1（sBP＞140 mmHg）
NPPV　硝酸薬
利尿薬使用は稀

CS 2（sBP100〜140 mmHg）
NPPV　硝酸薬
水分貯留あれば利尿薬

CS 3（sBP＜100 mmHg）
輸液負荷　強心薬　血管収縮薬
肺動脈カテ　PCPS/IABP

CS 4
急性冠症候群

CS 5
右心不全

図3 ● 心不全のCS分類

図4 ● 高血圧性心不全の病態

価の後に行う．ACS（CS4）との鑑別が困難な場合がある．

> [処方例]
> 酢酸リンゲル液（ヴィーン®F）250 mLまで全開投与
> ニトログリセリン（ミオコール®）1〜10 mg　血圧をモニターしつつ間欠的にIV
> → sBP 140 mmHg未満程度にコントロールされればニトログリセリン（ミオコール®）2〜3 mg/時で持続投与
> 血圧コントロール不良なら，カルペリチド（ハンプ®）0.025 μg/kg/分から開始，あるいはニトロプルシド（ニトプロ®）0.5〜2.0 μg/kg/分
> 体液過剰があれば，フロセミド（ラシックス®）5〜20 mg IV
> 必要に応じて，挿管あるいはNPPVでの陽圧換気

●CS2 sBP 100〜140 mmHg　うっ血性心不全の増悪

　数日以上の経過で発症し，過飲，暴食，怠薬，感染などによる水分あるいは塩分の貯留が原因となる場合が多い．血管拡張薬を使用し，後負荷を軽減するとともに，体液過剰に対して尿量をモニターしつつ利尿薬を使用する．心機能低下が目立つ症例では薬剤投与にて急激にショックに至る場合があるので注意する．

> [処方例]
> 酢酸リンゲル液（ヴィーン®F）20 mL/時
> and/or
> ニトログリセリン（ミオコール®）1〜3 mg/時で持続投与，あるいは　カルペリチド（ハンプ®）0.025 μg/kg/分から持続投与
> and/or
> フロセミド（ラシックス®）5〜20 mg IV 続いて2〜10 mg/時 持続投与

●CS3 sBP 100 mmHg未満　心原性ショック

　ショックを伴う肺水腫を呈することが多く，心機能は非常に低下している．体液量を各種所見から判断しfluid challengeを行う場合があるが，肺水腫の悪化と循環動態の改善のどちらの作用が優位になるか，慎重にモニタリングすることが必要である．最低限の組織循環を維持するために血管収縮薬や強心薬の投与が必要になることも多いが，心負荷を増やし長期予後を悪化させ得ることには留意すべきである．体液量過剰に対しては利尿薬をごく少量から慎重に使用するが，浮腫や肺水腫を呈していても血管内水分量は減少している場合がしばしばあり，どちらかというと循環動態維持を目的に，浮腫や肺水腫の悪化は覚悟のうえで輸液負荷を行う場合の方が多いかもしれない．このように根本的には低心機能に対する手を打たないと治療は手詰まりとなるので，IABP/PCPSなどの心機能補助デバイスの使用も検討する．

> [処方例]
> 酢酸リンゲル液（ヴィーン®F）250 mL全開
> and/or
> ドブタミン（ドブトレックス®）3〜10 μg/kg/分 持続投与
> and/or
> フロセミド（ラシックス®）2.5〜20 mg 尿量を見つつ間欠的IV

- **CS4 ACS**

   前述のCS1～3の治療に加えてACSに対する治療を行う．具体的にはアスピリン（バイアスピリン®）やクロピドグレル（プラビックス®）の内服や，ヘパリン投与，早期の冠動脈インターベンションの施行などである．

- **CS5 右心不全**

   中心静脈圧上昇に伴う全身浮腫に加えて左室前負荷の低下による循環不全を呈する場合が多いが，通常は肺水腫による呼吸不全は呈さない．

b）非心原性肺水腫

非心原性肺水腫（いわゆるacute respiratory distress syndrome：ARDS）は，肺血管透過性の亢進が病態の中心であり，その原疾患は肺炎，敗血症，外傷，膵炎，熱傷など多岐にわたる．血管内水分量にかかわらず肺での血管外水分漏出が増加するため，呼吸状態の悪化を避けるためにも，循環動態が保たれている限りは体液量の少ない状態を維持する（dry sideに傾ける）のが望ましいとされている．このため，ERでこのような患者の初期対応を行う際には過剰輸液が予後悪化因子であることを認識し，循環動態が保たれる最低限の輸液量にとどめることが肝要である．感覚的には細胞外液よりも血管内分布率の高いアルブミン輸液などの使用が望ましいようにも思えるが，急性期での積極的な膠質液の使用を支持するエビデンスは乏しい．

c）肺炎・胸水貯留

局所の肺浸潤影をきたす肺炎や，胸水貯留をきたす疾患でも，大原則は前述のb）の非心原性肺水腫と同様で，肺の血管外水分漏出や胸水貯留を悪化させる過剰輸液は避けるべきである．特に膠質浸透圧が低下している症例では，適応があれば積極的にERで早期に診断＋治療目的での胸水穿刺を行うことでその後の輸液管理が容易になる．

❸ 栄養管理

体液過剰を伴う呼吸不全患者は多くが重症であり，ERでの初期対応において特別な栄養管理を考慮する必要はない．もちろん，ほかの重症疾患同様，全身状態の改善に合わせて入院後すみやかに経口摂取あるいは経腸栄養とリハビリを開始するのが肝要なのはいうまでもない．

❹ 注意点・禁忌

1）利尿薬使用について

体液量の評価を行わずに"尿が出なければとりあえず利尿薬"の考えのもとに利尿薬を使用することは慎まなければならない．利尿薬単独の使用は血管内脱水を誘発し，予後を悪化させる報告が複数ある．

2) 血管拡張薬使用について

　　ERでの肺水腫を伴う呼吸不全においては，後負荷軽減のための血管拡張薬使用がkeyとなる．ただし，ニトログリセリンをはじめとした血管拡張薬は，後負荷を軽減するのと同等あるいはそれ以上に静脈系の拡張による前負荷の低下をもたらすため，前負荷依存性に循環動態が維持されている下記のような病態では避けるべきである．

- 右室梗塞・右心不全
- 肥大型心筋症やASなどの左室流出路狭窄

　　これに加えて，PDE3阻害薬（シルデナフィルなど）使用患者では相互作用で急激な低血圧を招くので禁忌であり，前述したように，体液量が減少している患者でも急激な低血圧を起こし得るので注意する．

　　臨床現場では，心電図（下壁梗塞の40％程度に右室梗塞を合併）と心音の確認や心エコーで左室流出路狭窄がないこと，循環血漿量の推定を行ったうえで使用するのが妥当である．

Case Reference

Case 1

　　80歳の高血圧既往のある男性．突然発症した呼吸苦と喘鳴を主訴に救急車で来院．血圧210/120 mmHg，SpO_2 77％（room air），発汗著明．明らかな浮腫はないが，身体所見，胸部X線からは明らかに肺水腫の存在が疑われた．

　　来院後，心電図施行，ニトログリセリン（ミオコール®）を間欠的に投与したところ，収縮期血圧140 mmHg程度まで低下．10分程度の経過で喘鳴は徐々に改善した．

Q 血管拡張薬単独の使用でなぜただちに肺水腫が改善したのか？

A 本症例は典型的な高血圧性心不全（CS1心不全）であり，体液量の増加よりも急激な血管収縮，血圧上昇による体内血液の再分布が原因である．したがって血管拡張薬の使用でこの再分布が解除されればすみやかに症状が改善する．もちろん，体液量増加による心不全やACSの可能性は常に考慮しておく．

Case 2

　　75歳の肺気腫，心筋梗塞，高血圧，糖尿病の既往のある男性．2〜3日の経過で発熱と喀痰増加を自覚しており，呼吸苦が耐え難いほど悪化したため救急来院．血圧140/80 mmHg，SpO_2 75％（room air），起座呼吸．酸素吸入，陽圧換気でも呼吸状態の改善がなく，挿管管理となった．胸部CT上両下葉優位のスリガラス影，胸水貯留がみられ，一部浸潤影も伴っていた．ICU入院後，維持輸液は40 mL/時，フロセミド（ラシックス®）2 mg/時の持続投与を開始した．

Q フロセミド（ラシックス®）使用の理由は？

A 本症例のように，心不全と肺炎のどちらが病態の中心かはっきりしない症例はしばしば経験する．肺血管からの水分の漏出の原因が，心不全による血管内圧上昇，炎症による血管透過性亢

進のいずれであっても，循環動態が保たる範囲でできるだけdryに管理するのが原則である．もちろん，治療反応性はこまめにフォローし，体液量の推定と心機能および肺野病変の変化を継続的に追うこと，体重変化などの病歴からできる限りの鑑別を試みることは重要である．

文献

1) Mebazaa A, et al：Practical recommendations for prehospital and early in-hospital management of patients presenting with acute heart failure syndromes. Crit Care Med, 36：S129-139, 2008
2) Cotter G, et al：The pathophysiology of acute heart failure--is it all about fluid accumulation? Am Heart J, 155：9-18, 2008
3) Collins S, et al：Beyond pulmonary edema：diagnostic, risk stratification, and treatment challenges of acute heart failure management in the emergency department. Ann Emerg Med, 51：45-57, 2008

第4章 病態別体液管理

救急 ICU

3 呼吸不全
② 体液過剰を伴わない呼吸不全（COPD急性増悪）

伊藤 麗

Point
- 重症のCOPD急性増悪の循環管理はおおむね右心不全の管理と変わらない
- 血管内水分量の過不足の判定の際に，中心静脈系の指標はあまり当てにならない
- 血管拡張作用のある薬剤の使用は慎重に
- 血液ガスデータを正常値にすることが目標ではない

1 病態と輸液の目的

　慢性閉塞性肺疾患（chronic obstructive pulmonary disease）とは，末梢気道の狭窄により呼出障害が生じ，そのため換気不全にて呼吸苦をきたす疾患であり，呼吸困難や喀痰の増加が日常の変動を超えるようなら急性増悪と判断する．

　軽症であれば，循環や腎機能などに合併症がなければ，体液・循環管理に難渋することはなく，通常の入院患者と同様の輸液管理（必要な水分や電解質の投与）を行えばよい．

　重症のCOPDでは，低酸素による肺血管の攣縮や，肺胞破壊による肺血管床の減少により，慢性の肺高血圧症を合併しているため，急性増悪時に右心不全が顕在化することが多く，それに応じた管理が必要になる．心拍出量が右室の拍出量に依存するため，右室の前負荷・右室の収縮能を意識した管理をする．一方，純粋なCOPDでは左心不全を合併することは稀なため，肺水腫を認めるようであればほかの要因がないかを考える必要がある．

2 体液管理の実際

　救急外来に呼吸苦＋wheezeで搬送されてきた場合，低血圧がなければさしあたり細胞外液（リンゲル液など細胞外液であれば種類を問わないが，生理食塩液にしておくと後に側管から何かしら投与する際に配合の問題が出にくい）をラインキープ程度の流速で流し，採血で電解質がわかれば必要に応じて調整する．

　呼吸苦がある場合，頻脈は必ずしも脱水を示唆しないので，心電図にて洞調律で心拍

数＜150／分 程度なら気管支拡張薬の吸入やNPPV（noninvasive positive pressure ventilation：非侵襲的陽圧換気）などの呼吸器に対する治療にて改善してくるか経過をみることが多い．一方，呼吸苦と気道狭窄音（wheeze）に加えて低血圧が認められれば，純粋なCOPD急性増悪としては典型的ではないので，細胞外液の急速投与を開始して低血圧の原因検索をする．

ICU入室後，循環動態が安定しているようなら特段変わった管理は不要であり，臓器灌流不全が起きないようにeuvolemiaで管理し，抜管をめざす時期になればドライサイドにもっていく．電解質に問題がなければ3号液1,500〜2,000 mLとし，バランスとしては−500〜＋1,000 mL／日くらいで収まれば問題はないことが多い．

ICU入室後低血圧がみられ，明らかな左心不全や出血などのほかの原因がない場合は，右心拍出量の低下によるものを考え，輸液負荷（細胞外液500 mL程度を30分くらいで）を行ってみる（図）．余裕があれば心臓超音波検査にて短時間での心拍出量の増加をもって評価するのが理想であるが，輸液負荷にて明らかに血圧が上昇する場合はそれをもって反応性ありと判断してもほとんど問題ないと思われる．

エコー上明らかな左室やIVCの虚脱がある場合には脱水と判断して差し支えないが，CVPやIVCが張っていることや下腿に浮腫があることなどの右心系の容量負荷の所見は，右心不全の場合（特に挿管されているような場合）信頼性は低い．血管内水分量が充足したかどうかを高い精度で推測できる指標はなく，腎障害や利尿薬の投与がなく，尿量が保てている場合は少なくとも脱水ではないと考えるにとどまる．実際にはバイタルが落ち着いていれば輸液を絞り，脈が速くなる，血圧が低下するなどの所見を認めた際にはそのときに再評価するしかないと考える．

低血圧が遷延し，輸液反応性がない場合はカテコラミン（ドブタミンあるいはノルアドレナリン）を用いる．

末梢血管拡張作用を有するドブタミンには，肺動脈血管抵抗低下が期待されるため右心不全であれば本来第1選択と考えるが，心拍出量は必ずしも増加せずにむしろ頻脈を増悪させることがあるので，実際には3〜5γ程度で開始し，血圧・脈拍・乳酸値・ScvO$_2$などで評価をしながらアジャストしていく．

ノルアドレナリンを投与すると血圧は上昇するが，心拍出量や組織への酸素供給の増加を伴っているかはそれだけでは判断できない．持続的な乳酸値の低下や尿量の増加，ScvO$_2$の増加を伴っていればeffectiveと考える．ただし，心拍出量の増加はどうあれ，最低限の組織灌流圧は必要と考えるので，少なくとも平均動脈圧60〜65 mmHg程度はキープする．

いずれの方法を用いる場合であっても，基本的には介入→評価→アジャストを可能な限り短時間でくり返す．カテコラミンの半減期は3分程度であるため，尿量や乳酸値以外の指標であれば，通常30分以内の評価が可能である．尿量や乳酸値は2時間程度で評価する．

抜管が視野に入ってきたら輸液を絞り，利尿薬を併用してドライサイドにもっていく．前負荷の減少により血圧が低下することが多いが，ノルアドレナリンを併用してバイタルを維持し，抜管することが多く，抜管後は胸腔内圧の減少→静脈還流の増加により，すみやかにノルアドレナリンを中止できることが多い．

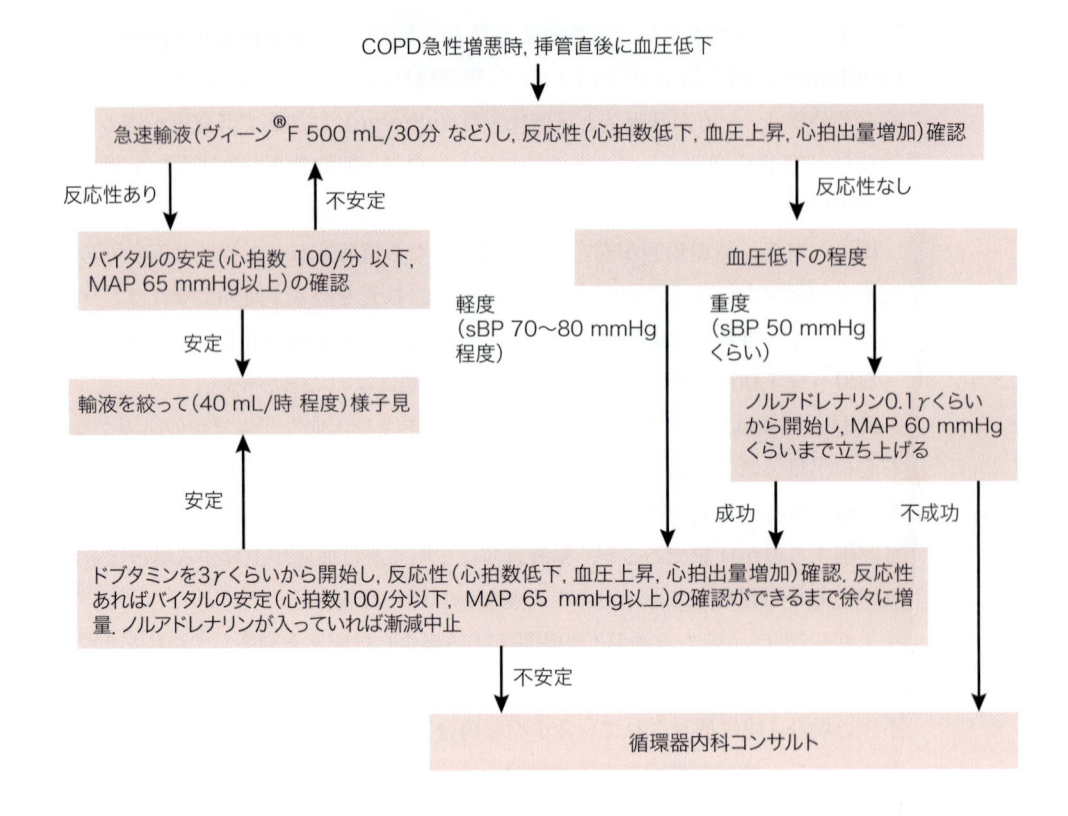

```
                           COPD急性増悪時, 挿管直後に血圧低下
                                          ↓
              急速輸液(ヴィーン®F 500 mL/30分 など)し, 反応性(心拍数低下, 血圧上昇, 心拍出量増加)確認
      反応性あり ↙        ↑ 不安定                                      ↓ 反応性なし
    バイタルの安定(心拍数 100/分 以下,                              血圧低下の程度
    MAP 65 mmHg以上)の確認                    軽度                      重度
              ↓ 安定                   (sBP 70～80 mmHg              (sBP 50 mmHg
                                        程度)                          くらい)
    輸液を絞って(40 mL/時 程度)様子見                                        ↓
              ↑                                               ノルアドレナリン0.1γくらい
              ↑ 安定                                           から開始し, MAP 60 mmHg
                                                              くらいまで立ち上げる
                                                          成功 ↙      ↘ 不成功
    ドブタミンを3γくらいから開始し, 反応性(心拍数低下, 血圧上昇, 心拍出量増加)確認. 反応性
    あればバイタルの安定(心拍数100/分以下, MAP 65 mmHg以上)の確認ができるまで徐々に増
    量. ノルアドレナリンが入っていれば漸減中止
                                    ↓ 不安定
                              循環器内科コンサルト

         同時並行でほかの血圧低下の要因(左室壁運動の低下, 気胸, 大量出血など)の検索
```

図 ● COPD急性増悪における循環管理の流れ

❸ 栄養管理

　通常消化管には問題がないので，経静脈栄養は用いない．もともと糖尿病でインスリンや経口血糖降下薬を使用している場合，来院時低血糖がみられた場合などは輸液に少量の糖を加えることはある．

　挿管されているなどの理由で食事が開始できない場合は，入院翌日には経管栄養を開始する．

　必要な栄養量についての強い推奨はないが，感染を併発していることが多く，急性期はover feedingを避ける．特定の栄養素や栄養比率が予後を改善する根拠は今のところなく，投与製剤はほぼ何でもよい（通常の半消化態のもの，ラコール®，エンシュア®などを使うことが多い）．20 mL/時 程度の持続投与で開始し，問題なければその日中に40 mL/時程度まで増量する．数日で抜管できそうならそのままとし，1週間経っても経口摂取が難しそうであれば60 mL/時 まで増量する．その後はリンパ球数やプレアルブミンなどのrapid turnover protein（RTP）を指標に栄養投与量を調節していく．

　通常の管理でCO_2が貯留して呼吸性アシドーシスが進行し，pHのコントロールができない場合，脂肪含有量の多いプルモケア®などの製剤を考慮する．急性期においてはpCO₂

80 mmHg, pH 7.2程度でも問題はないが，抜管をめざす段階では，少なくともpHは7.3台以上を保つことが望ましい．また，呼吸性アシドーシスによるアシデミアの改善のためには基本的にはメイロン®は用いない．

❹ 注意点・禁忌

陽圧換気施行時やプロポフォール，硝酸薬などの血管拡張作用がある薬を使う際には血圧が極端に低下する場合があるので，少量から慎重に使用する．

Case Reference

Case 1

85歳男性．COPDにて外来フォロー中．在宅酸素療法（HOT）3Lで導入されている．3日前から喀痰の増加，咳嗽，呼吸苦あり．近医受診し，抗菌薬が処方されフォローされていたが，呼吸苦が徐々に増悪し，会話も困難となってきたため救急要請．

来院時JCS I-3，不穏，呼吸数40/分，SpO_2 85%（リザーバー10 L），心拍数130/分，血圧110/70 mmHg，体温37.5℃．聴診上全肺野にwheeze著明で，左右差なし．COPD急性増悪と考え，ベネトリン®吸入するも改善なし．不穏状態のため，NPPV装着困難と考え，フェンタニルおよびドルミカム®にて鎮静し，挿管したところ，sBP 50 mmHgまで低下．

Q 血圧低下の原因は何か？また，その対処は？

A 陽圧換気にしたことによる胸腔内圧上昇より，静脈還流が減少し，右心の前負荷が低下したことによる心拍出量の低下．細胞外液の急速輸液にて対処する．

第4章 病態別体液管理

救急 ICU

4 薬物過量摂取
① 三環系（TCA）

富田慶一，和田智貴

Point

- TCA：tricyclic antidepressant 中毒は，摂取歴，臨床症状，12誘導心電図変化に基づいて診断される
- TCA中毒（一般に中毒量10 mg/kgとされる）では，臨床症状の急激な悪化（不整脈，血圧低下，痙攣発作など）が起こり得るため密なモニタリング（心電図モニター，12誘導心電図フォロー）が必要である
- QRS時間の延長，心室性不整脈，低血圧を認める場合は，重炭酸Na 1～2 mEq/kgのボーラス静注を5分ごとに反復，あるいは持続静注を行い，心電図変化をモニタリングしながらpH 7.50～7.55を目標に血液のアルカリ化を行う

1 病態と輸液の目的

　1950年代後半からうつ病を中心とした精神疾患の治療に用いられているTCAは，大量服用による強い心毒性をもつ．TCAは，第1世代と第2世代に大別される．**第1世代は大量服用により低血圧や心室性不整脈を，第2世代はより治療効果が高く副作用が少ない傾向にあるが，大量内服により意識障害や痙攣発作を起こしやすい**（表）．近年は，より副作用の少ないSSRIやSNRIにうつ病治療の1st-lineの座を取り替わられつつあるが，依然TCAがうつ病や他疾患の治療に使われる頻度は高く，TCA中毒は現在でも致死的かつ重

表 ● 代表的な三環系抗うつ薬の分類と臨床症状の特徴

	臨床症状	
	心毒性	痙攣発作
第1世代		
イミプラミン（トフラニール®）	●	△
クロミプラミン（アナフラニール®）	●	△
アミトリプチリン（トリプタノール）	●	△
第2世代		
アモキサピン（アモキサン®）	△	●

● 起こしやすい　△ 起こし得る

大な臨床問題の1つである．**一般に成人では，TCA摂取量 10 mg/kg 以上が致死的副作用のリスク出現の目安となる．**

1) 薬理作用と中毒による臨床症状

TCAの抗うつ作用の主な作用機序は，**中枢神経系のシナプス前ニューロンでのセロトニン・ノルアドレナリンの再取り込み阻害作用**である．そのほか，下記のような薬理作用からTCA中毒では種々の中毒症状が生じ得る．

- **心筋の速いナトリウムチャネル（cardiac fast sodium channel）阻害作用（第1世代で強い）**

  心筋内伝導速度遅延による伝導異常〔QRS延長（極度のQRS延長はVT・VFを惹起する），QT延長，PR延長，非特異的ST・T変化，房室ブロック，Brugada様変化＝V1〜3のsaddle型ST上昇など〕や心筋収縮力低下による血圧低下の原因となる．

- **中枢型，末梢型ムスカリン性アセチルコリン受容体阻害作用**

  瞳孔散大，口渇，腸蠕動障害，洞性頻脈，せん妄，尿閉，高体温の原因となる．

- **末梢α₁アドレナリン受容体阻害作用**

  末梢血管拡張による血圧低下の原因となる．

- **ヒスタミンH₁受容体阻害作用**

  鎮静・昏睡の原因となる．

- **中枢神経GABA_A 受容体阻害作用（第2世代で強い）**

  鎮静・昏睡・痙攣発作の原因となる．

- **ドパミンD₂受容体阻害作用（アモキサピンのみ有する）**

  錐体外路症状や悪性症候群の原因となる．

2) 薬物動態

TCAは主に小腸上部から吸収され，2〜8時間以内に最大血中濃度に達し，肝臓でチトクロームP450酵素系により代謝される．いずれも**脂溶性で分布容積が大きく，タンパク結合率が高いため，TCA中毒では血漿交換や血液透析濾過は推奨されない**．また，TCA中毒では，抗コリン作用による腸蠕動障害で吸収遅延が生じ得る，代謝経路の飽和によりバイオアベイラビリティ増加や初回通過効果低下が起こり得る，合併するアシデミアによりタンパク結合率が低下し得るなどの点から，血中TCA濃度と臨床毒性に乖離が生じ得る．このため，**血中TCA濃度は治療方針決定の指標とならない**．

3) 臨床検査

TCA中毒は，摂取歴，前述の臨床症状，12誘導心電図変化に基づいて診断される．
TCA中毒では，12誘導心電図において図1のような変化を呈する．TCA中毒における心電図変化は急速に発現し得るため，無症状でもリスクが高ければ適宜心電図フォローが必要である．特に，QRS時間＞100 msecでは26％，QRS時間＞160 msecでは50％に心室性不整脈を認めたとの報告があり，**QRS時間＞100 msecは，潜在的心毒性の**

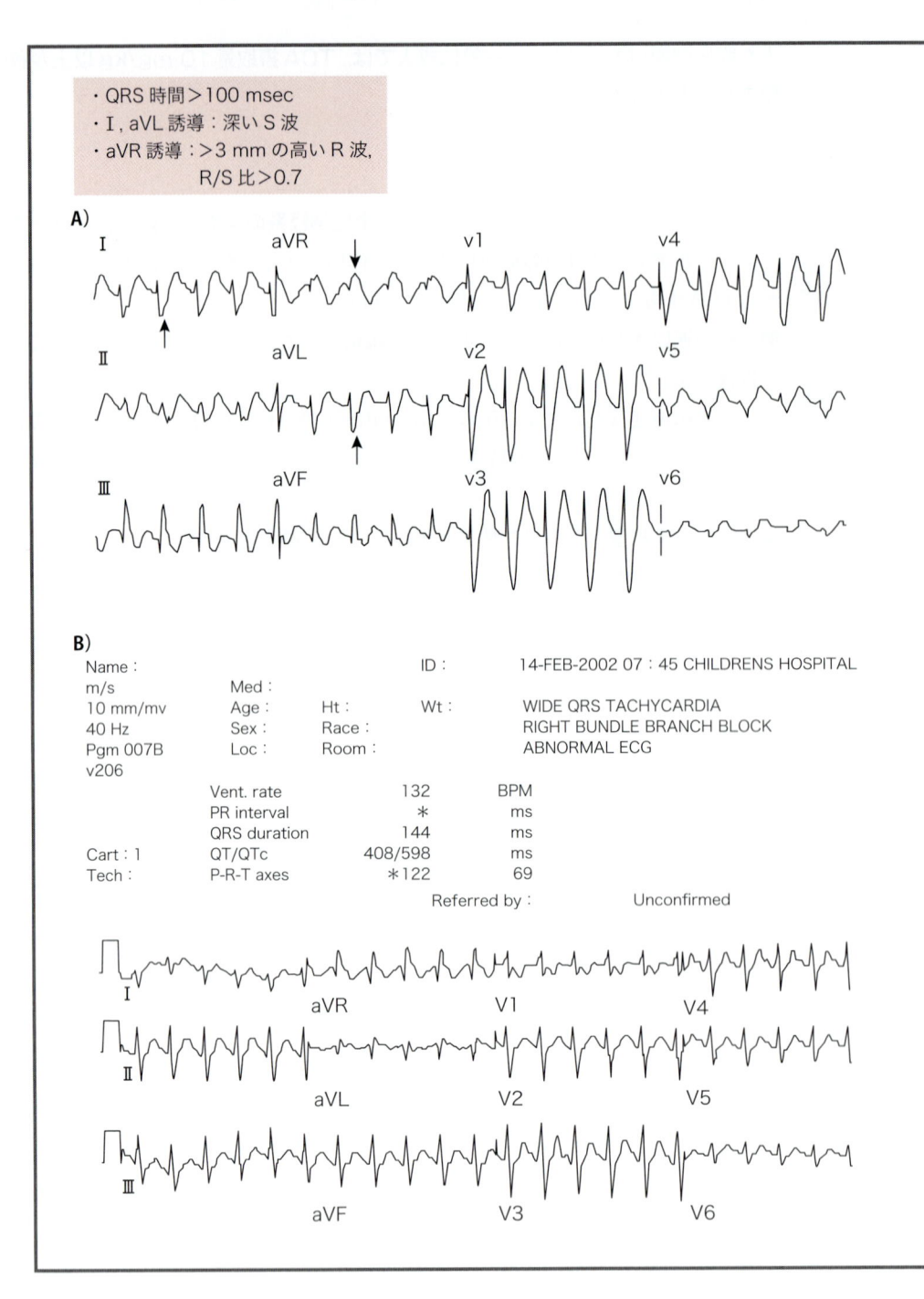

- QRS 時間＞100 msec
- Ⅰ, aVL 誘導：深い S 波
- aVR 誘導：＞3 mm の高い R 波, R/S 比＞0.7

指標として，また，重炭酸 Na 治療を行う際の投与量決定の指標として有用である．対照的に，血中 TCA 濃度は治療方針決定の指標とならない．

4) 輸液の目的

　　TCA 中毒における輸液の目的は，前述の病態により起こり得る，不整脈，低血圧，痙攣などの致死的な中毒症状を予防あるいは治療することである．

C)

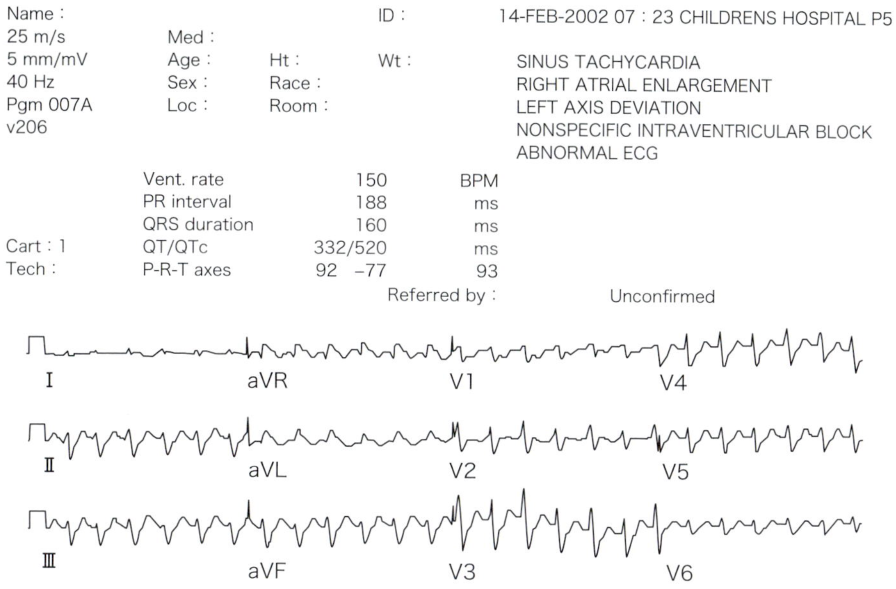

```
Name :                                      ID :         14-FEB-2002 07 : 23 CHILDRENS HOSPITAL P5
25 m/s          Med :
5 mm/mV         Age :     Ht :     Wt :     SINUS TACHYCARDIA
40 Hz           Sex :     Race :            RIGHT ATRIAL ENLARGEMENT
Pgm 007A        Loc :     Room :            LEFT AXIS DEVIATION
v206                                        NONSPECIFIC INTRAVENTRICULAR BLOCK
                                            ABNORMAL ECG
                Vent. rate      150     BPM
                PR interval     188     ms
                QRS duration    160     ms
Cart : 1        QT/QTc          332/520 ms
Tech :          P-R-T axes      92  −77   93
                                            Referred by :       Unconfirmed
```

I   aVR   V1   V4
II aVL   V2   V5
III aVF   V3   V6

図1 ● TCA 中毒における代表的心電図変化

A) TCA 中毒における典型的な心電図所見．矢印のように I，aVL 誘導で深い S 波，aVR 誘導で高い R 波がみられる．
B) TCA 中毒における初期の心電図変化所見．QRS 時間 144 msec に延長しており，aVR 誘導で高い R 波がみられる．
C) TCA 中毒における重篤な心毒性を呈した際の心電図変化所見．QRS 時間 160 msec とさらに延長しており，引き続き aVR 誘導で高い R 波がみられる．

文献 2 より引用

2 体液管理の実際（図2）

1）中毒一般の治療

- ●ABC の維持（気管挿管，酸素，細胞外液輸液，電解質補正）
- ●活性炭投与

腸閉塞，イレウス，穿孔などの禁忌がない限り，摂取後 1 ～ 2 時間以内では，活性炭 1 g/

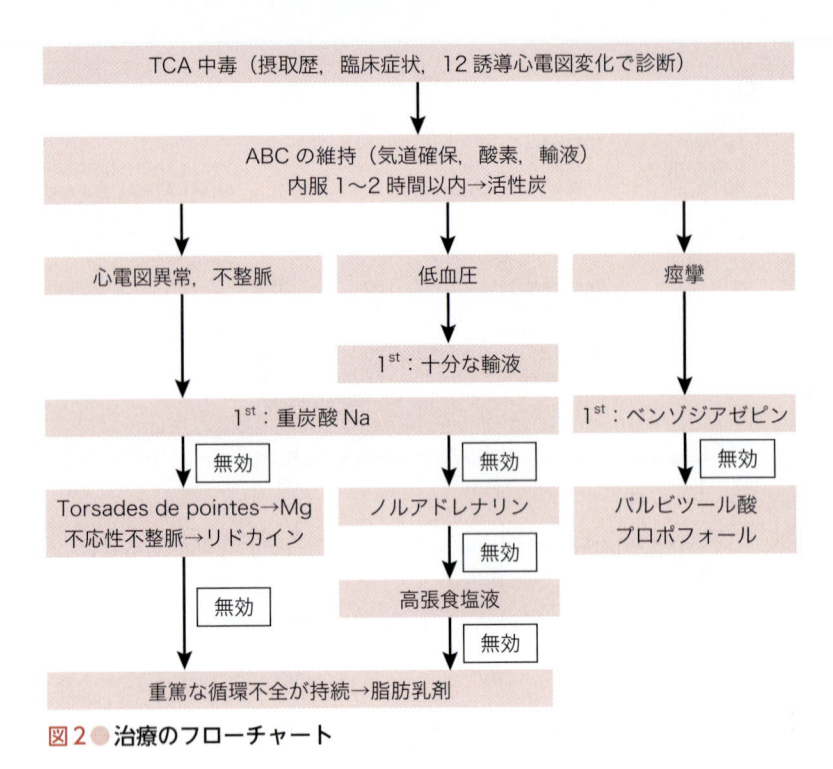

```
TCA中毒（摂取歴，臨床症状，12誘導心電図変化で診断）
                         ↓
        ABCの維持（気道確保，酸素，輸液）
             内服1～2時間以内→活性炭
    ↓                    ↓                   ↓
心電図異常，不整脈        低血圧               痙攣
                         ↓
                   1st：十分な輸液
    ↓                    ↓                   ↓
 1st：重炭酸Na                            1st：ベンゾジアゼピン
   │無効│               │無効│              │無効│
    ↓                    ↓                   ↓
Torsades de pointes→Mg  ノルアドレナリン     バルビツール酸
不応性不整脈→リドカイン                      プロポフォール
                        │無効│
   │無効│                ↓
    ↓                   高張食塩液
                        │無効│
    ↓                    ↓
    重篤な循環不全が持続→脂肪乳剤
```

図2● 治療のフローチャート

kg（最大50 g）の投与を行う．以下の処方例のように下剤に溶解して投与する方法もある．

> **処方例**
> ※体重50 kg換算
> 活性炭1 g/kg（活性炭50 g＋マグコロール® 34 g/250 mL）内服あるいは経鼻胃管から投与

2）TCA中毒に特異的な治療

a）心電図異常，不整脈，低血圧に対する重炭酸Na

　心電図異常，不整脈，低血圧を認める場合は，重炭酸Na（メイロン® 8.4％）1～2 mEq/kg静注を5分ごとに反復し，pH 7.50～7.55を目標に血液のアルカリ化を行う．持続静注する場合は，成人で重炭酸Na 150 mEq＋5％ブドウ糖液 1,000 mL溶液を2～3 mL/kg/時で開始しpHをみながら適宜調整する．治療効果は心電図異常，不整脈，低血圧の改善で判断し，治療効果がみられた場合は4時間ごとに25％ずつ減速する．減速により上記所見の再増悪が認められた場合は，再度ボーラス投与を行い，もとの投与速度で再開する．なお，長期間の重炭酸Na投与により，容量過負荷，低カリウム血症，高ナトリウム血症，代謝性アルカローシスが生じ得るため，血液ガスのフォローは必須である．

　重炭酸NaのTCA中毒への効果は，血液のアルカリ化と細胞外ナトリウム増加という2つの機序による．血液のアルカリ化によりTCAの血清タンパク結合率が増加することで活性型TCAは減少し，細胞外ナトリウムの増加により細胞膜電気勾配が上昇することでTCAによるナトリウムチャネル遮断と拮抗する．

> **処方例**
>
> ※体重50 kg換算
> 重炭酸Na 50〜100 mEq（メイロン® 8.4％ 50〜100 mL）静注を5分ごとに反復
> その後
> 重炭酸Na 150 mEq（メイロン® 8.4％ 150 mL）＋5％ブドウ糖液 1,000 mL 溶液 持続静注 100〜150 mL/時

b）痙攣に対するベンゾジアゼピン

痙攣発作に対しては，ベンゾジアゼピン〔ジアゼパム（セルシン®，ホリゾン®），ミダゾラム（ドルミカム®）〕の投与を行う．TCA中毒における痙攣発作の機序は，$GABA_A$受容体阻害によるものであり，GABAアゴニストで治療を行うことは合理的である．ベンゾジアゼピン無効の場合は，バルビツール酸〔フェノバルビタール（ノーベルバール®），チオペンタール（ラボナール®）〕やプロポフォール（ディプリバン®）を用いる．なお，TCA中毒の痙攣ではフェニトイン（アレビアチン®）は無効である．

> **処方例**
>
> ※体重50 kg換算
> ジアゼパム 10 mg 静注（セルシン®，ホリゾン® 2 mL 静注）
> ミダゾラム 5〜15 mg 静注／2.5〜20 mg/時 持続静注（ドルミカム® 1〜3 mL 静注／0.5〜4 mL/時 持続静注）
> ＜ベンゾジアゼピン無効の場合＞
> フェノバルビタール（ノーベルバール®）750〜1,000 mg＋生理食塩液 100 mL 溶液 点滴静注 10〜20分で
> チオペンタール 150〜250 mg 静注／150〜250 mg/時 持続静注（ラボナール® 2.5％溶液 6〜10 mL 静注／6〜10 mL/時 持続静注）
> プロポフォール 50〜100 mg 静注／100〜250 mg/時 持続静注（ディプリバン® 5〜10 mL 静注／10〜25 mL/時 持続静注）

c）不応性血圧低下に対するノルアドレナリン

10〜20 mL/kgの生理食塩液もしくは酢酸リンゲル液などの投与を1〜2回反復し，重炭酸Na投与を行っても低血圧が遷延する場合は，ノルアドレナリン（ノルアドリナリン®）を投与する． TCA中毒における低血圧の機序は，心筋の速いナトリウムチャネル阻害による心筋収縮力低下，末梢$α_1$アドレナリン受容体阻害による末梢血管拡張によるため，$α_1$作動薬を用いる．

> **処方例**
>
> ※体重50 kg換算
> ノルアドレナリン 0.05〜0.5 γ 持続静注（ノルアドリナリン® 6 mL＋生理食塩液 34 mL 溶液 1〜10 mL/時 持続静注）

d）不応性低血圧に対する高張食塩液

十分な蘇生輸液，重炭酸Na，ノルアドレナリンに不応性の低血圧では，一定したエビデンスはないが，高張食塩液を用いてもよい．100 mLの3％生理食塩液（生理食塩液 400 mL＋10％食塩液 120 mL）をボーラス投与し，症状が残存する場合は，同様のものを10分おきに2回まで追加投与可能である．ただし，血清ナトリウム濃度のモニターは必須で

ある.

e) Torsades de pointesに対するマグネシウム

TCA中毒ではQT延長に伴いTorsades de pointesを起こすことがある．その場合には，硫酸マグネシウム2g（マグネゾール® 2 g/20 mL）を用いる．標準投与量は存在しないが，2gを2〜5分かけて投与する方法がある．

f) 不応性不整脈に対するリドカイン

重炭酸Naに不応性の不整脈では，リドカイン（キシロカイン® 100 mg/5 mL）を補助治療として用いてもよい．1〜1.5 mg/kgボーラス後，1〜4 mg/分で持続投与する．

g) 重篤な循環不全と切迫心停止に対する脂肪乳剤

TCA中毒で前述の標準治療を行っても，重篤な循環不全や切迫心停止の状態にある場合，明確なエビデンスは示されていないが脂肪乳剤を用いてもよい．その場合，20％の脂肪乳剤（イントラリポス®20％）1〜1.5 mL/kgを1分間かけてボーラス投与する．もし治療に反応がなければ，心停止患者では同量を3〜5分ごとに3回まで投与可能である．続いて，0.25〜0.5 mL/kg/分を循環動態が改善するまで持続静注し，最大8 mL/kgまで投与可能である．

静注の脂肪乳剤が効果をあらわす機序としては，脂肪乳剤が脂溶性薬剤を取り囲んでその薬効を減弱する，脂肪乳剤由来の脂肪酸が心筋のエネルギー源となり心機能が改善する，などが挙げられる．TCAのほかに，カルシウム拮抗薬，β遮断薬，局所麻酔薬中毒では，脂肪乳剤の静注が有効である可能性がある．

❸ 栄養管理

本病態においては，特異的な栄養療法はない．

❹ 注意点・禁忌

a) 血漿交換や血液透析濾過

TCAは脂溶性で分布容積が大きく，タンパク結合率が高いため，TCA中毒では血漿交換や血液濾過透析は推奨されない．

b) フルマゼニル

TCA使用が疑われる患者では，痙攣閾値を下げる可能性があるため，ベンゾジアゼピン中毒に対するフルマゼニルの使用は禁忌である．また，ベンゾジアゼピンの慢性使用のある患者のTCA単独の中毒でも，フルマゼニルはベンゾジアゼピン離脱による痙攣を惹起し得るため用いない．

c）フィゾスチグミン

一部のTCA中毒患者では顕著な抗コリン作用毒性を呈するが，フィゾスチグミンは心停止のリスクにかかわっており禁忌である．

d）リドカイン以外の抗不整脈薬

Class Ⅰa抗不整脈薬やClass Ⅰc抗不整脈薬は，TCA中毒において不整脈や低血圧の原因となる心筋の速いナトリウムチャネル阻害作用を有するため，禁忌である．Class Ⅲ抗不整脈薬は，TCA中毒における臨床研究に乏しくQT延長作用があるので用いない．また，カルシウム拮抗薬やβ遮断薬も，低血圧や心停止のリスクがあるため禁忌である．

Case Reference

Case 1

うつ病で外来通院中，くり返す薬物過量内服歴のある28歳女性（体重70 kg）．様子のおかしい患者と大量の空薬包を家族が発見し救急搬送．なお，1時間前までは普通に会話をしていたが，気分が落ち込んでいる様子だった．薬包はアモバン®（10）24錠，サイレース®（2）46錠，ダルメート®（15）24錠，トリプタノール（25）44錠だった．来院時意識レベル JCS Ⅱ-30，血圧 124/66 mmHgと保たれており，心電図ではQRS時間 124 msecだった．

Q この症例において行うべき治療は何か．

A 気道・呼吸・循環を維持し，電解質異常があれば補正をする．過量内服から2時間以内なので，経鼻胃管を挿入し，活性炭50 g＋マグコロール®34 g/250 mLを投与．QRS時間100 msec以上なので，pH 7.50〜7.55を目標としてメイロン®8.4％ 50〜100 mL 静注を5分ごとに反復する．その後，メイロン®8.4％ 150 mL＋5％ブドウ糖液 1,000 mL溶液の持続静注を100〜150 mL/時で開始し，全身状態，pH，心電図を確認しつつ，投与量の調節を行っていく．

文献

1）「Tintinalli's Emergency Medicine：A Comprehensive Study Guide, Seventh Edition」（Tintinalli JE, et al, eds），McGraw-Hill，2010
2）Salhanick SD, et al：Tricyclic antidepressant poisoning. UP TO DATE. Available from: http://www.uptodate.com/contents/tricyclic-antidepressant-poisoning
3）「臨床中毒学」（上条吉人/著，相馬一亥/監），医学書院，2009
4）第8章てんかん重責状態．「てんかん治療ガイドライン2010」（日本神経学会/監，「てんかん治療ガイドライン」作成委員会/編），pp72-85，医学書院，2010

救急 ICU

4 薬物過量摂取
② リチウム

小丸陽平

Point

- リチウム中毒は神経症状や消化器症状などを引き起こし，重篤な神経学的後遺症を発生させ，場合によっては死に至りうる重篤な状態である
- リチウムは血液浄化療法によって比較的除去しやすい物質であるため，集中治療室などにおける急性血液浄化療法導入のタイミングを逸してはならない
- 血液中から中枢神経系への移行と，その逆の現象によるリバウンド現象が知られており，一度改善した病態が再度悪化することがあるため注意を要する
- アニオンギャップがリチウムイオン濃度を推定するのに役立つ

1 病態と輸液の目的

1) 歴史と背景[1]

リチウム（以下Li）の医学分野での応用の歴史は長く，18世紀半ばにはまず，痛風の治療薬として使われるようになった．その後，二日酔いへの効能などが信じられた時代を経て20世紀半ばに双極性障害に対する効果が見出され，今日まで最も有効な治療方法として，第1選択薬であり続けている．

しかし，血中濃度の治療域が狭く（0.6〜1.2 mEq/L），中毒域（1.5 mEq/L以上）・致死域が近いことでも知られており，実際に死亡例の報告もなされている．死亡に至らなくても，不可逆的な神経学的後遺症（syndrome of irreversible lithium-effectuated neurotoxicity：SILENT）を残す可能性が知られており，ERで遭遇した場合に早急な判断と治療開始が必要とされる．これは，Liがその化学的な性質において，急性血液浄化療法（緊急透析）がきわめて有効な物質であり（表1），早期治療介入によって中毒作用を最小限に抑えられる可能性があることからも実感される．

2) 急性中毒，慢性中毒と2コンパートメントモデル

Li中毒は，急性と慢性に分けて語られることが多い．これは，Liが体内で図1のような2コンパートメントモデルに従って移動するため，急性中毒と慢性中毒によって出現しや

表1 ● 急性血液浄化療法の有効性にかかわる項目

		Liの場合
①分子量	分子量が大きいと，腎代替療法での除去が難しくなる．HDでは1,000 Da前後までが目安．	Liは分子量6.9 Daときわめて小さい．
②分布容積	血管外に分布すればするほど除去は難しい．1 L/kg未満を血液浄化療法が有効となる目安とする．	0.4〜0.9 L/kg
③タンパク結合率	アルブミンとの結合が，除去を難しくする．	アルブミンとは結合しない（結合率0％）．
④内因性クリアランス	患者自身でどれだけ目的物質を除去しているかということ．内因性クリアランスが高い場合には，腎代替療法によって除去を補助する必要性が下がる．	個々の患者の腎機能などによる．

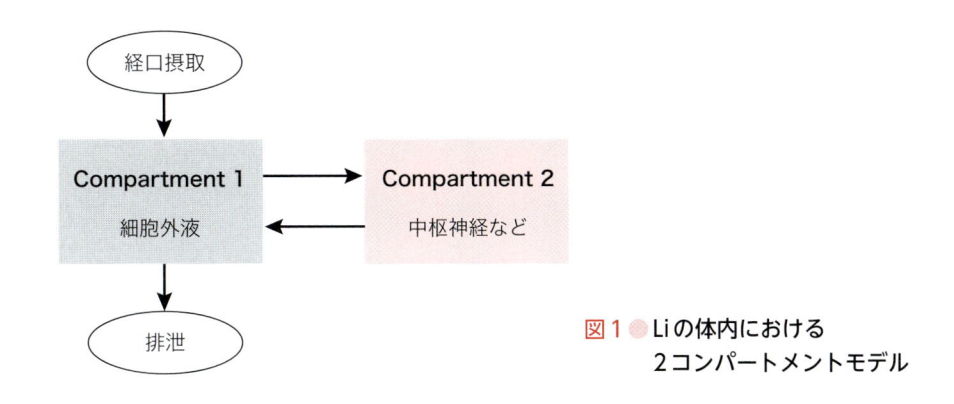

図1 ● Liの体内における2コンパートメントモデル

すい症状が異なるからである．

　急性中毒は，図1中のコンパートメント1，すなわち細胞外液までにLiが中心的に分布する状態である．**消化器症状**が中心となり，**下痢や悪心・嘔吐**を訴えることが多い．同時に心臓への影響が顕在化することもあって，心電図上では徐脈，T波の平坦化と陰転化，ならびにQTの延長が有名である．ブルガダ型心電図波形がみられることもある．

　一方，慢性中毒では図1中のコンパートメント2，すなわち脳や脊髄といった中枢神経系や甲状腺，骨，腎臓などへの蓄積が起こっている状態での症状発現があり，前面に出るのは**振戦や痙攣**，**意識障害**，**クローヌス**，**錐体外路症状**などの**神経症状**である．

　2つのコンパートメント間のLiの行き来は比較的緩徐であり，脳へ移行するのには体内へのLiの摂取から24時間程度かかるとされている．このことが，急性中毒において早期に血中からLiを除去することの重要性を示している可能性がある．また，2コンパートメントモデルに従うが故に，治療によって血中Liの濃度（コンパートメント1）を十分に下げたとしても，コンパートメント2からの流入によって再度Liの濃度が上昇するという現象，いわゆる「**リバウンド現象**」が起こることも広く知られている．

　Liの経口摂取による致死量については，データが乏しくヒトでの正確な概算は難しいが，ラットにおいて50％の個体が死亡するLD50が590 mg/kgであるとするデータがあるため，これをそのまま体重50 kgの人に当てはめると200 mgの錠剤で約150錠程度となる．

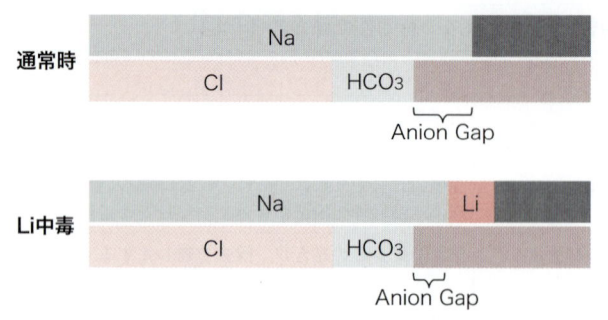

図2 ● Li濃度が上昇することで，AGが狭小化する

3）輸液の目的

　Li中毒に特異的な拮抗薬は存在しないため，基本的には細胞外液の補充によって患者を脱水状態から回復させて腎血流量を保ち，Liの体外排泄を促す意味合いが強い．Li中毒では消化器症状による下痢や嘔吐によって水分を失いやすい状態にあることに加えて，脱水が進行すると血中のLiが濃縮されて症状が悪化する可能性があり，注意が必要である．

4）血中Li濃度の予測手段としてのアニオンギャップ

　アニオンギャップ（AG）は，
$$\text{Anion gap} = [Na^+] - [Cl^-] - [HCO_3^-]$$
で表される値で，正常値が一般的に12±2とされている．

　体内ではアニオン（陰イオン）とカチオン（陽イオン）の総電荷は図2のようにつり合っているため，

$[Na^+]+[Na以外の陽イオン]=[Cl^-]+[HCO_3^-]+[Cl^-とHCO_3^-以外の陰イオン]$
$\Leftrightarrow [Na^+]-[Cl^-]-[HCO_3^-]=[Cl^-とHCO_3^-以外の陰イオン]-[Na以外の陽イオン]$
$\Leftrightarrow AG=[Cl^-とHCO_3^-以外の陰イオン]-[Na以外の陽イオン]$

と式を変形できる．LiはNa以外の陽イオンに分類されるので，Li濃度が血中で高くなると，AGが小さくなるのである．

　この方法ではほかのイオンの動向やイオンの電荷数を考慮していないため，Liの絶対値まではわからない．しかし，ERでの初診時においてLi濃度の検査結果が直ちには得られないときに，血液ガス分析データのみからLi濃度の程度を予測することで，診断や血液浄化療法の導入の必要性の判断などに際し有効であることがある．

❷ 体液管理の実際

1）超急性期

　前述のように，病歴，身体所見，エコー検査などを組み合わせて脱水傾向にある患者を早期に認識し，適切にfluid resuscitationを施行することが重要である．バイタル管理に務め，ショックの合併や意識レベル低下があるときには挿管管理を厭わない．大量内服後

1時間以内であれば胃洗浄を考慮する．なお，双極性障害の患者はバルプロ酸などのほかの向精神薬を処方されていることも多く，ほかの薬剤の過量内服を合併していないかを検討する必要がある．

処方例

乳酸リンゲル（ラクテック®）2,000 mL 全開で
and/or
生理食塩液　500 mL/時 末梢静脈から
and
痙攣時：ジアゼパム（セルシン®）0.5 A〜1 A 静注
　　　　or ミダゾラム（ドルミカム®）0.5 A〜1 A 静注または筋注

2）急性期

　初期輸液の投与と尿量の情報，血液データ，ならびに患者本人の臨床症状（バイタルサイン，神経学的評価，心電図所見など）をもとに，急性血液浄化療法（腎代替療法，renal replacement therapy：RRT）を導入するかどうか検討するべきである（図3）．一般に，血中Li濃度が4 mEq/L（文献によっては6 mEq/L）を超えるようであれば全例RRTを考慮し，2.5〜4 mEq/Lが境界域，2.5 mEq/L未満はRRTが必要となることは少ないとされている[2]．2コンパートメントモデルに従うが故に，慢性中毒のほうが体内に蓄積されているLiの量が多く，RRTの閾値を下げるべきであるとされる．よって，急性中毒であればLi濃度が4 mEq/L以上，慢性中毒であれば2.5 mEq/L以上がRRTを開始する基準となろう．
　RRTの処方に際しては，血液透析を中心に考え，必ずしも濾過は必要としない．ただし血行動態が不安定な場合は持続血液濾過透析（CHDF）からの導入も許容される．

処方例

CHDFにて，Qb 80 mL/分，Qf 0 mL/時，Qd 2,000 mL/時，除水 0 で開始.
and/or
IHDにて，Qb 200 mL/分，Qd 500 mL/分，除水0　4時間施行.
Qb：血液流量，Qf：濾過量，Qd：透析液流量

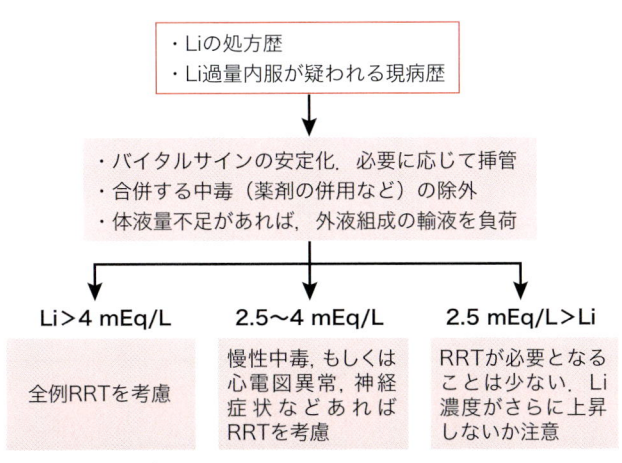

図3　RRTの適応について

3) 亜急性期以降

　　　患者の症状の改善，尿量，そして血中Li濃度の傾向をみて，血液浄化療法からの離脱や集中治療管理の終了を検討する．
　　　なお，Li製剤の大量服薬による急性Li中毒患者は，希死念慮や自傷他害のおそれを伴った重篤な精神状態にあることも稀でなく，精神科医などと連携して，亜急性期以降の身体的，精神的治療計画を立てていくことが重要である．

❸ 栄養管理

　　　Li中毒に特異的な栄養管理は提唱されていない．
　　　集中治療一般の注意点として早期の経腸栄養の開始の重要性が示されている．Li中毒の消化器症状の一部として下痢症の頻度が高く，コントロールに難渋することがある．

❹ 注意点・禁忌

1）薬物過量内服の患者にはいつでも活性炭と下剤を投与する？

　　　Liは活性炭への吸着がほとんど望めない物質であるため，活性炭投与は無効であるとされている[3]．現在日本では処方されてないが，今後Liの徐放剤が欧米と同様に発売された場合には，急性期に全腸管洗浄としてエチレングリコールの投与が行われるようになるかもしれない．

2）Liに対する腎代替療法としては，間欠的血液透析（IHD）と持続血液濾過透析（CHDF）のどちらがよいか？

　　　Liは小分子であり，IHDで十分に除去できると期待される（表2）．集中治療分野においても，血行動態が許す限りIHDを選択したほうが早く血中Li濃度を補正できる．一方で，急速な血中Li濃度の補正にはリバウンドの危険が伴うため，IHD実施後の患者の様子には注意を払う必要がある．

表2　IHDとCHDFの相違

	IHD	CHDF
水・溶質の補正速度	急速	比較的緩徐
除去できる溶質	分子量 小	分子量 小〜中
血行動態への影響	大きい	比較的小さい
出血リスク	低い	比較的高い
実施時間	比較的短い	長い

Case Reference

Case 1

24歳女性．双極性障害の診断で炭酸リチウム錠（リーマス®）200 mg錠の処方があった．本日新たに100錠の空包とともに下痢と頻回の嘔吐があった状態で自室にて発見され，家族から救急要請となった．GCS 8点以下の意識障害が認められたため，鎮静，挿管管理とした．尿量は入院後より4,000 mL/日程度で推移し，希釈尿が続いた．血液の電解質はNa 150 mEq/L，K 4.0 mEq/L．血漿浸透圧が310 mOsm/kgH$_2$O，尿中Na 18 mEq/L，尿中K 20 mEq/L，尿浸透圧は150 mOsm/kgH$_2$Oであった．

Q 低張尿が出続けているのはなぜか．

A Li中毒の合併症として，腎性尿崩症が挙げられる．治療法としては，血中Liの迅速な除去に加えて，サイアザイド系の利尿薬，アミロライドやNSAIDsなどが効果的なことがある．

Q ICUにて血液浄化療法を開始したが，入院後しばらくしてからも高熱とせん妄が続いている．なぜか．

A Li中毒は，悪性症候群やセロトニン症候群の症状を引き起こすことがあるとされている．対症療法と原因薬物の中止が治療の中心である．

文献

1）「Rosen's emergency medicine 8th edition, Chapter 160 Lithium」（John A. Marx, et al），Saunders, 2013
2）Timmer RT, et al：Lithium intoxication. J Am Soc Nephrol, 10：666-674, 1999
3）「臨床中毒学」（相馬一亥/監，上條吉人/著），医学書院，2009

第4章 病態別体液管理

救急 ICU

1 電解質異常
① 高ナトリウム血症・低ナトリウム血症

小丸陽平

Point

- ICU入院患者の実に40％が血中ナトリウム濃度異常をきたしているとされ，その多くがICU入室後に発症したものである
- 術後患者，頭部外傷後，多臓器不全など，ナトリウム濃度異常（特に低ナトリウム血症）をきたしやすい背景を有した患者が多い
- 治療においては，浸透圧性脱髄症候群（ODS）や脳浮腫をきたさぬよう，補正速度への配慮が必要不可欠である

※血清ナトリウム濃度異常の鑑別と診断の過程，ならびに治療の開始については，「第4章 救急❷③高ナトリウム血症・低ナトリウム血症」も参照．

1 病態と輸液の目的

1）ICUは血清ナトリウム濃度異常が発生しやすい

ICUでは，血清ナトリウム濃度異常の発症率が高く，その割合は実に40％にものぼる．その理由として，以下のような項目が挙げられる．

①本来であれば細胞外液の浸透圧（＝ナトリウム濃度）補正機構として機能するはずの腎臓や神経内分泌系などを含めた多臓器不全の患者が多い

②頭蓋内疾患を抱える患者が多く，**中枢性塩類喪失症候群**（cerebral salt wasting：CSW）をきたしやすい

③術後患者がいわゆるサードスペースへの体液移動を伴った電解質異常を呈しやすい

④口渇中枢の刺激に応じた，適切な飲水行動がとれない状態（挿管，意識障害，鎮静下など）の患者が多い

以下，ICUで遭遇しやすい場面に関して取り上げる．

表 SIADHとCSWの比較

	SIADH	CSW
血清Na濃度	Na＜135 mEq/L	
尿浸透圧	上昇	
循環血液量	正常〜やや増加	減少
尿中Na濃度※	正常〜高値	高値（＞25 mEq/L程度）
治療法	● 水制限 ● 必要に応じて，高張食塩液	● 外液組成輸液（生理食塩液など）の補充 ● 必要に応じて，高張食塩液

※明確なカットオフ値はない

2) 中枢性塩類喪失症候群（CSW）

　脳に損傷を受けた患者が，血清ナトリウムが低値なのにもかかわらず尿中にナトリウム排泄させてしまい，低ナトリウム血症が進行する病態をいう．病態の解明は完全にはなされていないが，ナトリウム利尿ペプチド（brain natriuretic peptide：BNPなど）が発症に関与しているとされる．特にくも膜下出血などの急性頭蓋内病変を伴った患者は通常急性期に輸液負荷をされており，血管内ボリュームが保たれているとNaを再吸収するためのRAA系の活動が弱くなる．

　syndrome of inappropriate antidiuretic hormone secretion（SIADH）との鑑別が常に問題となり，しばしば困難である（表）．**水制限はCSWの患者では有効性が低く，頭蓋内の血液灌流を悪化し得る**．両者の鑑別が困難な場合には，CSWとSIADHの両者において有効な治療法として高張食塩液を使用せざるを得ないことがある．同時に食塩の経口摂取も開始される．

3) 肝不全，心不全患者の低ナトリウム血症

　肝不全患者や心不全患者は，体内総水分量は過剰であるにもかかわらず，血管内ボリューム（有効循環血漿量）が少ないため，アルギニン・バソプレシン（AVP）の分泌が亢進して自由水の排泄が低下する状態に陥る[1]．原疾患の治療により血管内ボリュームを保つことが最優先であるが，肝不全，心不全患者の低ナトリウム血症の治療薬としてトルバプタン（サムスカ®）が近年臨床応用されている．これは，AVP受容体拮抗薬であり，自由水の排泄を促進する．急激なナトリウム濃度の変化に注意が必要であるが，内服薬として本邦でも処方可能となっている．

4) 腎代替療法とナトリウム濃度異常

　急性腎不全の合併や急性中毒の患者など，ICUにおいては間欠的血液透析（IHD）や持続血液濾過透析（CHDF）といった腎代替療法を施行する患者も多い．血清ナトリウム濃度異常がある患者に腎代替療法を施行すると透析液/補液中の電解質濃度に向かって比較的急速にナトリウム濃度が補正されていくが，比較的，浸透圧性脱髄症候群（osmotic demyelination syndrome：ODS）の報告は少ない．透析液のナトリウム濃度を調整して

補正速度の調整を行った試みなどが報告[2]されているが，慎重を期すならCHDFを選択し低流量にて緩徐な補正を行うのがよい．

❷ 体液管理の実際

ICUにて血清ナトリウム濃度の補正を開始するとき，目標とするナトリウム濃度に向かって，「何を」，「どれくらい」投与すればよいのか，の概算式が有用である．

1）高ナトリウム血症の場合

$$自由水欠乏量（L）= \frac{血清Na濃度－140}{140} ×体内総水分量（TBW）$$

※TBWは男性で体重（kg）×0.6，女性で体重（kg）×0.5

> **処方例**
> 体重60 kgの男性，血清Na濃度155 mEq/Lの場合の補正は？
> 自由水欠乏量は15/140×36＝3.86（L）
> 15 mEq/Lの補正を，安全域をとって7.5 mEq/L/日ずつ行うとすれば，
> 3.86（L）/48（時）＝80.4（mL/時）となり，理論上は80 mL/時で5％ブドウ糖溶液を投与すればよい計算になる．

2）低ナトリウム血症の場合

輸液1 Lでどれくらいのナトリウム濃度の変化があるかを推定する．
Adrogué-Madiasの式[3]

$$輸液1 Lあたりの血清Na上昇（mEq/L）= \frac{投与する輸液のNa濃度－血清Na濃度}{TBW＋1}$$

これは，Edelmanの式に由来する（「第4章 救急❷③高ナトリウム血症・低ナトリウム血症」参照）．

> **処方例**
> 体重50 kgの女性．肺小細胞癌の既往があり，Na 118 mEq/Lの低Na血症である．意識障害が出現し，3％NaCl溶液での治療を行う．
> 3％NaCl溶液は510 mEq/LのNaを含んでいるので，上記計算式より，1 L投与したときの血清Naの上昇は （510－118）/（50×0.5＋1）＝15.1（mEq/L）
> 次の24時間で血清Na値を10 mEq/L上げたいと考えれば，10/15.1＝0.66（L）の投与が必要．したがって，0.66（L）/24（時）＝28（mL/時）で3％NaCl溶液の投与を開始すればよい．

いずれの計算式も概算にすぎず，補正途中のin-outバランスや併存する疾患については考慮できておらず，治療開始後にも各種パラメータを評価して適宜輸液計画を修正することが重要である．

3）尿中ナトリウムとカリウムを用いた評価

$$血清Na濃度 = \frac{体内の総陽イオン（Na＋K）}{体内総水分量}$$

であるから，低ナトリウム血症において，

血清Na濃度 ＞ 尿中Na濃度 ＋ 尿中K濃度

であれば自由水の排泄が進んでおり，低ナトリウム血症は**自然補正される方向**にある．

血清Na濃度 ＜ 尿中Na濃度 ＋ 尿中K濃度

であれば自由水の蓄積が進んでおり，低ナトリウム血症は**増悪される方向**にある．
この評価法は，治療開始後に，効果判定する際などに使用することができる．

> 例）血清Na 118 mEq/L，K 4.2 mEq/Lの低Na血症．3%NaCl溶液で治療開始2時間後の尿でNa 35 mEq/L，K 20 mEq/Lであった．
> 118＞35＋20なので，低Na血症は補正される方向にある．

❸ 栄養管理

低ナトリウム血症であるからといって，漫然と食事や処方でNaClを投与しても無効なことが多く，病態に応じて鑑別をしながら水制限を適宜用いる必要がある．また，溶質不足型の低ナトリウム血症や心因性多飲症の患者などは低栄養症などの合併が多く，refeeding症候群などの発症にも注意が必要となることがある．

❹ 注意点・禁忌

● 浸透圧性脱髄症候群（osmotic demyelination syndrome：ODS）

低ナトリウム血症の補正中に，いったんは改善したはずの症状が再燃したり，意識障害や運動障害，痙攣などの症状が新たに出現したりすることで疑う．病理学的に脳内の神経細胞に脱髄性変化を認める．以前までは橋中心髄鞘崩壊症（central pontine myelinolysis：CPM）として呼称されていたが，病変が橋以外にも出現する例が少なくないことがわかり，ODSと一般的に呼ばれるようになった．

この病態を避けるためには，動脈ラインをとりながら，はじめは2時間〜数時間間隔の採血で血清ナトリウム値をフォローアップする．1日あたりの補正速度は12 mEq/L未満が原則とされてきたが，実際には重篤な低ナトリウム血症に伴う症状の消失には2〜5 mEq/Lの急速補正で済むことが多く，症状が消失したらさらに安全閾をとって8 mEq/L/日未満の補正速度とすることが一般的である．

なお，補正速度の限度を超えてしまった場合には再度血清ナトリウム濃度を下げることによってODSから回復したとする報告もある[4]．輸液内容の変更や，場合によっては過補

正に対してデスモプレシンの点鼻薬などを使用することがある．

Case Reference

Case 1

特に既往のない51歳男性．自転車で転倒して，急性硬膜下血腫，外傷性くも膜下血腫，脳挫傷を負った．緊急開頭手術後も挿管管理され，1週間後に気管切開術施行．入院後2日ほど経ってから，血清 Na 155 mEq/L, K 3.3 mEq/L, Cl 115 mEq/L 程度の高ナトリウム血症と尿量 4,000 mL/日程度の流出が持続．尿浸透圧は 220 mOsm/L であった．

Q 頭部外傷後の高ナトリウム血症の原因は何か．

A 本稿では頭部外傷後の低ナトリウム血症の原因としてCSWを取り上げて，SIADHとの鑑別点などを論じたが，この症例のように，頭部外傷後に中枢性尿崩症（＝AVPが欠乏し自由水喪失）を呈して高ナトリウム血症を発症することもある．治療法は5％ブドウ糖液などの自由水の補充とデスモプレシンの投与であり，その後数週間で改善してホルモン療法を離脱できることも多い．

Case 2

35歳男性．びまん性大細胞型B細胞性リンパ腫（DLBCL）に対してR-CHOP療法を施行中．化学療法開始後10日で意識レベルの低下があり，発熱もあってICU入室となった．採血にて血

SIDE NOTE

電解質と酸塩基平衡の関係[5] —Stewart approach—

電解質異常を考えるとき，酸塩基平衡の異常を同時にきたしていることは多いが，全く独立した話ではない．現在まで主流となっている考え方は，Henderson-Hasselbalchの式に従ってpHが重炭酸イオン（HCO_3^-）と血中二酸化炭素分圧（$PaCO_2$）によって決定され，酸塩基平衡の原因（代謝性あるいは呼吸性）を考える際には，アニオンギャップ（AG＝[Na]－[Cl]－[HCO_3]）を検討するというものである．

近年提唱されているStewart法は全く異なる発想である．生体の電気的中立性に着目し，重炭酸イオン（HCO_3^-）や水素イオン（H^+）がほかの電解質の濃度によって規定されるという考えのもとに成り立っている．常に電離している物質をstrong ionと呼び，

Strong ion difference ＝ [Na^+]＋[K^+]＋[Ca^{2+}]＋[Mg^{2+}]－[Cl^-]

が重炭酸イオン（HCO_3^-）を規定すると考える．
[Strong ion difference]－[A^-] ≒ [HCO_3^-]
（[A^-]は部分的に電離している物質（リン酸やアルブミン）に由来するイオン）

これにより，Na や K，Cl といった電解質の異常が HCO_3^- の濃度に影響し，アシドーシスやアルカローシスをきたすといった関連がわかりやすくなる．例えば，Na, K, Ca, Mg が増加すると HCO_3 は増加し（代謝性アルカローシス），Cl, 弱酸（Alb，リン酸など）が増加すると HCO_3 は減少する（代謝性アシドーシス）．

体液に含まれるNa濃度[6]

体液	Na濃度（mEq/L）
便	25
胃液	60
回腸液	125
下痢便（炎症性）	75
下痢便（滲出性）	90
尿	さまざま
尿（利尿薬使用中）	80
汗	65

清Na 126 mEq/L，K 4.2 mEq/L，Cl 106 mEq/L，尿浸透圧は350 mOsm/Lであった．

Q 有症状の低ナトリウム血症の原因として考えられるものは何か．

A 細胞外液量の評価を行って鑑別を進めていく．CHOP療法に含まれるシクロホスファミド（エンドキサン®）は，SIADHを起こしやすい薬剤として知られており，原因の1つとして検討されるべきである．急性に生じた有症状のNa濃度異常症として3%NaCl溶液を使用した補正を開始する．

文献

1) Sterns RH, et al：Management of hyponatremia in the ICU. Chest, 144：672-679, 2013
2) Lenk MR, et al：Sodium-reduced continuous venovenous hemodiafiltration (CVVHDF) for the prevention of central pontine myelinolysis (CPM) in hyponatremic patients scheduled for orthotopic liver transplantation. J Clin Anesth, 24：407-411, 2012
3) Adrogué HJ, et al：Hyponatremia. N Engl J Med, 342：1581-1589, 2000
4) Oya S, et al：Reinduction of hyponatremia to treat central pontine myelinolysis. Neurology, 57：1931-1932, 2001
5) Seifter JL, et al：Integration of acid-base and electrolyte disorders. N Engl J Med, 371：1821-1831, 2014
6)「The ICU Book 4th edition」(Paul L. Mariano), Lippincott Williams & Wilkins, 2013

第4章 病態別体液管理

救急 ICU

1 電解質異常
② 高カリウム血症・低カリウム血症

前田明倫

Point
- ICU入室後に生じるカリウム濃度異常はそのほとんどが防ぎ得るものである
- 疾患によっては，カリウム値と予後・合併症との関係性が示唆されており，カリウム値を正常に保つだけでは不十分な場合もある
- カリウム製剤の投与速度・濃度には常に注意を払うことが必要である

1 病態と輸液の目的

　カリウム濃度異常はICUにおいても頻繁に出会う電解質異常である．その総論については「第4章 救急❷④高カリウム血症・低カリウム血症」を参照されたい．本稿ではICUで遭遇するであろうカリウム濃度異常をきたす疾患およびその対処法についてケースリファレンスを中心に述べていく．

　ICUで出会うカリウム濃度異常の原因は，表1のような薬剤性のものに加え，細胞内外の分布異常に伴うものが大部分を占める．中止もしくは改善できる場合はそれが根本治療となるが，低体温療法や，permissive hypercapniaなど治療の一環として意図的である場合や，改善に時間を要する場合もあり，その場合は支持的にカリウム濃度を目標範囲に維持することになる．

●各種疾患と低カリウム血症について

　各種疾患，特に循環器疾患患者に関しては，血清カリウム濃度を高めに保つことが推奨されている．いくつかの大規模臨床試験で，低カリウム血症およびサイアザイド系利尿薬の長期使用が心血管突然死と関係することが示されており，なかでも冠動脈疾患や心不全

表1 ● 薬剤によるカリウム濃度異常

低K血症	サイアザイド，ループ利尿薬，甘草，緩下剤，ステロイド薬，インスリン，β刺激薬，炭酸脱水酵素阻害薬
高K血症	アンジオテンシン変換酵素阻害薬，アンジオテンシン受容体拮抗薬，β遮断薬，スピロノラクトン，非ステロイド性消炎鎮痛薬，カリウム製剤，ヘパリン，シクロスポリン

表2 ● 病態別の血清カリウム濃度の目標値

疾患	推奨血清K濃度	エビデンス
高血圧	3.5〜5.0	高K食で血圧低下，低K血症で心室性不整脈のリスク上昇
脳卒中	unknown	高K食で脳卒中のリスクが低下
急性心筋梗塞	4.5〜5.5	低K血症で心室性不整脈のリスク上昇
心不全	4.5〜5.5	低K血症で心室性不整脈のリスク上昇 血清K濃度上昇で心室性不整脈のリスク低下，QT・QTdの短縮 血清K濃度と予後が反比例する

文献1より引用

をもつ患者では低カリウム血症を避けるべきと考えられている．急性心筋梗塞の患者での心室性不整脈および心静止と低カリウム血症の関係性はすでに示されており，急性心筋梗塞の患者の血清カリウム濃度を4.5 mEq/L以上に保つことは有意義と考えられる．また，心不全の患者に関しても，同様に血清カリウム濃度を4.5 mEq/L以上に保つことで心血管突然死のリスクを最小限にできることが示されている．これらはRAS系阻害薬の心不全に対する有効性の一因でもあると考えられる．それぞれの疾患ごとのエビデンスと推奨される血清カリウム濃度について，表2にまとめた[1]．

2 体液管理の実際

1) 高カリウム血症に対するカリウム除去

高カリウム血症の治療については「第4章 救急2④高カリウム血症・低カリウム血症」で記述した内容で網羅されているため，そちらを参照していただきたい．ICU入室となる高カリウム血症の患者では薬物治療のみでコントロールがつかず，しかも重度な循環不全を合併していることが多いため，持続血液濾過透析（CHDF）が必要になる．CHDF開始直後は低分子であるカリウムを除去するために透析液流量を高めに設定する．血清カリウム濃度に応じて高流量で開始することになるが，血清カリウム濃度の推移をみながら，流量を下げていくことが可能である．流量を下げた際，特にCHDF離脱の際には血管外からのカリウム流入とCHDFの除去効率との兼ね合いで血清カリウム濃度の再上昇を起こすこともあるため，ある程度の余裕をもって減らしていくことが望ましい．再上昇以外に血清カリウム濃度が上昇する要素がないのであれば，血清カリウム濃度3〜4 mEq/Lまで下がってくれば，高カリウム血症に対してはCHDFを終了できる．循環動態が安定していれば間欠的血液透析も有効であり，この場合，2時間程度施行することで十分なカリウム除去が可能である．

処方例

CHDF：Qd 5,000〜6,000 mL/時，Qf 0〜500 mL/時，Qb 120〜150 mL/分
HD：Qd 500 mL/分，Qb 150〜200 mL/分，膜面積は1.0〜1.5 m^{2}のものを選択
Qd：透析流量，Qf：濾過流量，Qb：血液流量

2) 低カリウム血症に対するカリウム補充について

　ICUでは血液ガス検査により頻回に電解質を確認することができ，中心静脈からの薬剤投与が容易であることから，KCL原液の持続投与も検討される．生理食塩液に必要なKCLを混注して，点滴静注しても構わないがこの場合は輸液量が過剰となる欠点がある．特に血糖管理のために速効型インスリン持続静注を施行している場合には，容易に低カリウム血症をきたし得るため，頻回の電解質・血糖確認が必要である．

> **処方例**
> K 100 mEqの補充をめざすとして，
> 主管からはメインの輸液を継続し，中心静脈ラインの側管からKCL原液を10 mEq/時で10時間持続投与
> or
> KCL 100 mEq ＋生理食塩液 1,000 mLを10時間で投与

3) CHDF中の血清カリウム濃度について

　CHDF中は透析液のカリウム濃度に近づく方向に血清カリウム濃度は移行していく．腎不全患者を念頭に置いているため，一般的に透析液はカリウム 2 mEq/Lでつくられているが，48〜72時間以上の施行時間ではむしろ低カリウム血症が頻回に生じる．この場合，透析・補充液のバッグにカリウムを混注することで，透析液のカリウム濃度を調整することができる．患者の病態によるが，特にカリウム除去・補充を必要としない場合は透析液のカリウム濃度を4 mEq/Lにしておくと，ある程度その値に近づいて動くことになる．もちろんCHDF施行しながら，中心静脈よりKCL持続投与することもできるが，前者の方が簡便であろう．

> **処方例**
> サブラッド® 2,020 mLにKCL 4 mEq混注して，K濃度 4 mEq/Lに調整したうえでCHDF継続

❸ 栄養管理

　当然のことながら，腎臓病用のハイカロリー輸液製剤（ハイカリック®RFなど）・経管栄養剤（リーナレン®LP・リーナレン®MPなど）は，カリウム含有量が少ない．カリウム値のみで栄養療法を決定することなく，総合的な判断は必要である．

❹ 注意点・禁忌

1) とりあえず補正する？

　血清カリウム濃度異常をみた際には，自尿の流出があれば，随時尿でも構わないので，尿生化を確認すること．また血液ガスを確認する習慣もつけて欲しい．その2つをみるだ

けで大雑把にカリウム濃度異常の原因を推察できるため，非常に有用であるし，カリウム補正をはじめてしまった後からではわからなくなってしまう．

2）低カリウム血症補正の補充速度，濃度の上限は？

　カリウムの持続投与を行うときはその補充速度・濃度を今一度確認しておきたい．ICUとはいえ，時期と場合によってはまだ慣れていない新人もいるため，事故が起きてしまうこともある．ただ，低カリウム血症の患者では早急に補正が必要な場合もあるため，p.125に示した表で整理しておきたい．

Case Reference

Case 1

　CKDで通院していた近医に感冒様症状を主訴として受診した57歳男性．血液検査上，WBC 354,700/μLとパニック値であったため，転院搬送となった．血液検査データは，BUN 79.6 mg/dL，Cre 3.18 mg/dL，K 5.1 mEq/L，UA 18.6 mg/dL，LDH 2,457 IU/L．急性白血病の診断で入院となったが，腫瘍量が多いこと，およびCKDがあることをふまえ，化学療法を施行するにあたって，担当医からICU入室の打診があった．

Q 本患者のICU適応となり得るポイントはどこか？

A 本患者は背景にCKDがあり，化学療法薬にもよるが，腫瘍崩壊症候群のリスクが高い患者である．どの段階・タイミングでICU入室とするかどうかは施設によると思われるが，ICU入室となる可能性は十分にあると考える．

　腫瘍崩壊症候群では，急速な細胞崩壊のために細胞内成分とその代謝産物が腎の排泄能力を超えて体内に蓄積し，尿酸・リン・カリウムの血中濃度上昇，低カルシウム血症，乳酸アシドーシス，急性腎不全など多彩な病態を生じる．典型的には治療開始6時間以内において，まず高カリウム血症が現れ，少し遅れて24〜48時間後にリン，カルシウム，尿酸が変動し，それ以降に血清クレアチニン値が上昇し急性腎障害が生じやすい．

　実際，本患者でも血管内水分量を十分に保ちながら，高カリウム血症に対する薬物治療を行ったが奏功せず，持続血液濾過透析（CHDF）開始となった．自尿の回復・腫瘍量の十分な低減を待って，CHDF離脱し，一般床退室となった．

Case 2

　糖尿病性腎症で透析導入となっている72歳女性．歩行中に自動車と衝突．ショックバイタルとのことで救急搬送となった．精査の結果，肝損傷GradeⅢbと診断され，大量輸血継続しながら，血管内治療で塞栓術施行し，そのままICU入室となった．ICU入室時脈拍98/分，血圧107/52 mmHg．輸血を中断するとすみやかに血圧低下する．血液検査（ICU入室時）では，Hb 8.3 g/dL，Plt 4.8万/μL，BUN 45.3 mg/dL，Cre 3.18 mg/dL，K 4.6 mEq/L，PT 67％，Fbg 108 mg/dL，pH 7.315，Lac 5.4 μmol/L

Q 本患者の主病態は出血性ショックであることは明らかだが，血清カリウム濃度も上昇してき

いる．今後の血清カリウム濃度のコントロールにおいて注意すべき点は何か？

A 本患者は肝損傷GradeⅢbであることもあり，塞栓術は施行したものの，完全には出血のコントロールがついていないと思われ，この後も大量輸血が必要になることが予想される．輸血，特に赤血球液中にはKが高濃度に含まれていることが知られており，採血後の経過時間にもよるが放射線照射後の赤血球液1単位（約140 mL）中には2〜3 mEq程度が含まれている[2]．大量輸血でなければ気にするほどの量ではなく，急速輸血に伴う溶血も相まってのことと思われるが，実際に心停止例も報告されているため，可能ならカリウム除去フィルターを使用することが望ましい．ただ，フィルターには除去可能な単位数・最大流速が決まっており注意を要する．また，透析患者でありCHDFの適応でもあるが，持続出血が続いており，可能ならば止血が得られるまではCHDF施行を避けたい．循環が保たれるのであれば，ナファモスタットを用いた2〜3時間の間欠的血液透析が選択される．

Case 3

糖尿病でインスリン強化療法導入済みの68歳女性．胆管炎およびそれに伴う敗血症性ショックの診断でENBD（内視鏡的経鼻胆道ドレナージ）チューブ留置のうえでICU入室．当初はカテコラミンも極量近く使用していたが，徐々に循環動態安定化し，本日カテコラミン終了し，心拍数74/分，血圧128/67 mmHgと安定している．来院時からのバランス合計はプラス7,600 mL．AKIにも至っていたが，Cre値も入院前の値まで戻った．尿量は自重×0.5 mL/時程度流出得られているが，身体所見・各種モニターからは血管内水分量は十分にある印象で，ラシックス®10 mg投与したところ，大量に尿流出が得られた．直近の血液検査では，BUN 16.6 mg/dL，Cre 1.32 mg/dL，Na 137 mEq/L，K 4.2 mEq/L，Cl 101 mEq/L，pH 7.412．

Q 敗血症性ショックから脱し，refilling期に入っていると思われるが，この後の血清カリウム濃度管理はどうするか？

A 敗血症に限らず，強い侵襲を受けた後，一定時間循環動態を十分に維持すると，血管透過性が正常化するとともに，血管外に漏出した水分が血管内に再度戻ってくる．CKDのある患者などではこのrefilling期が来ても自尿流出に乏しいこともあり，利尿薬を使用することも少なくない．このとき，大量の尿流出に伴い，血清K濃度が低下することがよくみられる．しばらく尿流出が続くことが予想された段階で，予防的にK投与をはじめることで低K血症を予防できる．実際は大量のK持続投与は必要でないことが多く，2〜4 mEq/時程度のカリウム投与で十分である場合が多い．

Case 4

神経性食思不振症で心療内科通院歴もある17歳女性．もともと1日1食少量しか食事摂取していなかったが，1週間程度前から完全に摂取できていなかったとのことで近医受診．食思不振の原因精査および加療目的で入院したが，補液のみで，入院翌日から食事摂取できるようになった．ただ，入院3日目より低血糖遷延するようになり，転院搬送となった．血液データは，BUN 37.1 mg/dL，Cre 0.62 mg/dL，IP 1.3 mg/dL，K 2.8 mEq/L，pH 7.413．

Q 本患者の病態および低カリウム血症の是正において気を付けるべき点は何か？

A 病態としてはrefeeding syndromeに至っていると考えられる．長期間低栄養にさらされたこと

により，脂肪主体のエナジーサイクルとなっていた患者が，突然の糖負荷により，急激にインスリン分泌を促され，グリコーゲン・脂肪・タンパクの代謝が促進される．その過程において，もともと欠乏していたはずのリン・マグネシウム・チアミンなどが大量に消費され，摂取不足およびインスリンに伴うカリウムの細胞内への移動に伴い，低カリウム血症もみられる．本疾患の主病態はリンの枯渇と考えられているが，リンを十分量投与しても完全に防げるわけではなく，解明されていない部分も多い．基本的には上記の枯渇するであろうミネラル・ビタミンを十分量補充しながら徐々にカロリーアップをめざすことで発症を防ぐことが肝要である．また，このような患者では筋肉量が極端に少なく，Cre上昇がマスクされやすい．本症例も回復後のCre値は0.2 mg/dL程度であった．

低カリウム血症がカリウム補充に抵抗性の場合，低マグネシウム血症を考えなければならない．マグネシウムの欠乏によって尿中のカリウム排泄が亢進するうえ，多くの遠位ネフロンの異常がカリウムとマグネシウムの漏出を起こす，また下痢やフロセミドの投与は低カリウム血症および低マグネシウム血症の両方を引き起こす，などの理由から，しばしば低カリウム血症と低マグネシウム血症は合併している．機序ははっきりと示されていないが，臨床的に低マグネシウム血症の患者ではマグネシウムが不足している状態でカリウム補充を行っても，低カリウム血症が是正されないことが知られている．よって，低マグネシウム血症およびそれが疑われる患者では，低カリウム血症の補正に際して，マグネシウムの補正を同時に行う必要がある．また，採血項目で確認できるマグネシウムとイオン化マグネシウムとは値としては別であり，イオン化マグネシウムが本病態にはかかわっていることにも注意されたい．

処方例

酸化マグネシウム 1,000 mg（マグネシウム 50 mEq相当）程度を1日2〜3回で内服
or
補正用硫酸マグネシウム 10 mEq ＋生理食塩液 100 mLを30分程度で投与
ともに腎機能障害の場合は半量などに減量して投与すること

文献

1) Macdonald JE & Struthers AD: What is the optimal serum potassium level in cardiovascular patients? JACC, 43: 155-161, 2004
2) Vraets A, et al: Transfusion-associated hyperkalemia. Transfus Med Rev, 25: 184-196, 2011
3) 前田明倫，土井研人：カリウム代謝異常の対処．Heart View, 18：2014

第4章 病態別体液管理

救急 ICU

1 電解質異常
③ Ca，iP，Mg異常

山下徹志

Point

- ICUにおけるCa，iP，Mgの異常の発生頻度は高いことを認識し，血清濃度の測定を忘れないようにすべきである
- pH異常を合併している症例では，イオン化Caの測定が必要となる
- 疾患のみならず，多くの医療行為がCa，iP，Mgの異常を誘発する
- 治療抵抗性の低K血症，もしくは低Ca血症では，低Mg血症を疑う
- Mgの血清濃度が正常なMg欠乏症も存在する
- 明らかな誘因のない低Ca血症の是正の是非は明らかになっていないが，誘因の明確なCa異常は是正が望ましい．また，P，Mgの異常は是正する

1 病態と輸液の目的

　NaやKと比較するとCa，iP，Mgの異常値にはあまり注意が向けられない印象であるが，ICUにおけるこれらの異常の発生頻度は非常に高く，臨床的に重要な症状を呈する（表1，2）[1,2]．特に低P血症，低Mg血症の合併は予後不良因子であることが報告されている．
　Caはほとんどが骨（99％）に存在し，血中濃度は主にPTH（parathyroid hormone，副甲状腺ホルモン），ビタミンDによってコントロールされている．したがって，骨疾患もしくはPTH，ビタミンDの異常により異常値を呈することが多い．生理活性を有し，濃度をコントロールされているのはイオン化Caであるため，ICUにおけるCa異常の診断には，イオン化Ca自体の測定が望ましい．アルブミン濃度により補正すれば血清総Ca濃度でも診断可能であるが，pHによりアルブミンとの結合率が異なるため，pH異常を合併している症例では，イオン化Caの測定が必要となる．
　一方，P，Mgは，骨に多く存在する（P 85％，Mg 53％）ものの細胞内の主要な溶質でもあり，血中濃度は主に腎臓での排泄によりコントロールされている．したがって，細胞内への移動，もしくは腎臓での再吸収の異常により異常値を呈する．細胞内に多く存在するため，血清濃度は体内の貯蔵量の指標として不十分であり，特にMgでは血清濃度が正常のMg欠乏症が存在することが知られている．その場合は尿へのMg排泄が抑制されていることから診断する．Mg欠乏症は，集合管でのK分泌を増加させることでK補充による治療に抵抗

表1 ● Ca，iP，Mg の正常値

Ca	イオン化 Ca 1.16 〜 1.31 mmol/L
	補正血清 Ca 8.5 〜 10.2 mg/dL
iP	2.4 〜 4.3 mg/dL
Mg	1.8 〜 2.6 mg/dL

表2 ● Ca，iP，Mg 異常の発生頻度と症状

	ICU における発生頻度	主な症状
高 Ca 血症	15 %	腎障害，抑うつ，認知機能低下，不整脈，便秘，嘔吐
低 Ca 血症	80 〜 90 %	テタニー，痙攣，不整脈，低血圧，抑うつ
高 P 血症	腎不全患者以外では稀	低 Ca 血症，腎障害
低 P 血症	28 %	代謝性脳症，心収縮力低下，人工呼吸離脱困難，溶血
高 Mg 血症	稀	嘔気，四肢麻痺，無呼吸，心停止
低 Mg 血症	〜 65 %	テタニー，痙攣，不整脈，人工呼吸離脱困難，低 K 血症，低 Ca 血症

性の低 K 血症の原因となり，また PTH 抵抗性および PTH 分泌の抑制をもたらすことで Ca 補充による治療に抵抗性の低 Ca 血症の原因となる．治療抵抗性の低 K 血症あるいは低 Ca 血症を認める際には，低 Mg 血症を疑い Mg を測定することが重要であるが，血清 Mg 濃度が正常であっても Mg 欠乏症は否定できないことに注意する．

腎障害患者は高 Ca 血症，高 P 血症，高 Mg 血症のハイリスクであり，通常症例では問題にならないビタミン D 製剤，マグネシウム含有下剤の慢性投与や非腎不全用の経静脈栄養などにより容易にこれらを合併する．

ICU で遭遇することの多い Ca，iP，Mg 異常を合併する疾患，薬剤を表3 に記す．

原疾患の治療と並行して，排泄量に応じた維持量の投与，および欠乏がある際には症状に応じた適切な速度での補正が達成できるように輸液を構成することが重要である．ただ，敗血症などでみられるはっきりとした原因のない軽度の低 Ca 血症の補正の是非は明らかになっていない．

❷ 体液管理の実際

1）維持投与量の決定

通常1日の維持量として，経静脈栄養の際は Ca 1.5 〜 5.0 mmol（60 〜 200 mg），P 10 〜 60 mmol（310 〜 1,860 mg），Mg 1.5 〜 5.0 mmol（36 〜 120 mg）が投与される[3]．経腸栄養の場合，Ca の吸収率は約 40 〜 50 %，P の吸収率は約 80 %，Mg の吸収率は約 30 % であるため，これらを考慮した投与量が必要となる．

ただし，原疾患，腎機能，腸管からの排泄量，治療内容などの影響を受けるため，個々の症例により必要量は異なる．特に腎不全合併例では，腎からの排泄量が減少しているた

表3 ● ICUで遭遇するCa，iP，Mg異常を合併する疾患，薬剤

疾患名，薬剤名	合併するCa，iP，Mgの異常
横紋筋融解症	低Ca血症，高P血症，高Ca血症（回復期）
腫瘍崩壊症候群	高P血症
急性膵炎	低Ca血症，低Mg血症
敗血症/重症疾患	低Ca血症
急性呼吸性アルカローシス	低Ca血症，低P血症
悪性腫瘍	高Ca血症（溶骨性，PTHrP産生），低Ca血症（造骨性）
refeeding症候群	低P血症，低Mg血症
コントロール不良の糖尿病	低P血症，低Mg血症
アルコール常飲	低Ca血症，低P血症，低Mg血症
下痢	低P血症，低Mg血症
腎代替療法	高Ca血症，低P血症，低Mg血症
ビタミンD中毒	高Ca血症，高P血症
ループ利尿薬	低Ca血症，低Mg血症
サイアザイド系利尿薬	高Ca血症，低Mg血症
アセタゾラミド	低P血症
アミノグリコシド	低Ca血症，低P血症，低Mg血症
アムホテリシンB	低Mg血症
シスプラチン	低Mg血症
大量輸血	低Ca血症

め，大幅な減量が必要であるが（高P血症，高Mg血症を合併している際には投与不要），ひとたび腎代替療法が開始されると，腎代替療法により除去されるため，維持量の投与が必要となることに留意する．したがって，ICUにおいては，これらの血清濃度が安定するまでは，毎日血清濃度を測定し投与量を調整することで，医原性のCa, iP, Mg異常を発症させないようにしなければならない．また，Ca濃度に応じてビタミンD投与量の調整も必要である．

> **処方例**

＜腎機能正常者＞
エルネオパ®2号 ＋ 脂肪製剤
or
フルカリック®2号 ＋ 微量元素 ＋ 脂肪製剤
＜腎不全患者（腎代替療法なし）＞
ハイカリック®RF ＋ アミノ酸製剤 ＋ オーツカMV（2号は隔日投与）＋ 10％NaCl 40 mL（アミノ酸製剤のNa含有量により調整）＋ 微量元素（隔日投与）＋ 脂肪製剤
＜腎不全患者（腎代替療法あり）＞
ハイカリック®RF ＋ アミノ酸製剤 ＋ オーツカMV（2号は隔日投与）＋ 微量元素（隔日投与）＋ 10％NaCl 40 mL（アミノ酸製剤のNa含有量により調整）＋ KCL 30 mEq ＋ リン酸Na 10 mmol ＋ 硫酸Mg 5 mEq ＋ 脂肪製剤
※配合注意

2) 高Ca血症

臨床的によく遭遇する原因の1つが，ビタミンDの過剰投与であるため，投与量を確認し，投与しているようであれば改善するまで中止する．脱水を合併していることが多いため，体液量を評価したうえで脱水を是正し，Ca排泄を促すため，尿量100〜150 mL/分を目標に生理食塩液を投与する．ループ利尿薬はCa排泄を促進するが，一方で厳重なモニタリングが必要となるため，ルーチンでの使用の是非については意見が定まっていない．体液過剰を合併している際には使用する．重度の場合（Ca^{2+} > 1.75 mmol/L）や有症状の場合にはカルシトニンを併用し，原疾患が悪性腫瘍の場合はビスホスホネートの使用を検討する．

腎不全患者では腎からの排泄が期待できないため，透析が必要となることもある．

処方例

総合ビタミン剤をオーツカMV（1号のみ）に変更
生理食塩液 200 mL/時で投与開始し，脱水補正後は100 mL/時で投与
and/or
エルカトニン（エルシトニン®）注 40単位 1日2回1時間かけて点滴静注 3日間

3) 低Ca血症

テタニー，痙攣，不整脈といった重篤な症状がある際には，経静脈的にグルコン酸Caを投与することで治療する．無症候性の場合は経口投与にて補充し，副甲状腺機能低下症もしくはビタミンD欠乏症が原因の場合にはビタミンD製剤も投与する．低Mg血症を合併していると治療抵抗性となるため，低Mg血症の評価も必要である．高P血症を合併している際には，Caを投与するとPと結合して組織へ沈着するため，可能な限り回避すべきである．この場合，低Ca血症，高P血症がコントロールできなければ透析が必要となる．

処方例

グルコン酸Ca（カルチコール）8.5% 10 mL 10分以上かけて静注
or
乳酸Ca 5g/日 2〜3回に分割して
and/or
カルシトリオール（ロカルトロール®）0.5 μg/日 2回に分割して

4) 高P血症

急激かつ重度の高P血症は，Pが血中のCaと結合し，組織に沈着することにより，低Ca血症を合併するため致死的な疾患である．腎機能正常であれば生理食塩液の投与により12時間以内に軽快することが多いが，腎障害を合併している場合には透析が必要となる．経過によっては，P吸着剤の内服も検討する．

処方例

生理食塩液 150 mL/時で投与

5）低P血症

　Pの経静脈投与は，低Ca血症を誘発したり，Caと結合して沈着することで腎障害を引き起こしたりする可能性があるため，低P血症が重度（P＜1.0 mg/dL）もしくは有症状でない限りは，可能であれば経口での投与が推奨されている．以前は，本邦にはPを経口補充する適切な薬剤が存在しなかったものの，2013年3月以降は使用可能となった．前述の副作用があるため，Pを経静脈投与する際には，血清濃度および症状の重篤度を考慮して速度を調整する必要がある．P＜1.0 mg/dLのときには0.1 mmol/kg/時での投与も容認されるが，軽度の場合には0.02 mmol/kg/時以下の速度での補正が望ましい．また，補正中は6時間ごとに血清濃度を測定する．ICU以外では頻回の採血は困難であるため，さらに緩徐に投与する必要がある．

処方例
＜P＜1.7 mg/dLのとき＞
リン酸Na 20 mmol　6時間以上かけて点滴静注
＜経口投与可能のとき＞
ホスリボン®15包/日　3～4回に分割して

6）高Mg血症

　腎機能正常の場合はMg製剤の投与中止によりすみやかに軽快する．中等度の腎障害を合併している場合は，Mg製剤の中止に加え，腎排泄を促進するために生理食塩液とループ利尿薬を投与する．改善を認めない場合は，透析が必要となる．腎不全患者が高Mg血症を合併した場合には，透析が必要である．

処方例
＜中等度腎障害合併例＞
フロセミド（ラシックス®）40 mg 静注後，生理食塩液500 mLにフロセミド（ラシックス®）40 mgを混注したものを150 mL/時で投与．体液量の異常がない場合，投与量と尿量がほぼ同量となるように，生理食塩液とフロセミド（ラシックス®）の量を調整する．

7）低Mg血症

　低Mg血症に起因する不整脈（Torsades de pointesや低Mg血症性低K血症による不整脈）を合併している際には，硫酸Mgを静注する．血行動態的に安定している場合には点滴静注する．腎障害患者では容易に過剰投与となり，高Mg血症を発症するため，注意深いモニタリングが必要となる．軽症の場合はMg製剤の経口補充も可能だが，副作用として下痢を合併しやすい．

処方例
＜Torsades de pointesが生じたとき＞
硫酸Mg 10 mEq　2～5分で静注
＜血行動態が安定しているとき＞
硫酸Mg 10 mEqを5～60分かけて点滴静注した後，40 mEqを12～24時間かけて点滴静注

❸ 栄養管理

　Ca，iP，Mg異常に特異的な栄養管理はないが，栄養管理する際には最初からCa，iP，Mgも考慮することが重要である．

❹ 注意点・禁忌

　Ca，iP，Mgは混注した際に沈殿を形成しやすいため，混注する際にはよく薬剤師に相談することが重要である．

Case Reference

Case 1

　医療機関への受診歴のない75歳男性．尿路感染を原因とする敗血症性ショックにAKIを合併し無尿となったため，初期蘇生後病棟にてCHDF（持続血液濾過透析）を開始された．血行動態安定後，経腸栄養の開始を試みたが，麻痺性イレウスから胃残量が増加するばかりで全く投与することができなかった．るいそうを認める症例であったため，経静脈栄養を開始した．K 4.0 mEq/L，P 3.5 mg/dL，Mg 2.0 mg/dLであったため，ハイカリック®RF 200 mL＋アミパレン®600 mL＋イントラリポス®20％ 100 mL＋10％NaCl 40 mL＋KCl 40 mEq＋リン酸Na 20 mmol＋硫酸Mg 10 mEq＋オーツカMV＋エレメンミック®を処方し，6時間後にK，P，Mgの採血をすることとした．また，オーツカMVの2号とエレメンミック®は隔日投与とした．

Q 無尿であるにもかかわらず，P，Mgを投与したのはなぜか？

A 無尿であるためGFRは0 mL/分と推定され，腎からのP，Mgの排泄はないと考えられる．しかし，CHDFによりP，Mgは除去され，開始時に正常範囲内であるため，無投与では低P血症，低Mg血症の発症が予想される．腎代替療法の浄化量が多いときに合併しやすいと報告されており，注意が必要である．また，特にこのケースはるいそう症例に対する栄養の開始であることから，refeeding症候群発症のリスクもあり，P，Mgの投与は必須である[4]．ただ，腎不全であるため，過剰投与となるリスクもあり，血清濃度が安定するまでは厳密にモニタリングする必要がある．

Q オーツカMVの2号の投与を隔日としたのはなぜか？

A オーツカMVは，1号は水溶性ビタミンで，2号は脂溶性ビタミンで構成されている．CHDF施行中の症例ではCHDFにて除去される水溶性ビタミンは欠乏しやすい一方，脂溶性ビタミンは連日投与では容易にビタミンDの過剰による高Ca血症を合併するため，2号は隔日投与とした．

Case 2

頸部の腫瘤を主訴に来院した60歳男性．進行性びまん性大細胞型B細胞性リンパ腫と診断され，入院となった．生理食塩液主体の3 L/日を超える大量輸液に加え，ラスブリカーゼ（ラスリテック®）を投与して，化学療法を施行した．UA 0.1 mg/dL，K 5.3 mEq/L，P 7.0 mg/dL，cCa 7.8 mg/dL，Cre 1.3 mg/dLと高尿酸血症はコントロールできたものの，高K血症，高P血症，低Ca血症，AKI stage1を合併した．大量輸液を継続しながら，K制限食，K吸着剤，P制限食，P吸着剤を開始したものの，翌日にはK 4.8 mEq/L，P 8.2 mg/dL，cCa 7.2 mg/dL，Cre 1.3 mg/dLと高P血症と低Ca血症の進行を認め，また軽度の浮腫も出現した．心電図にてQT延長を認めたため，透析を開始した．

Q 軽度腎障害しか認めないにもかかわらず透析を開始したのはなぜか？

A 低Ca血症の治療は通常Caの補充にて治療するが，高P血症を合併している場合にCaを投与するとPと結合して組織へ沈着するため，可能な限り回避すべきである．本症例は高P血症により低Ca血症を発症し，大量輸液を中心とした治療では高P血症による低Ca血症がコントロールできなかったため，透析の適応となった[5]．なお，低Ca血症による重篤な症状（テタニー，痙攣，不整脈）が出現した際には，症状が消失するまでCaを補充する．

文献

1) Buckley MS, et al：Electrolyte disturbances associated with commonly prescribed medications in the intensive care unit. Crit Care Med, 38：S253-264, 2010
2) Sedlacek M, et al：Electrolyte disturbances in the intensive care unit. Semin Dial, 19：496-501, 2006
3) Ziegler TR：Parenteral nutrition in the critically ill patient. N Engl J Med, 361：1088-1097, 2009
4) Casaer MP, et al：Nutrition in the acute phase of critical illness. N Engl J Med, 370：1227-1236, 2014
5) Howard SC, et al：The tumor lysis syndrome. N Engl J Med, 364：1844-1854, 2011

第4章 病態別体液管理

救急 ICU

2 急性冠症候群，急性心不全

伊藤正道

Point

- 前負荷（臓器うっ血の有無）と心拍出量（臓器低灌流の有無）の状態をすばやく判断し，血行動態を考慮した輸液，利尿薬使用を行う
- 不適切な低張液輸液や利尿薬の乱用は医原性の電解質異常を招く．必要に応じて等張液の少量輸液や，ヒト心房性ナトリウム利尿ペプチド（hANP），バソプレシン2（V_2）受容体拮抗薬などの利尿薬をうまく併用する
- 心不全管理における腎障害においては，低灌流のみならず「腎うっ血」も関与する

1 病態と輸液の目的

　心不全とは，「全身の代謝需要に見合うだけの心拍出を維持できないか，維持できていても心臓の拡張期圧および容量が過剰となっている状態」をさす症候群である．ICU/CCUでの治療目的は，よりすみやかに症状を緩和し，血行動態を改善して機械的補助や静注薬から離脱することにある．

　体液の過剰をしばしば合併する心不全においては，基本治療は「輸液を絞り，利尿をかける」というイメージが一般的であると思われるが，急性心不全において輸液が意義をもち正当化されるのは「呼吸に悪影響を与えずに循環動態を改善し得る」状況のみである．すなわち，①**体液負荷を許容できるだけの酸素化の余裕，すなわち前負荷の余裕がある**，②**輸液に反応するだけの心臓のパフォーマンスが見込まれる**，③**電解質異常の是正が必要である**，という場合においてのみ意義がある．

　上記を正しく評価するために，種々の身体所見，検査所見を重ね，急性期患者の変化する前負荷および心拍出量の状態を判断し分類することが必要となる．

1）うっ血の評価，心拍出量の評価

　急性心不全の分類としてよく知られるForresterの分類（図1a），Nohriaの分類（図1b）およびClinical Scenario（図1c）が輸液治療の方針決定にも有用である．

　Forresterの分類は心筋梗塞急性期を対象につくられた分類で，Swan-Ganzカテーテルデータを用いて測定した心係数と肺動脈楔入圧から4つのサブセットに分類するものであ

A)

心係数 (L/min/m²)

	Ⅰ 正常	Ⅱ
	Ⅲ 乏血性ショックを含む (hypovolemic shock)	Ⅳ 心原性ショックを含む (cardiogenic shock)

2.2 — 肺動脈楔入圧 (mmHg) 18

B)

	なし	あり
低灌流所見の有無 なし	dry-warm A	wet-warm B
低灌流所見の有無 あり	dry-cold L	wet-cold C

↑ うっ血所見の有無

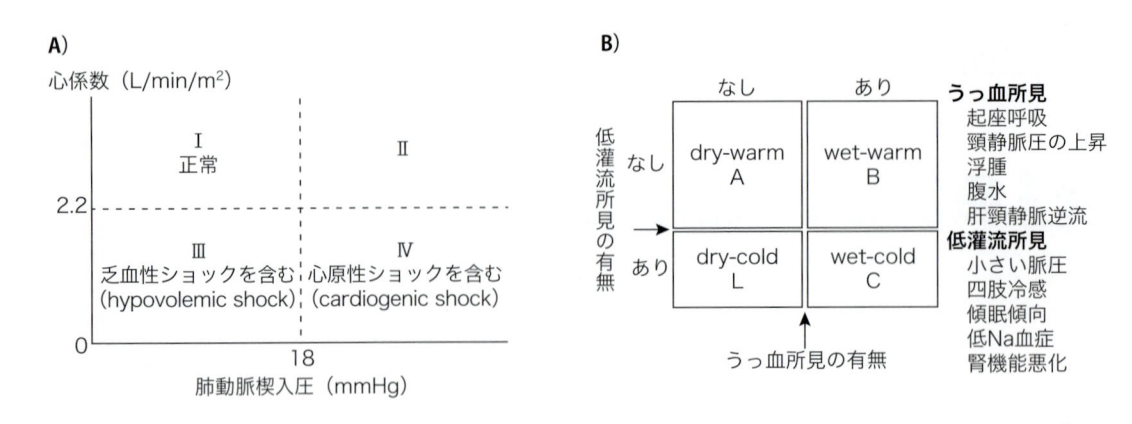

うっ血所見
- 起座呼吸
- 頸静脈圧の上昇
- 浮腫
- 腹水
- 肝頸静脈逆流

低灌流所見
- 小さい脈圧
- 四肢冷感
- 傾眠傾向
- 低Na血症
- 腎機能悪化

C)

	CS 1	CS 2	CS 3	CS 4	CS 5
	収縮期血圧(SBP) > 140 mmHg	SBP 100～140 mmHg	SBP < 100 mmHg	急性冠症候群	右心不全
	・急激に発症する ・主病態はびまん性肺水腫 ・全身性浮腫は軽度:体液量が正常または低下している場合もある ・急性の充満圧の上昇 ・左室駆出率は保持されていることが多い ・病態生理としては血管性	・徐々に発症し体重増加を伴う ・主病態は全身性浮腫 ・肺水腫は軽度 ・慢性の充満圧，静脈圧や肺動脈圧の上昇 ・そのほかの臓器障害：腎機能障害や肝機能障害，貧血，低アルブミン血症	・急激あるいは徐々に発症する ・主病態は低灌流 ・全身浮腫や肺水腫は軽度 ・充満圧の上昇 ・以下の2つの病態がある ①低灌流または心原性ショックを認める場合 ②低灌流または心原性ショックがない場合	・急性心不全の症状および徴候 ・急性冠症候群の診断 ・心臓トロポニンの単独の上昇だけではCS4に分類しない	・急激または緩徐な発症 ・肺水腫はない ・右室機能不全 ・全身性の静脈うっ血所見
治 療	・NPPVおよび硝酸薬 ・容量過負荷がある場合を除いて，利尿薬の適応はほとんどない	・NPPVおよび硝酸薬 ・慢性の全身性体液貯留が認められる場合に利尿薬を使用	・体液貯留所見がなければ容量負荷を試みる ・強心薬 ・改善が認められなければ肺動脈カテーテル ・血圧 < 100 mmHgおよび低灌流が持続している場合には血管収縮薬	・NPPV ・硝酸薬 ・心臓カテーテル検査 ・ガイドラインが推奨するACSの管理：アスピリン，ヘパリン，再灌流療法 ・大動脈内バルーンパンピング	・容量負荷を避ける ・SBP > 90 mmHgおよび慢性の全身性体液貯留が認められる場合に利尿薬を使用 ・SBP < 90 mmHgの場合は強心薬 ・SBP > 100 mmHgに改善しない場合は血管収縮薬

図1● 急性心不全の病態把握に有用な分類
a) Forresterの分類，b) Nohriaの分類，c) Clinical Scenario
文献1より引用

る．Swan-Ganzカテーテルモニターは治療方針の決定と予後予測に有用ではあるものの，侵襲的な検査であること，ESCAPE studyにおいてSwan-Ganzカテーテル使用下での管理が6カ月以内の予後を改善しなかったこと，ライン感染などの合併症を増やしたことから，近年のICU/CCUではルーチンに使用することは少なくなってきている．

Nohriaは，Forresterの分類に相当する分類を，自覚症状と身体所見のみで置き換える

ことを提唱した．臓器のうっ血と低灌流それぞれの有無を身体所見のみで判断する．簡便な方法で数分内に分類が可能であるうえに予後予測や治療方針決定に有用であることから，急性心不全治療の場面においては常に意識される区分である．

　Clinical Scenarioは2008年に米国救急学会から提唱された分類で，主に血圧のみで初期治療が決定されるため救急外来での迅速な初期対応の決定に有用である．ICU/CCUではさらに多角的に情報を捉えて治療することが望ましい．

　実際には，身体所見と併せて各種検査を行うことで，うっ血や低灌流の判断がなされる．X線のうっ血所見はもちろん，BNP（脳性ナトリウム利尿ペプチド）の上昇，エコー所見などを総合して診断する．

　エコー所見においては，下大静脈径は体液量の指標となるが，左室が急速に障害された場合，また慢性心不全の増悪時で慢性に静脈うっ血がある場合，また肺塞栓や肺高血圧症合併例など，左心系の前負荷とは相関しないことが多い．この右心系（静脈系）と左心系（動脈系）での血管内容量分布の差は心不全における輸液管理の難しさのポイントとなる．循環器内科医は，左室充満圧の推定に僧房弁の流入波形におけるDcT（減衰時間），またE/e'（左室流入波形の拡張早期波／僧房弁輪部長軸方向の組織ドップラーにおける拡張早期成分）を前負荷の指標にとることが多い．それぞれ正確に前負荷を反映しない状況はあるものの，およそDcT＜150 msの短縮，E/e'＞12の上昇がおよそPCWP（肺動脈楔入圧）18 mmHg以上の状態と考えられる[2]．

　これらのうっ血や低灌流を示すパラメータについては，絶対値よりも患者個人のなかでの変動が重要である．また複数のパラメータが常に同じ方向を指し示すとは限らず，各所見の感度・特異度を参考に総合的に判断することが重要である．

　うっ血と臓器灌流の状態を把握したのちに，心臓のパフォーマンスを予測する．右心不全が強い症例は，輸液は適切に左室の前負荷とならず浮腫を助長するであろう．またFrank-Starlingの法則に従えば，前負荷を増せば心拍出量は増加するはずであるが，不全心においてはその代償が破綻しており，心拍出がほとんど変化しないか低下してしまう可能性もある．これらの判断はしばしば難しく，低心拍出状態では，強心薬投与使用を前提に輸液負荷を行うのが現実的といえよう．治療に対する反応を逐次観察しながら情報のフィードバックを行い，適切な治療を適切なタイミングで行い続けることが重要である．

2）電解質異常と輸液

　ICU/CCUにおいては尿量維持のため多量のループ利尿薬が使用されることが多いが，不整脈予防のために低カリウム血症を避けるべきであることは言うまでもなく，利尿薬の大量投与中は頻回に電解質を検査し，補正を行う．また低ナトリウム血症も頻発する合併症であり，心不全患者の予後を悪化させることで知られる．

　低ナトリウム血症の原因は，抗利尿ホルモンの分泌亢進，腎機能の低下，ループ利尿薬の乱用，過剰な低張液の輸液などにあって，「心不全であるから」という理由での漫然とした低張輸液を慎むべき根拠はここにある．これは輸液の「張度」と血管内（もしくは細胞外）「容量」の錯誤から来る問題であって，張度の高い輸液を低速で必要量のみ投与す

れば，医原性の低ナトリウム血症の問題は少なくなる．

　DOSE studyで示されたように，高用量のループ利尿薬使用はすみやかな症状の改善には有効で有害事象も少ないことが示されており，急性期は必要十分な用量を使用すればよいが，腎機能の悪化やループ利尿薬への抵抗性が見込まれる症例においては，hANP（カルペリチド）や，V$_2$受容体拮抗薬（トルバプタン）といった利尿薬が代替の選択肢として挙げられる．カルペリチドは国産の薬剤であり，長期的なエビデンスには乏しいが，血管拡張作用と利尿作用とを併せもち，RA（レニン・アンジオテンシン）系の抑制やTGFβの抑制による心臓リモデリング抑制効果も期待される．血管内脱水と低血圧例を避け，低用量から使用することがポイントである．

　トルバプタンは，腎集合管のV$_2$受容体を阻害することにより自由水の再吸収を阻害することで水利尿効果を発揮する．EVEREST試験において，患者の自覚症状や電解質の異常を改善する一方で予後は改善しなかったことが取沙汰されるが，電解質の喪失を伴わないことから細胞外液＝血管内容量の変動を伴わないために安心して使うことができ，低ナトリウム血症例に限れば予後改善の可能性も示唆されていることから，今後使用の機会は増えていくと思われる．投与開始直後より強力な水利尿作用を発揮するため，本剤開始後は体重・血圧・脈拍数・尿量などを頻回に測定し，さらに血清ナトリウム濃度を頻回にチェックする．具体的には，急なナトリウム濃度の上昇による橋中心髄鞘融解を避けるため，投与開始4〜6時間後，および8〜12時間後，また1週間程度は毎日測定し，血清ナトリウム濃度の上昇が24時間あたり12 mEq/Lを超えないようにする必要がある．こちらも低用量から使用することが重要である．

3）急性冠症候群の輸液

　急性冠症候群の初期治療において最も重要なのは，ゴールデンタイム内の血行再建すなわちPCI（経皮的カテーテルインターベンション）の実施である．急変し得る循環動態に対応する投薬ラインの確保のため，ER受診時から点滴が開始されるが，その主目的は，①循環動態維持，②造影剤腎症の予防，にあるといえる．

　循環動態維持目的の輸液の注意点は急性心不全の治療に準ずるが，ショック時や強心薬投与中はSwan-Ganzカテーテルによるモニターが望ましい．またすべての急性心不全例において，虚血性心疾患の合併はなすべき治療（血行再建，バイアスピリンやヘパリンなどの抗血栓療法，スタチンの投与）と避けるべき治療（過剰な高圧，過剰な強心薬）が変わるため，常にその存在を念頭に診療することが重要である．

　造影剤使用に伴う腎障害の予防については，日本腎臓学会・日本医学放射線学会・日本循環器学会「腎障害患者におけるヨード造影剤使用に関するガイドライン」に詳しい．その骨子は，造影剤使用前からの十分な細胞外液の点滴である．ここでの輸液の目的は尿細管での造影剤濃度を物理的に低下させることと，血管内容量を増加させることによってRA系，バソプレシンなどの血管収縮に働く液性因子の分泌を防ぎ，造影剤使用時の血管収縮を抑制することにある．

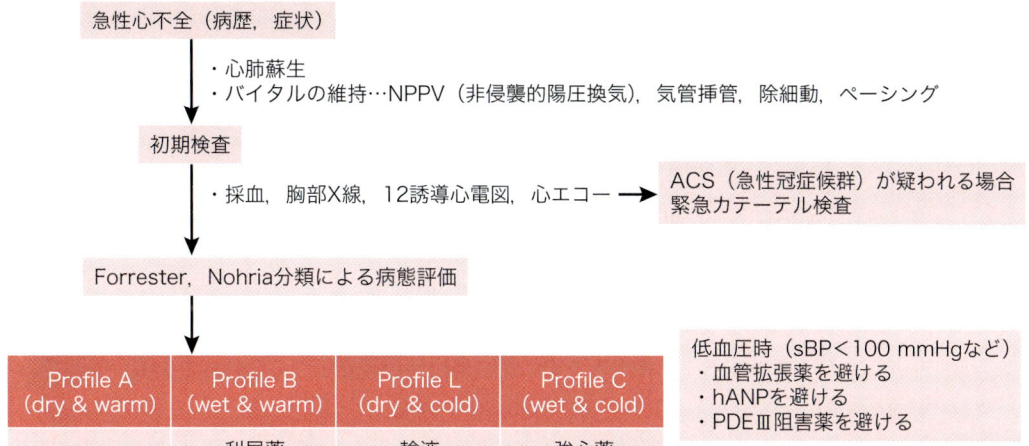

```
急性心不全(病歴, 症状)
       │
       │ ・心肺蘇生
       │ ・バイタルの維持…NPPV(非侵襲的陽圧換気), 気管挿管, 除細動, ペーシング
       ▼
   初期検査
       │
       │ ・採血, 胸部X線, 12誘導心電図, 心エコー ──► ACS(急性冠症候群)が疑われる場合
       │                                            緊急カテーテル検査
       ▼
Forrester, Nohria分類による病態評価
       │
       ▼
```

Profile A (dry & warm)	Profile B (wet & warm)	Profile L (dry & cold)	Profile C (wet & cold)
酸素投与, 安静	利尿薬 ±血管拡張薬	輸液 ±強心薬	強心薬 ±利尿薬

低血圧時(sBP＜100 mmHgなど)
・血管拡張薬を避ける
・hANPを避ける
・PDE III阻害薬を避ける

低Na血症時(Na＜135 mEq/L)
　等張液少量輸液
　　hANP, トルバプタン優先を考慮

図2 ● 急性心不全の診療チャート

表 ● ICU/CCUでの代表的な利尿薬の使い方

薬剤	投与量の目安	特徴, 長所	短所, 注意点
フロセミド (ラシックス®)	● 静注　10〜100 mg ● 点滴　1〜5 mg/時	● 迅速かつ強力な利尿作用 ● 腎機能低下例に対しても有効	● Kの低下, Naの低下 ● 代謝性アルカローシスを惹起 ● 尿酸値上昇
スピロノラクトン (アルダクトン®A)	● 内服　25〜50 mg/日	● K保持性 ● 収縮能低下例で予後改善のエビデンス(EMPHASIS-HF, RALES試験)	● 高K血症 ● 女性化乳房
カルペリチド (ハンプ®)	● 点滴　0.0125〜0.2 μg/kg/分	● 血管拡張作用, RA系の抑制 ● 腎保護作用 ● 日本独自のエビデンス(J-WIND試験)	● 低血圧例では使用しない! ● 単独ラインが必要
トルバプタン (サムスカ®)	● 内服　3.75〜15 mg/日	● 自由水の排泄を促進 ● 低Na血症合併例, ループ利尿薬不応例にも有用	● 急なNaの上昇 ● 予後改善のエビデンスはない(EVEREST試験) ● 低用量から使用 ● 水分制限をしないこと

❷ 体液管理の実際

　ICU/CCUに入室する心不全症例の代表的な輸液例, 処方例を示す. また急性心不全診療の初期チャートを図2に, ICU/CCUにおける代表的な利尿薬の使い方を表に示す.

1)"dry and warm"の症例
(PCWP＜18 mmHg, CI(心係数)＞2.2 L/分/m² に相当)

　心不全としては軽症であり, 慢性期の予後改善を期待してのACE阻害薬やβ遮断薬の

経口投与が治療の中心となる．普段の体重からの増加や，下大静脈径の増加など体液貯留が示唆されれば利尿薬を適宜投与する．

> **処方例**
> ラシックス® 10 mg　静注　1日1回　など

2）"wet and warm" の症例（PCWP＞18 mmHg, CI＞2.2 L/分/m² に相当）

肺うっ血がみられるが血管内脱水はなく，末梢循環不全もない症例である．利尿薬の投与と血管拡張薬によるうっ血の改善が治療の目標となる．利尿に伴う前負荷の減少で一気に心拍出・血圧が低下することがあるため，強心薬投与が必要とならないかの監視が必要である．

> **処方例**
> ＜①ある程度血圧が保たれている場合〔sBP（収縮期血圧）＞140 mmHgなど〕＞
> メイン　5％ブドウ糖 10 mL/時
> ラシックス® 20 mg 静注　＋　ミオコール®注 原液（0.05％）3 mL/時
> and/or
> ハンプ® 0.025 γ　±　ニトロール®注 原液（0.05％）3 mL/時
> ＜②血圧が低い場合（sBP＜100 mmHgなど）＞
> メイン　5％ブドウ糖 10 mL/時
> ラシックス® 2 mg/時 点滴　＋　シグマート® 2 mg/時　±　ドブトレックス® 3 γ

3）"dry and cold" の症例（PCWP＜18 mmHg, CI＜2.2 L/分/m² に相当）

前負荷の減少を伴う心不全である．代表的なものは，①高度の血管内脱水を合併した低心機能例，②肺塞栓，肺高血圧増悪などの右心不全，③下壁心筋梗塞に伴う右室梗塞　などである．輸液が1st choiceだが，反応は心機能次第なので輸液開始後の反応をよくモニターする．

> **処方例**
> 酢酸リンゲル液（ヴィーン®F）100 mL/時　＋　ドブトレックス® 3 γ

4）"wet and cold" の症例（PCWP＞18 mmHg, CI＜2.2 L/分/m² に相当）

心拍出量の低下と肺うっ血を認める最重症の状態である．輸液のみならず，急な利尿も注意が必要である．ドブタミンは強心薬だが血管拡張作用も有し，血圧自体を上げる作用は乏しいことに注意する．昇圧目的にはノルアドレナリンを使用することが一般的である．低用量ドパミンの腎保護効果が否定され，また2010年のSOAP II trialにおいて心原性ショック患者に対してドパミン使用群の予後がノルアドレナリン使用群より悪かったことを受け，ドパミンを第1選択に使用する機会は減少している．高用量のカテコラミンに不応の場合，IABP（大動脈内バルーンパンピング）やPCPS（経皮的心肺補助装置）などの機械的補助を考慮する．

> **処方例**
> ＜①血圧がある程度維持されているとき（sBP＞100 mmHgなど）＞
> ラシックス® 20 mg 静注　＋　ドブトレックス® 5 γ　±　ハンプ® 0.025 γ　±　ミルリー

ラ®原液　1 mL/時
<②血圧が低めのとき（sBP＜90 mmHgなど）>
ラシックス®　2 mg/時　＋　ドブトレックス®　5γ　＋　ノルアドリナリン®　0.1γ

5）低ナトリウム血症（Na＜135 mEq/L）を合併した心不全の場合

基本的にはループ利尿薬で排出される尿は半等張といわれ，1号液以下の張度の補液では低ナトリウム血症が進行する．等張液を低速で輸液し（10〜20 mL/時），ループ利尿薬以外の新規利尿薬を試みる．トルバプタンを使用する場合，尿浸透圧高値の場合（U-Osm＞350 mOsm/L以上），内服に反応し尿浸透圧が低下する場合に効果が期待できるとされる[3]．

処方例
生理食塩液　10〜20 mL/時
血圧が維持されている場合（＞100 mmHgなど）　ハンプ®　0.025〜0.1γ
and/or
サムスカ®　3.75 mg/日で開始　水分制限を緩和

6）心臓カテーテル検査前後の腎症予防について

詳細は成書に譲る．心機能が許す限り，等張液の十分な輸液が大切である．尿のアルカリ化を目的とした重曹の点滴や，ラジカル産生抑制のためのN-アセチルシステインの併用が試みられることもある．

処方例
<心機能が維持されている場合>
造影剤使用の12時間前から12時間後まで　生理食塩液　1 mL/kg/時

❸ 栄養管理

循環動態が安定しないICU，CCUの急性期では，厳密な水分管理や電解質管理が優先されるため，バランス管理が難しくなる高カロリー輸液や経腸栄養は最急性期には避けることが一般的である．ASPEN（米国静脈経腸栄養学会）の急性期栄養のガイドラインにおいても，カテコラミン投与下の経腸栄養開始は避けるよう説かれている．経口摂取が可能となった場合，塩分制限は必須であり，また経口摂取に合わせた輸液の減量が必要である．

❹ 注意点，禁忌

●腎機能低下（AKI）を合併した急性心不全の体液管理について

急性心不全の診療の際にCreの上昇を伴うケース，すなわちWRF（worsening renal

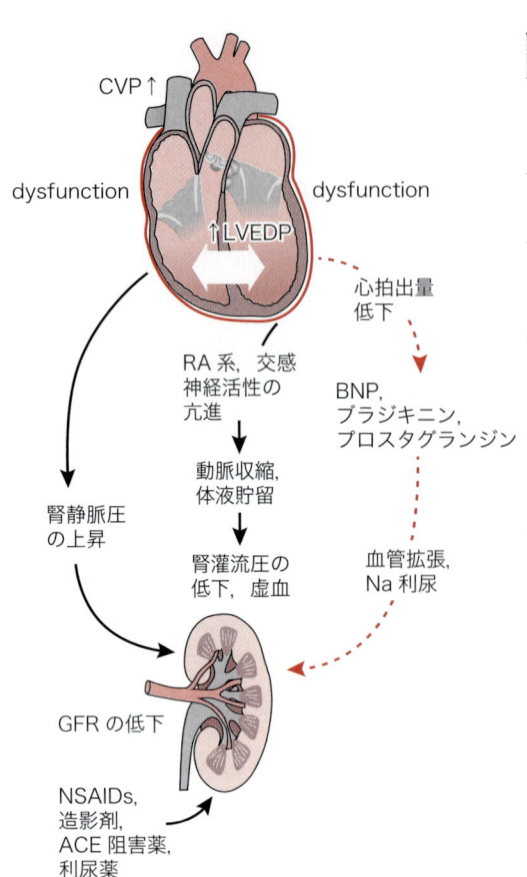

分類	初期イベント	二次イベント
Type1 Acute cardio-renal	急性心不全 急性冠症候群 心原性ショック	急性腎障害
Type2 Chronic cardio-renal	慢性心不全	慢性腎臓病
Type3 Acute renal-cardiac	急性腎障害	急性心不全 急性冠症候群 不整脈，ショック
Type4 Chronic renal-cardiac	慢性腎臓病	慢性心不全 急性心不全 急性冠症候群
Type5 Secondary cardio-renal	全身疾患	急性・慢性心不全 急性腎障害 慢性腎臓病

図3● 心腎連関（cardio-renal syndrome：CRS）
文献4より引用

function）を合併しているケースにしばしば遭遇する．いわゆる心腎症候群（cardio-renal syndrome）[4] の1型である（図3）．この場合多くの循環器内科医が利尿薬の使用を躊躇するように思う．すなわち，腎障害が心拍出量の低下から来る腎前性のものであるとの考えから，利尿による前負荷の低下がさらなる腎灌流圧の低下，あるいはRA系や交感神経活性の亢進などの神経液性因子の異常を招き，さらなる腎機能の低下をもたらすのでは，という懸念がしばしばなされる．心機能の低下例においてこの判断は正しいことも多いが，必ずしもそうでないことが判明している．

Mullensらは心不全患者において右心カテーテル検査を施行し，AKIと血行動態パラメータの関連を検討した[5]．結果，CI（心係数）よりも，CVP（中心静脈圧）の方がWRFの頻度とよく相関することを示し，腎静脈圧の上昇，すなわち「腎うっ血」がAKIの原因であるという概念が示された．（図4,「第4章 ICU 7 急性腎障害」参照）

この結果は腎機能保持のために利尿薬使用を控えてwetな状態を持続させることは，腎予後の観点からも正しくない可能性を示唆している．心不全の初期治療における体液管理の方針をCre値のみで判断することなく，過剰なマイナスバランス同様過剰な体液貯留を避けるべく利尿薬使用を決定することの重要性が再認識される．

A)

グラフ: 入院時のCVP値による腎機能悪化患者の割合
- CVP<8 mmHg, Cr=1.6±0.9
- CVP8〜16 mmHg, Cr=1.6±0.8
- CVP16〜24 mmHg, Cr=1.7±0.8
- CVP>24 mmHg, Cr=2.1±1.1
縦軸：腎機能悪化の割合（％）

B)

グラフ: GFR (mL/min), p=0.02
- High CI/Low CVP 20%
- Low CI/Low CVP 32%
- High CI/High CVP 25%
- Low CI/High CVP 23%

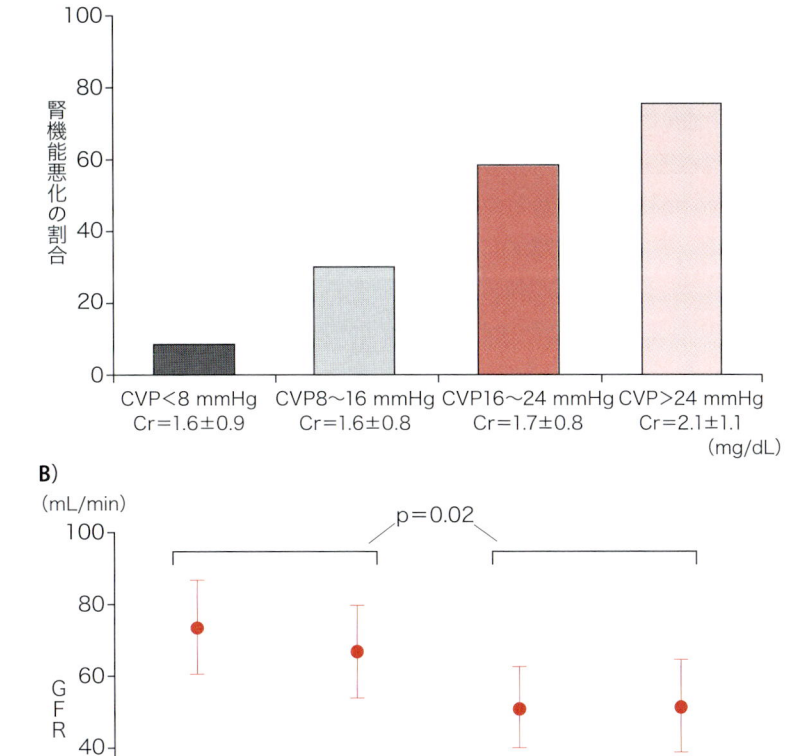

図4 心不全におけるCVP高値と腎機能の関係
A) 入院時のCVP値による，入院中の腎機能悪化患者の割合
B) 入院時のCIおよびCVP値による，Swan-Ganzカテーテル抜去時の腎機能
文献5より引用

Case Reference

Case 1

60代男性．高血圧，脂質異常症，糖尿病で近医通院中．数時間前からの胸部絞扼感，嘔気にて救急車で来院．来院時意識清明，血圧80/50 mmHg，心拍数90／分，呼吸数20／分，SpO$_2$ 95％（room air）であった．心電図でⅡ，Ⅲ，aVf誘導のST上昇，また右側胸部誘導でV4RのST上昇あり，心エコーで下壁の壁運動低下，右室壁運動低下，下大静脈の拡張を認めた．身体所見では，頸静脈怒張を認めるが肺野にラ音はない．急性下壁心筋梗塞に合併した右室梗塞と診断，血管確保のうえ細胞外液全開で補液を開始した．

Q 右室梗塞の診断根拠，ICUでの体液管理は？

A 右心室は解剖的に右冠動脈の中間部（#1，#2の境界）から分岐する右室枝によって主に灌流

されるため，右冠動脈近位部を責任とする心筋梗塞では右室梗塞を合併することがある．右室梗塞では肺うっ血は軽度にもかかわらずショックとなる．

右室梗塞の診断基準は，日本循環器学会「急性心筋梗塞の診療に関するガイドライン」に記載があるが，簡単には，①心電図 V4Rでの0.1 mV以上のST上昇，②心エコーでの右室収縮低下，③平均右房圧＞10 mmHg かつ（平均肺動脈楔入圧）−（平均右房圧）≦5 mmHg，④右房圧のnoncompliant波形（y谷の急峻化），⑤肺動脈圧交互脈，の5つのうち2つを満たす場合診断される．前負荷維持のために大量輸液がなされるが，なかなか心拍出量の増加につながらないこと，また右室機能の回復過程で肺水腫を生じ得ることからSwan-Ganzカテーテル挿入のうえでの管理が推奨される．mPCWP 15 mmHg程度を目安に，細胞外液の輸液を継続する．

Case 2

40代男性．拡張型心筋症の診断で通院中．レニベース® 5 mg，アーチスト® 10 mg，ラシックス® 10 mg内服中．数日前からの感冒を契機に呼吸困難が増悪し救急受診．末梢冷感あり．肺野にラ音あり，下腿浮腫あり．意識清明，血圧 120/90 mmHg，心拍数 70/分，SpO_2 88%（room air），体温 38.5℃，呼吸数 25/分．胸部X線で肺浸潤影，肺血管陰影の増強，胸水貯留あり．心エコーではLVEF（左室駆出率）20%，推定右室圧 70 mmHg．採血上 BNP 1,000 pg/mL，T.Bil 2.5 mg/dL，Cre 1.2 mg/dLと安定期からの上昇を認めた．肺炎契機の心不全増悪と判断，酸素投与開始．肺うっ血と臓器灌流低下あり，Nohriaのwet and cold typeと診断．ラシックス® 20 mgを静注，強心薬が必要と考えミルリーラ® 1 mL/時（50 kgで0.33γ相当）で投与開始．アーチスト® は5 mgに減量し内服継続した．

Q ミルリーラ® の使い方は？

A 強心薬としては，効果が出やすく，強心作用のはっきりしているドブタミンがよく使用されるが，カテコラミンには長期予後改善作用の報告はないため，作用の異なる強心薬PDE（ホスホジエステラーゼ）Ⅲ阻害薬の使用も検討される．PDEⅢ阻害薬は血管拡張作用と強心作用を併せもつため，血管内脱水や低血圧を伴う症例では使えないが，当例のようなケースでは有用である．二次性に肺高血圧を合併した症例への効果が高いことが知られている．また慢性期にβ遮断薬を内服中の急性増悪症例では，急性増悪期も内服中断せず継続することが重要であるが，その場合薬理的に拮抗するドブタミンでなく，ミルリノンのようなPDEⅢ阻害薬が有用であると考えられている．

文献

1) 循環器病の診断と治療に関するガイドライン「急性心不全治療ガイドライン2011年改訂版」（日本循環器学会）
2) 武井康悦：急性心不全の診断・治療に必要なエコー検査の基礎．INTENSIVIST, 2：672-687, 2010
3) Imamura T, et al：Novel criteria of urine osmolality predict response to tolvaptan in decompensated heart failure patients—association between non-responders and chronic kidney disease. Circ J, 77：397-404, 2013
4) Ronco C, et al：Cardio-renal syndromes：report from the consensus conference of the acute dialysis quality initiative. Eur Heart J, 31：703-711, 2010
5) Mullens W, et al：Importance of venous congestion for worsening of renal function in advanced decompensated heart failure. J Am Coll Cardiol, 53：589-596, 2009

第4章 病態別体液管理

救急 ICU

3 ARDS・ECMO

浅田敏文

Point

- 循環動態が安定しているARDS患者では，肺胞内への水分漏出を防ぐために積極的に水分制限や利尿・除水を行う
- ECMO施行中の患者では，必要なECMO流量を得られる範囲で積極的にドライな管理を行う
- 利尿や除水の速度は，血管外から血管内への水分の移行速度に合わせて調整する

注：ECMO（extracorporeal membrane oxygenation，体外式膜型人工肺）．本稿でのECMOはVV ECMO（veno-venous ECMO）のことを指す．

1 病態と輸液の目的

ARDSとは，肺炎などの直接的な侵襲あるいは敗血症や外傷などの間接的な侵襲が原因となり，肺血管の透過性亢進と肺胞上皮細胞傷害による肺胞内への水分漏出をきたし，急性に発症する非心原性肺水腫のことである．表にARDSの定義を示す[1]．

ARDS患者の輸液管理の基本は水分バランスをマイナスに保つことである．その目的は，肺の毛細血管静水圧を低くすることで，毛細血管から間質への水分移動を減らすことにある（図1）．

図1の式はStarlingの力を表しており，毛細血管の静水圧や血管透過性の上昇により，毛細血管から間質への水分移動が増加することが理解できる．これに対して，間質から肺

表 ARDSの定義（Berlin Definition）

発症時期	既知の侵襲あるいは呼吸状態の増悪から1週間以内
画像診断	胸水や無気肺，結節影では説明のつかない両側浸潤影
肺水腫の機序	心不全や体液過剰では説明のつかない呼吸不全 心エコーなどにより心原性肺水腫の客観的な否定を要する
酸素化　軽症	PEEPまたはCPAP ≧ 5 cmH$_2$Oで200 mmHg < PaO$_2$/F$_I$O$_2$ ≦ 300 mmHg
中等症	PEEP ≧ 5 cmH$_2$Oで100 mmHg < PaO$_2$/F$_I$O$_2$ ≦ 200 mmHg
重症	PEEP ≧ 5 cmH$_2$OでPaO$_2$/F$_I$O$_2$ ≦ 100 mmHg

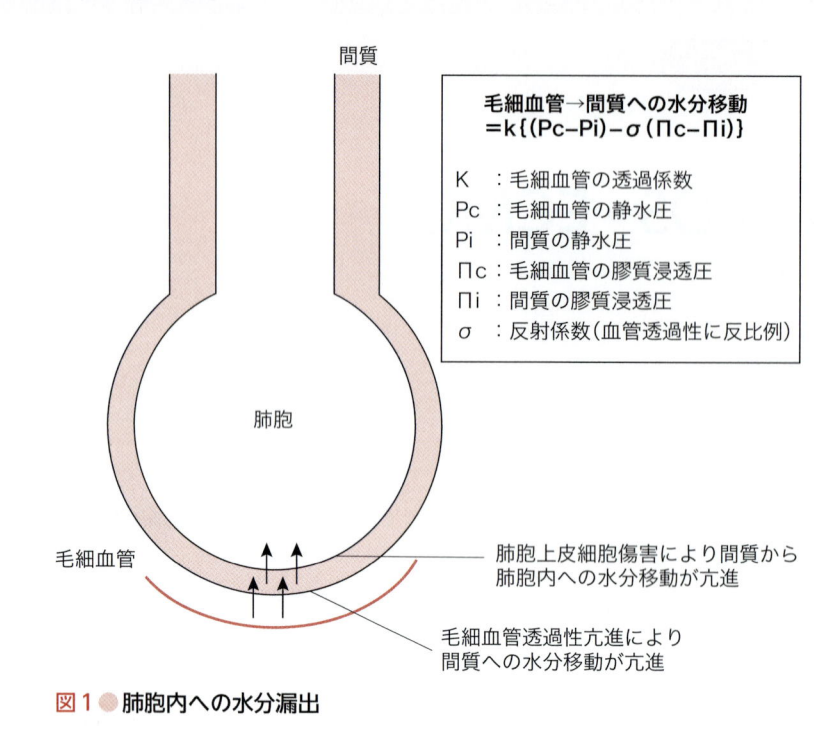

毛細血管→間質への水分移動
＝k{(Pc−Pi)−σ(Πc−Πi)}

K ：毛細血管の透過係数
Pc ：毛細血管の静水圧
Pi ：間質の静水圧
Πc ：毛細血管の膠質浸透圧
Πi ：間質の膠質浸透圧
σ ：反射係数（血管透過性に反比例）

肺胞上皮細胞傷害により間質から肺胞内への水分移動が亢進

毛細血管透過性亢進により間質への水分移動が亢進

図1 ● 肺胞内への水分漏出

胞内への水分移動は，陽圧換気で肺胞内圧を高くすることで抑えることができる．

2 体液管理の実際

　ARDSには発症の契機となった原因が存在するため，その原因の特定および治療が必要であるが，同時に体液管理や人工呼吸器管理などの全身管理を要する．敗血症や熱傷など，原因によっては全身の血管透過性亢進によるショックを併発していることも稀ではなく，病態に応じて体液管理の方法は異なる（図2）．

1）ショックを併発している場合の輸液管理

　敗血症性ショック，熱傷，外傷による出血性ショックなどを伴う場合には，血管内水分量を維持するために大量輸液や輸血を投与しなければならない．水分負荷により肺胞内への水分移動は当然増加してしまうが，陽圧換気（PEEP）により肺胞内圧を高く保つことで水分漏出を防ぎ，この時期には最低限の酸素化と換気を維持しながら血圧維持に重点を置く．血管内水分量が不十分であると陽圧換気により容易に血圧低下をきたし，肺胞虚脱を防げるほどの高い陽圧をかけることができず，呼吸・循環ともに破綻することになってしまう．輸液制限による予後改善を示した大規模RCT（FACTT study）においても，ショックに対しては輸液投与を行うプロトコルが採用されている[2]．

処方例

酢酸リンゲル液（ヴィーン®F）200 mL/時
or
新鮮凍結血漿　80 mL/時（血管内水分量保持を目的）

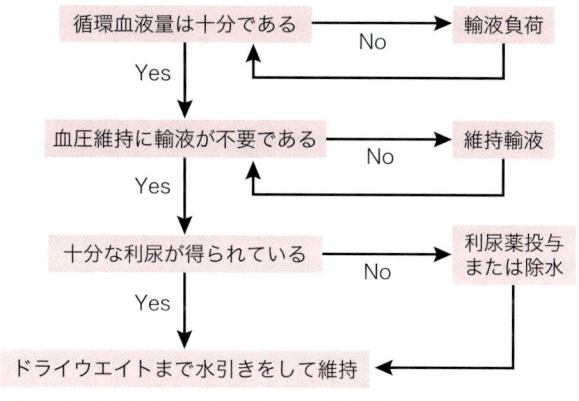

図2 ● ARDS患者における体液管理の流れ

2）ショックが改善した後の輸液管理

　　初期輸液後に血圧や臓器灌流が安定した後は，呼吸状態へ重点を置き，維持輸液速度を減量する．尿量や各循環血液量パラメータをもとに，血管内から血管外への水分漏出の速度や尿量に合わせて流速を調整する．この時点での体液管理のポイントは過剰輸液を確実に避けることであるが，血圧維持のために持続輸液が必要な段階での積極的な利尿や除水は控えなくてはならない．低血圧や腎血流低下による腎前性の尿量低下に対して利尿薬を使用すると，結果的には再び循環血液量不足をきたし輸液量を増量せざるを得なくなることがある．

3）全身状態改善後の輸液管理

　　原疾患の治療が奏功すると，間質に移動していた水分が血管内へrefillingするため，利尿や除水を行っても循環血液量が維持できるようになる．この時期には循環動態が耐えうる限り，あるいは呼吸状態が十分に改善するまで体液バランスをマイナスに保ち維持することで，肺血管の静水圧を下げるような管理を行う．利尿や除水の速度が血管内refillingの速度を上回ると血圧が低下することもあるが，緊急性がないのであれば不用意に輸液負荷を行うことはせず，利尿や除水速度を落としrefillingを待てばよい．

　　なお，自尿が十分にある場合には利尿薬をあえて使用する必要はない．

処方例

- フロセミド（ラシックス®）2〜10 mg/時で持続静注
- and/or
- カルペリチド（ハンプ®）0.0125 μg/kg/分から開始
- and/or
- 持続血液濾過透析（CHDF）で除水 50 mL/時から開始

4）ECMO施行中の輸液管理

　　ECMOは重症呼吸不全患者に導入される体外式肺補助装置である（図3）．輸液管理の原則はECMOを導入しないARDS患者の場合と同様であり，循環動態が安定してショッ

図3 ● ECMO

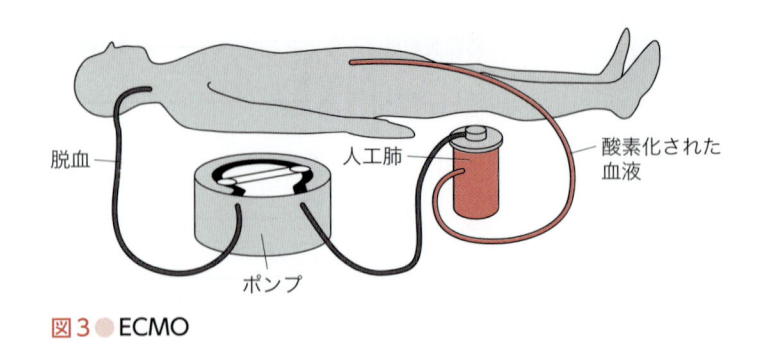

クを離脱した後に積極的に利尿や除水を行い、細胞外水分量を正常に維持することである[3]．体液バランスをマイナスにしていく過程で、血管内容量低下によりECMO流量が得られなくなる（脱血不良）ことがあるが、酸素需給バランスを保てる範囲でECMO流量を減量することや、利尿・除水速度をいったん落としてrefillingを待つことで、可能な限り不要な輸液負荷をせずに対処するように心がける．安定したECMO流量を得るためにも、ECMO導入の時点でカニューレのサイズや挿入部位を適切に選択しなければならない．

3 栄養管理

ARDSをはじめとする呼吸不全患者での栄養管理は重要な支持療法のひとつである．早期経腸栄養が推奨されているなど、ほかの重症疾患の場合の栄養管理とほぼ同様であるが、ARDS患者では特に以下について注意を要する．

1）低リン血症を避ける

無機リンはエネルギー源であるATPの産生に必要であり、低リン血症により呼吸筋機能が低下し人工呼吸器離脱が困難となることがある．また、組織への酸素輸送において重要な役割を果たす2,3-ジホスホグリセリン酸（2,3-DPG）の産生にも無機リンは必須である．2,3-DPG低下により組織における赤血球の酸素放出が阻害される．

2）ω3脂肪酸は有効か？

抗炎症作用をもつω3脂肪酸は、いくつかの小規模RCTで予後改善効果が示されて以来、ARDS患者における有効性が期待されている．しかし、ARDS networkにより実施された大規模なRCT（OMEGA study）では、ω3脂肪酸投与が予後悪化の可能性があるとして早期中断となった[4]．またこのRCTを含むメタ解析においても、ω3脂肪酸はARDS患者に無効であると結論付けられている[5]．OMEGA studyのプロトコル自体の問題点も指摘されているが、本稿執筆時点でのエビデンスからは、ARDS患者に対するω3脂肪酸の投与は慎重にならざるを得ない．

4 注意点・禁忌

1）ARDSの治療は輸液制限と陽圧管理のみで十分か？

ARDSの根本にある病態は，原疾患による血管透過性亢進と肺胞上皮細胞傷害による肺胞内への水分漏出である．輸液制限と人工呼吸器管理による呼吸状態の維持には限界があり，原疾患の治療による根本病態の改善が必須である．

2）ECMO管理中に特に注意しなければいけないことは？

体外循環にはさまざまな合併症のリスクが伴うが，出血は最大の合併症の1つである．カニュレーションやその他の血管穿刺，侵襲的処置に伴う出血は，ヘモグロビン値や心拍出量，ECMO流量の低下の原因となり，その結果として酸素供給量が低下してしまう．また，輸血量が増えることにより，輸血自体の合併症や体液貯留の原因にもなり得る．抗凝固療法中の侵襲的処置は極力回避するか，細心の注意を払って行うべきである．

Case Reference

Case 1

高血圧，脂質異常症，陳旧性脳梗塞で外来薬物治療中の80歳男性．肺炎を原因とした重症敗血症の診断でICU入室となった．救急外来では生理食塩液1,500 mLが投与され，平均動脈圧65 mmHg以上を維持していた．入院後呼吸状態が悪化したため，胸部X線を撮影したところ，救急外来受診時点ではなかった両側浸潤影が新規に出現していた．心エコーでは心室壁運動は良好，BNPも低値であることから，肺炎を契機としたARDSを発症したと考えられた．来院後尿量が0.3 mL/kg/時以下であったため，ノルアドレナリンを0.05 μg/kg/分で開始し，平均動脈圧を80 mmHg以上で維持したところ，尿量が増加した．

Q 尿量が少ないときに，輸液負荷ではなく昇圧薬を用いたのはなぜか？

A 心不全徴候がない場合であっても，ARDS患者では不必要な輸液負荷は避けるべきである．もともと高血圧がある高齢者の場合，一般的に敗血症治療で推奨されている平均動脈圧65mmHgという目標値は，十分な尿量を得るためには不十分なことがある．明らかに血管内水分量が不足している所見がないのであれば，まずは血圧を高めに維持して尿量が増加するかどうかを判定することで，総輸液量を抑えることができる．

Case 2

急性膵炎によるARDSを発症した40歳女性．呼吸不全に対して高い陽圧による人工呼吸管理にて加療していたが，経過中に急性腎障害（AKI）を発症し持続血液濾過透析（CHDF）を開始のうえ除水を行っている．ICU入室5日目に目標体重＋3 kgまで除水した時点で，頻回にCHDFの脱血不良アラームがなるようになった．エコーでは下大静脈の呼吸性変動が大きかったため，一時的に除水を中止し，カテーテルの位置調整を行ったうえで血液流量と除水速度を減量して再開した．その後は脱血不良とならずに目標体重まで除水することができた．

Q 脱血不良の原因が血管内水分量不足であったにもかかわらず，輸液負荷をしなかった理由は？

A 一時的に血管内脱水になっている場合であっても，間質を含めた細胞外液全体では依然水分過多の状態と推測される．ほかの脱血不良の原因を解除したうえで，除水速度を血管外から血管内へのrefillingの速度に合わせることで，不要な輸液負荷を避けることができる．

文献

1) Ranieri VM, et al：Acute respiratory distress syndrome：the Berlin Definition. JAMA, 307：2526-2533, 2012
2) Wiedemann HP, et al：Comparison of two fluid-management strategies in acute lung injury. N Engl J Med, 354：2564-2575, 2006
3) Extracorporeal life support organization guidelines for adult respiratory failure. Version1.3. (http://www.elsonet.org/resources/guidelines.aspx)
4) Rice TW, et al：Enteral omega-3 fatty acid, gamma-linolenic acid, and antioxidant supplementation in acute lung injury. JAMA, 306：1574-1581, 2011
5) Zhu D, et al：Enteral omega-3 fatty acid supplementation in adult patients with acute respiratory distress syndrome：a systematic review of randomized controlled trials with meta-analysis and trial sequential analysis. Intensive Care Med, 40：504-512, 2014

第4章 病態別体液管理

救急 **ICU**

4 敗血症性ショック

大島和馬，中村謙介

Point
- Early goal-directed therapy（EGDT）の骨子を十分に理解したうえで，敗血症性ショックの蘇生を的確に行う
- 治療のなかでfluid resuscitation（必要十分な補液）が最も大事な要素である
- 一方で，体液過剰は予後を悪化させる可能性があることも認識する

1 病態と輸液の目的

ショックとは組織酸素代謝異常のことであり，微小循環不全と組織灌流不全によって末梢組織での酸素の需要と供給のバランスが崩れた状態（dysoxia），およびミトコンドリアレベルでの酸素利用障害（cytopathic hypoxia）である．

敗血症発症早期には，**末梢血管抵抗の低下**〔感染を契機に過剰産生された炎症性サイトカインが血管内皮細胞・平滑筋に作用し血管拡張物質（NOなど）を産生〕，および血漿成分の血管外漏出による**循環血漿量減少**を認める．またこの時期から心駆出率も低下することもある〔septic cardiomyopathy（敗血症性心筋症）；TNF-αやIL-1βなどの抑制物質，および多量に分泌されたカテコラミンによるβ受容体のdown-regulation〕が，輸液および心拍数増加で心拍出量はむしろ増加していることが多い（warm shock, hyperdynamic state）．

後期になると，血管内皮細胞障害が進行し，血管拡張物質の産生低下，およびエンドセリンやトロンボキサン，アンジオテンシンなどの作用で血管は収縮し，すでに低下した心機能に後負荷がかかることで組織低灌流が進行し細胞機能不全や細胞死が生じる（cold shock, hypodynamic state）．

敗血症性ショックにおいて，血圧が低下〔すなわち組織灌流を規定するMAP（平均動脈圧）が減少〕していれば組織循環の破綻を解除するために血圧を正常化させることが必要不可欠である．一方で血圧値の正常なショックも存在し，このようなショックをnormotensive shockやcryptic shockと呼ぶこともあるが，この場合も組織循環を改善することが治療となる．

これらの循環の要素となるのが，組織灌流を決める平均血圧MAPと酸素供給量DO_2で

あり，以下のように表される．

平均血圧MAP＝CO（心拍出量）×SVR（全身血管抵抗）
酸素供給量DO_2＝CO（心拍出量）×1.34×Hb×SaO_2

COは心筋収縮力，前負荷，後負荷により規定されるという事実から，輸液の目的は，適正な前負荷を維持し心拍出量を増加させ，MAPとDO_2を必要十分に維持することといえる．

❷ 体液管理の実際

ここではSurviving Sepsis Campaign Guidelines（SSCG）2012[1])および，ガイドライン公表後に発表された論文から敗血症性ショックの体液管理につき概説する．

敗血症性ショックの初療として，以下の4つの目標を可能な限り早く達成することがearly goal-directed therapy（EGDT）として推奨されており，この初期蘇生の考え方を理解することが肝要である（SSCGに記載の「6時間以内」や，下記の各数値は目標の1つであり，その絶対値にしばられる必要はない）（図1）．

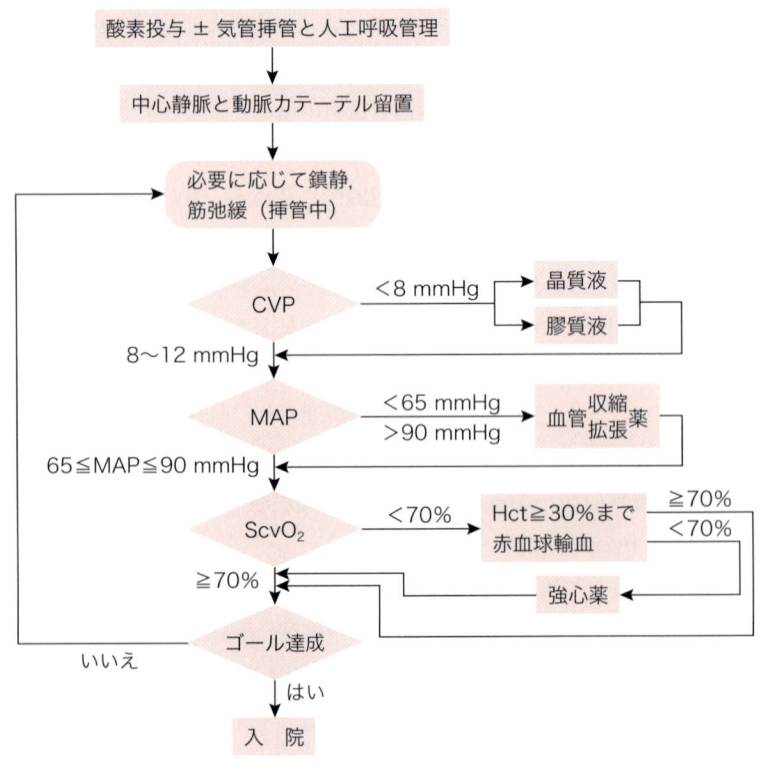

図1 ● 敗血症性ショックの初療
文献8より引用

1）CVP（中心静脈圧）8〜12 mmHg

　治療の中核はMAPとDO$_2$を適正化することにある．敗血症性ショックであれば必ず相対的な循環血漿量（＝血管内にある有効な循環血漿量）の減少が生じており，まず第一に行うべき蘇生は輸液であり，十分な輸液をできる限り早急に行う．

　輸液が十分行われたことの1つの指標としてCVPがEGDTでは挙げられている．しかし最近ではCVPが静的指標（static parameter）であって，血管内容量や輸液反応性（追加の輸液で1回拍出量が10〜15％以上増えるかどうか）の指標としては不十分であるとされており（それでも一般的にCVPが低いときは輸液で循環動態は改善する可能性が高い，という理由でEGDTでは1つの指標として採用されている），動脈圧の呼吸性変動などの動的指標（dynamic parameter）のほうがより良い指標とされている．ただし洞調律で，一定かつ十分な受動換気を受けていることが条件であり，自発呼吸時や心リズム不整がある場合には受動的下肢挙上（passive leg-raising）が有用とされている．

2）MAP（平均動脈圧）≧65 mmHg

　上記の十分な輸液を行うことで，組織灌流に必要なMAPを達成できればよいが，輸液のみで不十分な場合にはカテコラミンを開始しSVR（全身血管抵抗）を上げることで（場合によっては心筋収縮力も），MAPを改善させる．その具体的な目標については，2014年にも新たな報告がある[2]．MAPの目標を65〜70 mmHgとした群と80〜85 mmHgとした群では予後に差はなく，80〜85 mmHgの群でAf（心房細動）の発症率が高かった．しかし高血圧の既往，動脈硬化のある患者では高めの血圧維持で透析導入率が低かった．過去の報告などから一般的にMAPは65 mmHg以上あればよいといわれるが，組織灌流維持に必要なMAPは個人で異なり，目標は個別に設定されるべきである．

3）尿量≧0.5 mL/kg/時

　尿量は組織循環が成り立っていることの指標の1つであり，尿量が維持されることが循環維持されていることの証明となる．この尿量は乏尿の定義に基づいて計算される値であり，組織循環としては0.5 mL/kg/時未満であっても成り立つことがあるが，ここではモニタリングできる量としてもこの程度の尿量を得ることで蘇生を安全に行うことが推奨されている．一方で，敗血症性ショックではAKI（急性腎障害）の合併も多く，十分な輸液および循環動態の安定化の後も乏尿が続けば過剰なインバランスを容認することなく血液透析も考慮する．

4）ScvO$_2$（中心静脈血酸素飽和度）≧70％〔混合静脈血SvO$_2$（肺動脈カテーテルからの採血）の場合は65％〕，または乳酸値の正常化

　「❶病態と輸液の目的」で述べたとおり，組織における酸素の需給バランスの障害（dysoxia）を是正することが敗血症性ショック治療の目標であり，その指標の1つがSvO$_2$である．

表 ● 敗血症性ショックにおける輸液のチェックリスト

①細胞外液
酢酸リンゲル液（ヴィーン®F）もしくは乳酸リンゲル液（ラクテック®）もしくは生理食塩液を全開投与．
　例：ヴィーン®F 1,000 mL全開投与など

②昇圧薬
ノルアドレナリンを主に，ドパミン，エピネフリン，バソプレシンなどを用い適宜昇圧し，平均血圧65 mmHg以上を達成する．
　例：ノルアドレナリン6 mg＋生理食塩液／計20 mLで0.3〜3 mL/時で開始など

③抗菌薬
可能な限り早期に（目標は敗血症認識後1時間以内），十分広域なスペクトラムをもつ抗菌薬を十分量投与する．

④ステロイド
輸液と昇圧薬に反応しない場合は，相対的副腎不全があると考えヒドロコルチゾンを投与する．
　例：ソル・コーテフ®200 mg＋生理食塩液50 mL急速静注後，ソル・コーテフ®200 mg＋生理食塩液/48 mLを2 mL/時で投与など

⑤胃薬（制酸薬）
ストレス潰瘍の危険因子がある場合PPIの投与を考慮する．
　例：オメプラール®1回20 mg，1日2回など

⑥インスリン
血糖値180 mg/dL以下（糖尿病患者では200 mg/dL以下）を目標に，必要ならインスリン持続投与を行う．
　例：ヒューマリン®R 50単位＋生理食塩液/50 mLを0.5〜3 mL/時で開始

⑦経管栄養
可能な限り早期に（腸閉塞がない限り）経腸栄養を少量から開始する．胃残留量（GRV）を参考にする．
　例：経鼻胃管よりメイバランス®1.0（1 kcal/mL）を10 mL/時で持続投与など．

$$SvO_2 = SaO_2 - VO_2（酸素摂取量）/1.36 \times Hb \times CO$$

の低下は，SaO_2，Hb，COの低下（つまり酸素供給量DO_2の低下）もしくはVO_2（酸素消費量）の増加を示唆する．しかし組織での酸素代謝の状態を必ずしも正確には反映しないこともあり，その絶対値の解釈には注意が必要である〔例えばDO_2が低下しても，あるところまでは組織酸素摂取率（O_2ER）が上昇しVO_2は一定に保たれ，SvO_2は低値でも酸素需給バランスは保たれる．逆にミトコンドリア酸素利用障害（cytopathic hypoxia）の病態では，SvO_2は正常（〜高値）でも組織酸素代謝は障害されている〕．

肺動脈カテーテルからのSvO_2のかわりに，中心静脈カテーテルからの採血による$ScvO_2$で代用してよいことがいわれている．$ScvO_2$が低い場合はDO_2がVO_2に対して低いことを表すため，DO_2を増加させる戦略として，先のDO_2の式から輸血（Hb上昇）または強心薬の使用（CO上昇）を考慮できる．EGDTでは「十分な輸液±カテコラミンの使用でも$ScvO_2$＜70％の場合，Hct＜30％（およそHb＜10 g/dLに相当）なら輸血をし，それでも改善なければ強心薬（ドブタミン）を使用する」というプロトコールとなっていたが，最近の報告[3]では，敗血症性ショックにおける輸血の基準はHb＜7 g/dLと＜9 g/dLで予後に差を認めず（ただしactiveな心筋虚血のある症例以外），強心薬についても後述するように，いずれも使用閾値は以前よりも上がってきている．背景として人体が低酸素にある程度耐えられることや輸血／強心薬の弊害などが挙げられ，SvO_2が若干低値でもそのほかの循環動態・酸素代謝指標が許せば容認してもよいかもしれない．

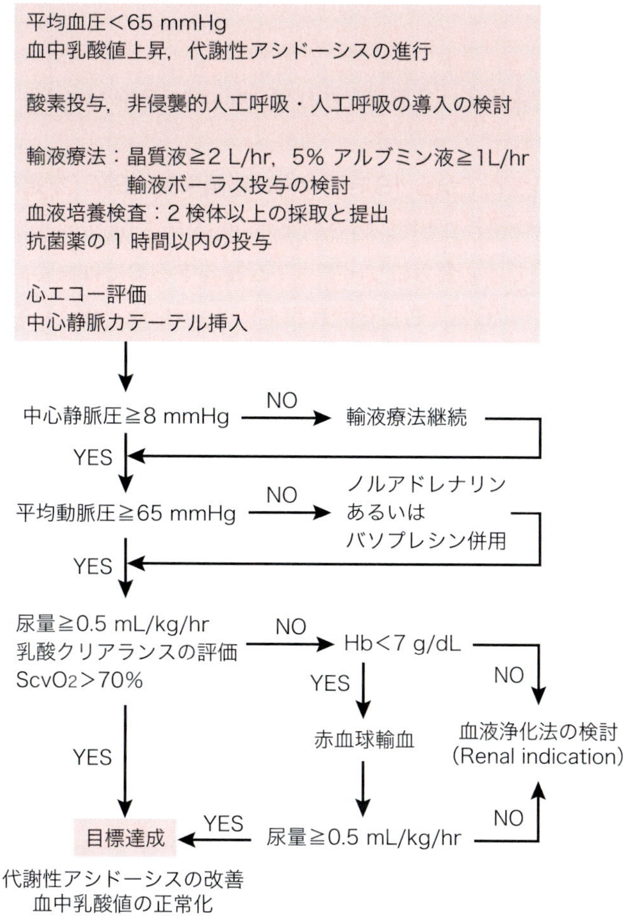

```
平均血圧＜65 mmHg
血中乳酸値上昇，代謝性アシドーシスの進行

酸素投与，非侵襲的人工呼吸・人工呼吸の導入の検討

輸液療法：晶質液≧2 L/hr，5％アルブミン液≧1L/hr
　　　　　輸液ボーラス投与の検討
血液培養検査：2検体以上の採取と提出
抗菌薬の1時間以内の投与

心エコー評価
中心静脈カテーテル挿入
```

中心静脈圧≧8 mmHg ─NO→ 輸液療法継続
↓YES

平均動脈圧≧65 mmHg ─NO→ ノルアドレナリン あるいは バソプレシン併用
↓YES

尿量≧0.5 mL/kg/hr
乳酸クリアランスの評価
$ScvO_2$＞70％ ─NO→ Hb＜7 g/dL ─YES→ 赤血球輸血 ─NO→ 血液浄化法の検討 (Renal indication)
↓YES

目標達成 ←YES── 尿量≧0.5 mL/kg/hr ─NO→

代謝性アシドーシスの改善
血中乳酸値の正常化

図2● 日本版敗血症診療ガイドラインの治療アルゴリズム
文献7より引用

　一方，乳酸は全身の組織での乳酸産生と代謝の総和であり，全身の酸素代謝異常の指標である．上記の$ScvO_2$の欠点を補うこともでき，SSCG2012にも乳酸値の正常化（≦1 mmol/L）が代用の目標になり得ると記載されている．また，

　乳酸クリアランス＝（乳酸の初期値−2時間後の値）/初期値×100≧10％

を目標とした群と$ScvO_2$≧70％を目標とした群で予後に差がなかったとする報告もある[4]．しかし肝不全や薬物など，dysoxia以外の原因でも乳酸値は上昇することがあり，そのほかのパラメーターと総合的に判断する必要がある．

　以上のように，SSCGおよびEGDTの内容・背景および根拠を理解し，そこに含まれる問題点も考慮したうえで症例ごとに臨機応変に対応する必要がある．最近の報告[5,6]では，EGDTを改変したプロトコール（CVPやSvO_2を使わず，輸血・強心薬の使用閾値を上げる）に従い治療を行っても予後に差を認めず，今後の敗血症診療のあり方について一石を投じている．

　最後に，敗血症性ショックにおける輸液のチェックリスト（表）と，参考として日本版敗血症診療ガイドライン2012に提示されているアルゴリズムを示す（図2）．

❸ 栄養管理

　急性期の栄養療法は未だ確立されていないことが多い[9]が，SSCG2012で推奨されている内容としては

・**敗血症と診断されてから48時間以内に経腸栄養（EN）を始める．**

　早期に腸管を使うことで，腸管粘膜の萎縮を防ぎbacterial translocationを予防できる．

・**最初の1週間では必要カロリーすべてを投与するのではなく，underfeeding（目標カロリーの60〜70％）もしくはtrophic feeding〔腸管粘膜を栄養（＝trophic）する最低限のエネルギー投与という意味で500 kcal/日を上限〕とする．**

　急性期に必要なエネルギーは20〜25 kcal/kg/日といわれているが，必要カロリーすべてを外因性に投与するとoverfeeding（過剰エネルギー投与）となり，高血糖，酸化ストレスが発生，autophagy（自食作用）が低下するといわれている．侵襲が加わるとストレスホルモンにより筋（アミノ酸）および脂肪組織（脂肪酸）が異化され，それにより発生するエネルギーを内因性エネルギーと呼び，その分は差し引いたエネルギー投与がよいとする考え方もある[10]（逆に，もし敗血症の病態が急激に改善し，overfeedingのリスクが低下すれば，発症1週間以内でも必要カロリー全量投与してもよいといえる）．

・**最初の1週間は経腸栄養（EN）の投与カロリーが少なくても，経静脈栄養（PN）を併用しない．**

　経静脈栄養は経腸栄養よりも感染性合併症が多いとする報告[11]などを根拠としているが，前述のoverfeedingによる害が現在ほど認識されていない時期の報告も多く[9]，tight glycemic control（厳格な血糖管理）の重要性が認識，普及してからはENとPNに合併症頻度に差はないとする報告もある[12]．ENが不可/不十分な場合にPNをいつから開始すべきか（特にBMIの低い症例）についてはさらなる議論が必要である．

❹ 注意点・禁忌

　ショックには4つの分類（①血液分布異常性ショック，②循環血液量減少性ショック，③心原性ショック，④閉塞性ショック）があるが，いずれも血圧低下，頻脈となることが多く，常にそのほかの原因の可能性，そのほかの病態の合併の可能性を検討する必要がある．典型的な敗血症性ショックは，①および②の病態がメインであるが，③septic cardiomyopathy（敗血症性心筋症）や心筋虚血，頻脈性の不整脈など，や④肺血栓塞栓症，人工呼吸中の気胸など，の合併もめずらしくなく，身体診察，エコー，各種モニタリング，画像検査などでclosedに病態評価を行う必要がある．

Case Reference

Case 1

リウマチでステロイド内服中の68歳女性．尿管結石，水腎症から腎盂腎炎，敗血症性ショックとなりERで初期蘇生としてリンゲル液開始，尿管ステント留置し水腎症を解除したのちにICU入室．大量補液後も循環動態安定しておらずカテコラミンを開始．呼吸状態も悪化し挿管，人工呼吸管理とした．その後，状態の改善とともにカテコラミンは漸減でき，水分バランスの改善とともに呼吸状態も改善，抜管できた．

Q いつまで，どれくらいの量の輸液をすべきか？

A 循環血液量減少を伴う組織低灌流が疑われれば，初期輸液蘇生は最低でも30 mL/kgの晶質液で行う（一部の患者ではより急速で大量の輸液が必要）．各論文での報告によると最初の6〜8時間に2〜5 L程度の輸液がされるケースが多いようである．輸液負荷が十分量に達すると，それ以上の輸液による心拍出量の増加は少なく（Frank-Starling曲線の傾きが少ない），むしろ予後を悪化させる恐れ（肺水腫，うっ血性腎不全，腹部コンパートメント症候群など）がある[13, 14]．各種の静的・動的指標を参考に，十分量の補液が行われたと判断した後は輸液を減量し，急性期を過ぎた後はインバランスを是正する（必要に応じて利尿薬の使用を検討する）．

Q アルブミンを投与すべきか？

A 初期輸液としては晶質液が第1選択であるが，「血圧を維持するために持続的に大量の晶質液が必要な場合はアルブミンの追加投与をしてもよい」とされている（SAFE study[15]ではアルブミン投与群でインバランスを少なく抑えることができ，大量輸液に伴う合併症を抑えることができる可能性も示唆されているが，ルーチン使用するだけの根拠は未だに乏しい）

Q カテコラミンの選び方は？

A 第1選択はノルアドレナリンである（強力なα受容体刺激作用でSVRを上げMAPを上昇させるが，ドパミンと違いほとんど心拍数を上げないことがカテコラミンのなかで第1選択とされる所以である）．

血圧維持のために追加の薬剤投与が必要な場合はアドレナリンを考慮する．

バソプレシンは，MAPを上げるため，もしくはノルアドレナリンを減量するために追加で使用してもよいが，昇圧薬の第1選択としてはいけない．

ドパミンは，ノルアドレナリンよりも頻脈を起こしやすく，催不整脈性も強いため，頻脈の低リスク患者，絶対的もしくは相対的徐脈の患者にのみノルアドレナリンの代替薬とする．

フェニレフリンは純粋なα受容体刺激薬のため，1回心拍出量を低下させる恐れがあり，ノルアドレナリンが重篤な不整脈で使用できない場合，心拍出量が十分に高い場合，ほかのカテコラミンで目標MAPに到達できない場合のサルベージとしての使用，に限られる．

ドブタミンは，「心拍出量をsupranormalにすることで予後は改善しない」という報告から，心機能不全（左室充満圧が適切に上昇しているにもかかわらず心拍出量が少ない状態）がある場合，循環血漿量やMAPを適切に維持しても組織低灌流の徴候が持続する場合に限り使用してもよい，とされている．過剰な交感神経活性は有害である可能性があり〔心臓（炎症・酸化ストレスによるたこつぼ心筋症・stunning），肺（肺水腫，肺高血圧），消化管（蠕動抑制，腸管虚

血),凝固系(過凝固,血栓形成),免疫系(免疫抑制),代謝(高血糖,耐糖能異常,筋異化,脂肪分解亢進)など〕,やむを得ない場合にのみ使用をするのがよいと考える〔逆に,β blockerの使用(頻脈の是正目的)で敗血症の予後が改善したとする報告もある[16]〕

文献

1) Surviving Sepsis Campaign Guidelines Committee including the Pediatric Subgroup, Dellinger RP, et al : Surviving sepsis campaign : international guidelines for management of severe sepsis and septic shock : 2012. Crit Care Med, 41 : 580-637, 2013
2) Asfar P, et al : High versus low blood-pressure target in patients with septic shock. N Engl J Med, 370 : 1583-1593, 2014
3) Holst LB, et al : Lower versus higher hemoglobin threshold for transfusion in septic shock. N Engl J Med, 371 : 1381-1391, 2014
4) Jones AE, et al : Lactate clearance vs central venous oxygen saturation as goals of early sepsis therapy : a randomized clinical trial. JAMA, 303 : 739-746, 2010
5) Yealy DM, et al : A randomized trial of protocol-based care for early septic shock. N Engl J Med, 370 : 1683-1693, 2014
6) Peake SL, et al : Goal-directed resuscitation for patients with early septic shock. N Engl J Med, 371 : 1496-1506, 2014
7) http://www.jsicm.org/haiketu1305.html
8) Rivers E, et al : Early goal-directed therapy in the treatment of severe sepsis and septic shock. N Engl J Med, 345 : 1368-1377, 2001
9) Casaer MP & Van den Berghe G : Nutrition in the acute phase of critical illness. N Engl J Med, 370 : 1227-1236, 2014
10) Terashima H, et al : Study of metabolic dynamics under severe surgical stress--investigation by the method of respiratory gas analysis. Nihon Geka Gakkai Zasshi, 94 : 1-12, 1993
11) Casaer MP, et al : Early versus late parenteral nutrition in critically ill adults. N Engl J Med, 365 : 506-517, 2011
12) Harvey SE, et al : Trial of the route of early nutritional support in critically ill adults. N Engl J Med, 371 : 1673-1684, 2014
13) Boyd JH, et al : Fluid resuscitation in septic shock : a positive fluid balance and elevated central venous pressure are associated with increased mortality. Crit Care Med, 39 : 259-265, 2011
14) Cotton BA, et al : The cellular, metabolic, and systemic consequences of aggressive fluid resuscitation strategies. Shock, 26 : 115-121, 2006
15) SAFE Study Investigators, Finfer S, et al : Impact of albumin compared to saline on organ function and mortality of patients with severe sepsis. Intensive Care Med, 37 : 86-96, 2011
16) Morelli A, et al : Effect of heart rate control with esmolol on hemodynamic and clinical outcomes in patients with septic shock : a randomized clinical trial. JAMA, 310 : 1683-1691, 2013

第4章　病態別体液管理

救急　ICU

5 脳血管障害
① 脳出血・脳梗塞

和田智貴

Point

- 脳灌流量を保つためにnormovolemiaを保つ
- 目標となる血圧値は脳出血と脳梗塞で異なる．さらに，脳梗塞でも血栓溶解療法を行うか否かで血圧管理方針は異なる
- 浸透圧療法は副作用も多く，これが患者のアウトカムを改善するかは未だ不明瞭である

1 病態と輸液の目的

1）脳実質内出血（以下，脳出血）

　脳出血の約60％は高血圧性脳出血である．高血圧性脳出血は脳の小血管に類線維素性壊死が生じ，その結果血管が壊死して出血するとされている．出血好発部位は被殻，視床，橋，小脳，そして大脳皮質下である．

　脳出血患者の約30％は入院後にも臨床的に有意な血腫拡大を認める[1]．特に凝固障害を合併している場合，血腫が大きい場合，発症後すぐに搬送された場合，そしてCT angiographyで血腫内にextravasation（造影剤の血管外漏出）を認める場合[2]には，初回のCT撮影後も血腫が拡大するリスクが高い．脳実質内出血の急性期治療のターゲットの1つは脳灌流を保ちつつ血腫の拡大を防ぐことである．

2）脳梗塞

　脳を栄養する血管が狭窄あるいは閉塞すると，脳組織は十分な酸素を受けられなくなり壊死に陥る．脳梗塞には代表的な3つの病型として，アテローム血栓性梗塞，心原性脳塞栓症，そしてラクナ梗塞がある．脳梗塞巣は2つに区別することができる．すでに壊死に陥っているcoreと，壊死には陥っていないが血流低下により脳組織としての機能が停止しているpenumbra（ペナンブラ）である（図1）．この領域も血流が改善されなければやがて壊死に陥る可能性が高い[3]．したがって脳梗塞の輸液治療のターゲットの1つは適切な血流を保ちpenumbraを壊死させないことである．

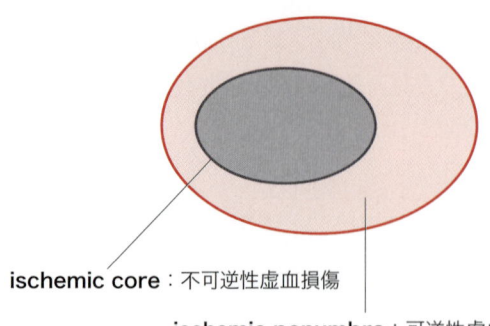

ischemic core：不可逆性虚血損傷

ischemic penumbra：可逆性虚血損傷
"血液供給は制限されているがエネルギー代謝が保持されている領域". 数時間以上かけてゆっくり不可逆性となる.

図1 ● ischemic core と penumbra

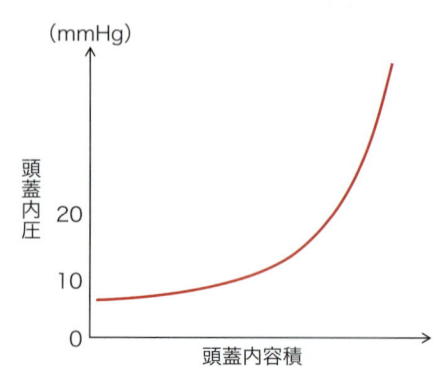

図2 ● 頭蓋内容積と頭蓋内圧との関係

3）頭蓋内圧亢進

　頭蓋内腔は半閉鎖空間であり，正常な頭蓋内腔には脳実質，（血管内の）血液，そして脳脊髄液が含まれている．血腫や脳浮腫が十分に小さい場合，脳脊髄液を脊髄くも膜下腔に押しやることで頭蓋内容積の増加を和らげることができる．しかし，血腫や浮腫が大きい場合には脳脊髄液では代償しきれず，頭蓋内圧が上昇する．頭蓋内容積の増加に伴い頭蓋内圧は指数関数的に増加する（図2）．頭蓋内圧の正常値は15 mmHg以下である．頭蓋内圧が50〜60 mmHgに達するとウィリス動脈輪を圧排して全脳虚血をもたらす[4]．

❷ 体液管理の実際

1）補液の種類と投与量の目安

　脳出血や脳梗塞の患者は嘔吐や不感蒸泄などの影響により脱水傾向にあることが多い．特に脳梗塞では，脱水は脳灌流圧低下と血液粘稠度の上昇をきたし，結果脳灌流量が低下して脳梗塞を悪化させる可能性がある．したがって初期輸液では脳出血，脳梗塞ともに血管内容量を補うために生理食塩液などの等張液を用いてnormovolemiaを保つ．米国心臓協会および米国脳卒中協会（AHA/ASA）の急性期脳梗塞ガイドラインでは，高血糖は脳を傷害するリスクがあるため低血糖を伴っていない限り初期輸液では糖が含まれていない製剤を使用したほうがよいと記載されている[5]．

　急性期脳梗塞治療では血液希釈療法が病態を改善するかもしれないと期待されているが，現時点では明らかな有効性は示されていない[5]．血液希釈療法とはアルブミンやヒドロキシエチルデンプンといった膠質液を投与して血漿量を増やし，血液粘度を下げることで脳灌流量増加を期待する治療方法である．

> **処方例**
> 酢酸リンゲル液（ヴィーン®F）もしくは生理食塩液　60 mL/時

2）血圧管理

脳出血と脳梗塞とで管理の方針が異なる．加えて脳梗塞の場合でも血栓溶解療法を行う場合と行わない場合で方針が異なる．

a）脳出血

血圧は脳出血発症直後より上昇する．原因としては自律神経やRAA（レニン-アンジオテンシン-アルドステロン）系を介したストレス反応や，頭蓋内圧亢進が挙げられる．上昇した血圧は数日経つと何もしなくても元に戻っていることが多い．高血圧は血腫の増大や血腫周囲の浮腫の増大を引き起こして神経予後を悪化させるリスクがあると考えられているものの，降圧療法が神経予後を改善させることを証明した研究はまだない．表1に日本脳卒中学会とAHA/ASAのそれぞれのガイドラインに記載されている降圧療法の基準を記載する[6, 7]．

緊急で降圧する場合には静注Ca拮抗薬であるニカルジピンもしくはジルチアゼムを使用する．ニカルジピンは血管拡張作用が強い反面心抑制作用がないので反応性に頻脈を起こすことがある．一方でジルチアゼムは血管拡張作用と心抑制作用を併せもつため，投与量が多いと徐脈を起こすことがあるので注意が必要である（表2）．このほか，急性心筋梗塞や心不全を合併している場合にはニトログリセリンを使用することがあるが，頭蓋内圧亢進させる可能性が示唆されているため注意する．

表1　脳出血に対する降圧療法の推奨

日本脳卒中学会ガイドライン2009
● 収縮期血圧（SBP）180 mmHg未満または平均血圧（MAP）130 mmHg未満を維持するように管理する

AHA/ASAガイドライン
● SBP > 200 mmHgまたはMAP > 150 mmHgならば持続静注薬を用いて降圧する．その場合5分ごとに血圧を測定する
● SBP > 180 mmHgまたはMAP > 130 mmHgで頭蓋内圧亢進を伴っている可能性がある場合，頭蓋内圧モニターを留置し，持続あるいは間欠投与の静注薬を用いて降圧する．その場合，脳灌流圧は60 mmHg以上を維持する
● SBP > 180 mmHgまたはMAP > 130 mmHgで頭蓋内圧亢進症状を伴わない場合，静注薬を用いて平均血圧110 mmHgあるいは160/90 mmHg程度を目標に降圧をする．その場合，患者の臨床症状・徴候を15分ごとに評価する

表2　静注Ca拮抗薬の特徴

	ニカルジピン（ペルジピン®）	ジルチアゼム（ヘルベッサー®）	ベラパミル（参考）（ワソラン®）
血管拡張作用	◎	○	△
心抑制作用	×	○	◎
降圧時の注意	反応性頻脈	徐脈	—

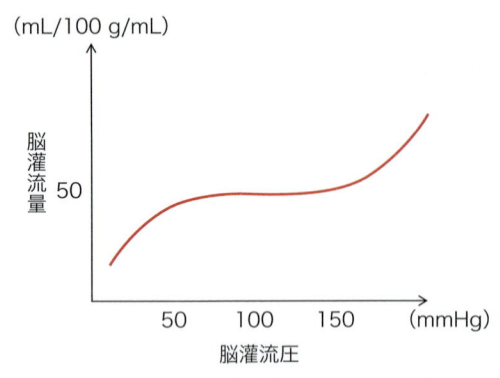

図3 ● 正常脳における脳灌流圧と脳灌流量の関係

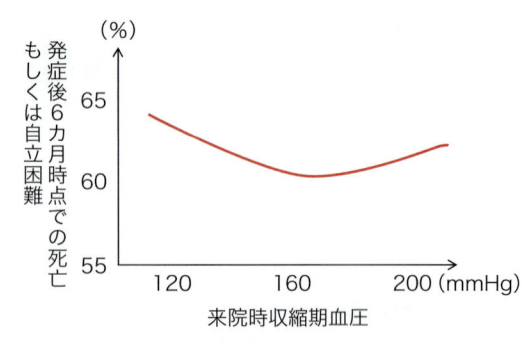

図4 ● 急性期脳梗塞患者の来院時収縮期血圧と発症から6カ月後時点の予後との関係
文献8を参考に作成

> **処方例**
> （体重50 kg）
> ニカルジピン（ペルジピン®）1.5〜18 mg/時（0.5〜6 μg/kg/分）
> and/or
> ジルチアゼム（ヘルベッサー®）15〜45 mg/時（5〜15 μg/kg/分）
> and/or
> ニトログリセリン（ミリスロール®）1.5〜15 mg/時（0.5〜5 μg/kg/分）

b）脳梗塞

　脳出血と同様に，脳梗塞でも急性期には血圧が上昇していることが多く，その後数日かけて次第に元の血圧に戻っていく．急性期脳梗塞では一部例外を除いて原則として降圧療法は推奨されない[5, 6]．

　急性期脳梗塞に積極的な降圧療法が進められていない理由の1つに，梗塞巣における脳血流の自動調節能が破綻している可能性が挙げられている．正常な脳では脳灌流圧（平均動脈血圧と静脈圧の差）が60〜150 mmHgの範囲であれば血圧の変動に応じて脳細動脈が収縮/拡張し，脳灌流量が一定となるように保っている（図3）．しかし自動調節能が破綻すると脳灌流量が血圧に依存するようになり，血圧が低下すると脳灌流量が低下するようになる．結果として降圧療法は梗塞巣の拡大につながると懸念されている．臨床研究でも急性期脳梗塞患者の初期血圧と予後の関係についてグラフ化したところU字カーブを描いたという報告がされている（図4）[8]．

　稀であるが急性期脳梗塞患者で低血圧を呈していることがある．脳梗塞患者の低血圧の原因として脱水，出血，大動脈解離，そして心疾患に伴う心拍出量低下などが挙げられるが，それらを否定もしくは是正しても依然血圧が低い場合，カテコラミンを使用して意図的に血圧を高めて脳灌流量を高める治療法（意図的高血圧療法）が検討されている．しかし大規模な研究はまだ行われておらず，昇圧薬使用に伴うリスク（心筋虚血など）の検討が不十分であり，一般の臨床現場で意図的高血圧療法を行うことは推奨されていない[5]．

　上記をふまえて，米国と日本のガイドラインでは急性期脳梗塞の降圧療法について以下のように記載されている．なお，血栓溶解療法を行う場合には出血性梗塞のリスクが高まるため血圧管理が厳格となっている[5, 6]．

① 血栓溶解療法を行う場合

　血栓溶解療法前の血圧は収縮期血圧185 mmHg未満かつ拡張期血圧110 mmHg未満を保つ．この基準のいずれかを超えると血栓溶解療法は禁忌となるため，血栓溶解療法を行う場合にはすみやかに降圧療法を開始する．また血栓溶解療法後24時間は収縮期血圧180 mmHg未満かつ拡張期血圧105 mmHg未満を維持する．日本脳卒中学会のガイドラインには降圧に用いる薬剤としてCa拮抗薬（ニカルジピン，ジルチアゼム），あるいは硝酸薬（ニトログリセリン）が挙がっている[6]．投与方法は脳出血の場合と同様である．

② 血栓溶解療法を行わない場合

　原則として収縮期血圧が220 mmHg超もしくは拡張期血圧が120 mmHg超でない限り降圧療法は行わない．ただし，大動脈解離や急性心筋梗塞，心不全，腎不全など，降圧を必要とする合併症を伴っている場合には慎重に降圧を行う．

3）不整脈管理

　比較的梗塞巣が大きい場合には，不整脈が出現することや，もともともっている不整脈が悪化することがある．特に血腫もしくは脳浮腫により脳幹が圧排されている場合や，島皮質が損傷している場合には不整脈を伴うことが多い[9]．たいていは介入なしで自然軽快するが，なかには心停止に至るものもある．心電図をモニターすることに加えて，心房細動による頻脈など，心拍出量を減少させる不整脈は積極的にコントロールする．

4）頭蓋内圧管理（浸透圧利尿薬の使用について）

　脳卒中における頭蓋内圧亢進を扱った研究は少ない．実際，脳卒中の頭蓋内圧管理方針の大部分は重症頭部外傷での頭蓋内圧管理方針に基づいている．

a）高浸透圧療法

　頭蓋内圧亢進時の高浸透圧療法に用いられる浸透圧利尿薬にはマンニトール，濃グリセリン，高張食塩液がある．いずれも血清浸透圧を高めて血管内と脳実質の間で浸透圧差をつくる．自由水が浸透圧勾配に従って脳実質から血管内に移動することで脳容積が縮小し，頭蓋内圧を下げる．しかし，この治療法は頭蓋内圧を一次的に下げることが示されているものの，患者の予後を改善させるところまでは証明されていない．

　急性期脳梗塞で梗塞巣が大きい場合，発症後数時間〜数日以内に強い脳浮腫を起こして状態が悪化することがある．このような状況で頭蓋内圧を下げる目的で浸透圧利尿薬が投与される．この場合，高浸透圧療法は血液脳関門が破綻している梗塞巣では抗浮腫作用を示さないので，頭蓋内圧降下作用は正常な脳組織の容積を縮小させることに起因する．なお，脳浮腫が出現する前に予防的に高浸透圧利尿薬を使用することは推奨されていない[10]．以下，代表的な浸透圧利尿薬を3つ記述する．

① マンニトール（マンニットール）

　浸透圧利尿薬として働く糖アルコールの一種である．開頭術までのブリッジとして緊急的に頭蓋内圧を下げるときに用いることが多いが，維持療法で使用されることもある．通常0.25〜1.5 g/kgをボーラス投与するが，緊急時には最大量を投与する．頭蓋内圧が進

行性に上昇しているか，もしくはそれが疑われる状況で，可及的すみやかに頭蓋内圧を下げたい場合には濃グリセリンよりもマンニトールを用いるとよいとされる[11]．

> **処方例**
> 進行性に頭蓋内圧が上昇する場合，もしくは進行性に意識レベルが低下して頭蓋内圧亢進が疑われる場合
> 20％マンニトール（マンニットール）300 mL　1〜2本　ボーラス投与

② 濃グリセリン（グリセオール®）

日本脳卒中学会では頭蓋内圧亢進を伴う巨大な脳出血や脳梗塞で濃グリセリンの使用を推奨している．投与方法は年齢・重症度によるが10〜12 mL/kgを数回に分けて投与する[6]．

③ 高張食塩液

3％，7.5％あるいは23.4％高張食塩液を投与して直接血清浸透圧を高める．3％食塩液なら150 mL，7.5％食塩液なら75 mL，23.4％食塩液なら30 mL，いずれもボーラス投与する．高張食塩液あるいはマンニトールを使用する場合，血清浸透圧の目標を300〜320 mOsm/L，血清ナトリウム値の目標値を145〜150 mEq/Lとして投与量を調節してもよい[4]．マンニトールと高張食塩液とで頭蓋内圧管理における有益性を比較した小規模研究があるものの，現時点ではその2者の間で優劣をつける決定的な根拠はない．3％を超える濃度のものを投与する場合には中心静脈路から投与する．

b）高浸透圧療法の副作用

これらの薬剤により頭蓋内圧は一時的に低下するものの，患者の予後を改善する根拠は乏しい．その理由の1つとして，これら高張浸透圧薬の副作用が挙げられる．副作用としてよくいわれているのは頭蓋内圧の再上昇（反跳現象），急性腎障害，肺水腫，低血圧，脱水，溢水，電解質異常，非ケトン性高浸透圧性昏睡などである．

❸ 栄養管理

脳出血・脳梗塞に特異的な栄養療法は特にない．

❹ 注意点・禁忌

● 急性期脳卒中の補液に低張液を用いない

補液中の自由水の割合が多いと脳が腫脹して頭蓋内圧が亢進し，病態が悪化する危険がある．したがって脳卒中で1号液や5％ブドウ糖液を補液することはしない．

Case Reference

Case 1

75歳男性．家族で食事中に突然右手で持っていた箸を落とし，その後家族に支えられながら床に倒れこんだ．開眼しているが呼びかけに対して反応はない．発症から45分後に救急病院に搬送された．診察したところ来院時の血圧は200/110 mmHg，GCSは10（E4V1M5），右の不全片麻痺が確認された．血糖値は216 mg/dL．頭部CTでは明らかな頭蓋内出血はなかった．

Q 以下の状況のうち降圧療法が推奨されないのはどれか．
① 急性期脳梗塞で血栓溶解療法の適応を満たしている．
② 3週間前に脳梗塞で1週間ほど入院しており，今回血栓溶解療法の適応ではない．
③ 大動脈解離を合併している．

A 正解は②．1カ月以内の脳梗塞の既往は血栓溶解療法の禁忌であり，血栓溶解療法を行わない脳梗塞として管理する．①血栓溶解療法の適応の場合には，収縮期血圧185 mmHg未満かつ拡張期血圧110 mmHg未満を維持しなければいけない．仮にMRIを待って治療を行う場合でも適応の可能性があると判断した時点で降圧を開始すべきである．降圧開始してから血圧が安定して基準値以下を維持するまでにはしばしば時間がかかるためである．③また，大動脈解離などの降圧を要する合併症がある場合にも慎重に降圧することが推奨されている．

文献

1) Brouwers HB, et al：Hematoma expansion following acute intracerebral hemorrhage. Cerebrovasc Dis, 35：195-201, 2013
2) Goldstein JN, et al：Contrast extravasation on CT angiography predicts hematoma expansion in intracerebral hemorrhage. Neurology, 68：889-894, 2007
3) 「脳神経外科学I 改訂11版」（太田富雄，他/編），金芳堂，2012
4) Ropper AH：Hyperosmolar therapy for raised intracranial pressure. N Engl J Med, 367：746-752, 2012
5) Adams HP, et al：Guidelines for the early management of adults with ischemic stroke：a guideline from the American Heart Association/American Stroke Association Stroke Council, Clinical Cardiology Council, Cardiovascular Radiology and Intervention Council, and the Atherosclerotic Peripheral Vascular Disease and Quality of Care Outcomes in Research Interdisciplinary Working Groups：the American Academy of Neurology affirms the value of this guideline as an educational tool for neurologists. Stroke, 38：1655-1711, 2007
6) 日本脳卒中学会．脳卒中治療ガイドライン2009．Available from：http://www.jsts.gr.jp/main08.html
7) Morgenstern LB, et al：Guidelines for the management of spontaneous intracerebral hemorrhage：a guideline for healthcare professionals from the American Heart Association/American Stroke Association. Stroke, 41：2108-2129, 2010
8) Leonardi-Bee J, et al：Blood pressure and clinical outcomes in the international stroke trial. Stroke, 33：1315-1320, 2002
9) Abboud H, et al：Insular involvement in brain infarction increases risk for cardiac arrhythmia and death. Ann Neurol, 59：691-699, 2006
10) Wijdicks EFM, et al：Recommendations for the management of cerebral and cerebellar infarction with swelling, a statement for healthcare professionals from the American Heart Association/American Stroke Association. Stroke, 45：1222-1238, 2014
11) Biestro A, et al：Osmotherapy for increased intracranial pressure：comparison between mannitol and glycerol. Acta Neurochir (Wien), 139：725-732；discussion 732-733, 1997

第4章 病態別体液管理

救急 | ICU

5 脳血管障害
② くも膜下出血

比留間孝広

Point
- 再出血の予防のために，適切な鎮痛・鎮静・降圧を行う
- 予後不良因子である脳血管攣縮の予防を行う
- 低ナトリウム血症などの電解質異常を知る
- 心不全や神経原性肺水腫に対する全身管理を行う

1 病態と輸液の目的

　くも膜下出血（subarachnoid hemorrhage：SAH）は突発性で瞬時にピークに達する激痛が特徴的で，きわめて予後の悪い疾患である（図）．SAHの10％は病院前で死亡，25％は24時間以内に死亡，45％は30日以内に死亡といわれ，予後が望めるのは全体の3分の1程度である．予後予測として強い指標は臨床的重症度であり，World Federation of neurological Surgeons（WFNS）分類[1]（表1）やHunt & Hess[2]（表2）で分類できる．ポイントは，①**再出血の予防**，②**脳血管攣縮の予防**，③**電解質異常の対応**，④**心不全や神経原性肺水腫への対応**が重要である．

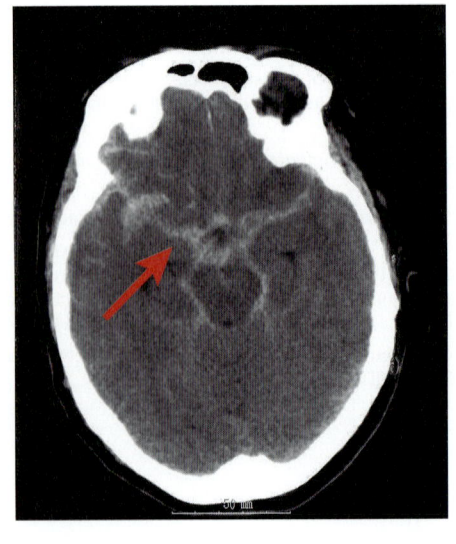

図　くも膜下出血のCT画像
くも膜下腔に高吸収領域を認める（矢印）

表1 ● WFNS分類

Grade	GCS	主要な局所神経症状 （失語あるいは片麻痺）
I	15	なし
II	14〜13	なし
III	14〜13	あり
IV	12〜7	有無は不問
V	6〜3	有無は不問

文献1より引用

表2 ● Hunt and Hess分類

Grade I	無症状か，最小限の頭痛および軽度の項部硬直をみる
Grade II	中等度から強度の頭痛，項部硬直があるが，脳神経麻痺以外の神経学的失調はない
Grade III	傾眠状態，錯乱状態，または軽度の巣症状を示すもの
Grade IV	昏迷状態で，中等度から重篤な片麻痺があり，早期除脳硬直および自律神経障害を伴うこともある
Grade V	深昏睡状態で除脳硬直を示し，瀕死の様相を示すもの

文献2より引用

2 体液管理の実際

1）全身管理

　GCS 8点以下の意識障害，頭蓋内圧亢進，呼吸・循環不全の患者では，気管挿管を行う．気管挿管は強い刺激となるため，再出血を避けるために挿管時の鎮静，鎮痛は十分行う．再出血した患者の90％は収縮期血圧が140 mmHg以上であったとの報告[3]もあり，挿管時は120 mmHg以下を指標にする．

　薬剤投与のために静脈路確保し，細胞外液である乳酸リンゲルや酢酸リンゲルを使用する．維持液やブドウ糖液などの低張液は，脳浮腫を助長する可能性があるので避ける．

　出血によるカテコラミンの放出により，致死的不整脈，心筋障害・たこつぼ型心筋症による心不全，神経原性肺水腫を発症し，呼吸，循環が不安定であることがある．呼吸・循環不全などによる二次性脳障害を回避することは必須であり，人工呼吸管理，カテコラミンの使用による循環サポートを行う．

2）再出血の予防

　再出血のリスクは発症24時間以内では3〜4％，以降4週間は1〜2％/日はあるといわれ，死亡原因の70％にのぼる．24〜72時間以内に外科的に動脈瘤のクリッピングか，血管内治療を行う．

　ERでは再出血の予防のため，採血，静脈路の確保，尿道カテーテルの留置の際にも鎮痛・鎮静に注意をはかる．鎮静にはプロポフォール（ディプリバン®）やミダゾラム（ドルミカム®），鎮痛にはフェンタニルなどを使用する（表3）．血圧コントロールが不良である場合は降圧薬を使用する．至適血圧はいまだ確立されていないが，2012年のAmerican Stroke Association guideline[4]では160 mmHg以下が望ましいとされている．降圧薬としてはジルチアゼム（ヘルベッサー®），ニカルジピン（ペルジピン®）が使われる．ニカルジピンは，脳出血急性期で頭蓋内圧が亢進している患者では，十分にモニタリングしながら投与すると警告されていることも一応念頭に置いておく．ただし即効性があり，すみやかな降圧が必要な際には頻用されている．

表3 1），2）で使用する処方例

目的	一般名	商品名	導入量	維持量
鎮痛	フェンタニル	フェンタニル	1～2 μg/kg	1～2 μg/kg/時
鎮静	プロポフォール	ディプリバン®	1～2 mg/kg	0.5～3 mg/kg/時
鎮静	ミダゾラム	ドルミカム®	0.15～0.3 mg/kg	0.02～0.2 mg/kg/時
鎮痛/鎮静	デクスメデトミジン	プレセデックス®	6 μg/kg/時で10分	0.2～0.7 μg/kg/時
筋弛緩薬	ロクロニウム	エスラックス®	0.6～0.9 mg/kg	
降圧薬	ニカルジピン	ペルジピン®	0.5～1.5 mg	3～15 mg/時
降圧薬	ジルチアゼム	ヘルベッサー®	5～15 mgを3分で	5～15 mg/時
抗線溶薬	カルバゾクロム	アドナ®		25～100 mg/日
抗線溶薬	トラネキサム酸	トランサミン®		500～2,500 mg/日

抗線溶療法にはトラネキサム酸（トランサミン®），カルバゾクロム（アドナ®）が使用されている．脳動脈瘤の根本治療ができないときや，治療が遅延するときに，禁忌がなければ，短期間（72時間以内）の使用は再出血のリスクを軽減するとされている[4]．

3）脳血管攣縮の予防

SAH発症後3～14日にかけて脳血管攣縮のリスクが高くなり，15～30％に起こるといわれている[5]．脳血管攣縮はSAHの生命予後を不良にするため，予防することが重要である．米国ではCaブロッカーであるnimodipineが使用されるが，日本では未承認である．

脳血管攣縮の予防には**Triple H療法**が有名である．Triple H療法とは**hypervolemia**（循環血液量増加），**hypertension**（人為的高血圧），**hemodilution**（血液希釈）を行う治療である．細胞外液と膠質液による十分な前負荷を保つ．収縮期血圧140～150 mmHg前後を目標にドパミン（プレドパ®），ドブタミン（ドブトレックス®）の持続静注による高血圧を保つ．血液粘稠度を低下させ，脳循環を改善するために，ヘマトクリット30～35％を目標にし，細胞外液やアルブミン製剤，輸血を行うとされる．Triple H療法は1990年の報告以降，多くの施設で施行されている．しかし2001年に行われたRCTでは[6]，対照群と比較して1年後の予後や血管攣縮の発生頻度を有意に改善せず，十分なエビデンスレベルの高い研究がなく，大規模なRCTの結果が待たれる．最近は正常血液量の維持と高血圧の導入を勧める文献が増えている．少なくとも脱水にはしない管理は必須である．

脳血管攣縮の重症度とくも膜下腔の血管周囲の血腫量との間には相関があるといわれており，脳槽ドレナージを留置して脳槽内血腫の除去を考慮する．脳槽ドレナージを用いた術後ウロキナーゼ灌流療法の有用性が報告されている．脳血管攣縮を抑制する薬物には，ファスジル（エリル®），オザグレルナトリウム（カタクロット®）が使用される．脳血管攣縮が起きた場合は，経皮的血管形成術やパパベリンの動脈注射を行う．

> **処方例**
> - ドパミン（プレドパ®） 3～20 μg/kg/分　and/or　ドブタミン（ドブトレックス®） 3～20 μg/kg/分
>
>   and
> - ファスジル（エリル®） 1回30 mg，1日2～3回，約30分間かけて点滴静注　and/or オザグレルナトリウム（カタクロット®） 1日量80 mgを24時間で持続投与

4) 頭蓋内圧（ICP）と脳灌流圧（CPP）を考慮した管理

　頭蓋内圧（intracranial pressure：ICP）の正常値は10 mmHgであり，15 mmHgを超えた場合はICP亢進を考慮する．脳灌流圧（cerebral perfusion pressure：CPP）と平均動脈圧（mean arterial pressure：MAP）とICPとの関係は重要であり，**CPP＝MAP－ICP**で規定される．ICPが亢進すると，CPPが低下し脳血流量の低下から脳虚血をきたす恐れがある．CPPが50～70 mmHg以上を保つように，血圧およびICPを管理する必要がある．ICPをモニタリングするために，ICPモニターが留置されることがある．

　ICPに影響する因子としては，頭部挙上（15～30°），浸透圧利尿薬（マンニトール，グリセロール），高張食塩液，脳室ドレナージでICPは低下する．

> **処方例**
> マンニトール（マンニットール®） 1～3 g/kgを30分かけて点滴静注
> or
> 高張グリセロール（グリセオール®） 200～500 mL/回を1日1～2回，2～3時間で点滴静注
> or
> 高張食塩液（3％NaCl） 0.9％生理食塩液500 mLから100 mL捨てて，10％NaClを120 mL加えて3％NaClを作成し，0.1～1 mL/kg/時で点滴静注

5) 低ナトリウム血症を代表とした電解質異常の対応

　低ナトリウム血症はSAH後に10～30％の症例にみられる．また内因性のカテコラミンが大量に放出され，これにより細胞内にカリウムが移行し，低カリウム血症になる．ここではSAH後に特に多いナトリウム異常について簡潔に述べる．

a) 抗利尿ホルモン不適合分泌症候群（syndrome of inappropriate secretion of antidiuretic hormone：SIADH）

　抗利尿ホルモン（antidiuretic hormone：ADH）の不適切な分泌により水分が蓄積され，相対的に低ナトリウム血症をきたす．SIADHの患者は循環血液量は正常であるので，無症候性の低ナトリウム血症では，水制限を行う．症候性の患者は等張食塩液，必要ならば高張食塩液によるナトリウム補正を行う．

> **処方例**
> 水制限：15～20 mL/kg/日に制限する
> or
> 高張食塩液（3％NaCl）：補充量については後述

表4 ● CSWSとSIADHの鑑別

	CSWS	SIADH
循環血液量	減少	正常〜増加
Naバランス	負	不定
脱水	有	無
体重	減少	増加または不変
中心静脈圧	減少	増加または正常
血漿浸透圧	上昇または正常	＜270 mOsm/kg
尿中Na	著増	増加
FENa	高値	正常〜高値

b) 中枢性塩類喪失症候群（cerebral salt wasting syndrome：CSWS）

　脳圧が上昇すると脳性ナトリウム利尿ペプチド（brain natriuretic peptide：BNP）が分泌され，水やナトリウム排泄により脳圧を下げようとする反応が起こる．しかしBNPの過剰分泌は腎臓からのナトリウム喪失とともに循環血液量の減少も起き，低ナトリウム血症をきたす．CSWSでは脱水を伴い，SIADHとCSWSは治療が相反するため，しっかり鑑別することが重要である（表4）．

　　Na補充量＝（135 mEq/L－現在の血清Na値）×体重×0.6＋前日の尿中Na喪失量

> **処方例**
> 高張食塩液（3％ NaCl）を1〜2 mL/kg/時で6〜12時間で投与．急速な補正は橋中心髄鞘崩壊をきたすので，1日に10 mEq/Lを超えないように行う
> or
> NaClの投与（経口，経管）
> or
> フルドロコルチゾン（フロリネフ®）1日0.02〜0.1 mgを2〜3回に分けて経口服用

c) 中枢性尿崩症（diabetes insipidus：DI）

　視床下部－下垂体後葉の障害によりADHの分泌障害が起こり，急激な尿量増加をきたす．その結果相対的にナトリウム濃度が上昇する．①多尿 250 mL/時，②尿比重＜1.005，③尿浸透圧＜血漿浸透圧が特徴である．

> **処方例**
> バソプレシン（ピトレシン®） 1回2〜10単位を1日2〜3回皮下注射
> or
> バソプレシン（ピトレシン®） 0.1〜0.4単位／分で持続投与
> or
> デスモプレシン点鼻薬：1回1〜2噴霧，1日1〜2回

❸ 栄養管理

　　SAHに対する特異的な栄養療法はないが，基本的に腸管は早期から使用可能で，腸管からの栄養投与を考慮する．嘔吐などで腸管が使用できないときは末梢・中心静脈栄養の適応となる．

　　高血糖はSAHの予後不良因子といわれている（オッズ比1.8，95％信頼区間1.1～3.0）[7]．血糖が200 mg/dLを超えるようならインスリンも併用する．

❹ 注意点・禁忌

1）ニカルジピンは使用していいのか？

　　以前は脳出血には禁忌であったが，実際はその即効性から頻用されてきた．現在は添付文書上禁忌から外れたため，警告の文言を守れば使用できる．脳出血急性期で，頭蓋内圧亢進の患者には十分モニタリングして使用するようにと警告されているが，再出血予防に迅速な降圧は必須のため，多くの施設で使用されている．

2）頭蓋内圧を考えると，輸液制限した方がいいのではないか？

　　頭蓋内疾患ではSIADHを考えがちだが，実際はCSWSの頻度の方が高い．前者は輸液制限が治療であり，後者は輸液負荷が必要である．頭蓋内疾患＝輸液制限と考えるのは危険であり，双方を鑑別して治療を行う．CSWSに対して輸液制限すると，脱水が進み，脳血管攣縮のリスクが高くなる．

Case Reference

Case 1　SAHを発症した60歳男性．外科的に動脈瘤のクリッピングが施行され，プロポフォール，フェンタニルの鎮静，鎮痛に加えて，ペルジピン®の持続投与により血圧は100～120 mmHgと安定していた．術後3日目よりペルジピン®は減量し，収縮期血圧を140 mmHgを目標で管理し，輸液量もやや増量した．

Q 再出血のリスクがあるのに血圧を上昇させたのはなぜか？

A SAHに再出血を合併するときわめて予後は不良になり，血圧コントロールは重要である．しかし術後3日後からは今度は脳血管攣縮のリスクが高くなる時期である．そのため術後3日後以降は脳血管攣縮の予防に対しても注意を向けていくことが重要である．

Case 2

SAHと診断された50歳男性．徐々に頻呼吸となり，SpO$_2$も低下し，胸部X線では両側に肺水腫を認めた．心電図上ST変化を認め，不整脈が頻発してきた．呼吸，循環が不安定のため，人工呼吸器，循環作動薬によるサポートを施行した．

Q 頭蓋内疾患なのに，なぜ呼吸不全や循環不全に至ったのか？

A SAHにより強烈なカテコラミンが放出され，ST変化や不整脈，心筋障害（たこつぼ型心筋症），神経原性肺水腫による呼吸不全に至ることもある．ST変化のため急性心筋梗塞と見誤ったり，ときには心肺停止に至ることもある．

文献

1) Drake CG, et al：Report of World Federation of Neurological Surgeons Committee on a Universal Subarachnoid Hemorrhage Grading Scale. J Neurosurg, 68：985-986, 1988
2) Hunt WE & Hess RM：Surgical risk as related to time of intervention in the repair of intracranial aneurysms. J Neurosurg, 28：14-20, 1968
3) 松本亮司：くも膜下出血急性期における破裂脳動脈瘤再出血例の検討．脳卒中の外科，24：352-356, 1996
4) Connolly ES Jr, et al：Guidelines for the management of aneurysmal subarachnoid hemorrhage：a guideline for healthcare professionals from the American Heart Association/American Stroke Association. Stroke, 43：1711-1737, 2012
5) Kassell NF, et al：Cerebral vasospasm following aneurysmal subarachnoid hemorrhage. Stroke, 16：562-572, 1985
6) Egge A, et al：Prophylactic hyperdynamic postoperative fluid therapy after aneurysmal subarachnoid hemorrhage：a clinical, prospective, randomized, controlled study. Neurosurgery, 49：593-605, 2001
7) Wartenberg KE, et al：Impact of medical complications on outcome after subarachnoid hemorrhage. Crit Care Med, 34：617-623, 2006

第4章 病態別体液管理

救急 ICU

6 熱傷

徳永蔵人，中村謙介

Point

- 中等度以上の熱傷では著明な血管透過性の亢進が起こり，循環管理がきわめて重要となる
- 重症度評価，熱傷面積・深達度評価を初期の段階で行う
- 受傷経過によって必要な輸液量が大きく異なり，ショック期，refilling期，維持期に分けて輸液計画を立てていく必要がある
- 膠質液は少なくとも血管透過性が最大に亢進した8時間以内には極力使用すべきではないが，超急性期の循環維持に必要となることがある

1 病態と輸液の目的

熱傷はありふれた皮膚外傷の1つであり，軽症例では局所治療のみで治癒するが，中等度以上の熱傷では全身の血管透過性亢進が起こり厳密な循環管理を必要とする．さらに重症例では全身性炎症反応（systemic inflammatory response syndrome：SIRS）を引き起こし，さまざまな臓器障害を引き起こす．

成人では15％TBSA（total body surface area）以上，小児では10％TBSA以上で初期輸液の実施が推奨され，受傷から2時間以内に開始することで敗血症，急性腎不全，心停止の発生率，死亡率を低下させることができる[1]．

2 体液管理の実際[2, 3]

中等度以上の熱傷では，初期段階での熱傷深度・範囲・部位から推定される重症度評価がきわめて重要であり，予後予測やその後の輸液方針・手術方針に大きな影響を及ぼすため，初期蘇生の際にこれらの評価を行うことが重要である．初期評価では外傷の有無や，熱傷様式（化学熱傷，電撃傷）の把握，気道熱傷の有無の確認を怠らないようにする．

熱傷深度は皮膚所見により判別され，発赤・浮腫のみのⅠ度，表皮までの損傷であるSDB（superficial dermal burn）と真皮までの損傷で植皮の必要性が生じることがあるDDB（deep dermal burn）に分類されるⅡ度，皮膚全層の損傷・壊死により植皮が必要

となるIII度まで分類されるが（表1），熱傷創は時間経過とともに局所所見が変化することが多く，初期に正確な深達度を評価することは難しいことが多い．微小血流計を用いた熱傷深達度測定も試みられているが，皮膚所見・受傷機転，痛み刺激に対する反応などを総合的に判断する．

熱傷面積は9の法則，5の法則，Lund and Browderの法則（図）にて算出するが，経験的計算式であり必ずしも正確な値を示すものではない．上記のなかで最も正確な近い数値はLund and Browderの公式より算出されるが，簡便性から9の法則，5の法則が多用されやすいのが実情である．

重症度判定では古くからArtzの基準（表2）やその改変基準（Moylanの基準）（表3）が幅広く臨床的に用いられており，実用的であるが必ずしも臨床学的な統計に基づいたものではない．そのほかに予後推定因子を加えたBI（burn index），PBI（prognostic burn index）（表4），ABSI（abbreviated burn severity index），BOBI（Belgian outcome in burn injury）などが重症度判定や予後推定に用いられる．BIに年齢因子を加えたPBIは

①9の法則

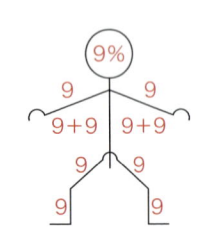

②5の法則
infant / child / adult

③Lund and Browderの法則

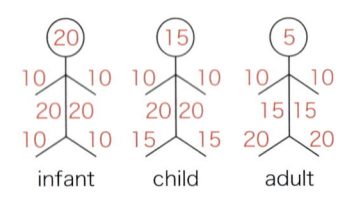

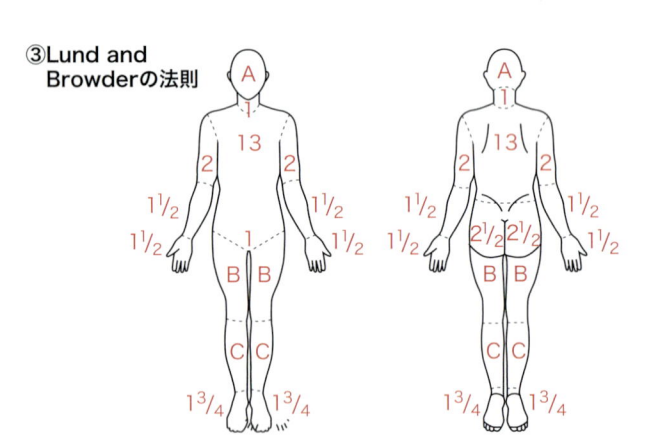

Area	Age 0	1	5	10	15	Adult
A=half of head	9 1/2	8 1/2	6 1/2	5 1/2	4 1/2	3 1/2
B=half of one thigh	2 3/4	3 1/4	4	4 1/2	4 1/2	4 3/4
C=half of one lower leg	2 1/2	2 1/2	2 3/4	3	3 1/4	3 1/2

図 ● 9の法則，5の法則，Lund and Browderの法則
文献2より引用

表1 ● 熱傷の深度

熱傷深度（略）	障害組織	外見	症状	治癒過程
I度 (epidermal burn：EB)	表皮（角質層）	紅斑（血管の拡張・充血）	疼痛，熱感	数日で治癒 瘢痕なし
浅達性II度 (superficial dermal burn：SDB)	表皮（有棘層，基底層）	水疱形成（水疱底の真皮が赤色）	強い疼痛，灼熱感	1〜2週間で治癒 瘢痕なし
深達性II度 (deep dermal burn：DDB)	真皮（乳頭層，乳頭下層）	水疱形成（水疱底の真皮が白色，貧血状）	疼痛，知覚鈍麻	3〜4週間で治癒 肥厚性瘢痕あり
III度 (deep burn：DB)	真皮全層，皮下組織	壊死，白色レザー様，褐色レザー様，炭化	無痛性	自然治癒なし 植皮しないと瘢痕拘縮あり

文献4より引用

表2 ● Artzの基準

重症熱傷：熱傷専門施設での入院治療を要する

- Ⅱ度熱傷　30％以上
- Ⅲ度熱傷　10％以上
- Ⅲ度熱傷　顔面，手，足
- 気道熱傷が疑われる
- 軟部組織の損傷や骨折の合併
- 電撃傷，化学熱傷

中等症熱傷：一般病院での入院治療を要する

- Ⅱ度熱傷　15〜30％
- Ⅲ度熱傷　10％未満（顔面，手，足以外）

軽症熱傷：外来通院可能なもの

- Ⅱ度熱傷　15％未満
- Ⅲ度熱傷　2％未満

文献5より引用

表3 ● Moylanの基準（Artzの基準の改変）

重症熱傷（総合病院あるいは熱傷センターで入院加療を必要とするもの）

①Ⅱ度熱傷が25％TBSA以上（小児は20％TBSA以上）
②顔面・手・足のⅡ〜Ⅲ度熱傷
③Ⅲ度熱傷が10％TBSA以上
④気道熱傷
⑤軟部組織の損傷や骨折を伴う
⑥電撃傷

中等症熱傷（一般病院で入院加療を必要とするもの）

①Ⅱ度熱傷が15〜25％TBSA（小児は10〜20％TBSA）
②Ⅲ度熱傷が10％TBSA未満，ただし顔面・手・足の熱傷は除く

軽症熱傷（外来治療でよいもの）

①Ⅱ度熱傷が15％TBSA未満（小児は10％TBSA未満）
②Ⅲ度熱傷が2％TBSA未満，ただし顔面・手・足の熱傷は除く

文献6より引用

表4 ● BI, PBI

BI＝Ⅲ度熱傷面積＋1/2×Ⅱ度熱傷面積
BI 10〜15以上：重症

PBI＝BI＋年齢
PBI 70以上：重症，PBI 100以上：予後不良

文献2より引用

　実用性が高く，PBIが70を超えると死亡率が増加し，120を超えると90％以上の死亡率となる．

急性期の輸液は重要な予後因子であり，早期輸液によって生存率の改善が示されている．初期輸液の実際として従来はBaxterの式が用いられてきたが，ABLS fomulaでは過剰輸液を戒める傾向を反映して必要輸液量は半量程度に減らされている．また広範囲熱傷では体液変動にいくつかのフェーズが存在し，

1）ショック期：（受傷後1〜2日）
2）refilling期：（受傷後2〜4日）
3）維持期（熱傷創が閉鎖され上皮化されるまでの期間）

に分類され，時期に準じた治療が推奨される．

1）ショック期

ABLS（advanced burn life support）に準じてprimary survey, secondary surveyを進めていく．24時間必要輸液量とは受傷時からの輸液量であり，その間の輸液は熱傷面積の計算に先んじて乳酸リンゲル液を投与する．

熱傷急性期の輸液療法の目標は，循環血液量の減少を是正し臓器・組織血流を維持することである．Baxterの公式は1960年代に動物実験より想定された公式であるが，熱傷初期の輸液療法の計算式として長らく用いられてきた．急性期では血管透過性の亢進により細胞外液の喪失とナトリウムの喪失が進んでおり，Baxterの公式により導き出された輸液量により補充する必要がある．

また近年の過剰輸液を戒める傾向を反映して2010 ABLS fomula（表5）では輸液量はBaxter公式の半量程度が推奨されている．過剰輸液は浮腫を助長し，熱傷肢に対する減張切開，心血管・呼吸不全，腹部コンパートメント症候群を招くため適切な輸液量の投与が重要である．

まずは乳酸リンゲル液2〜4 mL×体重×熱傷面積（%）を24時間以内投与量とし2分の1を初期8時間，残り2分の1をその後の16時間で投与する．

アルブミンの使用は血管透過性と間質への移行が最も亢進した時期（受傷後8時間以内）では血管内に貯留する可能性が低く晶質液よりもすぐれた効果を示すとは考えにくいが，適切な投与時期は示されていない．また血管透過性が著しく亢進した超急性期のアルブミン投与は投与アルブミンのサードスペースへの移行などからrefillingの遷延を生じるとする考え方がある．よって受傷後8時間以内はショックなど循環維持に難渋する場合に限り，

表5 ● 2010 ABLS fomula

	成人温熱熱傷 化学熱傷	小児 （14歳以下，40 kg未満）	成人電撃傷
24時間の輸液量	2 mL×体重(kg)×熱傷面積(%)	3 mL×体重(kg)×熱傷面積(%)	4 mL×体重(kg)×熱傷面積(%)
輸液速度	最初の8時間で計算量の半分，残りの半分を16時間で投与		
時間尿量	0.5 mL/kg （30〜50 mL）	1.0 mL/kg	1.0〜1.5 mL/kg （75〜100 mL）

Baxterの公式では4 mL×体重×熱傷面積（%）と一律
文献2より引用

また受傷後8時間以降では血清総蛋白3.0 g/dL以下や血清アルブミン1.5 g/dL以下などで投与を考慮し，可能ならばrefilling期に入る受傷後24時間以降の投与を考慮する．

そのほか，モニタリングとして以下のことが推奨されている．

- 尿量 0.5 mL/kg/時，30〜50 mL/時
- CVP（中心静脈圧）やPCWP（肺毛細管楔入圧）の適正化を目標とすると過剰輸液になることが多く，低値は許容する．
- 電撃傷などによりhemochromogenuria（ヘモグロビン尿やミオグロビン尿）が存在する場合は1.0〜1.5 mL/kg/時の尿量維持に努める．

2）refilling期

ショック期を経て血管透過性亢進の鎮静化後に，間質浮腫の水分が血管内に戻ってくるrefilling期に移行する．refilling期において，循環血液量の過剰状態となり心拍出量が増加し，筋での異化亢進が進むことへの対策が必要となる．refilling期突入の兆候は急激な尿量の増加であり，浮腫，呼吸状態，血圧などの身体所見に加え，体重・尿量・尿比重・Hct値・CVP値・胸部X線写真・心エコーなどを補助診断として参考にする．

refillingがはじまったら細胞外液の負荷を制限し20〜25 mL/kg/日に設定する．refilling期は突然はじまり24〜48時間以内に終わるためclose observationが必要となる．

心・腎の予備能が不十分な場合，当然ながら肺水腫・呼吸不全などの溢水症状をきたすことになる．その場合利尿薬の投与や呼吸不全に対する治療が必要になり，重症例ではCHDFなどの血液浄化療法が必要となる．また利尿期ではカリウムの尿への排出量が必然的に多くなり，低カリウム血症の危険が高くなるため，カリウム投与は多めに設定する必要がある（1.5〜3.0 mEq/kg/日）．

3）維持期

熱傷患者において身体から排出される水分として，①創部からの浸出液，②尿，③不感蒸泄が存在する．①浸出液はナトリウム濃度140 mEq/L程度で多量のタンパクを含む血漿とほぼ同一成分の水，②尿はナトリウム濃度50〜100 mEq/L程度でタンパクを含まない水，③不感蒸泄は蒸留水であり，これらを考慮して水分投与を組み立てていく．①に対しては晶質液，ときには膠質液，②③に対しては維持液を投与する．

維持輸液は健常成人で30〜40 mL/kg/日であり，さらに浸出液に対する輸液投与を行う．創部からの浸出液の評価としては，一般的には創部に対し半閉鎖法での保護を行っていることと想定し，%熱傷面積×体表面積（mL/時）を目安に投与する．

重症熱傷では，refilling期以降も細胞内外の体液移動変化が大きく，また浸出液からの喪失や手術侵襲による体液喪失も大きくなり，測定に応じて投与を行っても容易に循環血漿量不足を引き起こし，さらに腎臓では循環血漿量を保とうとして高ナトリウム血症に陥ることが多い．

4）実際の投与量の計算例

55歳 男性，身長170 cm，体重60 kg，熱傷面積50％（Ⅱ度20％，Ⅲ度30％）

a）ショック期（24時間）

2010 ABLS fomula より

> **処方例**
>
> 乳酸リンゲル液で2 mL×60（kg）×50（％熱傷面積）＝6,000 mLを24時間で投与
> 　受傷後初期8時間：総投与量の1/2である3,000 mLを投与する．
> 　　　　　　　　　　ラクテック® 3,000 mL÷8時間，375 mL/時間
> 　次の16時間　　　：ラクテック® 3,000 mL÷16時間＝187.5 mL/時間
> （8時間以内でもショックが遷延する場合はアルブミンを使用，8時間以降では血清アルブミンの値をみてアルブミン使用を検討）

b）refilling期（24～72時間）

> **処方例**
>
> 維持輸液40 mL/kg/日＋創部からの浸出液を晶質液で半量投与
> 　ソルデム®3A 40 mL×60（kg）÷24時間＝100 mL/時間
> 　浸出液に対して
> 　　ヴィーン®F　50（％熱傷面積）×1.648（体表面積）÷2＝41.2 mL/時間
> （消化管が使用可能な場合は維持液の代用として経腸栄養投与も検討）

c）維持期

> **処方例**
>
> 維持輸液40 mL/kg/日＋創部からの浸出液を晶質液で投与
> 　ソルデム®3A 40 mL×60（kg）÷24時間＝100 mL/時間
> 　浸出液に対して　ヴィーン®F　50（％熱傷面積）×1.648（体表面積）＝82.4 mL/時間
> （維持液としてTPN製剤or消化管が使用可能な場合は維持液の代用として経腸栄養投与を検討）

❸ 栄養管理[7]

　熱傷は急性期より異化亢進状態となり，受傷前の栄養状態に大きく問題がなければ可能な範囲で受傷後24時間以内の栄養投与開始が望ましいとされる．

　投与量の算定方法として，Harris-Benedictの公式から算出される基礎エネルギー（basal energy expenditure：BEE）に傷害係数として1.3～2.0倍を乗じて投与する方法やCurreriの計算式などがある．どのように算出するにしても，熱傷では非常に大きなエネルギー代謝を必要とすることが多いことに留意する．そのため間接的熱量計で呼吸商や安静時基礎代謝量（resting energy expenditure：REE）を測定し，エネルギー投与計画を適宜修正することは有用である．

　また，大量に喪失される血漿タンパクを補充する意味でアミノ酸，特に必須アミノ酸の投与を積極的に強化する．カロリー窒素比（NPC/N ratio）を低めの100～150程度に設定する．経腸栄養は可能な限り早期に開始し，徐々に増やしていく．銅，セレン，亜鉛が

浸出液として大量に喪失している可能性があり補充が必要である．また適切な量の微量元素やビタミン投与を行う．投与方法は経口栄養投与を行うことが腸管粘膜保護目的や代謝関係の合併症，コスト面からも推奨される．

❹ 注意点・禁忌

1）血液製剤の投与の基準は？

　赤血球液輸血の意義は末梢組織への酸素運搬能力維持であり，ショック期や外科的処置の際には心肺機能の負担に応じて赤血球液を考慮する．血小板では2～5万/μLの維持（外科的処置などに応じて目標は変化する）を目的に輸血を行う．血漿製剤の投与は基本的に出血や外科的処置があることが前提であるが，凝固障害をモニタリングし，PT-INR 2以上やAPTT 2倍以上の延長で投与を考慮する．また循環血漿量の補充目的での血漿製剤の投与は血漿増量効果がアルブミン製剤ほど強力ではないことも合わせて不適切である．アルブミンの投与は総輸液量の減少や腹部コンパートメント症候群の予防，一時的な膠質浸透圧の維持の観点からは投与を考慮してもよいが，生命予後を改善させるわけではない．また投与時期も血管透過性が最も亢進した受傷後8時間以降に投与する．

2）特殊熱傷でも同様の管理を行う？

　気道熱傷の場合は，気道熱傷を伴わない場合より著しく必要輸液量が増加する．肺水腫のリスクもあるが，5～6 mL×体重（kg）×熱傷面積（%）程度の輸液を投与する．また小児でも組織間液の割合が高く体液の移動が著しいため成人と比較し輸液の量が必然的に多くなるほか，成人に比較し気道浮腫が起きやすく予防的な挿管も考慮する．そのほか，化学熱傷では原因物質の除去が必要になる点や，電撃傷では内部組織障害が起きやすく初期評価や遅発性の合併症に注意を要する．

● Case Reference

Case 1

　60歳男性．体重56 kg．塗装作業中にたばこの火が引火し受傷．近医で広範囲熱傷・気道熱傷の診断にて当院救急搬送．搬送中にstrider出現．救急外来にて輪状甲状穿刺の後に緊急気管切開を施行した．

　熱傷面積はⅢ度36%であり，Baxterの公式による8,000 mL/24時間の方針とし，最初の8時間で4,000 mL投与の計算のもと前医からの投与量（2,000 mL/3時間）に加え，当院で2,000 mL/5時間を追加した．

Q どのように輸液計画をたてたか？　どのように熱傷面積を計算したか？

A 熱傷面積は9の法則により計算し36%．深度は褐色レザー様変化しておりⅢ度熱傷と判断．気

道熱傷がある場合，必要輸液量は著しく増加し，輸液は計算式上限で計算．Baxterの公式4 mL×体重（56 kg）×熱傷面積（Ⅱ度0％＋Ⅲ度36％）＝8,064 mLを24時間で投与する方針とした．24時間での投与量は受傷時からであり，初期の8時間で4,000 mL投与した．気道熱傷が存在する場合，必要輸液量が多くなることが多く，心不全・呼吸不全に気をつけなければならない．また，浮腫が強ければ必要に応じて減張切開を置く必要がある．

Case 2

30歳男性．作業中にストーブの前でホワイトガソリンを使用し引火して受傷．一酸化炭素中毒，気道熱傷なし．35％以上の広範囲Ⅲ度熱傷にてICU入室．コンパートメント予防に減張切開を行い，早期時期の植皮を行った．refilling期の管理後に皮膚移植を施行．維持期ではモニタリングを行いながら利尿薬で利尿を図るも著しい高ナトリウム血症（＞160 mEq/L）に難渋しCHDFを導入し電解質管理を行った．また栄養療法は受傷後2日目より300 kcal/日からの投与を開始し日々増加させ，5日目の間接熱量計でREE 2,800 kcal/日，呼吸商＝0.7の結果から1,800 kcal/日まで増加させた．

Q 維持期の高ナトリウム血症などの電解質管理方法は？栄養療法はどのように行うか？

A 重症の熱傷ではrefilling期を脱した後の維持期で厳重にモニタリングと輸液管理を行うが，浸出液や処置に伴う体液バランスの調整に難渋することが多い．利尿薬と細胞外液を投与し調整することが多いが，安定したvolumeと電解質を維持するためにCHDFは有用な手段となる．また栄養療法は日々必要量が変わることから，呼吸商やREE測定により調整していくことで異化やオーバーカロリーを最低限に抑えることができると考えられる．

文献

1）熱傷診療ガイドライン（日本熱傷学会），2009
2）「熱傷治療マニュアル」（田中裕/編著），中外医学社，2013
3）Advanced Burn Life Support（American Burn Association）
4）創傷・熱傷ガイドライン（日本皮膚科学会創傷・熱傷ガイドライン策定委員会/編），金原出版，2012
5）Artz CP：The treatment of Burns, 2nd ed., WB Saunders, 1969
6）Moylan JA：First aid and transportation of burned patients.「Burns, A Team Approach」（Artz CP, Moncrief JA, Pruitt BA Jr, ed），pp151-158, WB Saunders, 1979
7）ASPEN Board of Directors and the Clinical Guidelines Task Force：Guidelines for the use of parenteral and enteral nutrition in adult and pediatric patients. JPEN J Parenter Enteral Nutr, 26（1suppl）：1SA-138SA, 2002
8）「Burns：A Practical Approach to Immediate Treatment and Long Term care」（Robert L, Sheridan），Manson Publishing, 2011

第4章 病態別体液管理

救急 **ICU**

7 急性腎障害

土井研人

Point

- ICUにおけるAKIでは，腎前性の要素と腎性の要素が混在していることが臨床的には多い
- 腎性AKIに対する低用量ドパミンの効果は証明されておらず，AKI特異的な治療薬はいまだ存在しない
- 体液過剰はAKIの予後悪化因子であり，利尿薬や血液浄化療法により過剰なプラスバランスを避けるよう心がける

1 病態と輸液の目的

　急性腎障害（acute kidney injury：AKI）は血清クレアチニンの上昇と尿量減少によって診断される症候群であり，近年提唱されたKDIGOによる国際的統一診断基準が広く用いられるようになった（表1）[1]．AKIの病態は多岐にわたり，腎前性・腎性・腎後性に分けて病態を把握することが一般的であるが，そのほかにも発症場所・誘因あるいは背景因子によって分類することも有用である．循環血液量減少が高頻度に認められるERと異なり，ICUにおいて生じるAKIは敗血症・心不全などを原因とした多臓器不全の一分症であり，より慎重な体液管理が要求される．特に腎臓による体液恒常性調節が破綻した腎性AKIにおいては，十分な血管内容量と腎灌流圧を保つと同時に体液過剰（fluid overload）

表1 ● KDIGOによるAKI診断基準と重症度分類

定義	1．ΔsCre ＞ 0.3 mg/dL（48時間以内）
	2．sCreの基礎値から1.5倍上昇
	3．尿量0.5 mL/kg/時未満が6時間以上持続

	sCre値	尿量
Stage1	ΔsCre ＞ 0.3 mg/dL or sCre 1.5〜1.9倍上昇	0.5 mL/kg/時未満 6時間以上
Stage2	sCre 2.0〜2.9倍上昇	0.5 mL/kg/時未満 12時間以上
Stage3	sCre 3.0倍〜上昇 or sCre ＞ 4.0 mg/dL or 腎代替療法開始	0.3 mL/kg/時未満 24時間以上 or 12時間以上の無尿

を避けることが予後改善には重要と考えられている．

❷ 体液管理の実際

ICUにおいて尿量減少あるいは血清クレアチニン上昇によりAKIと診断された場合，以下の手順に従って原因の鑑別と体液管理の方針を立てる（図）．

1）腎後性AKIのルールアウト

ICUにおいては大多数の症例が尿道カテーテルを挿入しており，閉塞による腎後性AKIの頻度が意外と高いことを認識しておく必要がある．超音波による腎の形態および膀胱内の尿貯留を確認する．

2）腎前性AKIと腎性AKIの鑑別

「腎前性＝腎灌流圧低下」と「腎性＝尿細管壊死」のどちらがAKIの要因であるかを鑑別する（表2）．実際の臨床においては，表2にある評価項目のすべてが腎前性あるいは腎性のどちらか一方であると示すことは稀であり，腎前性の要素と腎性の要素のどちらが大きいかを考えて対応する必要がある．

3）腎前性AKIに対する対応

腎前性AKIには十分な細胞外液の投与と昇圧薬を用いた腎灌流圧の維持で対応する（処方例①〜③）．中心静脈圧（CVP）や超音波における下大静脈径（IVC径）とその呼吸性変動が体液量の評価に頻用されているが，そのほかにも体液の指標となるものが数多く提

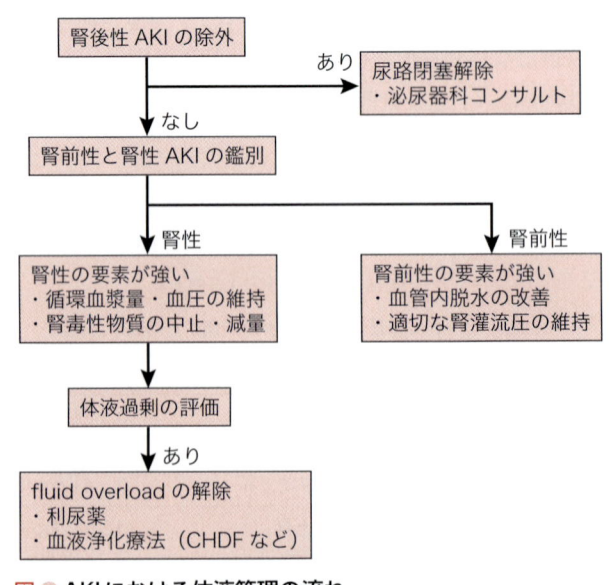

図 ● AKIにおける体液管理の流れ

表2 ● 腎前性AKIと腎性AKIの鑑別

	腎前性	腎性
概念	腎灌流圧低下に対する生理的反応	尿細管上皮細胞の器質的障害
すみやかな回復	あり	なし
尿細管Na再吸収障害	なし	あり
尿浸透圧（mOsm/kg・H_2O）	＞500	＜350
尿中Na濃度（mEq/L）	＜20	＞40
FENa（％）	＜1	＞1
FEUN（％）	＜35	＞35
尿沈渣	異常なし	円柱，白血球，好酸球など
尿蛋白	異常なし	糸球体由来では陽性
尿細管障害マーカー（NAG，L-FABPなど）	軽度上昇	高度上昇
発症場所	院外	院内

FENa：
糸球体で濾過された原尿中の総Naのうち，実際に尿中に排泄されたNa量の割合（％）
＝（排泄Na/濾過Na）＝U－Na×尿量/血漿Na×GFR，
＝（尿中Na×血漿Cre）/（血漿Na×尿中Cre）×100

表3 ● ICUにおける体液評価の指標

方法	侵襲	静的・動的	
病歴	非侵襲	静的	感度・特異度は不明瞭
身体所見	非侵襲	静的/動的	立位負荷，毛細血管再充満
胸部X線	非侵襲	静的	個体差が大きい
CVP/PCWP	侵襲的	静的	これまでの研究で否定的
心エコー（心腔，IVC径）	非侵襲	静的/動的	経時変化は有効？
心拍出変動	侵襲的	動的	鎮静・人工呼吸管理が必要
passive leg raising	侵襲的	動的	フロートラック，PiCCOなど必要
インピーダンス測定	非侵襲	静的	血管内の評価難しい
fluid challenge	侵襲的	動的	overloadのリスクあり

唱されている（表3）．なかでも最も説得力が大きいのが輸液反応性による評価である．例えば生理食塩液あるいはリンゲル液500 mLを30分程度で急速輸液し（処方例①），反応性に尿量増加がみられた場合には腎前性AKIと判断できる（fluid challenge）．ただし，尿量に反応がみられず結果的に腎性AKIの要素が強いと判断された場合には，体液過剰を増長してしまうことになる．

既往に高血圧や慢性腎臓病がある場合には，敗血症管理の目標とされる平均血圧65 mmHgを保っていても腎灌流圧が不十分である場合があり，正常血圧性（normotensive）AKIと呼ばれている[2]．腎臓糸球体の輸出・輸入細動脈の自動調節能が破綻していることが原因であり，ほかにプロスタグランジン産生を阻害するNSAIDやアンジオテンシン受

容体拮抗薬の投与も同様の病態を惹起する．このような症例では積極的にノルアドレナリンを用いて昇圧を試みる（処方例③）．

> **処方例**
> ①酢酸リンゲル液（ヴィーン®F）もしくは生理食塩液　500 mL　30分程度で全開投与
> 　and/or
> ②酢酸リンゲル液（ヴィーン®F）もしくは生理食塩液　500〜1,000 mL　200〜300 mL/時
> 　and/or
> ③ノルアドレナリン　0.1 μg/kg/分から開始

4）腎性AKIに対する対応

表2に示す指標に加えて輸液に対する反応性が乏しい場合には，腎性AKIと判断する．高いエビデンスレベルをもって有効性が証明された腎性AKIに対する治療法がない現状において，腎性AKI治療の中心となるのは循環血漿量・血圧の維持，腎毒性物質の中止や回避といった保存的治療である．

腎性AKIでは輸液に対する反応性が乏しく，尿量減少が持続するため，必然的に体液過剰を呈することとなる．肺水腫や腹腔内圧上昇による腹部コンパートメント症候群など，過剰体液による臓器障害がある場合には，利尿薬を用いて積極的に体液除去を試みる必要がある．頻用されるループ利尿薬は糸球体にて濾過された後に尿管腔側から上皮細胞に作用するため，糸球体濾過が減少しているAKIにおいては比較的高用量が必要となる（処方例①②）．心房性ナトリウム利尿ペプチドの保険適応は急性心不全，慢性心不全の急性増悪期であるが，AKIにおいては血管拡張作用による低血圧に注意しながら少量投与することが多い（処方例③）．また，利尿薬抵抗性であれば血液浄化による除水を検討する．

> **処方例**
> ①フロセミド（ラシックス®）　20〜100 mg　静注　尿量増加がみられるまで60〜90分ごと
> ②フロセミド（ラシックス®）　2〜10 mg/時　持続静注
> ③カルペリチド（ハンプ®）　0.025 μg/kg/分から開始

低用量ドパミン（0.5〜2.0 μg/kg/分）はドパミンDA_1受容体に作用して腎血流量を増加させ，AKIにおいては腎保護作用を有すると考えられていた．ドパミンDA_1受容体に特異的に作用するfenoldopamもAKI治療薬として大きな期待を集めていた．しかし，1990年代から低用量ドパミンの腎保護作用に対するエビデンスが欠如していることが指摘されはじめ，2000年に発表された多施設RCTにおいては，SIRSに合併したAKIに対する低用量ドパミン投与は，血清クレアチニン値および尿量，血液浄化施行，ICU滞在期間，死亡率，すべてにおいてプラセボと有意な差が認められないと報告され[3]，現在では各種ガイドラインにおいてもAKIに対する低用量ドパミンは推奨されていない．

❸ 栄養管理

　ICUにおけるAKIでは，3大栄養素の代謝変化が認められる．糖質については炎症によりインスリン抵抗性が生じて高血糖をきたす．タンパク質については異化亢進により筋タンパクの崩壊が生じ，細胞内アミノ酸プールが減少する．さらに脂質においては末梢血のリポ蛋白リパーゼや肝での中性脂肪リパーゼの減少から脂肪分解が低下し，その結果，中性脂肪の上昇とコレステロールの低下が認められる．これらの背景を鑑みて，AKI症例における必要栄養素は表4のように提唱されている[4, 5]．

　AKIの有無にかかわらず可能な限り経腸栄養を開始することがICU症例においては推奨されているが，特に持続血液濾過透析（CHDF）を施行している症例においては，アミノ酸・タンパク質の喪失を考慮して多めのアミノ酸を投与すること，血液浄化療法の導入を予防もしくは遅らせる目的でタンパク制限を行うことは避けることが望ましいとされている．

処方例

＜経静脈栄養＞
- ハイカリック®RF（1,000 kcal/500 mL）
- キドミン®（総窒素量3 g＝タンパク質18.8 g/300 mL）
- 10％NaCl，KCl，リン酸Na，総合ビタミン剤，微量元素

20〜30 mL/時より開始

＜経腸栄養＞
リーナレン®MP（200 kcal，タンパク質7 g/125 mL）　20 mL/時より開始

❹ 注意点・禁忌

1）乏尿性AKIは利尿薬で改善する？

　AKIのうち50〜70％は乏尿性AKI（400〜500 mL/日以下）を呈するとされており，非乏尿性AKIと比較して予後が悪いことは広く知られている．ただし，非乏尿性AKIを呈した症例の予後は良いという観察結果があるものの，利尿薬投与によって乏尿性AKIを非

表4　AKIにおける必要栄養素

栄養素	必要量
非タンパクエネルギー（kcal/kg/日）	20〜30
タンパク質（アミノ酸）（g/kg/日）	
非透析AKI	0.6〜0.8
透析AKI	1.0〜1.5
持続透析，高度異化亢進AKI	最大で1.7まで
炭水化物（g/kg/日）	3〜5
脂肪（g/kg/日）	0.8〜1.2

乏尿性AKIに転換することで予後が良好になることは保障されない．明らかに体液過剰ではなく乏尿を呈したAKI症例に対して，ループ利尿薬などを投与して尿量がある程度確保されても，循環血漿量の減少に伴い交感神経系やレニン–アンジオテンシン系が亢進して糸球体濾過はさらに低下し，加えて腎糸球体および尿細管間質への血流供給が減少し，腎臓は虚血・低酸素にさらされることになる．

2）利尿薬は腎毒性である？

上記のような状況が多々生じた場合，利尿薬を投与することは腎組織を障害すると考えがちであるが，例えばループ利尿薬は尿細管上皮細胞にあるNa-K-2Cl共輸送体の阻害薬であり，ナトリウム再吸収を低下させるとともに尿細管上皮細胞のエネルギー必要量を減じるため，その結果として酸素消費量が低下し，虚血性障害に対しては保護的に作用することが想定される．

Case Reference

Case 1

高血圧，慢性腎臓病（推定GFR 30〜35 mL/min/1.73 m²）にて外来受診中の80歳男性．尿路感染を原因とする敗血症性ショックと診断され，ERにて輸液蘇生としてリンゲル液4,000 mLが投与され，ノルアドレナリンが0.1 μg/kg/分にて開始された．ICU入室後12時間が経過し，来院時からのバランス合計がプラス6,800 mL，尿量は0.3〜0.4 mL/kg/時，平均血圧は75 mmHgであった．ノルアドレナリンを0.4 μg/kg/分まで増量したところ，尿量の増加がみられた．

Q 利尿薬の投与を行わないで，また平均血圧が十分保たれていたにもかかわらず，ノルアドレナリンを増量したのはなぜか？

A 背景に高血圧，慢性腎臓病があることから，腎糸球体における自動調節能が破綻していることが想定され，若年健常者の昇圧目標である平均血圧65 mmHgを上回る血圧を維持しなければ，十分な尿量を得られないことがある（正常血圧性AKI）．

Case 2

虚血性心疾患，慢性心房細動，糖尿病，高血圧にて外来受診中の72歳女性．急性腹症にてERを受診．上腸間膜動脈血栓症による腸管虚血と診断され，開腹のうえ血栓除去および壊死腸管切除術施行後にICU入室となった．ショックに対して手術中も含めて8,000 mLのリンゲル液急速投与，ノルアドレナリン持続静注（0.5 μg/kg/分）により，平均血圧は70 mmHgまで上昇し乳酸値も2.4 mmol/Lまで低下したが，無尿が12時間以上持続していた．血液データはBUN 34 mg/dL，Cre 2.7 mg/dL，K 5.1 mEq/L，pH 7.288，HCO₃⁻ 18.2 mEq/L．持続血液濾過透析を開始して除水量が3,200 mLとなった時点で自尿の流出を認めた．

Q 血液データ上は血液浄化の絶対適応を満たさなかったが，早期に持続血液濾過透析を開始した理由は？

A 壊死腸管切除術後症例に大量の輸液蘇生が行われ，腹腔内圧上昇による腹部コンパートメント症候群をきたしたと考えられた（膀胱内圧30 mmHg）．血液浄化により過剰体液を除去すると，AKIからの回復が生じることがある．

文献

1)「急性腎障害のためのKDIGO診療ガイドライン」（日本腎臓学会／KDIGOガイドライン全訳版作成ワーキングチーム／監訳），東京医学社，2014
2) Abuelo JG, et al：Normotensive ischemic acute renal failure. N Engl J Med, 357：797-805, 2007
3) Bellomo R, et al：Low-dose dopamine in patients with early renal dysfunction：a placebo-controlled randomised trial. Australian and New Zealand Intensive Care Society (ANZICS) Clinical Trials Group. Lancet, 356：2139-2143, 2000
4) Cano NJ, et al：ESPEN. ESPEN Guidelines on Parenteral Nutrition：adult renal failure. Clin Nutr, 28：401-414, 2009
5) Brown RO, et al：A.S.P.E.N. clinical guidelines：nutrition support in adult acute and chronic renal failure. JPEN J Parenter Enteral Nutr, 34：366-377, 2010

第4章　病態別体液管理

救急　ICU

8 肝不全・肝硬変

中込圭一郎，土井研人

Point

- 安全域の狭い肝不全患者の体液管理は難しく，プラスバランスにすると浮腫・腹水が容易に増悪し，マイナスバランスでは肝性脳症が誘発されやすい
- 水バランスおよび電解質バランス（Na，K）に注意しながら利尿薬の調整を行う
- 過剰な窒素負荷は慢性肝不全における肝性脳症を惹起・増悪させるので注意が必要である

1 病態と輸液の目的

　肝不全は経過により急性と慢性に分けられるが，肝障害の原因としては，ウイルス，薬剤，アルコール，代謝異常，自己免疫など多岐にわたる．いずれにせよ肝臓の主たる機能である解毒・分解作用と合成能が障害されるため，それぞれ肝性昏睡・高ビリルビン血症や凝固異常・低アルブミン血症をきたす．さらに門脈圧亢進を合併すると腹水貯留が認められ，有効循環血漿量低下に起因するレニン-アンジオテンシン-アルドステロン（RAA）系や交感神経系の亢進からナトリウム貯留，カリウム喪失傾向を認め，さらにはバソプレシン（AVP）濃度も上昇して水分貯留が生じることから，電解質異常をきたしやすい．したがって，輸液管理においては病態生理を把握したうえでの選択が必要である（図）．

　腹水貯留を伴う肝不全症例においては，慢性期の管理として塩分制限と利尿薬の投与が行われていることが多い．肝硬変ではRAA系の亢進があるため，利尿薬の第1選択はカリウム保持性利尿薬の抗アルドステロン薬（スピロノラクトン；アルダクトン®A）である．単独では効果不十分なことが多く，ループ利尿薬（フロセミド；ラシックス®）が併用されることがほとんどである．

　ICUにおける肝不全・肝硬変患者に対する輸液の目的は2つに大別される．1）これまで述べたような病態を背景とした肝不全・肝硬変患者が，敗血症や消化管出血によるショックをきたした場合には，正常肝機能症例とは異なるアプローチが必要である．2）肝不全に起因する肝性脳症や腹水貯留を改善させる目的での輸液を組み立てることも必要である．

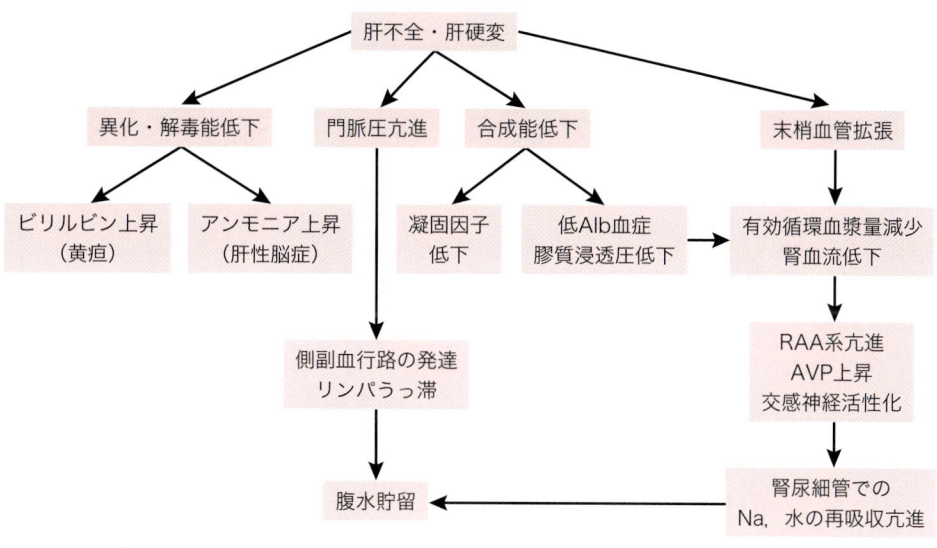

図1 ● 肝不全・肝硬変における体液異常のメカニズム

2 体液管理の実際

1) 肝不全・肝硬変に対する輸液蘇生

　　　基礎疾患として肝不全・肝硬変を有している症例が特発性細菌性腹膜炎（SBP）による敗血症性ショックあるいは食道静脈瘤破裂などによる出血性ショックをきたすことは多い．他項にて述べられているように，超急性期から急性期にかけての輸液蘇生の原則は変わらない．しかし，容易に水分およびナトリウム貯留をきたしやすい状態であることを考慮し，可及的すみやかに**水分制限，ナトリウム制限**の方向に輸液メニューを変更できるよう，体液量（特に有効循環血漿量）をこまめにモニターする必要がある．

　　　しかし，実際の臨床では輸液蘇生前よりも体液量が数リットルは過剰になることがほとんどであり，循環が安定した段階で利尿薬を再開，あるいは増量かつ静注にて投与することが多い．この場合も，ループ利尿薬（フロセミド；ラシックス®）に加えて抗アルドステロン薬（カンレノ酸カリウム；ソルダクトン®）を用いる．

> **処方例**
> ＜急性期＞
> 酢酸リンゲル液（ヴィーン®F）もしくは生理食塩液　500～1,000 mL，200～300 mL/時
> ＜安定期＞
> 経管栄養など含めて必要最小限の水分・塩分投与に加えて，
> ラシックス® 20～100 mg/日　＋　ソルダクトン® 100～400 mg/日

2) 肝硬変・肝不全の病態改善のための輸液

　　　肝臓における解毒能低下により高アンモニア血症と肝性脳症をきたす．肝性脳症は便秘，感染，消化管出血，脱水などが原因となる．肝性脳症の治療には分岐鎖アミノ酸製剤（ア

表 ● 分岐鎖アミノ酸製剤の組成

	アミノ酸 (g/dL)	Fischer比	Na⁺ (mEq/L)	Cl⁻ (mEq/L)	Acetate⁻ (mEq/L)
アミノレバン®	8.4	37	14	94	0
モリヘパミン®	7.6	54	3	0	100

ミノレバン®，モリヘパミン®）をブドウ糖とともに投与する．

　肝硬変，肝不全では血中アミノ酸組成が変化しており，特に芳香族アミノ酸（フェニルアラニン，チロシン）が増加する一方，分岐鎖アミノ酸（バリン，ロイシン，イソロイシン）が減少する．このようなアミノ酸組成の変化が脳内伝達物質の生成を亢進して脳症を惹起すると考えられている．

　アミノレバン®は約47 mEqのプロトンを含有しており，Na⁺ 14 mEq/Lに対してCl⁻ 94 mEq/Lと高いクロール濃度であるため，大量投与によって高Cl性アシドーシスを惹起しやすいことに注意が必要である（表）．

> **処方例**
> 分岐鎖アミノ酸製剤500 mL＋50％ブドウ糖液20〜60 mLを2〜3時間かけて投与

また高アンモニア血症用二糖類（ラクツロース；モニラック®）を経口・経管投与する．

> **処方例**
> モニラック®シロップ30〜60 mLを1日3回に分けて経口あるいは経管より投与

　利尿薬抵抗性の腹水貯留に対しては，血漿蛋白製剤の投与が必要であることが多い．アルブミン静注は血漿膠質浸透圧を上昇させ，有効循環血漿量を増加させる．通常，20〜25％アルブミン製剤1日100 mLを3日間投与し，血清アルブミン値3.0 g/dLを目標とする．
　また飲水制限・塩分制限を行い，体重測定・尿量測定により厳密なin-outバランス管理を行う．低栄養が原因となっているため栄養療法も同時に行う．
　腹水穿刺・ドレナージは腹部膨満感の症状改善には有効であるが，根本的な腹水の改善にはならない．
　2013年に肝硬変による体液貯留に対して承認されたバソプレシンV₂受容体拮抗薬（トルバプタン；サムスカ®）も今後ICU領域で広く投与される可能性がある．

❸ 栄養管理

　肝不全では全身臓器の代謝障害をきたすため，栄養管理が重要となる．ICUでは可能な限り早期に経腸栄養を，不可能であれば中心静脈栄養を開始することになるが，急性肝不全あるいは劇症化が考えられる場合には，安静とし，ブドウ糖主体としたエネルギー・ビタミン補充を行い，肝再生を促すことが重要であるとされている．

> **処方例**
>
> ＜劇症肝炎急性期＞
> 800 kcal/日で開始，20〜50％をブドウ糖で補い800〜1,600 kcal/日
> 適宜血糖測定を行い，70 mg/dL以下になるようであれば糖を追加する．高血糖に対しては，感染症および浸透圧利尿による脱水予防のためインスリンを併用する．ビタミンBおよびビタミンCを中心に補うため総合ビタミン剤（ビタジェクト®など）を使用し，低プロトロンビンに対しビタミンKを投与する．胆汁排泄障害を伴うため脂肪製剤は用いない．

　慢性肝不全の患者では，腹水・浮腫対策として低アルブミン血症の改善，したがって高エネルギー・高タンパク食による栄養療法が重要であると考えられていた．しかし，その一方で肝性脳症の患者では高タンパク食が窒素負荷となり，脳症を誘発することがある．このような状態を蛋白不耐という．肝性脳症が疑われる患者では，まずブドウ糖のみで栄養をはじめる．

> **処方例**
>
> 約1,200 kcal/日（50％ブドウ糖のみで600 mL）に脳症の症状をみながらタンパク質を加え，最終的に食事タンパク質を40 g/日以下，もしくは0.6〜1.0 g/kg/日に制限するようにする．この際には分岐鎖アミノ酸製剤（アミノレバン®，モリヘパミン®）を使用する．

　欧州静脈経腸栄養学会（ESPEN）の基準ガイドラインによると，臨床的に安定していて蛋白不耐が軽度の肝硬変例では，食事タンパク質を1.0〜1.2 g/kg/日とし，非タンパクエネルギーとして25〜35 kcal/kg/日を推奨している．

　腹水貯留による摂食低下の症例では，アルブミンと利尿薬の併用が腹水を減らし食欲改善に有効なことがある．また，消化管出血による肝性脳症の予防のためにも肝不全の患者ではPPI（プロトンポンプ阻害薬）投与を行う．出血のため絶食とすると低アルブミン血症を進行させ浮腫の増悪をきたしうるため，出血リスクを下げることが重要となる．

④ 注意点・禁忌

　分岐鎖アミノ酸製剤は「慢性」肝障害時における脳症の改善には適応があるが，劇症肝炎・高度の急性肝不全時に投与すると，肝臓における尿素サイクルが十分に機能していない場合，大量に蓄積してくるグルタミンからもアンモニアが産生され得るため，むしろ肝性昏睡を増悪させてしまうことから原則禁忌である．

Case Reference

Case 1　68歳男性．B型肝炎および肝硬変で消化器内科フォロー中であった．ラシックス®40 mg/日とアルダクトン®A 50 mg/日の投与下で少量の腹水貯留と下腿浮腫が指摘されていた．数日前

より腹痛を自覚し，発熱および倦怠感のため救急外来受診．外来でショックバイタルのため輸液および昇圧薬開始．混濁した腹水を認め，特発性細菌性腹膜炎と診断され，ICU入室となった．ICU入室後よりバイタルは徐々に安定しカテコラミンが減量中止された．一方，血清クレアチニンは外来受診時の0.8 mg/dLから1.8 mg/dLまで上昇した．胸部X線および腹部エコーで大量の胸水および腹水を認めたため，アルブミン静注およびラシックス®を開始したところ，利尿は良好であったが血清カリウムが2.9 mEq/Lまで低下した．血清クレアチニンが1.0 mg/dLまで低下したところで肝不全の病態を考慮しソルダクトン®の静注を開始した．

Q 外来ではアルダクトン®Aがすでに投与されていたのにICU入室後にラシックス®のみで利尿を図ったのはなぜか？

A 肝硬変においてはRAA系の亢進があるため，抗アルドステロン薬は有効であると考えられるが，腎機能低下を合併した場合は著しい高カリウム血症をきたし得る．また，食道静脈瘤破裂などの消化管出血のリスクも高く，急な高カリウム血症をきたし得ることから，その開始には慎重であるべきである．

● 第4章 病態別体液管理 ●

救急 ICU

9 PCAS（心停止後症候群）

福田龍将

Point

- PCASの治療は心停止の原因となった病態ごとに異なる
- PCASでは心停止の原因によらず，全身性虚血再灌流障害のために敗血症と同様の高サイトカイン血症を呈す
- PCASの体液管理では，心停止の原因病態に対する治療とともに敗血症様の病態（sepsis-like syndrome），すなわち心停止後症候群における血行動態の変化に対する治療も並行して行う必要がある

1 病態と輸液の目的

　心停止後症候群（post cardiac arrest syndrome：PCAS）とは，一定時間の心停止からの自己心拍再開後に生じる全身性の症状の総称で，①心停止後脳障害，②心停止後心筋障害，③心停止の原因となった病態の残存と増悪，④全身性虚血再灌流障害，を含む[1]．
　このため，PCASに対する体液管理では，心停止の原因となった各病態（急性心筋梗塞，肺血栓塞栓症，脳卒中，外傷，中毒など）に対する体液管理と，原因となった病態によらず心拍再開後に共通して起こり得る血行動態の変化に対する体液管理の両方を考慮しなければならない．
　本稿では，心停止の原因となった各病態に対する体液管理については割愛し，心拍再開後に共通して起こり得る血行動態の変化に対する体液管理について述べる．
　心拍再開後は全身性虚血再灌流障害のため，血管内皮細胞の活性化と全身性の炎症反応によって，高サイトカイン血症となる．この高サイトカイン血症に伴う血行動態の変化が敗血症によるものと類似していることから，PCASにおける血行動態の変化をsepsis-like syndromeとも呼ぶ[2]．

2 体液管理の実際

　しかしながら，PCASにおいて敗血症と同様の体液管理を行えばよいかどうかはなお不

明である．

1）心肺蘇生の国際コンセンサス[3]

各国の心肺蘇生のガイドラインは，5年ごとに改訂される国際蘇生連絡協議会（International Liaison Committee on Resuscitation：ILCOR）の国際コンセンサス（International Consensus on Cardiopulmonary Resuscitation and Emergency Cardiovascular Care Science With Treatment Recommendations：CoSTR）に基づいて作成されており，次は，2015年10月にCoSTR2015が発表される予定である．

CoSTR2010では，PCASの循環補助に関しては，十分なエビデンスがないと記されている．2010年以降も，PCASの循環補助に関する質の高い研究がない状況に変わりはない．しかし，質の高いRCTではなくとも，体液管理を行ううえで参考になる研究はいくつか存在する．

2）Early goal-directed therapy（EGDT）

EGDTは敗血症治療で用いられる包括的な血行動態管理の方法であり，中心静脈圧（CVP），平均動脈圧（MAP），中心静脈血酸素飽和度（$ScvO_2$），尿量などの目標値を定め，早期にその目標値を達成するように輸液療法，輸血療法，循環作動薬の使用を適宜行っていく方法である．

敗血症においては，最近ではその有効性を疑問視する研究結果も出はじめているが[4,5]，現時点では広く国際的に行われている方法で，敗血症の国際的ガイドライン（Surviving Sepsis Campaign Guideline：SSCG 2012）でも比較的高い推奨が行われている．

PCASの病態がsepsis-likeであることから，EGDTと同様の血行動態管理がPCASの転帰を改善するかという疑問が生まれ，いくつかの研究が行われてきた．

Gaieskiら[6]は，院外心停止後のPCAS患者に対して，低体温療法（33℃，24時間）に加えてEGDHO（early goal-directed hemodynamic optimization）を行うことの有用性についての前後比較研究を行っている．この研究におけるEGDHOの目標値は，MAP：80 mmHg以上100 mmHg未満，CVP：9 mmHg以上，$ScvO_2$：65％以上で，ROSC（return of spontaneous circulation，心拍再開）後6時間以内にこれらを達成するプロトコルとなっている．EGDHO導入前後で18例ずつ，計36例の転帰が比較された．死亡率は，EGDHO導入前78％，導入後50％で，導入後で低い傾向がみられたが，統計学的有意差はなかった（p＝0.15）．なお，この研究ではEGDHO達成率が72％であった点など，結果の解釈には注意を要す．

Waltersら[7]は，院外心停止後のPCAS患者に対して，ケアバンドルを用いることの有用性について前後比較研究を行っている．この研究におけるケアバンドルは，低体温療法（ROSC後4時間以内に32～34℃に冷却し，24時間維持）と血行動態の最適化（ROSC後6時間以内にMAP＞65 mmHg，CVP＞12 mmHg，$ScvO_2$＞70％）を並行して行うものである．ケアバンドル導入前26例，導入後29例の計55例の転帰が比較検討された．死亡率は，ケアバンドル導入前69％，導入後55％で，導入後のほうが低かったが，統計

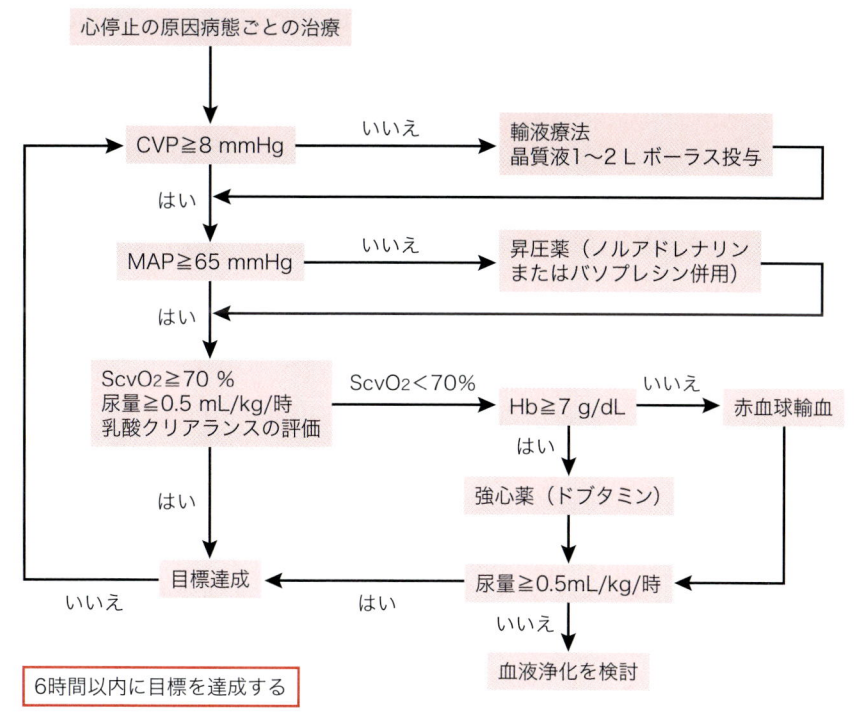

図 ● sepsis-like syndrome における体液管理の例

学的有意差はなかった（p = 0.29）．なお，この研究でもケアバンドル達成率が77％にとどまっている点など，結果の解釈に注意が必要である．

いずれの研究においてもEGDTの有用性を示す結果とはならなかったが，統計学的検出力が十分とはいえず，結論を出すにはさらなる研究が行われる必要がある．また，モニタリングすべき血行動態パラメータの種類やその目標値についても，何が最適であるかは不明な点が多く，さらなる検討が必要である．

現状ではPCASの転帰を改善し得る体液管理の方法を提示するにはエビデンスが不十分である．血行動態の最適なパラメータや目標値についても不明な点が多い．しかしながら，血行動態の安定化の必要性については異論ないものと思われる．

PCAS患者において，心停止の原因となった各病態（急性心筋梗塞，肺血栓塞栓症，脳卒中，外傷，中毒など）に対する治療が重要であることはいうまでもないが，sepsis-likeな病態（血管拡張，血管透過性亢進）に陥っていることを念頭において治療にあたらなければ血行動態の安定化に難渋することがある．現状ではPCASのsepsis-likeな病態に対しては，敗血症における血行動態管理を参考にするのが理にかなっているように思われる（図）．

❸ 栄養管理

PCASに特異的な栄養療法はない．心停止の原因となった病態や基礎疾患に応じて栄養療法を行う．重症疾患患者の栄養療法として，ESPEN（European Society for Clinical

Nutrition and Metabolism），SCCM（Society of Critical Care Medicine）/ ASPEN（American Society for Parenteral and Enteral Nutrition）による栄養療法ガイドラインが参考になる．

● 血糖コントロール

PCAS患者を対象としたいくつかの観察研究で，高血糖と神経学的転帰不良の関連が示唆されている．しかし，いずれの研究においても交絡因子の存在は無視できず，また血糖値の目標範囲が研究ごとに異なることからも，許容し得る血糖値の上限については定かではない．

Oksanenら[8]は，VF（心室細動）による院外心停止後のPCAS患者を対象として，厳格な血糖コントロール（72～108 mg/dL）が通常の血糖コントロール（108～144 mg/dL）と比較して，転帰を改善するかを検討したRCTを行っている．この研究では，厳格な血糖コントロールを行っても，生存率に有意な改善はみられなかった（33％ vs 35％，$p=0.846$）が，低血糖の発生率は有意に増加した（18％ vs 2％，$p=0.008$）．

PCASでは，血糖値が180 mg/dLを超えるような高血糖に対しては血糖コントロールを考慮すべきであるが，厳格な血糖コントロールは低血糖の危険性が高く，通常の血糖コントロールで十分と思われる．

4 注意点・禁忌

1）サイトカイン除去を目的とした治療は有効か？

敗血症において，サイトカイン除去を目的とした持続的腎代替療法（continuous renal replacement therapy：CRRT）が注目されるようになってから，これまでに複数の研究が行われてきた．理論的には高流量CRRTでサイトカインのクリアランスは増加すると考えられるが，敗血症の転帰の改善を示した質の高い研究はなく，敗血症や急性腎障害（acute kidney injury：AKI）の国際的ガイドライン〔SSCG 2012やKidney Disease：Improving Global Outcomes（KDIGO）AKIガイドライン2012〕では，サイトカイン除去を目的としたCRRTについては記載も推奨もない状態である．

それではPCASにおいてはどうであろうか．現在のところ，PCAS患者を対象としたCRRTについて検討した研究はほとんどなく，RCTは1件のみである．

Laurentら[9]は推定心原性院外心停止後のPCAS患者を対象に，血液濾過（hemofiltration：HF）群，HF＋低体温療法（hypothermia：HT）群，対照群の3群の転帰を比較検討している．この研究では，血液濾過は200 mL/kg/時を8時間以上，低体温療法は目標体温32℃を24時間維持と設定された．6カ月生存率（HF vs HF＋HT vs 対照群：45％ vs 32％ vs 21％，$p=0.28$），病院生存率（HF vs HF＋HT vs 対照群：45％ vs 45％ vs 26％，$p=0.16$）ともに有意差はみられなかった．しかしながら，6カ月の生存曲線の比較では，低体温療法の有無にかかわらず，血液濾過を行ったほうが対照群より結果は良

好であった（HF：p＝0.026，HF＋HT：p＝0.018）．また，治療抵抗性ショックを呈した患者において，死亡の相対リスクは血液濾過を行った群で有意に減少した（HF：RR 0.21, 95％CI 0.05〜0.85, HF＋HT：RR 0.29, 95％CI 0.09〜0.91）．

　血液濾過によりPCASの転帰が改善するかについては，さらなる検討が必要であろう．現在フランスで治療抵抗性ショックを呈するPCAS患者を対象にCRRTの有効性を検討するRCTが進行中（2015年1月現在）であり，その結果が待たれる．

2）低体温療法を行う際の体液管理は？

　PCASに対する治療の一環で低体温療法を行うことがある．低体温下では循環抑制（心拍出量低下），寒冷利尿による血管内容量減少，電解質異常などの変化が起こる．このため，心停止の原因病態に対する治療やsepsis-likeな病態に対する治療と並行して，低体温に伴う変化に対する治療も行う必要がある（詳細は「第6章 ICU **1**」参照）．

Case Reference

　糖尿病，高血圧の既往のある60歳男性．家族の目の前で卒倒した目撃のある院外心停止で初期波形はVFであった．救命の連鎖により，絶え間なくBLS，ACLSが行われ，約60分間のCPRの末に心拍再開した．心停止の原因は急性心筋梗塞であり，心拍再開後ただちに血行再建術が行われた．術後のEFは50〜60％であった．ERでは2Lのリンゲル液が投与され，ノルアドレナリンが0.5μg/kg/分で持続投与されていたが，ICU入室時の血圧は85/60 mmHg程度であった．リンゲル液のボーラス投与を継続し，ノルアドレナリンを1.0μg/kg/分まで増量したが，血圧は上昇しなかった．

Case 1　バソプレシンを0.02 IU/分で併用したところ，血圧は徐々に上昇し，ノルアドレナリンは0.3μg/kg/分まで漸減できた．

Q 高用量ノルアドレナリンに不応性であったにもかかわらず，なぜバソプレシンに反応したのか？

A 乳酸アシドーシス下では，カテコラミンに不応性のことがある．乳酸アシドーシスが起こる状況下では，一般にATPの産生は低下している．ATPはATP依存性Kチャネルを制御しており，枯渇によりKチャネルの開放が起こる．濃度勾配によりKは細胞内から細胞外へ移動し，血管平滑筋の膜電位に過分極が起こり，電位依存性CaチャネルによるCaの細胞内への流入が起こらなくなる．この結果，血管平滑筋は弛緩して血管拡張が起こる．この状態ではカテコラミン不応性となる．
　バソプレシンは，V_1受容体に作用して血管収縮を起こす作用をもつほか，ATP依存性Kチャネルの閉鎖，一酸化窒素への修飾，カテコラミン作用の促進効果などの作用ももつと考えられている．

Case 2 ハイドロコルチゾン100 mg静脈投与後，10 mg/時で持続投与を開始したところ，血圧は徐々に上昇し，ノルアドレナリンは漸減できた．

Q 高用量ノルアドレナリンに不応性であったにもかかわらず，なぜステロイドに反応したのか？

A PCASでは高度侵襲のために，相対的副腎不全をきたすことがある．この点もsepsis-likeで，敗血症における相対的副腎不全と同様の治療が奏効することがある．カテコラミン治療を要する間は200〜300 mg/日のハイドロコルチゾンを投与するが，血糖コントロールの点を考慮すれば，持続投与のほうが管理は容易である．

文献

1) Stub D, et al：Post cardiac arrest syndrome：a review of therapeutic strategies. Circulation, 123：1428-1435, 2011
2) Adrie C, et al：Successful cardiopulmonary resuscitation after cardiac arrest as a "sepsis-like" syndrome. Circulation, 106：562-568, 2002
3) Laurie J, et al：Part 8：Advanced life support：2010 International consensus on cardiopulmonary resuscitation and emergency cardiovascular care science with treatment recommendations. Circulation, 122：S345-421, 2010
4) ProCESS Investigators, et al：A randomized trial of protocol-based care for early septic shock. N Engl J Med, 370：1683-1693, 2014
5) ARISE Investigators, et al：Goal-directed resuscitation for patients with septic shock. N Engl J Med, 371：1496-1506, 2014
6) Gaieski DF, et al：Early goal-directed hemodynamic optimization combined with therapeutic hypothermia in comatose survivors of out-of-hospital cardiac arrest. Resuscitation, 80：418-424, 2009
7) Walters EL, et al：Implementation of a post-cardiac arrest care bundle including therapeutic hypothermia and hemodynamic optimization in comatose patients with return of spontaneous circulation after out-of-hospital cardiac arrest：a feasibility study. Shock, 35：360-366, 2011
8) Oksanen T, et al：Strict versus moderate glucose control after resuscitation from ventricular fibrillation. Intensive Care Med, 33：2093-2100, 2007
9) Laurent I, et al：High-volume hemofiltration after out-of-hospital cardiac arrest：a randomized study. J Am Coll Cardiol, 46：432-437, 2005

第4章 病態別体液管理

救急 ICU

10 多発外傷

上田吉宏

Point

- 出血性ショックを早期に認知することは重要であるが、血圧の変動のみで判断するのは困難である
- 外傷による出血性ショックにおいて大量の輸液を要する場合、早期に血液製剤の使用を開始する
- 大量に血液製剤を使用する場合には、赤血球製剤と新鮮凍結血漿と濃厚血小板製剤を1～2：1：1に近い比率で使用する

1 病態と輸液の目的

　多発外傷という用語に明確な定義はないが、AIS（abbreviated injury scale）3以上の損傷が身体区分の2区分以上にみられるものとすることが多く、対になる用語は単独外傷である。損傷部位が増えるに従い、循環動態への影響も大きくなることが推測される。

　外傷における循環動態の変化ではショックの認知が最も重要である。ショックはその機序により、①**循環血液量減少性ショック**、②**閉塞性ショック**、③**心原性ショック**、④**血液分布異常性ショック**の4つに区分され、外傷に伴うショックの機序としては表1のようにまとめられる。これらのうち最も一般的なのは、循環血液量減少性ショックに分類される出血性ショックである。出血に対する対応として最も重要なことは止血処置であるが、輸液・輸血も循環動態の安定化に必須である。

　外傷診療における輸液の目的は出血により減少した循環血液量の確保である。出血量は、表2のように損傷形態により推測は可能であるが、輸液・輸血の必要量は循環動態を随時

表1 ● 外傷におけるショックの病態

分類	外傷の病態
循環血液量減少性ショック	大量出血
閉塞性ショック	緊張性気胸，心タンポナーデ
心原性ショック	心損傷
血液分布異常性ショック	脊髄損傷

表2 ● 出血量の推定

血胸	1,000～3,000 mL
腹腔内出血	1,500～3,000 mL
骨盤骨折	1,000～4,000 mL
大腿骨骨折	1,000～2,000 mL
下腿骨骨折	500～1,000 mL
上腕骨骨折	300～500 mL

表3 ● 出血性ショックの重症度

	Class I	Class II	Class III	Class IV
出血量 (%循環血液量)	＜15％	15〜30％	30〜40％	＞40％
脈拍数	＜100	＞100	＞120	＞140または徐脈
血圧	不変	不変	低下	低下
脈圧	不変または上昇	低下	低下	低下
呼吸数	14〜20	20〜30	30〜40	＞40か無呼吸
意識レベル	軽度の不安	中等度の不安	不安，不穏	不穏，無気力

把握しながら最適化していく必要がある．そのなかで，ショックを早期に認知し輸液・輸血を適切に行う必要があるが，表3のように出血量がある程度多くなるまでは血圧の低下はみられないことが多く[1]，血圧の変動を追跡するだけでは不十分となる．脈拍数の増加や意識レベルの変化などをモニタリングし，輸液量を調節していく．

2 体液管理の実際

1) 初期診療

a) 概要

日本版外傷初期診療ガイドライン（Japan Advanced Trauma Evaluation and Care：JATEC）では重症外傷における初期輸液療法では，温めた等張電解質輸液を用いて，成人では1〜2 L，小児では20 mL/kg（3回まで）を急速に投与することを推奨している[2]．使用する輸液製剤は晶質液が一般的である．膠質液の方が前負荷をすみやかに増加させ，循環動態のすみやかな改善が期待されるが，現時点で生命予後の改善を示唆する報告はなく，むしろ頭部外傷においては膠質液の方が予後を悪化させる報告もあり[3]，積極的な使用は控えるべきである．

急速投与に対する循環動態の反応をみて，responder，transient-responder，non-responderと分類する．transient-responderあるいはnon-responderは出血の持続を示唆しており，いたずらに輸液量を増やすのではなく，止血処置を並行して行う必要があり，緊急手術（開胸開腹手術や骨盤創外固定術など）を実施する．

JATECではnon-responderあるいは循環血液量の30％以上が失われていると予測された場合に，温めた赤血球液の輸血をはじめるべきとしており，少なくとも総輸液量が3 Lになる前に輸血が開始されるようにするべきとしている．

b) 大量輸血

外傷患者における初期蘇生として生理食塩液やリンゲル液などの晶質液を用いるが，循環血漿量を補助する一方で，血液希釈に伴う貧血や凝固障害，さらには炎症反応のカスケードの活性化から間質浮腫や臓器不全を惹起するとも考えられている．そのため晶質液

に依存しすぎず，早期からの血液製剤の使用が推奨されるようになってきた．

"24時間以内に赤血球輸血を20単位あるいは循環血液量に相当する量の輸血"を大量輸血と定義されるが，この際，かつては外傷性出血による循環不全・酸素運搬能低下を改善するために赤血球製剤を中心に用いていた．しかし昨今では，赤血球製剤を中心とした輸血によりdeadly triadの1つである凝固異常の進行を招くことが認識されるようになり，新鮮凍結血漿や血小板製剤の投与が早期から積極的に用いられるようになってきた．現在，大量輸血の際に各血液製剤を投与する比率については，赤血球製剤：新鮮凍結血漿：濃厚血小板製剤を1〜2：1：1に設定することが推奨されている[4]．これに併せて，定期的に一定の比率で配分された血液製剤や凝固因子製剤が供給される大量輸血プロトコルを作成している医療機関もある．

大量輸血の合併症として，電解質異常（低カルシウム，高カリウム），感染症，輸血関連急性肺障害（TRALI）などが起こり得ることを意識する必要がある．

c) 抗線溶療法

外傷に起因する凝固障害では，線溶亢進型DIC様の病態を呈すると考えられており，抗線溶薬（トラネキサム酸）を受傷後早期（3時間以内）に投与することで生命予後を改善し得る報告も出ている[5]．用法・用量としては，10分かけてトランサミン®1gを静注し，その後8時間かけてさらに1gを静注する．

> **処方例**
> 酢酸リンゲル液（ヴィーン®F）1〜2L　全開投与
> トラネキサム酸（トランサミン®）1g＋生理食塩液50mL 10分で投与．その後8時間かけてさらに1g静注
> and/or
> 赤血球製剤　投与速度は循環動態をみながら調節
> （血液型が確定し交差試験の猶予があれば適合輸血，緊急時はO型）

2) 集中治療

a) 概要

多発外傷に対する初期診療において，出血の制御を含む循環動態の安定化が得られたらICUでの全身管理に移行する．

観血的動脈圧測定，中心静脈圧（CVP），尿量や血中乳酸値などを指標として循環管理を行う．外傷患者の集中治療においても，初期診療から引き続き循環血液量の適正化が重要で，等張電解質輸液ないし血液製剤の使用が輸液管理の中心となる．胸腔・腹腔各ドレーン排液量を計測し，これらによる体液量の喪失を評価し，補正する必要がある．腹部コンパートメント症候群（ACS：abdominal compartment syndrome）の予防のため，一期的な閉腹を回避するopen abdomenによる管理を行うことがあるが，この際には腹腔内からの滲出液・不感蒸泄が多くなるため，輸液量に注意が必要となる．

一方，外傷に伴う循環血液量の減少に対し多量の輸液が必要となるが，輸液過多による腸管浮腫はACSの発生・増悪に寄与する可能性があることには留意するべきである．腹腔内圧（膀胱内圧）の測定を行い，12 mmHg以上であれば，利尿薬などによる内科的治療

を考慮するが，気道内圧の上昇や尿量減少・乳酸値の上昇などの循環不全といったACSを示唆する所見がみられたら，すみやかな（再）開腹による腹腔内圧の減圧が必要になる．

b）抗菌薬

一般的にルーチンの予防的抗菌薬投与に関しては推奨されないが，胸腔ドレーン挿入例，穿通性腹部外傷，腸管損傷，開放骨折などにおいては抗菌薬の投与が必要となる．使用する薬剤については，外傷形態により，具体的にはグラム陰性菌や嫌気性菌やMRSAのカバーが必要かどうかで決定する．

c）ストレス潰瘍予防

消化性潰瘍の既往を有する患者や重症外傷患者においては，ストレス潰瘍予防が必要となる．しかし予防薬投与は，胃内pHの上昇から肺炎発症を増加させ得る．

> **処方例**
> 酢酸リンゲル液（ヴィーン®F）2〜2.5 L　80〜100 mL/時（速度は循環動態をみながら調節）
> オメプラゾール（オメプラール®）20 mg ＋ 生理食塩液 20 mL　静注　12時間ごと

❸ 栄養管理

栄養管理は創傷治癒の観点など，外傷患者の全身管理において重要である．一般的に，外傷患者では異化が亢進しており，またopen abdomen管理をしている場合にはタンパクを多く含む滲出液の喪失があるため（腹水1 Lあたり約2 g相当の窒素喪失と推定される），タンパク含有量に富む栄養を投与する必要がある．グルタミンや抗酸化物質を豊富に含む栄養剤の使用は有効と考えられるが，現時点ではその使用の根拠は乏しい．投与熱量は高侵襲下の病態として，20〜25 kcal/kg程度を目標に数日かけて段階的に増量していく．

投与経路に関しては，内因性疾患の重症患者と同様に，経静脈栄養よりも経腸栄養が優先される．後者の方が感染性合併症の併発が少ないという利点があるからであるが，消化器系臓器の損傷があると，現実的には早期からの腸管を用いた栄養管理は困難となり，経静脈栄養を実施することになる．完全経静脈栄養の適応となるのは，腸閉塞・大量腸管切除・滲出液の多い腸瘻など，腸管の使用が適切でない病態である．

適切な熱量およびタンパク量を投与することは重要であるが，同時に血糖管理も大切である．血糖値のコントロールが不良となると，感染のリスクが増し，さらにはICU滞在期間の延長や生命予後の悪化に寄与する．このため，糖尿病を基礎疾患として有していない場合においても，インスリンを用いた血糖管理が必要となる．

> **処方例**
> ＜経腸栄養＞
> ラコール®　20 mL/時より開始
> ＜経静脈栄養＞
> エルネオパ®1号輸液　40 mL/時より開始
> ＜血糖管理＞
> ヒトインスリン（ヒューマリン®R）50単位 ＋ 生理食塩液 49.5 mL　持続静注
> （速度は血糖値をみながら調節）

4 注意点・禁忌

1) ショックに対するカテコラミン製剤

　　出血性ショックでは交感神経系が亢進し、内因性のカテコラミンの作用が増強しており、末梢血管は緊張状態にあるため、通常カテコラミン製剤の使用は適応とならない。また後述の代謝性アシドーシスの併存下ではカテコラミンの効果が不十分となる。一方、脊髄損傷による神経原性ショックがショックの主病態であれば、カテコラミン製剤は有効で適応となる。

2) 代謝性アシドーシスの補正

　　前述のように外傷によるショックの多くは出血性ショックであり、これに起因する代謝性アシドーシスは末梢循環不全による乳酸アシドーシスである。つまり出血の制御や輸液・輸血が不十分であるのが原因であるため、この原因を解除することが優先され、安易に炭酸水素ナトリウム（メイロン®）によるアシドーシスの補正を行うべきではない。

Case Reference

Case 1

76歳男性。バイクに乗車し交差点を右折する際に対向車線を直進してきた乗用車と衝突し受傷、救急搬送となった。既往症に虚血性心疾患・閉塞性動脈硬化症があり抗血小板薬を常用していた。病着時のバイタルは、意識 JCS 2、脈拍 120/分、血圧 93/55 mmHg、呼吸数 34/分であった。血液検査では Hb 14.1 g/dL、Hct 42.5% であった。細胞外液 2,000 mL の急速投与で脈拍は 130/分と変化ないものの、血圧 120/70 mmHg 程度に上昇がみられた。超音波検査による評価では腹腔内の液体貯留（focused assessment with sonography for trauma：FAST）陽性で、全身CT検査では、外傷性くも膜下出血、急性硬膜下血腫、造影剤の漏出を伴う脾損傷を認めた。赤血球製剤に加えて新鮮凍結血漿・濃厚血小板を投与開始し、脾損傷に対して TAE（脾動脈塞栓術）を行い循環動態の安定化を得た。

Q 血液検査上貧血の所見がなく、血圧の安定化が得られていたのに、輸血を開始したのはなぜか？

A 超音波検査で腹腔内出血が明らかで、また 2,000 mL の初期輸液で血圧の上昇は得られたが脈拍の低下は得られておらず、病態として transient-responder と考えられたため、輸血を開始し、ショックの原因である脾損傷に対する治療を行うこととした。

文献

1) American College of Surgeons Committee on Trauma：Trauma Evaluation and Management (Team)：Program for Medical Students ; Instructor teaching guide. American College of Surgeons, Chicago, 1999
2) 「改訂第4版 外傷初期診療ガイドライン JATEC」（日本外傷学会・日本救急医学会/監, 日本外傷学会外傷初期診療ガイドライン改訂第4版編集委員会/編), へるす出版, 2012
3) Myburgh J, et al：Saline or albumin for fluid resuscitation in patients with traumatic brain injury. N Engl J Med, 357：874-884, 2007
4) Holocomb JB, et al：Increased plasma and platelet to red blood cell ratios improves outcome in 466 massively transfused civilian trauma patients. Ann Surg, 248：447-458, 2008
5) CRASH-2 trial collaborators, et al：Effects of tranexamic acid on death, vascular occlusive events, and blood transfusion in trauma patients with significant haemorrhage (CRASH-2)：a randomized, placebo-controlled trial. Lancet, 376：23-32, 2010

11 横紋筋融解症

井口竜太

Point
- 迅速な輸液管理がAKI発症予防に極めて重要である
- 心電図異常を伴う高カリウム血症，難治性アシドーシス合併例，クラッシュ症候群では，迅速な血液浄化療法の導入を検討する
- CKの値だけで血液浄化療法の適応を判断しない

1 病態と輸液の目的

　横紋筋融解症は骨格筋の融解や壊死によって起こる．その結果，筋細胞内の電解質，ミオグロビンおよび筋形質タンパク質（CK，アルドラーゼ，LDH，AST，ALTなど）といった成分が血液中に漏出し，ミオグロビンが尿に排出されると赤褐色の尿となる．身体症状としては，典型的には近位筋である大腿，肩，腰部，腓腹筋の筋肉痛や筋の腫脹，四肢の脱力，疼痛，しびれなどが出現する．ただし，50%以上の症例で筋肉痛は訴えないことに注意する．その他症状としては，全身倦怠感，悪心，嘔吐，腹痛，そして原因によっては意識障害がある．

　横紋筋融解症の原因としては，表1のように大きく分類される[1]．多くは，外傷よりも非外傷性で起こり，アルコール，薬物，スタチン系やフィブラート系の高脂血症薬が主な原因となる．感染では，ウイルス性はインフルエンザによるものが多く，細菌性はレジオネラによるものが多い[2]．昨今日本を騒がせたデング熱でも稀に報告がある[3]．

1）機序

　ミオグロビンの分子量は，17.8 kDaで中分子物質に分類され，糸球体で100%濾過される．その後，尿細管上皮細胞に取り込まれ，代謝される．血中ミオグロビン濃度が5,000〜15,000 ng/mL以上になると，腎による処理能力の閾値を超えるので尿中にミオグロビンが出現する．血中ミオグロビン濃度が1,000,000 ng/mL以上になると，肉感的に赤褐色の尿を認めるようになる．

　横紋筋融解によって，①尿細管閉塞，②フリーラジカルによる尿細管障害，③腎血管の

表1 ● 横紋筋融解症の原因

分類	一般的な原因
外傷	クラッシュ症候群
筋肉の酷使	過度な運動，痙攣，アルコール離脱
筋組織の低酸素によるもの	長時間の圧迫，血管閉塞
遺伝子異常	糖原病V，Ⅶ，Ⅷ，Ⅸ，Ⅹ，Ⅺ型 脂質代謝異常 ミトコンドリア病 プリンヌクレオチド代謝異常
感染	インフルエンザウイルス，コクサッキーウイルス，EBウイルス，HIV，レジオネラ，単純ヘルペス，パラインフルエンザウイルス，アデノウイルス，エコーウイルス，サイトメガロウイルス，*Streptococcus pyogenes*，*Staphylococcus aureus*，クロストリジウム
体温異常	熱中症，悪性症候群，悪性高熱，低体温
代謝・電解質異常	低カリウム血症，低リン血症，低カルシウム血症，非ケトン性高浸透圧症候群 糖尿病性ケトアシドーシス
薬剤・中毒	高脂血症薬（スタチン系，フィブラート系），アルコール，ヘロイン，コカイン
特発性	

文献1より引用

血管収縮，のすべてが関与して急性腎障害が発生することが報告されている．

まず，挫滅した筋組織に細胞外液が移動するため，血管内は脱水傾向に傾く．それにより，ミオグロビン濃度は尿細管の遠位になるほど上昇する．その際，尿pHが低下するとミオグロビン円柱が形成され尿細管腔を閉塞する．よって，尿細管閉塞による尿細管障害は主に遠位尿細管で起こるが，ミオグロビンによる直接的な尿細管障害は近位尿細管で起こる．これは，尿pHの低下により尿細管内でミオグロビンからフリーラジカルが発生し，尿細管上皮細胞を障害することで起こる[4]．

また，脱水によりレニン-アンジオテンシン系，バソプレシンおよび交感神経系が活性化することと，ミオグロビンにより血管拡張物質のNOが減少することで，腎血管収縮から腎血流低下を引き起こす．

2）予後

急性腎障害を合併しない横紋筋融解症の予後は一般的によい．急性腎障害を合併した横紋筋融解症患者であっても14年間生存率は80%弱であり，大多数の患者では腎機能は回復する[5]．しかし，原因によって死亡率は異なり，四肢の虚血が原因で急性腎障害を合併した例では32%[6]，逆にアルコールや薬剤による急性腎障害合併例では3.4%[7]と大きく異なる．特に気をつけなければならないのは，ICUで発生した横紋筋融解症で急性腎障害を合併した際には死亡率が59%であり，急性腎障害を合併しなくても22%と非常に高いことである[5, 8]．またクラッシュ症候群では，治療開始時期が遅れると急性腎障害をきたす頻度が上昇する．いずれにせよ，横紋筋融解症と診断された場合には急性腎障害の進展抑制のために，早期の積極的な輸液管理がきわめて重要となる．

表2 ● 横紋筋融解症の死亡・透析予測スコア

因子	スコア
年齢	
＞50～≦70	1.5
＞70～≦80	2.5
＞80	3
性別	
女性	1
初期クレアチニン（mg/dL）	
1.4～2.2	1.5
＞2.2	3
初期カルシウム値	
＜7.5 mg/dL	2
初期CK値	
＞40,000 U/L	2
初期P値（mg/dL）	
4.0～5.4	1.5
＞5.4	3
初期HCO_3^-値	
＜19 mEq/L	2
原因	
痙攣，失神，運動，スタチン，筋炎ではない	3

文献9より引用

❷ 体液管理の実際

　近年，McMahonらは横紋筋融解症患者の死亡または透析を予測するスコアを報告した（表2)[9]．入院から72時間以内にCKが5,000 U/Lを超えた患者を対象とし，病院到着時点で末期腎不全または透析が必要な患者は除かれている．スコアの合計が5点未満の場合は，死亡率または透析が必要となる可能性は2.3％，10点超では61.2％であることから，来院時に10点を超えている場合は透析が必要である可能性が高いことを認識して臨むのがよいと思われる．

　横紋筋融解症の治療を図にまとめた．

1）迅速な評価

　血清CKの測定を行う．そのほかの筋酵素（ミオグロビン，アルドラーゼ，LDH，ALT，AST）の測定を行っても，診断や治療の役に立つ情報はあまり得られないとされている[1]．ただし，肝障害は横紋筋融解症の約25％で認められることに注意する．また，CKのピー

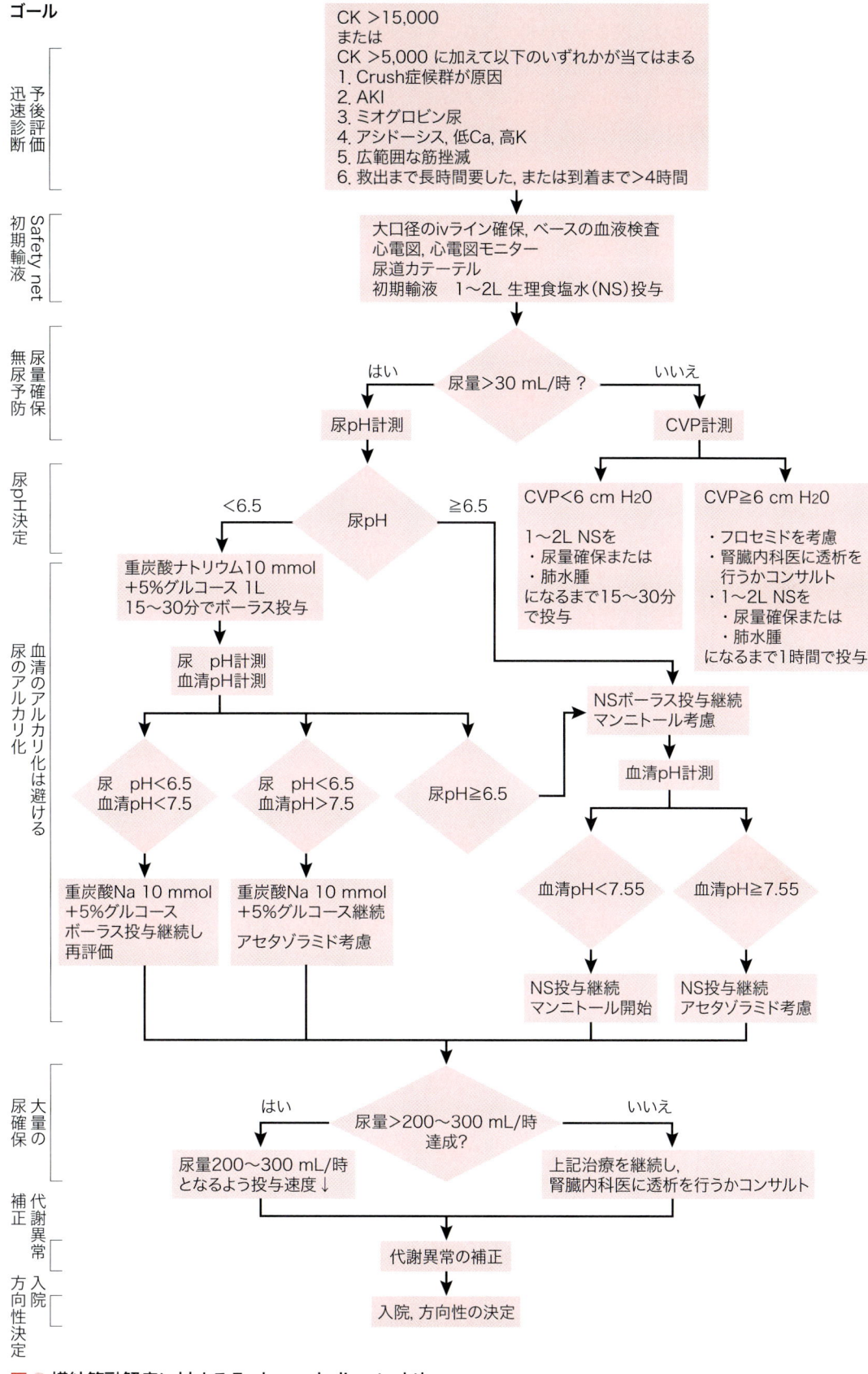

図 横紋筋融解症に対する Early goal-directed therapy

ゴール

予後評価/迅速診断
- CK >15,000
- または
- CK >5,000 に加えて以下のいずれかが当てはまる
  1. Crush症候群が原因
  2. AKI
  3. ミオグロビン尿
  4. アシドーシス, 低Ca, 高K
  5. 広範囲な筋挫滅
  6. 救出まで長時間要した, または到着まで>4時間

Safety net/初期輸液
- 大口径のivライン確保, ベースの血液検査
- 心電図, 心電図モニター
- 尿道カテーテル
- 初期輸液 1〜2L 生理食塩水(NS)投与

無尿予防/尿量確保
- 尿量>30 mL/時？
  - はい → 尿pH計測
  - いいえ → CVP計測
    - CVP<6 cm H2O: 1〜2L NSを・尿量確保または・肺水腫になるまで15〜30分で投与
    - CVP≧6 cm H2O: ・フロセミドを考慮 ・腎臓内科医に透析を行うかコンサルト ・1〜2L NSを・尿量確保または・肺水腫になるまで1時間で投与

尿pH決定
- 尿pH
  - <6.5 → 重炭酸ナトリウム10 mmol +5%グルコース 1L 15〜30分でボーラス投与
  - ≧6.5

血清のアルカリ化/尿のアルカリ化は避ける
- 尿pH計測, 血清pH計測
  - 尿pH<6.5, 血清pH<7.5 → 重炭酸Na 10 mmol +5%グルコースボーラス投与継続し再評価
  - 尿pH<6.5, 血清pH>7.5 → 重炭酸Na 10 mmol +5%グルコース継続 アセタゾラミド考慮
  - 尿pH≧6.5 → NSボーラス投与継続 マンニトール考慮
    - 血清pH計測
      - 血清pH<7.55 → NS投与継続 マンニトール開始
      - 血清pH≧7.55 → NS投与継続 アセタゾラミド考慮

大量の尿確保
- 尿量>200〜300 mL/時達成？
  - はい → 尿量200〜300 mL/時となるよう投与速度↓
  - いいえ → 上記治療を継続し, 腎臓内科医に透析を行うかコンサルト

代謝異常補正
- 代謝異常の補正

入院方向性決定
- 入院, 方向性の決定

文献2より引用

クは典型的には入院2〜5日後であることに注意して治療にあたる．尿試験紙検査で尿潜血陽性，尿沈渣にて赤血球を認めない場合にはミオグロビン尿を積極的に疑う．

2）大量の補液

　救急外来においては，血管内容量の確保，高カリウム血症に対する対応が最優先される．ICUにおいては，横紋筋融解症の程度にもよるが，多くの場合において10 L/日以上の輸液を要する．ほとんどの症例は浮腫をきたすため，救急室ではネックレスや指輪などは必ず外すようにする．大量輸液中に，尿量が確保できないときには臨床経過または中心静脈圧を厳重に監視する．

処方例
- 生理食塩液　1,000〜2,000 mL/時　（尿量200〜300 mL/時）を目標とする

3）尿のアルカリ化

　前述したように，尿が酸性に傾くとミオグロビン円柱ができやすいことと，尿細管中のミオグロビンがフリーラジカルを放出することから，尿のアルカリ化が効果的と考えられるが，アルカリ化によって転帰を改善させた報告はなく，議論の分かれる所である．CKのピーク値が30,000 U/Lを超えた場合に，重炭酸Naとマンニトールの併用療法が有効である可能性が示唆されている[10]．

　尿pHが6.5未満のときは，生理的食塩液を1 L投与したら，次は5％ブドウ糖液または0.45％食塩水に重炭酸Na 10 mmolを加えたものを1 L投与する．これを交互にくり返す．または，側管から重炭酸Naを持続点滴してもよい（第6章ICU 5 参照）．

　重炭酸Naを使用した際，過度のアルカレミア（pH＞7.5，HCO_3^-＞30 mEq/L）は，呼吸抑制と，イオン化カルシウムの低下による不整脈の出現に注意する．重炭酸Na投与により，pH＞7.5を超えた場合はアセタゾラミド250 mgの投与を考慮してもよい．

処方例
- 5％グルコース 500 mL＋メイロン®静注8.4％ 10 mL　2本 1,000 mL/時
  そして生理食塩液　1 Lをくり返す
  or
- メイロン®静注8.4％（250 mL）　10〜20 mL/時
  or
- メイロン®静注7％（20 mL管）　60 mL＋ソリタ®T4号液 500 mL
  （上記にてNa 116 mEq/L，HCO_3^- 90 mEq/Lの重炭酸Na溶液ができる）
  100〜200 mL/時　（尿量約3 mL/kg/時または200 mL/時を目標とする）

4）利尿薬

　使用する際には，血管内容量が十分に確保されてから使用する．マンニトールは浸透圧利尿薬で，尿量を増加させ腎毒性物質を排出する作用がある．また，フリーラジカルスカベンジャーとしての作用もあるが，これらの効果により死亡率や透析導入率の低下を示した報告はない．しかし，多くの専門家が急性腎障害の予防と治療，またコンパートメント

圧低下の目的でマンニトールの使用を推奨している[11]．投与方法は，尿量が300 mL/時になるまで，間欠的に投与するやり方（0.5〜1 g/kg）が好まれている[2]．ただし，マンニトールの投与量が多すぎると（＞200 g/日または積算投与量＞800 g），腎血管収縮および尿細管毒性による急性腎傷害（浸透圧腎症）が発生するため注意を要する．

　ラシックス®もマンニトールと同様で，血管内容量が十分に確保されてから使用する．ラシックス®もマンニトールと同様に有効というエビデンスはなく，水管理を目的として使用するという認識が重要である．ラシックス®は尿細管にたどり着かないと作用しないため，尿量が少しでも確保されていないと効果を発揮しない．尿量が確保できていないにもかかわらず，大量の投与を継続すると難聴を引き起こすため注意する．40〜120 mg/日を推奨する報告がいくつかある[12〜14]．

> **処方例**
> マンニトール 20％ 250〜500 mL　1時間で投与
> or
> ラシックス® 静注 40〜100 mg後，反応がある場合には
> ラシックス® 40 mg（4 mL）＋生理食塩液 36 mL　2〜5 mL/時で適宜増減

5）電解質補正

　筋細胞内容物の漏出により，高カリウム血症，低カルシウム血症，高リン血症，高尿酸血症，高アニオンギャップ性代謝性アシドーシス，高マグネシウム血症が起こる．

a）カリウム

　高カリウム血症は致死的不整脈を引き起こすため，迅速に是正する必要がある．治療の詳細は他項に譲る（第4章 救急❷④，ICU❶②参照）が，グルコン酸カルシウムは細胞膜の安定性を増すことで不整脈を予防し，β刺激吸入薬，グルコースインスリン療法，重炭酸Naは細胞外から細胞内へカリウムを移動させる．よって，これらの薬だけではカリウムは排出されない．体内からカリウムを除去する方法は，利尿薬，カリウム吸着剤（カリメート®，アーガメイト®），透析だけである[15]．

　高カリウム血症は，横紋筋融解症発症後12〜36時間でピークとなるため，CKが60,000〜80,000 U/L以上の場合は4時間ごとにカリウムの値を計測する[16]．カリウム値と同時に心電図のチェックも頻回に行う．

b）カルシウム

　低カルシウム血症は，虚血筋組織へのカルシウム流入や壊死した筋肉が石灰化する過程でカルシウムが消費されることにより引き起こされる．しかし，テタニーや咽頭・全身痙攣といった症状の出現や，高度の高カリウム血症が合併していない限り，初期に認められる低カルシウム血症は，細胞損傷を増悪させるため治療しない．

c）リン

　横紋筋融解症が起こると通常高リン血症が起こるが，低リン血症が原因で横紋筋融解症をきたした症例には注意が必要である．このような症例は，アルコール患者で多くみられる．栄養開始後さらに低リン血症が進行し不整脈，心筋収縮力低下，呼吸不全といった

refeeding症候群をきたすため厳重な管理ならびに補正が必要となる．

6) 腎代替療法

治療抵抗性の高カリウム血症（> 6.5 mEq/L）で心電図異常がみられたり，血清カリウム濃度が急速に上昇したり，乏尿，無尿，血管内容量過多，治療抵抗性の代謝性アシドーシス（pH < 7.1）が認められる場合は，腎代替療法の実施を考慮する．腎代替療法は，早期にミオグロビン・クレアチニン・BUN・カリウム値の改善，乏尿期間の減少，入院期間を減少させるが，死亡率は改善しない[17]．またCKの値だけで血液濾過の実施は推奨されない[18]．

7) その他

損傷した筋組織が腫脹することでコンパートメント症候群が起こり得る．大量補液による合併症の1つで，筋区画内圧が30〜35 mmHgを超えた場合，拡張期血圧と筋区画内圧の差が20 mmHg未満の場合は筋膜切開を考慮し整形外科にコンサルトする．

重症症例では，壊死した筋組織から大量のトロンボプラスチンなどの因子が放出されDICが出現することがある[19]．多くは3〜5日に重篤な出血が起こり，出血が起こらなければ，10〜14日で改善する．出血が起こった場合には，FFPや血小板輸血を考慮する．

❸ 栄養管理

本病態に対する特異的な栄養療法はないため，適宜患者の全身状態に応じた栄養療法を検討する．

❹ 注意点・禁忌

病歴，筋肉痛といった症状，CKの上昇，赤茶色尿があれば横紋筋融解症の診断はたやすいが，CK上昇をみたときには筋ジストロフィー，筋炎，甲状腺機能亢進症や低下症といった内分泌異常，心筋梗塞，によるものではないことを確認する[20, 21]．

❺ 終了

CK 5,000 U/L以下，できれば1,000 U/L以下，ミオグロビン尿の消失を目安に上記輸液を終了する[20]．ミオグロビンは半減期が短く低下速度が速い一方で，CK上昇は遷延することが多い．

Case Reference

Case 1

28歳男性．彼女と別れたことを契機に多量飲酒し自宅で泥酔．起きたときには2日経っており，側胸腹部から大腿にかけて腫脹と発赤を認めた．1日様子をみていたが，症状が改善せず，さらに尿も出ないため救急要請．バイタルは安定．血液データは，Na 128 mEq/L，K 6.2 mEq/L，Cl 105 mEq/L，Ca 6.8 mg/dL，CK 60,824 U/L，BUN 112 mg/dL，Cre 6.2 mg/dL．CTで側胸部から大腿にかけて広範囲の壊死を認めた．ICU入室し，大量の輸液をしながら血液濾過透析を開始．

Q 持続濾過透析ではなく，血液濾過透析にした理由は？

A AKI（RIFLE-R），BUN >100 mg/dL，さらに発症から時間が相当経っていることから，透析の導入基準を満たす．バイタルは安定しているため，長期間の臥床安静を必要とする持続濾過透析ではなく，通常の間欠的治療とした．

Case 2

高血圧，糖尿病，心房細動，脳梗塞で訪問看護を受けている62歳男性．ベッドと壁の隙間に体が落ちてしまったが抜け出せずそのままの体勢で1日過ごした．訪問看護師が発見し救急要請．血液データは，Na 138 mEq/L，K 5.2 mEq/L，Cl 102 mEq/L，Ca 7.2 mg/dL，CK 80,824 U/L，BUN 92 mg/dL，Cre 4.5 mg/dL．ICU入室し，大量輸液，気管挿管，中心静脈カテーテルと動脈ライン挿入し，持続濾過透析を開始．

Q 早期に気管挿管を行った理由は？

A 心機能が悪い患者は，大量の補液で容易に心不全を起こす．はじめから気管挿管を行うことで，大量輸液によって徐々に呼吸苦が増悪するといった苦痛を与えないことと，医療側としても輸液管理が容易となる．

文献

1) Bosch X, et al：Rhabdomyolysis and acute kidney injury. N Engl J Med, 361：62-72, 2009
2) Adams BD & Arbogast CB：Rhabdomyolysis. Emergency Medicine, Chapter 169：1429-1438, 2013
3) Wijesinghe A, et al：Acute renal failure due to rhabdomyolysis following dengue viral infection：a case report. J Med Case Rep, 7：195, 2013
4) Zager RA & Foerder CA：Effects of inorganic iron and myoglobin on in vitro proximal tubular lipid peroxidation and cytotoxicity. J Clin Invest, 89：989-995, 1992
5) Woodrow G, et al：The clinical and biochemical features of acute renal failure due to rhabdomyolysis. Ren Fail, 17：467-474, 1995
6) Veenstra J, et al：Relationship between elevated creatine phosphokinase and the clinical spectrum of rhabdomyolysis. Nephrol Dial Transplant, 9：637-641, 1994
7) Melli G, et al：Rhabdomyolysis：an evaluation of 475 hospitalized patients. Medicine (Baltimore), 84：377-385, 2005
8) de Meijer AR, et al：Serum creatine kinase as predictor of clinical course in rhabdomyolysis：a 5-year intensive care survey. Intensive Care Med, 29：1121-1125, 2003
9) McMahon GM, et al：A risk prediction score for kidney failure or mortality in rhabdomyolysis. JAMA Intern Med, 173：1821-1828, 2013
10) Brown CV, et al：Preventing renal failure in patients with rhabdomyolysis：do bicarbonate and mannitol make a difference? J Trauma, 56：1191-1196, 2004

11) Lameire N, et al：Acute renal failure. Lancet, 365：417-430, 2005
12) Gonzalez D：Crush syndrome. Crit Care Med, 33（1 Suppl）：S34-41, 2005
13) Greaves I, et al：Consensus statement on the early management of crush injury and prevention of crush syndrome. J R Army Med Corps, 149：255-259, 2003
14) Sever MS, et al：Management of crush-related injuries after disasters. N Engl J Med, 354：1052-1063, 2006
15) Holt SG & Moore KP：Pathogenesis and treatment of renal dysfunction in rhabdomyolysis. Intensive Care Med, 27：803-811, 2001
16) Evans KJ & Greenberg A：Hyperkalemia：a review. J Intensive Care Med, 20：272-290, 2005
17) Zeng X, et al：Continuous renal replacement therapy（CRRT）for rhabdomyolysis. Cochrane Database Syst Rev, 6：CD008566, 2014
18) Petejova N & Martinek A：Acute kidney injury due to rhabdomyolysis and renal replacement therapy：a critical review. Crit Care, 18：224, 2014
19) Huerta-Alardín AL, et al：Bench-to-bedside review：Rhabdomyolysis -- an overview for clinicians. Crit Care, 9：158-169, 2005
20) Zutt R, et al：Rhabdomyolysis：review of the literature. Neuromuscul Disord, 24：651-659, 2014
21) O'connor FG & Deuster PA：Rhabdomyolysis. Goldman's Cecil Medicine. Chapter 115, pp 700-705, 2012

第4章 病態別体液管理

救急 ICU

12 急性膵炎

早瀬直樹

Point
- 発症48時間以内は十分な輸液と体液量のモニタリングを行う
- 特に禁忌がなければ入院後24時間以内に少量から経腸栄養を開始する
- 多臓器不全の兆候があれば，躊躇なく人工呼吸器管理，CHDFなどを実施する

1 病態と輸液の目的

　膵臓はさまざまな消化酵素を合成，分泌しているが，自己融解しないように種々に防御機構が存在する．まず，膵管やOddi括約筋による逆流防止や，膵腺房細胞内でのタンパク分解酵素の不活化，膵分泌性トリプシンインヒビターの産生，分泌といった膵内での防御機構がある．次に活性化された膵酵素が血中に放出されても，血中でのpHが膵酵素活性を減弱させたり，血中には$α_2$マクログロブリンや$α_1$アンチトリプシンなど多量のプロテアーゼインヒビターが存在したり，トリプシン自身が自己を加水分解したりするなど，複数の防御機構が存在する．この攻撃因子と防御因子のバランスが種々の原因で破綻すると，膵腺房細胞内で活性化されたトリプシンを筆頭に，連鎖反応的に消化酵素が活性化され，膵臓および周囲組織の自己融解が生じる．酵素や破壊された組織，誘導された免疫担当細胞が局所で炎症性サイトカインを産生し，このサイトカインが全身の血管内皮細胞や好中球を活性化して全身性炎症反応症候群（SIRS）を引き起こす（図1）．

　SIRSの状態では全身の血管透過性が亢進し，血漿成分の血管外への滲出が起こり，膠質浸透圧が低下するため，循環血漿量の著明な減少をきたす．実際，急性膵炎の早期の死因が，こうした循環不全に起因する多臓器不全であるのは事実であり，初期輸液が十分なされるか否かで急性膵炎の予後が左右されることは国内外で多数報告されており，輸液療法は急性膵炎治療の本幹といえる．つまり，急性膵炎における初期輸液の目的はすみやかな有効循環血漿量の回復である[1]．

防御因子　攻撃因子

高脂血症

トリプシン
Oddi 括約筋　PLA2
各種プロテアーゼ阻害因子　エラスターゼ

胆石

アルコール

薬剤

局所炎症（炎症細胞の活性化）

炎症性サイトカイン　　好中球エラスターゼ

全身性炎症反応症候群（SIRS）
多臓器不全症候群（MODS）

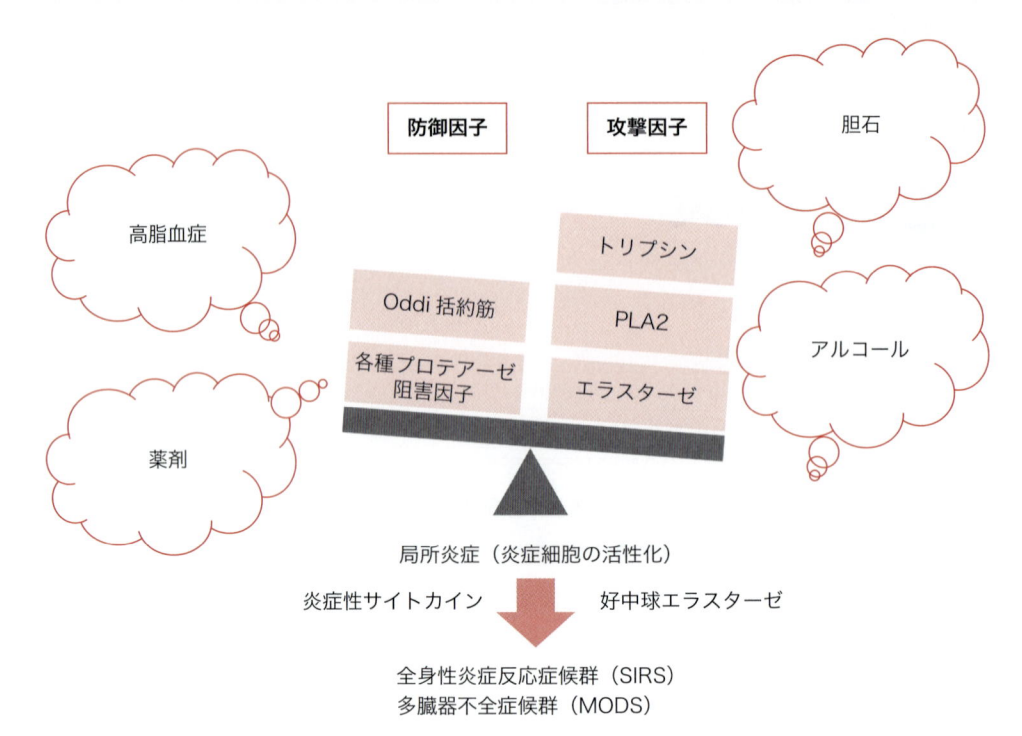

図1● 急性膵炎の病態

2 体液管理の実際

　急性膵炎の治療において初期輸液が重要であることは論を俟たないが，何の輸液をどのように投与すべきか，十分な科学的根拠がないのが現状である．さらに，漫然と急速輸液を続けても人工呼吸器装着率，腹部コンパートメント症候群発症率，敗血症発症率が有意に上昇し，ひいては死亡率の増大につながる．

　厚生労働省の難治性膵疾患調査研究班による「急性膵炎における初期診療のコンセンサス」や「急性膵炎診療ガイドライン2010」では，酢酸リンゲル液や乳酸リンゲル液といった細胞外液補充液を基本として，通常の1日輸液量（30〜40 mL/kg）の2〜4倍の輸液量（60〜160 mL/kg）が必要で，特に最初の6時間ほどは大量の輸液（1日量の1/2〜1/3程度）が必要とされる．また発症後48時間以内は厳重なモニタリングも必要であり，平均動脈圧 65 mmHg以上，尿量 0.5 mL/kg/時以上を維持する，という記載がある[2, 3]．

> **処方例**
> 酢酸リンゲル液（ヴィーン®F）　500〜1,000 mL/時
> 循環動態が安定化してきたら，300〜500 mL/時と漸減していく

　体液モニタリングに関してはガイドラインに記された血圧，尿量のみならず，脈拍，酸素飽和度，ヘマトクリット値，BUNといった簡易に測定できる指標も参考になる．さらにICUでは，体重，胸部X線，中心静脈圧，心エコー，Swan-Ganzカテーテル，フロートラックなど（各モニターの解釈の仕方については「第4章 ICU 14 体液モニタリング」参照）

を用いて患者の血行動態をリアルタイムに把握しながら輸液量を調整する．

　急性膵炎の初期輸液は細胞外液補充液の急速投与が基本とされているが，アルブミン製剤といった膠質液は血管内浸透圧を改善させ，同等の血管内容量を増加させるのに晶質液より少量で済むと考えられている．低Alb血症（Alb＜2.0 g/dL）の症例や低心機能で体液過剰を避けたい症例で，細胞外液補充液との併用投与が有効な場合がある．

| 処方例 |

- 5％ アルブミナー®　50〜100 mL/時

　しかし，急性膵炎のみならずICU重症症例を対象としたSAFE study（2004年）ではアルブミン製剤が生理食塩液よりも生存率を改善させる効果は否定されている．さらに，血管外へもアルブミンが漏出し（colloid leak），その結果間質に貯留する体液増加をもたらし，呼吸不全などを助長させる可能性も指摘されている．アルブミン製剤を使用する際は連日の血中タンパク濃度をモニタリングしながらの慎重な投与が必要である[4]．

❸ 栄養管理

　重症急性膵炎の患者の代謝亢進は多くの侵襲状態のなかでも最大級のものであり，重症熱傷患者とほぼ同等といわれている．この代謝亢進に伴い，発症早期から必要エネルギー量が増大している．また，重症急性膵炎の発症後期の死因として感染症合併があるが，感染源としては腸内細菌であり，バクテリアルトランスロケーション（bacterial translocation：BT）が，その発生機序として想定されている．健常な腸管では腸内細菌に対して機械的，機能的バリアが働いており，腸内細菌が腸管外へ逸脱することはまずないが（図2），膵炎による高度侵襲下では腸管のバリア機能が破綻し，腸内細菌やエンドトキシンが腸管粘膜，粘膜固有層を通過して腹腔内や血液に移行する．重症急性膵炎に早期経腸栄養（enteral nutrition：EN）を積極的に行うのは，腸管透過性亢進を阻止し，全身の免疫機能を賦活してBTを阻止する目的もある．実際，完全静脈栄養（total parenteral nutrition：TPN）と比較した複数の無作為化比較試験（RCT）でENは感染性合併症や死亡率を有意に減少させている[5]．

1）投与経路

　通常の経鼻胃管でも経鼻空腸管（Treitz靭帯を超えて経腸栄養チューブを空腸に挿入留置したもの）でも，注入速度を緩徐に開始すれば合併症発生率に差はない．しかし，十二指腸蠕動が乏しく，胃内容物の排泄遅延が著しい場合は透視下に空腸に経腸栄養チューブの挿入を試みるのも一手である．

2）栄養剤

　一般的に成分栄養剤で十分だが，腸管免疫の強化を考えて免疫強化栄養剤を使用しても

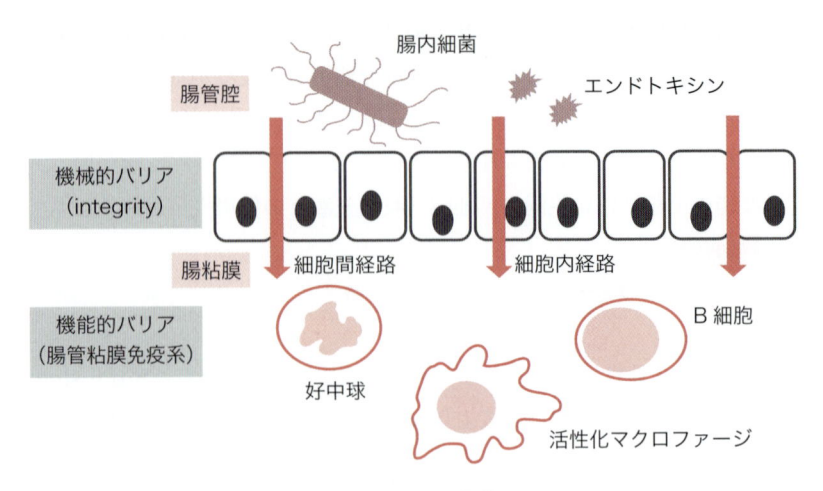

図2 ● バクテリアルトランスロケーションの機構

よい．免疫強化栄養剤とは腸管上皮細胞の必須栄養素であるグルタミンやアルギニン，核酸，ω-3脂肪酸などを経腸栄養剤に添加したものである．少量投与から開始し，腸管蠕動や胃内残渣量を観察しながら，数日かけて25〜35 kcal/kg/日になるように投与量を増量する．全カロリーを静脈栄養と組み合わせて投与してもよい．

> **処方例**
> <経腸栄養>
> エレンタール®　20 mL/時より開始
> <経静脈栄養>
> エルネオパ®1号液　40 mL/時より開始

3）開始時期

　腸管の透過性亢進は急性膵炎発症後72時間以内に観察され，早期に膵臓や膵周囲に感染が惹起されると考えられる．よって，経腸栄養開始時期は早ければ早いほどよく，入院後24時間以内には開始する．腸管壊死や腸管穿孔，消化管出血，虚血性腸炎といった禁忌事項がないことをいち早く造影CTにより確認し，少量でもENを開始することが重要である．

4 注意点・禁忌

　重症急性膵炎のICU管理においては，初期の急速輸液を行っても血行動態が安定せず，過剰なインバランスに傾き腹部コンパートメント症候群（ACS），急性腎障害（AKI），急性呼吸促迫症候群（ARDS），心不全などが複合的に合併した状態に追い込まれることが少なくない．呼吸不全に対しては気管挿管，人工呼吸器管理，急性腎障害に対しては持続血液濾過透析（CHDF），ACSに対しては腹水ドレナージなど，臓器サポートを躊躇なく実施することが重要である．

Case Reference

Case 1

痙攣重積のため，救急搬送された27歳男性．低酸素血症，血圧低下がみられ，気管挿管，ノルアドレナリンを0.08μg/kg/分，持続投与されてICU入室．動脈血液ガス上，代謝性アシドーシスを認めた．さらに低血糖，膵酵素の上昇を認め，腹部造影CTで膵腫大，体部に造影不良域があり，膵周囲に液体貯留がみられ，重症急性膵炎と考えられた．急速輸液を行うも，無尿であった．第3病日に腹部膨満がみられ，換気障害が進行，血行動態も崩れ，ノルアドレナリンも0.3μg/kg/分を要するほどになった．超音波で腹水貯留がみられ，膀胱内圧は27mmHgを示した．直ちに腹腔穿刺を行い，腹水ドレナージを開始した．

Q 腹水ドレナージを至急開始したのはなぜか？

A 腹腔内圧の上昇と循環，呼吸不全を呈しており，ACSの状態である（詳細は「第4章ICU⓭腹部コンパートメント症候群」を参照）．重症急性膵炎に対する初期輸液の結果，合併しやすい状況である．ACSのハイリスク患者はあらかじめ，膀胱内圧を定期的にモニタリングすることが重要である．上記の場合，すみやかに腹水ドレナージを施行することで，腹腔内圧を下げ，多臓器不全の進行を食い止めることができる．

Case 2

頻回の嘔吐と上腹部痛のため，当院に救急搬送となった74歳男性．採血上Amy上昇，低カルシウム血症を認めた．造影CT上，膵体部造影不良で，後腹膜に脂肪織の濃度上昇がみられており，予後因子4点，CT grade 3で重症度分類では重症の急性膵炎と判断された．急速輸液を開始したが，乏尿かつ呼吸不全が進行し，同日気管挿管を実施．エフオーワイ®の膵動注療法も開始した．腸管蠕動音を弱いながらも聴取できたので，経鼻胃管よりエレンタール®20mL/時で経腸栄養を開始した．

Q 急性期に経腸栄養を開始したのはなぜか？

A 急性膵炎における経腸栄養は栄養補給という意味合いよりは発症早期のBTを未然に防ぐという意味合いが強い．したがって，血行動態が安定化し，腸管穿孔や壊死といった禁忌事項がなければ早期に（入院後24時間以内に）ENを，少量でもよいので開始しなくてはならない．

文献

1) 日本集中治療教育研究会（JSEPTIC）：急性膵炎．Intensivist, 3：2011
2) 厚生労働省難治性膵疾患克服研究事業 難治性膵疾患に関する調査研究班：急性膵炎における初期診療のコンセンサス．膵臓, 26：651-683, 2011
3) 「急性膵炎診療ガイドライン2010（第3版）」（急性膵炎診療ガイドライン2010改訂出版委員会/編），金原書店, 2009
4) Finfer S, et al：A comparison of albumin and saline for fluid resuscitation in the intensive care unit. N Eng J Med, 350：2247-2256, 2004
5) Olah A：Enteral nutrition in acute pancreatitis：A review of the current evidence. World J Gastroenterol, 20：16123-16131, 2014

第4章 病態別体液管理

救急 ICU

13 腹部コンパートメント症候群

早瀬直樹

Point
- ハイリスク患者の腹腔内圧上昇を早期に察知する
- 少なすぎず多すぎない適切な輸液管理を心掛ける
- 腹部コンパートメント症候群に対する輸液方法は未確立の部分が多い

1 病態と輸液の目的

　腹部コンパートメント症候群（abdominal compartment syndrome：ACS）は種々の要因により，腹腔内圧（intra-abdominal pressure：IAP）が持続的に20 mmHgを超え，新規に臓器不全を伴った状態と定義される[1]．

　ACSは腹部，骨盤の外傷・疾患に関連するprimary ACSと，腹部，骨盤以外に原因のあるsecondary ACSに大別される．primary ACSでは，外傷におけるdamage controlで，ショックや大量輸液に伴う再灌流による腸管浮腫，止血のために留置されたパッキングガーゼ，術後の腹腔内出血が腹腔内の容量を増大させ，IAPが上昇する．一方，secondary ACSでは，腹部，骨盤外の要因に対する大量輸液により，全身の虚血再灌流障害がもたらされ，炎症細胞や各種メディエーターが放出される．さらに大量輸液によって血液希釈，血管内浸透圧の低下，血管透過性の亢進が惹起され，結果，間質の浮腫に至る．腸管浮腫は腹腔内容物を増大，後腹膜浮腫は腹腔容量を減少，また腹壁も浮腫を呈することでIAPを上昇させる．なお，recurrent ACSといって，primaryまたはsecondary ACSに対して外科的，内科的治療により一度ACSが改善した後に再びACSが増悪する場合もある[2,3]．

　それでは，IAPが上昇すると，どのように臓器障害が引き起こされるのだろうか？（図1）

1）循環系

　血漿成分の血管外漏出や出血により循環血液量が少なくなるうえ，下大静脈の圧迫により，静脈還流量が減少する．また全身血管抵抗，肺血管抵抗が増大することにより，後負荷が増大，1回心拍出量の減少を招く．

心血管系
- 全身血管抵抗 ↑
- 肺血管抵抗 ↑
- 静脈還流 ↓
- 心拍出量 ↓

呼吸器系
- 胸腔内圧 ↑
- 気道内圧 ↑
- 肺コンプライアンス ↓
- 機能的残気量 ↓
- 分時換気量 ↓
- 二酸化炭素 ↑
- 酸素 ↓

消化器系
- 腸管・肝血流 ↓
- bacterial translocation ↑

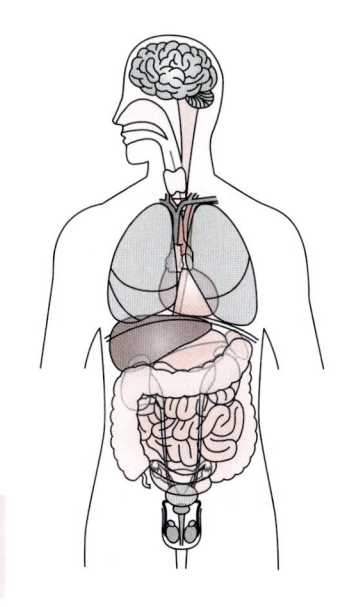

中枢神経系
- 頭蓋内圧 ↑

腎・泌尿器系
- レニン-アンジオテンシン-アルドステロン系 ↑
- 腎血管抵抗 ↑
- 腎血流 ↓
- 糸球体濾過量 ↓
- 腎機能 ↓

四肢
- 末梢静脈抵抗 ↑
- 大腿動脈血流 ↓

図1 ● 腹部コンパートメント症候群の病態

　IAPの上昇により，腎血管，腎実質が圧迫され，さらに心拍出量が減少すると，腎血流量が低下し，糸球体濾過量も減少，急性腎障害に至る．さらに，IAPの上昇は門脈や腸管を圧迫し，腸管灌流が低下し，イレウス，ひいては腸管壊死やbacterial translocationを引き起こす．

2）呼吸系

　IAPが上昇すると横隔膜が押し上げられ，肺コンプライアンスが低下かつ機能的残気量が低下し，低換気，低酸素血症に至り，気道内圧も上昇する．

3）中枢神経系

　IAPの上昇により，胸腔内圧が上昇すると，脳からの血液灌流が障害され，頭蓋内圧亢進につながる．

　ショック状態では組織血流，組織低酸素状態を改善するため，大量輸液が必要であるが，過剰な輸液は上記のような機序でACSを惹起または増悪させるため，末梢循環を維持しながらも入れすぎない，微妙なさじ加減が重要になる[2]．

2 体液管理の実際

　World Society of Abdominal Compartment Syndrome（WSACS）が提唱するACSの治療指針を図2に示す[1]．
　基礎疾患のソース・コントロール（止血処置など），組織低灌流や組織低酸素状態を改

	腸管内容物除去	腹腔内占拠病変を除去	腹壁コンプライアンス改善	輸液投与の最適化	末梢循環の最適化
	IAP＞12 mmHgなら以下の内科的治療を開始 4〜6時間ごとにIAPをモニタリングし，IAP＜15 mmHgとなるよう治療を段階的に調整					
STEP 1	胃管/肛門留置チューブ挿入 消化管蠕動促進薬投与	腹部超音波で病変を特定	十分な鎮痛，鎮静 ドレッシングや腹壁瘢痕の除去	過剰輸液を避ける in-out balanceをゼロまたはマイナスに	goal-directedな輸液蘇生
STEP 2	経腸栄養を必要最小限に 浣腸による減圧	腹部CTで病変を特定 経皮的ドレナージ	逆トレンデレンブルグ位	高張液または膠質液を使用 利尿薬で除水	血行動態モニタリング
STEP 3	内視鏡による減圧 経腸栄養中止	外科的に病変の摘出	筋弛緩薬投与	血液透析/濾過	
STEP 4	IAP＞20 mmHgかつ新たな臓器障害が出現，内科的治療に反応がないなら外科的腹部減圧術を考慮				

図2 ● ACSの治療指針
文献1より引用

善させるための適切な輸液管理が大前提であり，かつ過剰輸液を防ぐには循環血液量の正確な評価が重要である．尿量，超音波検査，EV1000やフロートラックなど血行動態モニターの循環指標（心拡張期容量指数 global end-diastolic volume index：GEDVIや1回心拍出量指数 stroke volume index：SVIなど）が助けとなる．また，評価に注意が必要だが，中心静脈圧，肺動脈楔入圧も利用できる（後述）．循環血液量の正常化が確認されたら，輸液量を維持投与量（例：酢酸リンゲル液 ヴィーン®F　80 mL/時）に漸減する．

1）輸液投与量を必要最小限に抑える

腹腔灌流圧（abdominal perfusion pressure：APP，SIDE NOTE参照）を60 mmHg以上を保ちながらノルアドレナリンを併用すると，腹腔内血液灌流を維持しつつ輸液投与量を抑制できる[2, 4]．

SIDE NOTE

腹腔灌流圧（abdominal perfusion pressure：APP）

頭部外傷や脳血管障害による頭蓋内圧（intracranial pressure：ICP）上昇は脳組織への血流供給を阻害するが，その指標として脳灌流圧（cerebral perfusion pressure：CPP）を以下の式で求めることがある．

CPP＝平均血圧 mean arterial pressure（MAP）− ICP

同様に腹部臓器への灌流圧であるAPPを以下の式で求める．

APP＝平均血圧 mean arterial pressure（MAP）− IAP

APPを循環指標にできるという根拠は現時点では少ないが，脳灌流圧と同様に管理の指標となり得る．

> **処方例**
> ノルアドレナリン 12 A ＋生理食塩液 88 mL　1～10 mL/時で持続静注

　理論的には膠質液や高張食塩液を用いれば同等の血管内容量を増加させるのに晶質液より少量で済むと考えられる．ランダム化比較試験などでの明確な根拠は得られていないが，アルブミン製剤や高張食塩液を併用することも考慮される．

> **処方例**
> 5％アルブミナー® 　50～100 mL/時で持続静注
> and/or
> 0.9％生理食塩液 500 mL から 100 mL を除去し，10％食塩液 120 mL を混注して 3％食塩液をつくる．50～100 mL/時で持続静注

2) 循環動態が安定すれば in-out バランスをゼロ～マイナスに管理

　特に Alb 2.0 g/dL 以下の症例では，膠質液と利尿薬を併用することでサードスペース（間質）の体液を血管内に再分布させ，尿として排出させることで，IAP を低下させることができる．また，乏尿，無尿の患者では持続血液濾過透析（CHDF）や間欠的血液透析（IHD）を用いて除水することで全身浮腫を軽減させる．

> **処方例**
> 25％献血アルブミン 50 mL を 1 時間で投与し，終了時フロセミド（ラシックス®）20 mg を静注

3) IAP を下げるほかの方法

a) 体位

　頭部を 20 度以上挙げると IAP が上昇するため，20 度以上は挙げない．ただし，人工呼吸器関連肺炎（VAP）予防には頭部挙上が推奨されており，ACS 治療とのバランスを考慮しながら調整することになる．

b) 鎮静と鎮痛

　十分な鎮痛と鎮静は患者の苦痛を取り除き，腹壁コンプライアンスを改善させるため，IAP を減少させる．

c) 筋弛緩

　筋弛緩薬により，腹壁の緊張を取り除き，腹壁コンプライアンスを改善させることで IAP を減少させる．ただし，咳嗽反射の消失による誤嚥性肺炎を防ぐため，使用は短時間にとどめる．

d) 胃・直腸の減圧

　ショック後の腸管蠕動の低下により腸管内にガスや液体が貯留し，腸管浮腫が悪化する．さらに大量輸液による間質浮腫と相まって腹腔内容物の増加をきたす．そこで胃や直腸内に挿入されたチューブまたは内視鏡を用いて腸管内容物を排出させることで IAP を低下させることができる．腸内容を排泄させるために腸管蠕動促進薬を使用してもよい．

表 ● IAH/ACS のリスク因子

腹壁コンプライアンスの低下
● 腹部外科手術
● 重症外傷 / 熱傷
● 腹臥位
腸内容物の増加
● イレウス
● 腸捻転
腹腔内容物の増加
● 急性膵炎
● 腹腔内血腫 / 気腹 / 腹水貯留
● 腹腔内感染，膿瘍
● 腹腔内腫瘍 / 後腹膜腫瘍
● 肝障害 / 肝硬変
● 腹膜透析
血管外漏出 / 輸液蘇生
● アシドーシス（pH＜7.2）
● damage control 開腹術
● 低体温（深部体温＜33℃）
● APACHE-ⅡやSOFA scoreの増加
● 大量輸液（24時間で10L以上），体液バランスがプラス
● 大量輸血（24時間で20単位以上）
その他
● 年齢
● 菌血症，敗血症
● 凝固障害（血小板＜5.5万/mm^3，APTT＞正常の2倍，PT＜50 %，PT-INR＞1.5）
● 頭部挙上
● 人工呼吸，PEEP＞10
● 肥満
● ショック
● 肺炎

処方例

プリンペラン® 10 mg ＋ パントール® 500 mg を1日1〜3回輸液に混注する

e）経皮的減圧術

　腹腔内に液体，気体，膿瘍が貯留し，ACSの原因になっている患者では，腹腔穿刺により腹腔内貯留液を除去することでIAPを低下させることができる．

f）減圧開腹術

　内科的治療に抵抗性の重症ACSに対して，またはdamage control手術術後のハイリスク群の患者（表）がACSに進行するのを防ぐために実施する．開腹した腹壁は閉創せず，open abdominal management（OAM）で管理される（図3；さいたま赤十字病院救急医学科より提供）．

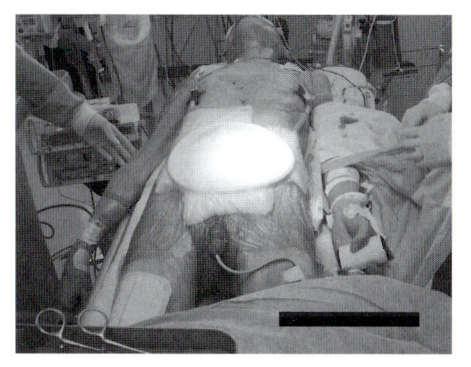

図3 ● 減圧開腹術
さいたま赤十字病院救急医学科より提供

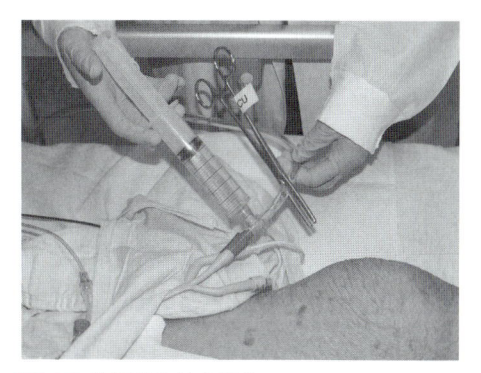

図4 ● 生理食塩液を注入

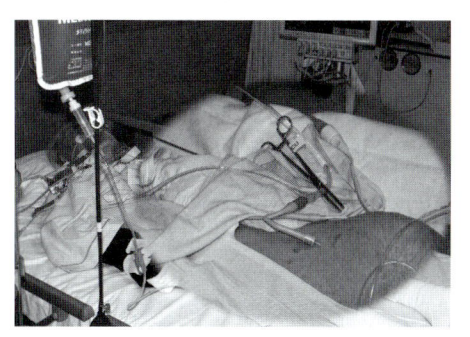

図5 ● 加圧バッグに接続して呼気終末に計測

❸ 栄養管理

　腹部コンパートメント症候群では腹腔内圧上昇を避けるため，経腸栄養は必要最小限とするか，もしくは中止する必要がある．

❹ 注意点・禁忌

1）早期のIAHの認知が重要

　表に挙げた危険因子を有する患者に対して早期からIAPをモニタリングし，IAH（intra-abdominal hypertension，腹腔内圧上昇）をいち早く認知して手を打つ必要がある．IAPの評価には膀胱内圧測定が標準的である．
①患者を仰臥位，ベッドをフラットにする．
②膀胱内に貯留している尿を完全に排出した後，排尿チューブのサンプリングポートの遠位部をクランプし，25 mL以下の滅菌生理食塩液をポートから注入する（図4）．
③ポートに加圧バッグからのメインルートを接続し，中腋窩線でゼロ点合わせをする．
④室温の生理食塩液を入れると膀胱排尿筋が収縮するので，生理食塩液が加温され，排尿筋が弛緩した時点（注入後30〜60秒後）で呼気終末に計測する（図5）．

2）ACS における中心静脈圧（CVP），肺動脈楔入圧（PAWP）

ACS では IAP の上昇に伴い，胸腔内圧が上昇することから，見かけ上，CVP，PAWP が高いことが多く，正確な循環指標になり得ない．そこで transmural PAWP（＝ PAWP − 0.5 × IAP）や tansmural CVP（＝ CVP − 0.5 × IAP）を用いることが推奨されている[5]．

Case Reference

Case 1
41 歳男性．2 トントラックを誘導中に腹部を挟まれた．来院時，ショック，不穏状態であり，急速輸液，輸血を開始．エコーで腹腔内に液体貯留を認めたので，緊急開腹術を実施し，肝損傷，上腸間膜静脈損傷，膵損傷を認め，止血処置を行った．腹腔内にプリーツドレーンを留置して ICU 入室．膀胱内圧は 25 mmHg と IAH の所見を認めた．循環動態は不安定であり，貧血の進行がみられ，急速輸血を必要としており，ドレーンはクランプ状態にした．

Q 術後経皮的ドレナージチューブをクランプしたのはなぜか？

A Primary ACS では緊急開腹止血術で可能な限り止血が実施された後で，挿入された経皮的ドレナージチューブをクランプし，IAH のタンポナーデ効果による止血を期待することがある．ACS による臓器不全とタンポナーデ効果の解除による出血リスクとを勘案しながら，ドレーン廃液量を調整する必要がある．

Case 2
34 歳男性．乗用車に追突してバイクから転倒後，トラックに 10 m ほど引きずられた．来院時，不穏，ショック状態であり，急速輸液，輸血を実施．緊急開腹術では上腸間膜動静脈損傷を認め，止血処置を行った．ICU に入室したが，循環動態は不安定であり，急速輸液，輸血を続けるとともにノルアドレナリン 0.3 μg/kg/分を併用した．

Q 出血症例であるのにノルアドレナリンを使用したのはなぜか？

A 可能な限りの止血処置，循環血液量を正常化するための急速輸液を前提として，急速輸液にカテコラミンを併用することで，腹腔内灌流圧を保ちながら投与輸液量を抑制し，IAP の増大を防ぐ手段もある．

文献

1) Kirkpatrick AW, et al：Intra-abdominal hypertension and the abdominal compartment syndrome：updated consensus definitions and clinical practice guidelines from the World Society of the Abdominal Compartment Syndrome：Intensive Care Med, 39：1190-1206, 2013
2) 溝端康光：腹部コンパートメント症候群/腹腔内圧上昇．Intensivist, 2：521-537, 2010
3) 田口茂正：腹部コンパートメント症候群，「ICU 実践ハンドブック」（清水敬樹/編），464-467, 羊土社，2009
4) Peng ZY, et al：Effects of norepinephrine during intra-abdominal hypertension on renal blood flow in bacteremic dogs. Crit Care Med, 36：834-841, 2008
5) Cheatham ML：Intra-abdominal pressure monitoring during fluid resuscitation. Curr Opin Crit Care, 14：327-333, 2008

第4章 病態別体液管理

救急 ICU

14 体液モニタリング

山本 幸，中村謙介

Point
- 個々の患者の病態に見合ったモニタリングデバイスを選択することが治療戦略の第一歩となる
- CVPや肺動脈カテーテルのルーチン使用には賛否両論あるが，有用な症例もあることを知っておこう
- 近年は動的パラメータを用いた体液モニタリングが注目されつつある

1 体液モニタリングの概要

　各項で述べてきたように，体液管理はどの疾患においても必須事項である．国際敗血症ガイドラインSSCG（Surviving Sepsis Campaign Guidelines）で輸液蘇生のアルゴリズムが提唱されているように，ショックなどの患者に対する急速輸液は必要不可欠であり，必要輸液量を適正かつ迅速に判断することが求められる．一方で過剰輸液が重症患者の予後を悪くするといった報告も散見されており，多くの薬剤投与や多臓器不全を呈する患者が多い集中治療においては，体液管理が最も重要な管理項目であるといっても過言ではない．患者の体液状況を把握して適切な輸液を行ううえで，体液モニタリングは重要となる．本稿では，体液モニタリングについて概説する．

　ERで使用できるデバイスは限られており，非観血的血圧測定器（NIBP），SpO_2パルスオキシメータ，超音波に加えて動脈ラインなどがある．一方，多くの機器がそろうICUでは，上記に加えて中心静脈カテーテル，肺動脈カテーテル，フロートラック センサー（以下フロートラック），PiCCO2®，EV1000クリティカルケアモニター（以下EV1000），間接熱量計などのデバイスを用いた多くのパラメータ測定が可能となる．したがって，ICUでは臓器障害の程度や基礎疾患，患者背景（年齢・性別・体格など）に応じた最適なモニタリング方法の選択が可能である．体液パラメータを測定するデバイスには非観血的なものと観血的なものがあり，患者への負担を考慮すると非観血的モニタリングの使用を優先することが望ましいとされているが，ICU入室患者においては観血的デバイスを用いたモニタリング管理が必要となる場面も少なくない．

　体液モニタリングで用いる指標には静的パラメータと動的パラメータとがある．体液モ

ニタリングに有用なパラメータについては，昨今世界中で議論がくり広げられており，血圧や中心静脈圧（CVP），中心静脈血酸素飽和度（ScvO$_2$）などの静的パラメータに代わって，脈圧（PP）や1回拍出量変化（SVV）などの動的パラメータが近年注目されつつある．さらに，肺血管外水分量（EVLW）や肺血管透過性係数（PVPI）などといった新たなパラメータの登場により，今後の体液管理の質・精度の向上がもたらされ，患者の予後改善につながることが期待される．

❷ 各パラメータとモニタリングデバイスの特徴および選択法

患者の病態や障害臓器によって体液管理に必要な指標が異なる．皮膚の乾燥，CRT（毛細血管再充満時間），四肢冷感などの身体所見や尿量，意識レベルを含めた臨床所見を念入りにとることは当然ながら重要であり，無侵襲で，重症患者のアセスメントの第一歩であるが，これから概説するモニタリングデバイスはその評価を客観的かつ視覚的に表し，医療スタッフの間で評価・認識を共有できることが最大のメリットである．おのおのに利点と欠点があるため，各病態に見合ったデバイスを選択する必要がある．以下に，各パラメータの基準値および体液モニタリングの手順とデバイスの選択法を示す．

1）血行動態パラメータおよび基準値（表1〜3）

患者管理をするうえで，体液モニタリングに用いる主なパラメータおよびその基準値を知っておく必要がある．静的パラメータと動的パラメータをうまく使い分けて管理したい．

静的パラメータ：CVP，ScvO$_2$，肺動脈楔入圧（PAWP），全拡張終期容量（GEDV），胸腔内血液量（ITBV）など

動的パラメータ：PP，下大静脈径（IVC），脈波変動係数（PVI），1回拍出量変化（SVV）など

2）ICU入室時の体液評価

患者がICUへ入室した段階で大まかに体液評価を行い，追加で必要となるモニタリングデバイスを決定する．ERや手術室ですでに動脈ラインや中心静脈カテーテルが挿入されていることもあるが，ここではすべての患者で評価できるパラメータの評価方法を示す．

a）SpO$_2$ パルスオキシメータ（図1）

これはどの患者にも装着されているはずである．波形が正確に出ているという条件下において，波形の変動幅（これを脈圧変動PPVという）が大きいほど血管内ボリュームが少なく，輸液負荷反応性が期待できるといわれている．後述する1回拍出量変化（SVV）とは異なり，人工呼吸器非装着下の自発呼吸患者においても有用であるといわれている[1]ため，注意深くモニターを観察したい．ただ，体温や貧血，そのほかさまざまな因子によりPPVは影響を受けるため，ある時点の絶対値ではなく，そのトレンド曲線から評価するのが妥当である．

表1 ● 血行動態における圧パラメータ

動脈圧（BP） 　収縮期圧（SBP） 　拡張期圧（DBP）	 90〜140 mmHg 60〜90 mmHg
右心房圧（RAP）	2〜6 mmHg
右心室圧（RVP） 　収縮期圧（RVSP） 　拡張期圧（RVDP）	 15〜25 mmHg 0〜8 mmHg
肺動脈圧（PAP） 　収縮期圧（PASP） 　拡張期圧（PADP）	 15〜25 mmHg 8〜15 mmHg
肺動脈楔入圧（PAWP）	6〜12 mmHg
左心房圧（LAP）	6〜12 mmHg

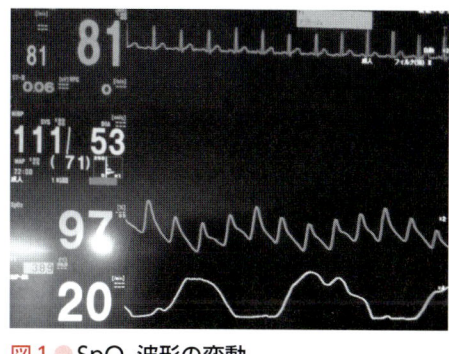

図1 ● SpO₂波形の変動
巻頭カラー図1参照

表2 ● 血行動態における流量・抵抗パラメータ

パラメータ	算出式	基準値
心拍出量（CO：cardiac output）	HR × SV	4〜8 L/分
心係数（CI：cardiac index）	CO/BSA	2.5〜4.0 L/分/m²
1回拍出量（SV：stroke volume）	CO/HR × 1,000	60〜100 mL
1回拍出量係数（SVI：stroke volume index）	CI/HR × 1,000 or SV/BSA	33〜47 mL/回/m²
1回拍出量変化（SVV：stroke volume variation）	(SVmax-min)/SVmean	＜10％
駆出率（EF：ejection fraction）	SV/EDV	40〜60％（右心室） 60〜80％（左心室）
体血管抵抗（SVR：systemic vascular resistance）	80 × (MAP − RAP)/CO	800〜1,200 dyne-sec/cm⁵
体血管抵抗係数 （SVRI：systemic vascular resistance index）	80 × (MAP − RAP)/CI	1,970〜2,390 dyne-sec-m²/cm⁵
肺血管抵抗（PVR：pulmonary vascular resistance）	80 × (mPAP − PAWP)/CO	＜250 dyne-sec/cm⁵
肺血管抵抗係数 （PVRI：pulmonary vascular resistance index）	80 × (mPAP − PAWP)/CI	255〜285 dyne-sec-m²/cm⁵

HR：心拍数，EDV：拡張終期容積，MAP：平均動脈圧，RAP：右心房圧，mPAP：平均肺動脈圧，PAWP：肺動脈楔入圧

表3 ● 血行動態における体液量パラメータ

パラメータ	目的	基準値
胸腔内血液量（ITBV：intrathoracic blood volume）	前負荷の指標	850〜1,000 mL/m²
全拡張終期容量 （GEDV：global end diastolic volume）	前負荷の指標	650〜800 mL/m²
肺血管外水分量係数 （EVLWI：extravascular lung water index）	肺水腫の診断および評価	0〜7 mL/kg
肺血管透過性係数 （PVPI：pulmonary vascular permeability index）	肺水腫原因の鑑別 心原性か非心原性かの鑑別	＞3　血管透過性亢進

b）超音波（心エコー）

　ICU入室患者全例で心エコーを行う習慣をつけておくことが望ましい．集中治療管理を行ううえでみるべき項目としては，左室壁運動，駆出率（EF），循環動態に影響を与え得

る重度の弁逆流や狭窄のほか，左室腔内容積や下大静脈径および呼吸性変動を中心に評価しよう．

例1) 腹部手術後の患者：心窩部から腹部にかけて手術痕があり，エコープローブを当てるのが困難である．その場合には心窩部アプローチではなく，傍胸骨や心尖部アプローチが望ましい．

例2) るいそう患者：肋間のくぼみで傍胸骨や心尖部アプローチではエコーが入りにくいため，心窩部アプローチで評価せざるを得ないことが多い．

ICUでは人工呼吸器管理下の患者も多く，High PEEPで管理していることも少なくない．陽圧換気中は下大静脈径が太く，呼吸性変動も過小評価されることがあるため，注意が必要である．

3) 侵襲的デバイスを用いたモニタリングの選択

前述のとおり，ICUへ入室する患者の病態はさまざまである．術後，敗血症，多臓器不全，心不全，外傷など，予想される病態の経過も加味したうえで侵襲的デバイスを選択し，適切なモニタリング下での集中治療を提供できるようにしたい．

例1) 大手術後・敗血症など，輸液終了のタイミングを図りたい場合
PPV，SVV，SV，CVP → 動脈ライン＋中心静脈カテーテル（＋α）

例2) 原因不明の心不全で血圧維持が困難な場合
CO，CI，SV，PCWP → 動脈ライン＋Swan-Ganzカテーテル＋中心静脈カテーテル（＋α）

例3) 多臓器不全，原因不明のショックを呈している場合
（急性期）上記2例と同じ
（慢性期）EVLW，PVPI
→ 動脈ライン＋PICCO2®/EV1000（経肺熱希釈法）（＋α）

a) 中心静脈圧（CVP）

CVPは一般的に右房もしくは上大静脈圧を指しており，中心静脈カテーテルもしくは肺動脈カテーテル（Swan-Ganzカテーテル）で測定可能である．近年ではCVPをルーチン使用することの有用性が疑問視されるようになったが，SSCG2012では依然としてCVPが評価項目として選択されている．測定が非常に簡便であることが未だ世界中で用いられている一因であろう．ある時点でのCVP絶対値だけで判断することは危険であるが，値の推移は体液評価の指標となる．さらに動的パラメータとして注目した場合，CVP波形の呼吸性変動はSpO$_2$パルスオキシメータ同様，自発呼吸患者においても循環血液量の評価に有用である．

b) 肺動脈楔入圧（PAWP）（図2）

PAWPは肺動脈カテーテルでのみ測定が可能な指標であり，1970年代から肺動脈カテーテルは広く普及したが，1990年代に入りその治療効果や有用性について否定的な発表[2]が続き，昨今ではルーチン使用の有用性は疑問視されるようになった．

しかし，症例によっては非常に有意義な情報を提供し適切な集中治療が可能となるため，

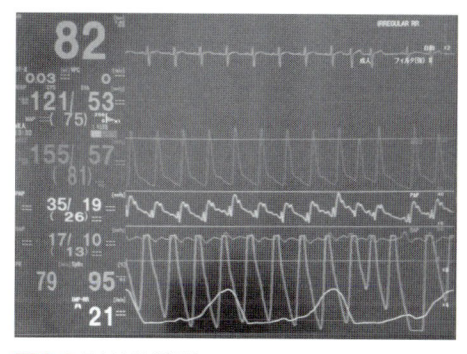

図2 ● PAWP波形
巻頭カラー図2参照

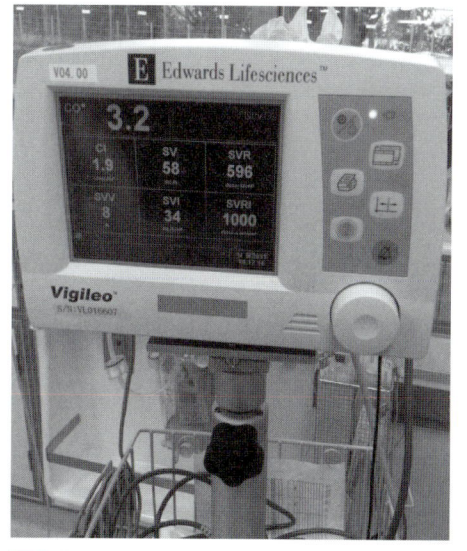

図3 ● フロートラックのモニター（ビジレオモニター）画面

人工呼吸管理下でのSVV

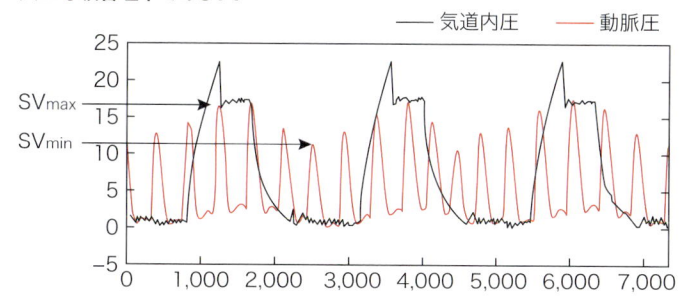

$$\%\ SVV = \frac{SV_{max} - SV_{min}}{SV_{mean}}$$

図4 ● フロートラックシステムのアルゴリズム
エドワーズライフサイエンス社資料より引用

肺動脈カテーテル手技に精通し，症例に応じて検討する余地を設けることで集中治療の幅を大きく広げることができる．Hypovolemiaの察知には後述するSVVなどの動的指標の方が優れることが示されているが，CVPや肺動脈カテーテルからの指標は経肺熱希釈法と並んで（すなわちPAWPやEVLWなどは）hypervolemiaの察知に優れるということもできる．

c）1回拍出量変化（SVV）（図3，4）

フロートラック（Edwards社），エスクロン®（平和物産株式会社），LiDCOrapid（日本光電・ARGON社）

　SVVとは，吸気時と呼気時で変化する1回拍出量の変動（ばらつき）を指す．前述したPPVと同様，動脈圧波形のSVVは常に動的であり，輸液反応性の指標として最も有用な指標の1つである．

　フロートラックは，動脈圧ラインに接続することで血圧波形の統計学的数値より1回拍出量を算出する．大血管のコンプライアンスおよび体血管抵抗が一定のとき，1回拍出量

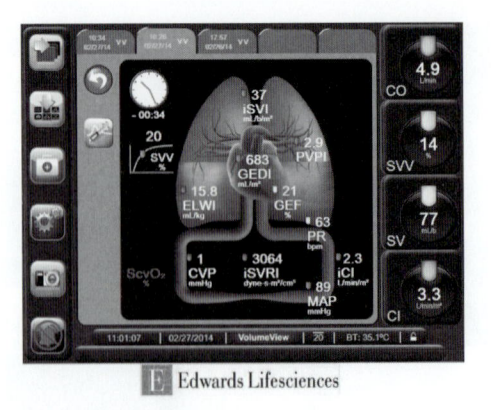

図5● EV1000のモニター画面
巻頭カラー図3参照

∝脈圧∝血圧データの標準偏差（＝血圧波形の実効値）という関係があり，特に標準偏差は1回拍出量との相関性が脈圧よりも高い．この値に年齢・性別・身長・体重・血圧波形の統計学的数値（平均血圧・標準偏差・歪度・尖度）から求めた血管コンプライアンスの近似式（＝補正係数χ）を掛け合わせることにより1回拍出量および心拍出量を算出し，持続モニタリングできる．また算出されるSVをもとにSVVを測定し表すことができるため，輸液反応性を常に監視しながら集中治療を行うことができるようになる．

一般的に，人工呼吸中患者の1回拍出量は吸気終末が最大であり，呼気終末に最小となる．SVVが循環血液量や輸液負荷反応性の評価に有用[3]という報告があり，SVVの値を用いることで（1回）心拍出量の改善に向けての治療戦略が立てられる．

例えば，敗血症患者で心疾患や腎障害を合併している場合は心エコーやCVPのみでの評価が困難なことも多い．一般的に，SVV値が15％以上であれば輸液により1回拍出量の増加が見込めることが予想されるため，循環動態安定化のために輸液継続を選択することになる．逆にSVVが10％以下まで低下してきたならばそれ以上の輸液は過度な輸液負荷につながるため，循環動態が悪いのであれば昇圧薬か強心薬を用いて心拍出量増加をめざさなければならない．筆者らは，SVVが10％台後半であれば輸液，1けた台前半まで低下している場合は輸液以外の方法を選択している．また10～15％の範囲はグレーゾーンと呼ばれ[4]，ほかのパラメータや臨床所見などから総合的に輸液が有効かどうかを判断する．ただし，SVVの絶対値が循環血液量に反映されるわけではなく，溢水や利尿期の判断はできないということには注意しなければならない．

d) 肺血管外水分量（EVLW：extravascular lung water），肺血管透過性係数（PVPI：pulmonary vascular permeability index）

PiCCO2®（PULSION Medical Systems社），EV1000（Edwards社）（図5）

これらは経肺熱希釈法（trans-pulmonary thermal dilution：TPTD）を用いて測定する．内頸静脈および大腿動脈へカテーテルを挿入する必要があるが，肺動脈カテーテルよりも低侵襲といわれている．原理は割愛するが，上記のほかに胸腔内血液量（intrathoracic blood volume：ITBV）や全拡張終期容量（global end diastolic volume：GEDV）の測定が可能であり，内頸静脈から冷水を注入し，大腿動脈での温度変化を測定することでこれらの情報を得ることができる．リアルタイムで測定できるこれらのパラメータは血行動態が不安定な患者においても有用とされており，診断や治療反応性の評価に使用できる[5]．これらのパラメータは，肺水腫の早期診断だけでなく心原性と非心原性の鑑別が可能となり，過度な輸液の防止につながり得る．また，ARDSの早期診断や予後予測がある程度行えるため，治療方針決定がスムーズに行える可能性を秘めている．さらに，肺リクルートメント手技の効果予測にも有用である（後述のCase Referenceを参照）．

❸ 栄養管理に必要な熱量測定法

　各疾患の病態に即した経腸栄養剤や濃厚流動食が販売されており，ICU患者にかかわらず，医療従事者は患者に合わせて処方する．患者に投与するエネルギー量に関しては議論途上だが，可能な限り早期から経腸栄養を開始することがICU患者においても推奨されている（病態ごとの栄養管理の詳細は各項を参照）．

　エネルギー必要量はHarris-Benedict式から算出できるが，エネルギー不足だけでなくエネルギー過剰をも避けるためには，個々の患者ごとに適した必要栄養量を測定したい．熱量測定法には生体の放熱量を水の温度上昇として測定する直接熱量測定法と，酸素消費量および二酸化炭素産生量をもとに消費熱量を算出する間接熱量測定法がある．直接測定法はより正確に熱量を測定できるが，実際の現場で応用することは不可能に近い．一方で間接測定法は，呼気ガスを分析して計算式に当てはめることでエネルギー必要量が算出できることから，臨床現場において持ち運び可能な携帯型のタイプから人工呼吸器と一体化したタイプの器機まで，測定器機の開発が進んでいる．人工呼吸器一体型のものは24時間の経時的モニタリングが行える．

　呼吸商（respiratory quotient：RQ）は，酸素消費量と二酸化炭素産生量から算出される．炭水化物，タンパク質，脂質が代謝される際の消費酸素量が異なっており，RQはそれぞれ1.0，0.8，0.7である．間接熱量測定を行えばRQと酸素二酸化炭素代謝量から安静時基礎代謝量を測定することが可能である．さらに得られたRQは異化の程度を表すため，投与カロリー増減の適否を示唆し，より適正なエネルギー投与計画を立てることができる（計算された必要カロリーのすべてを投与すればよいというものではない）．ただし，重症疾患や病態においては測定された安静時基礎代謝量と真の消費エネルギー量が一致しないこともある[6]ため，注意が必要である．

4 注意点・禁忌

1）各デバイスには特有の合併症や欠点がある

カテーテル挿入に際して感染や出血，血栓症などのリスクはつきものであり，凝固系が亢進している患者には禁忌となることもある．

上記に加え，カテーテルごとに独自の合併症や欠点があることを知っておく必要がある．

●肺動脈カテーテル
- 高コスト，心臓への機械的刺激（心損傷・不整脈），肺塞栓が起きやすい
- 弁膜症・心不全増悪の原因になりやすい，楔入圧測定時の血管損傷

●PiCCO2® （PULSION Medical Systems社），EV1000（Edwards社）
- 高コスト，動脈に挿入するカテーテル径が大きく，挿入において低侵襲とはいえない
- 測定までに時間を要する（判断に時間を要する）
- 測定時に投与する生理食塩液の水分負荷が避けられない

2）パラメータ値の有用性が証明されていない場合もあるため，例外を知っておく必要がある

●フロートラック

＜有用性が証明されていない＞
- IABPやPCPS使用患者，大動脈閉鎖不全患者
- 小児，観血的動脈圧が測定できない場合（エアートラッピングなど）

＜SVVの解釈が困難＞
- 心房細動・（頻発する）期外収縮などの不整脈，自発呼吸患者
- High PEEP管理下，極端な血管抵抗・血圧変動がみられる場合

3）個々の患者に対して，病態と背景，医療資源にも十分に配慮したうえで選択する

各デバイスのコストも熟知しておきたい．便利な反面，医療費の無駄使いにならないよう，必要な患者に必要なデバイスを用いるように心がけたい．モニターの数値のみに頼って判断するのではなく，自分の五感も十分に活用し，患者の身体診察も怠ることがないようにしたい．

● Case Reference

Case 1

高血圧，脂質代謝異常症の既往がある68歳男性（身長172 cm，体重85 kg，BMI 28.7）．進行胃癌に対して胃全摘術を施行した．術中の循環動態は安定しており，大きな合併症なく予定どおり手術は終了した．術中のin-out balanceは＋2,000 mLであり，帰室時のバイタルサ

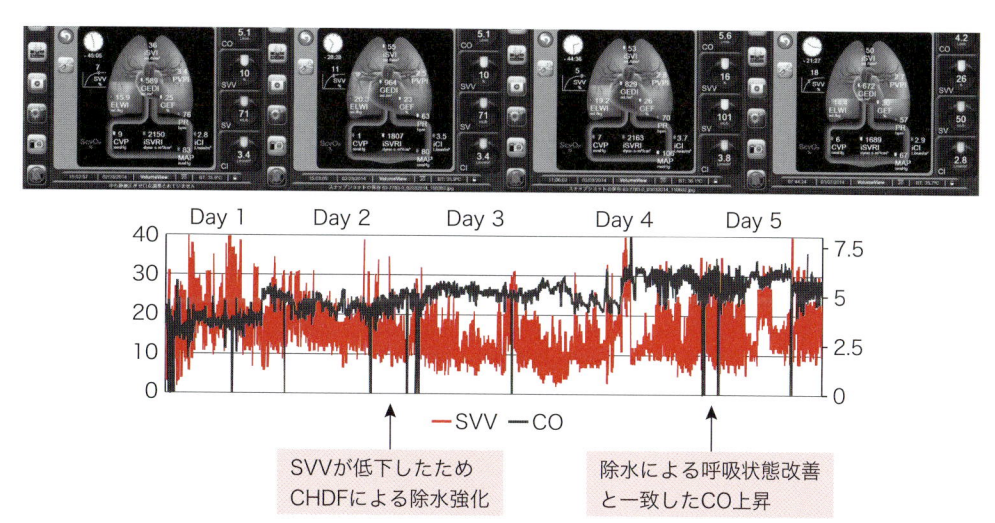

図6● SVV のモニタリングによる CHOF 除水量の決定

（↑ SVVが低下したため CHDFによる除水強化）
（↑ 除水による呼吸状態改善と一致したCO上昇）

インは安定．しかし，帰室数時間後から突然38.8℃まで体温が上昇し，血圧80/64 mmHg，心拍数116/分 整とwarm shock状態となった．心エコーで血管内ボリュームの評価を試みるも，肥満体型であることに加えて術創部が邪魔をして評価困難であったため，フロートラックを導入してSVVを計測．SVV 18％と上昇を認めたため，細胞外液を1,000 mL全開投与したところ，SVV 6％まで低下した．補液後も依然として血圧80 mmHg台であったため，ノルアドレナリンの持続投与を開始した．

Q SVV以外に，体液モニタリングの指標としてほかにどのパラメータが使用可能であったか？

A 術後患者では動脈ラインが挿入されていないことも多いため，その際にはSpO₂パルスオキシメータの呼吸性変動や，中心静脈カテーテルを用いたCVP波形の呼吸性変動も参考になる．1つのパラメータだけでは判断しかねるため，複数の指標を参考に判断する必要がある．

Case 2

糖尿病性腎症，心筋梗塞の既往があり，慢性腎不全で維持透析中の73歳女性．2年前から乾性咳嗽を自覚しており，1週間前から呼吸苦が増悪，安静時呼吸困難を主訴に救急搬送された．特発性間質性肺炎およびARDSの診断でNPPV，CHDF，ステロイドパルス治療を開始した．モニタリングデバイスはEV1000を選択し，SVVとEVLWをモニタリングしながらこれらの値をもとにCHDFの除水限界や除水目標を設定して治療を進めることができた（図6）．

Q 体液モニタリングにEV1000を用いた理由は？

A 心筋梗塞の既往があり，経過中に心不全をきたす可能性がある．その際には心拍出量や1回拍出量などのパラメータを参考にしながら治療戦略を立てたい．また，間質性肺炎およびARDSの合併があるため，血管内ボリュームだけでなく肺血管外水分量や肺血管透過性係数といったパラメータを用いることが管理上有用と考えられる．

文献

1) Cannesson M, et al：Pleth variability index to monitor the respiratory variations in the pulse oximeter plethysmographic waveform amplitude and predict fluid responsiveness in the operating theatre. Br J Anaesth, 101：200-206, 2008
2) Shah MR, et al：Impact of the pulmonary artery catheter in critically ill patients meta-analysis of randomized clinical trials. JAMA, 294：1664-1670, 2005
3) Marik PE, et al：Dynamic changes in arterial waveform derived variables and fluid responsiveness in mechanically ventilated patients：A systematic review of the literature. Crit Care Med, 39：2642-2647, 2009
4) Cannesson M, et al：Assessing the diagnostic accuracy of pulse pressure variations for the prediction of fluid responsiveness. A "Gray Zone" Approach. Anestheslology, 115：231-241, 2011
5) Cecconi M, et al：Consensus on circulatory shock and hemodynamic monitoring. Task force of the European Society of Intensive Care Medicine. Intensive Care Med, 40：1795-1815, 2014
6) 佐々木雅也, 他：Measurement of resting energy expenditure and substrates expenditure using Indirect Calorimetry. 静脈経腸栄養, 24：1021-1025, 2009

第5章

術後における体液管理

第5章 術後における体液管理

1 周術期における体液管理の考え方

野村岳志

1 術後の体液バランスの特徴

　術後の体液管理の要点となるのは，術中に変化した血管内循環血液量（循環する体液）や血管外（間質）体液量とともに，いわゆるサードスペースなどへ移動した体液量を評価し，個々の患者の術後状態に適した体液補正を行うことである．すなわち体液バランスの管理とは，体の総体液量のバランス管理と同時に血管内，間質，サードスペースなど各コンパートメントの体液バランスの管理といえよう．

　手術中の体内総水分量の変化は術前と術後の体重の変化により大まかには測定できる．輸液制限をしない麻酔科医の考えにまかせた自由な輸液管理での開腹手術症例では，術中の体重増加（体液増加）は3〜7 kgにも及ぶといわれる[1〜3]．しかし，増加したこれらの水分はどこに分布しているのであろうか？ 血管内に3 kgも増加する容積はないため，間質，サードスペースへそれぞれ蓄積されたことになる．このような術中術後の体液バランスの特徴と体液管理について述べる．

2 術中の体液喪失

　術中の体液喪失は，体液の移動先において絶対的な喪失と相対的な喪失に分けられる．手術中に問題となるのは，心拍出量の低下に直接影響する血管内容量の喪失である．また血管内体液が種々の原因で血管外に移動（漏出）する third space shifting も従来からよく議論されている．それ自体が定量的空間と考えた古典的概念のサードスペースではなく，anatomical space shifting（間質，腸管内，胸腔内，障害組織周囲の浮腫など）または non-anatomical space shifting（不明部位）という使われ方をしている[1,4]．functional space shifting という使われ方もある[4]．

　血管からの体液漏出機序も少しずつ解明されてきており，血管内皮の第1層である endothelial glycocalyx layer（EGL）の関与が注目されている[4,5]．EGL と血管内皮細胞から構成される非常に薄い（0.4〜1.2 μm厚）endothelial surface layer（ESL）が血管から組織間への体液の漏出を制御している．この EGL に影響する物質や状況を可能な限り取り

表1 endothelial glycocalyx layer へ影響する物質・状況

障害因子となる状態，物質	保護因子
・虚血／再灌流 ・低酸素／再酸素化 ・炎症性サイトカイン／プロテアーゼ ・心房性ナトリウム利尿ペプチド（ANP）	・吸入麻酔薬：セボフルラン ・ステロイド：ハイドロコルチゾン ・アンチトロンビン

文献5より引用

除くように，周術期には考えるべきであろう（表1）．

❸ 体液喪失の分類

1）絶対的体液喪失

　体外に水分が出て行く場合であり，体重も喪失分だけ減少する．喪失した体液量の計算に術前の絶飲食時間の影響を考慮する場合もある．絶対的な体液喪失にはそれぞれに適した輸液・輸血の投与で体液補正が必要となる．

・不感蒸泄：呼吸による気道からの蒸泄と汗などによる皮膚からの蒸泄がある．一般的に不感蒸泄量は 10 mL/kg/日といわれているが，手術中は人工鼻の普及により気道からの蒸泄がほとんどないため，約 5〜6 mL/kg/日程度を皮膚からの蒸泄として考える[1]．
・尿量
・創部や腹膜からの蒸発喪失
・出血
・その他

2）相対的体液喪失

・third space shifting
　たとえば，腸間膜が開腹手術中に種々の原因で厚さにして 1 mm 浮腫が生じたと考える．腸間膜の表面積は約 $2 \text{ m}^2 = 20,000 \text{ cm}^2$ であり，1 mm ずつ浮腫で厚みが増し，すべての浮腫が間質への水分移動と考えた場合には $20,000 \text{ cm}^2 \times 0.1 \text{ cm} = 2,000 \text{ cm}^3$（2 L）の体液が腸間膜に移動したことになる．
・硬膜外麻酔による血管の拡張による相対的血管内体液の喪失
・その他

❹ 術中輸液管理

　では体液喪失を補う，術中の輸液のゴールはどのように設定すればいいのであろうか？ goal-directed therapy とは，漫然と物事を行うのではなく，ある目的点を設定して，そ

れに到達するように医療を行うことである．術中輸液に関してもgoal-directed fluid management を行うべきであるが，輸液量の目標は種々の状況により異なる．どこをゴールとすべきであろうか？ ゴールを設定するため患者監視モニターは何を使うべきであろうか？ 一般的な麻酔時の通常の循環モニターは心拍数，血圧，末梢の経皮的動脈血酸素飽和度（SpO_2）が主体であるが，患者状態によりどのようなモニターを追加すべきであろうか？ 患者状況が異なる個々の症例の術中輸液におけるゴールとはどのように設定すればいいのであろうか？ 最適輸液とはどのようなものであろうか？ 難問である．

図1に術中輸液と合併症リスクの模式図を示す[6]．術前の最低リスク付近に保たれていた体液量は手術・麻酔によりdryサイドまたはwetサイドに移動する．今回はdryサイドに移動したと考える（破線B）．曲線A0または曲線A1は個々の症例のおける体液量の変化における周術期合併症発生リスクを示す．術前合併症（心機能，腎機能など）を有する症例（曲線A1）は健康な症例（曲線A0）に比べて，リスクは常に高く，リスク曲線も急カーブとなる．そのため合併症を発生しない体液量の許容範囲（破線Cの太線部分C1）も狭く，厳密な輸液管理が必要となる．また，周術期合併症発生リスクからみても，健康な症例（曲線A0）において，許容性に余裕があることがわかる（太線部分C0＞太線部分C1）．この図から理解できるように，最適輸液量とは最低リスクの体液量に補正する輸液量となろう．

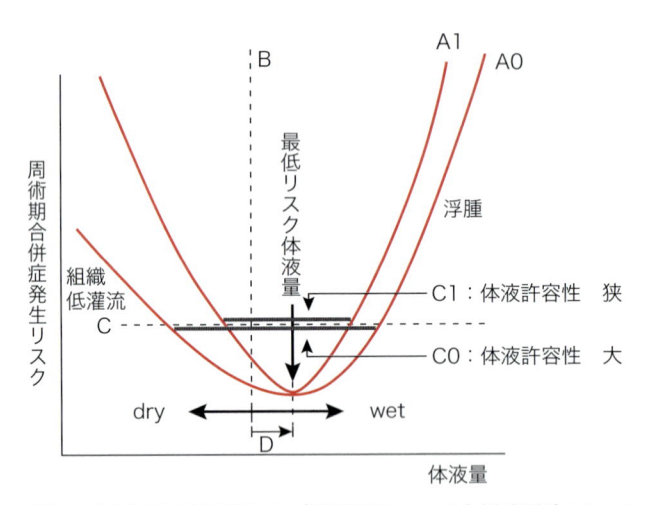

図1 ● 体液量と輸液量および輸液療法による合併症発生リスク

曲線A0および曲線A1＝予想されるリスク曲線．合併症を有する場合はリスク曲線が急カーブとなる（A0：健康症例，A1：合併症例）．
最も合併症発生リスクが低い部位が最適体液量といえる．
破線B＝個々の手術中，手術後の体液量（左がdryサイド，右がwetサイド）．
破線C＝体液量による合併症発生リスク，曲線Aに囲まれた部分（太線部分）が合併症を発生しない個人の体液許容性．
リスクカーブが急カーブ（曲線A1）になると個人の体液許容性が狭くなる（C1）
最適輸液量とは手術中，手術後に移動した体液量（破線B）を，最低リスクの体液量に補正する輸液量（D）となる．

5 輸液反応性・必要性の判断

　理論上での最適輸液量について述べたが，次に具体的な輸液方法について考える．術中の循環管理の第1の目的は重要臓器に代謝障害が起きないよう血流（心拍出量）を保つことであり，また術後は合併症を生じず手術創が治癒するように障害組織への十分な血流を保つことである．ショック患者などの場合には，組織循環・酸素代謝の指標としての酸塩基平衡や血中乳酸値も指標となる．心拍出量をどのように評価，設定すればいいのであろうか？ 心拍出量＝1回拍出量（SV：stroke volume）×心拍数で定義される．このSVに影響するのが心臓の前負荷である．

　心臓の前負荷とSVの変化をグラフにしたFrank–Starlingの法則から，輸液の反応性を考えてみよう（図2）．少量の輸液でもすぐにSVが反応して増加する場合は輸液反応性が強いと判断する（図2 前負荷A地点）．反対に，SV増加しない場合は，輸液反応性が弱いと判断する（図2 前負荷B地点）．輸液反応性が弱い場合は，心機能の悪い症例も含まれるため，輸液反応性が弱いことが，そのまま末梢循環に対する十分な体液量を有していることにはならない．前負荷と心機能から考える最適な循環血液量の指標は1回拍出係数（SVI）35 mL/m^{2}以上といわれている[7, 8]．

　表2に輸液反応性を判断するモニター・項目を列記する．最近よく用いられているのは1回拍出量変化（SVV：stroke volume variation）ではなかろうか．観血的動脈圧測定時に，その波形から心拍出量や1回拍出量が測定できるフロートラックシステムが多くの手術室に設置されている．このシステムで1回拍出量が人工呼吸中の呼気・吸気時に変動する変化率を計算しているのがSVVであり，数値として簡便に判断できるため輸液反応性の指標として多く用いられている．一定の調節呼吸下ではSVV 10〜15％以上で輸液反応性ありと報告されている[9]．最近では，非侵襲の指血圧計を用いたシステム（Finapres®など）も用いられはじめている[10]．また，通常のモニターでの輸液反応性が予測できる方法としては，輸液製剤を100 mL程度ボーラス投与する，下肢を挙上してみる，尿量をみ

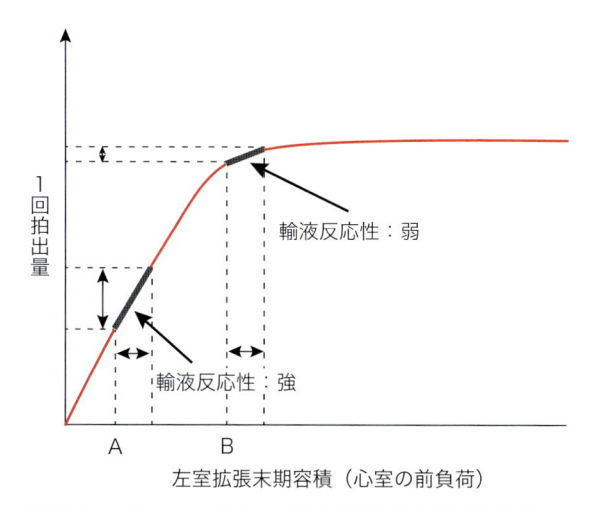

図2 ● スターリングカーブから理解する輸液反応性
前負荷A地点：輸液反応性強い．前負荷B地点：輸液反応性弱い

表2 ● 輸液反応性を判断するモニター

	モニター項目	人工呼吸中	自発呼吸中	不整脈あり呼吸努力あり	侵襲度
肺動脈カテーテル	1回拍出量	○	○	○	高
中心静脈カテーテル	右房圧	○	○	○	高
経食道心エコー法	1回拍出量	○	△	△	中
経食道ドップラー法	1回拍出量下大動脈血流	○	△	○	中
経胸壁エコー法	下大動脈虚脱率	○	○	△	低
動脈カテーテル	1回拍出量変化（SVV）（フロートラックシステムなど）	○	×	×	低
指血圧（volume clamp法）	1回拍出量変化（Finapres®システムなど）	○	×	×	無
下肢挙上テスト（PLR：passive leg raising）	心拍出量	○	○	○	低

るなども用いられるが，判断者の経験が必要である．

　そして，これらのモニターを用いたfluid challenge（容量負荷試験）は輸液必要性を判断する指標となる．pleth variability index（PVI，脈波変動指標）を用いた容量負荷試験の一例を図3に示す．このような方法で最適な手術中の体液管理を行うことにより，組織代謝を良好に保つことができる．

❻ 晶質液と膠質液

　goal-directed fluid managementにおいて疑問となるのが，図3のように晶質液と膠質液の使い分けである．晶質液の特徴は，①分子量の小さな電解質輸液，②晶質液は水・電解質ともに血管壁を透過，③血管内と間質に1：3の比率で分布する，などである．そのため投与後の血管内容量の増量効果が少なく，間質浮腫を招きやすいなどの短所がある．また，膠質液（コロイド輸液）の特徴は，①分子量が大きい膠質を含む溶液のため膠質浸透圧をもつ，②投与した容量が血管内にとどまるため血管内容量の増加作用が強い，③膠質が血管内に代謝を受けるまでとどまるため血管内水分保持能力が高い（＝血管外に移動しにくい）などの利点がある反面，副作用の問題から投与量に制限がある．両者の長所を活かし，短所が最小となるように併用した輸液方法が適している．考え方としては，晶質液は不感蒸泄と尿で失われた水分の補充量を投与し，膠質液は急性出血の血液量補塡や間質へ移動した喪失血漿の補充（間質への移動を減少させる）として投与する．間質への水分移動は，通常状態で生じるtype 1 shiftとendothelial glycocalyx layer（EGL）の障害などにより，タンパクを含んだ水分が病的に間質に移動するtype 2 shiftに分けられるが[12]．手術時には膠質液（コロイド輸液）を用いてtype 1 shiftによる水分の移動を最低限にする必要がある．

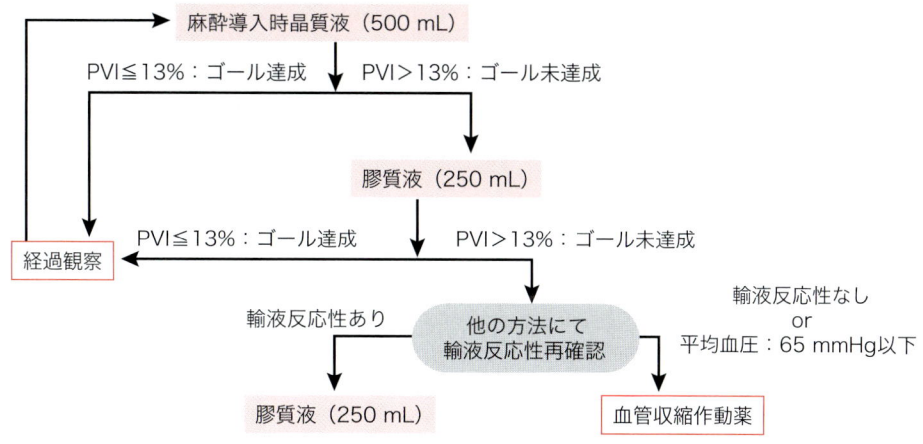

図3 pleth variability index（PVI）を用いた容量負荷試験の一例
文献11より引用

　また，最近の知見では，glycocalyx layer正常患者に晶質液と膠質液それぞれ500 mLを10分で投与した場合，直後の血管内容量増加作用は，晶質液：膠質液＝1：1.5といわれ[13]，投与後すぐに晶質液が間質に移動するのではないことも判明してきている．

❼ 最適な体液管理とは

　術後の体液バランスは，術中変化により，血管内体液量は相対的に減少，逆に血管外体液量は増加という傾向が多い．手術麻酔中に侵襲反応や麻酔により相対的に減少した血管内容量を補うために，また出血量の補填のために晶質輸液のみで多量輸液することは今や推奨されない．術中輸液療法と術後合併症の発生頻度を比べた研究でも，①肺手術の制限輸液は術後の肺合併症を減らす，②過剰な晶質液輸液は肺合併症を増加させる，③過剰な晶質液輸液は組織浮腫により創傷治癒過程を遅らせる，麻痺性イレウスの期間を延長させると報告されており，過剰晶質輸液での合併症増加は論証されたと思う[14〜16]．しかし，個々の症例について制限輸液と過剰輸液の境界線は明らかでなく，やはり症例の重症度や状況に応じたテーラーメードなgoal-directed fluid managementが最適な体液管理として求められている．

文献

1) Brandstrup B：Fluid therapy for the urgical patient. Best Pract Res Clin Anaesthesiol, 20：265-283, 2006
2) Lobo DN, et al：Effect of salt and water balance on recovery of gastrointestinal function after elective colonic resection：a randamised controlled trial. Lancet, 359：1812-1818, 2002
3) Sun X, et al：Physiologic variables and fluid resuscitation in the postoperative intensive care unit patient. Crit Care Med, 21：555-561, 1993
4) Chappell D, et al：A rational approach to perioperative fluid management. Anesthesiology, 109：723-740, 2008
5) Doherty M, et al：Intraoperative fluids：how much is too much? Br J Anaesth, 109：69-79, 2012

6) Bellamy MC : Wet, dry or something else? Br J Anaesth, 97 : 755-757, 2006
7) Kotake Y, et al : Low molecular weight pentastarch is more effective than crystalloid solution in goal-directed fluid management in patients undergoing major gastrointestinal surgery. J Anesth, 28 : 180-188, 2014
8) McKendry M, et al : Randomized controlled trial assessing the impact of a nurse delivered, flow monitored protocol for optimization of circulatory status after cardiac surgery. BMJ, 329 : 258, 2004
9) Benes J, et al : Research intraoperative fluid optimization using stroke volume variation in high risk surgical patients : results of prospective randomized study. Critical Care, 14 : 118, 2010
10) Solus-Biguenet H, et al : Non-invasive prediction of fluid responsiveness during major hepatic surgery. Br J Anaesth, 97 : 808-816, 2006
11) Forget P, et al : Goal-Directed Fluid Management based on the pulse oximeter-derived pleth cariability index reduces lactate levels and improves fluid management. Anesth Analg, 111 : 910-914, 2010
12) Strunden MS, et al : Perioperative fluid and volume management : physiological basis, tools and strategies. Ann Intensive Care, 1 : 2, 2011
13) Hahn RG : Why are crystalloid and colloid fluid requirements similar during surgery and intensive care? Eur J Anaesthesiol, 30 : 515-518, 2013
14) Brandstrup B, et al : Effects of intravenous fluid restriction on postoperative complications : Comparison of two perioperative fluid regimens. Ann Surg, 238 : 641-648, 2003
15) Lobo DN, et al : How perioperative fluid balance influences postoperative outcome. Best Pract Res Clin Anaesthesiol, 20 : 439-455, 2006
16) Holte K, et al : Pathophysiology and clinical implications of perioperative fluid excess. Br J Anaesth, 89 : 622-632, 2002

第5章 術後における体液管理

2 心血管系
① 開心術後

木村光利

Point

- 心臓手術後の患者では，血圧・中心静脈圧・心拍出量などのモニタリングを行い，循環血液量減少・末梢血管拡張・心収縮力低下・afterload mismatchなどの病態のうちどの状態にあるのかを把握し適切な輸液などで補正する必要がある
- 一般的な心臓手術後の患者では，ICU帰室時には尿量が多いが，その後数時間で尿量が減少してきて，その時期を乗り越えると再び尿量が増加してくる（refilling）

1 病態と輸液の目的

　心臓手術における周術期の輸液では，手術侵襲に伴う循環動態の変化に対して適切にサポートをすることが重要である．一般に，心臓手術後は術前と比べて循環動態は改善に向かうことが期待される．例えば，大動脈弁狭窄症に対する大動脈弁置換術では，術後は上行大動脈と左心室との圧較差は消失し，心負荷は軽減される．しかし，その術前後の血行動態の変化や人工心肺の使用・心停止などに伴う侵襲に対して，患者自身の自己調節機能だけでは術後早期は適切な循環を維持することができない．この時期に各種循環作動薬を含めた輸液を行うことが術後管理を行ううえで必要となるが，適切な介入を行うためには術後の患者が現在どのような循環動態にあるのかを把握し，それに見合った対処が必要となってくる．

　周術期の循環動態を把握するためには，種々のモニターが必要となる．バイタルサイン測定，血液ガス測定，血糖測定，尿量測定，観血的動脈圧モニター，心電図モニター，中心静脈圧（CVP）モニターは必須となる．Swan-Ganzカテーテルによる肺動脈圧モニターや心拍出量測定，混合静脈血酸素飽和度測定は循環動態の把握に非常に有用である．

　人工心肺に伴う体液貯留傾向，心停止に伴う一時的な心収縮力の低下は術後の心拍出量の低下を招きやすくなるため，循環作動薬を含めた輸液の調節により心拍出量の維持が必要となる．術後に適切な心機能を得るためには冠灌流圧の維持も不可欠である．開心術後は心筋の易刺激性（irritability）が高くなり不整脈を誘発しやすいため，必要に応じて不整脈に対する治療あるいは予防を行う．心拍出量が低下している状態では，全身の酸素需要を下げることで術後の心不全状態から脱する可能性がある．そのためには適切な疼痛管

理や鎮静が必要となる．心臓手術では，ときに術中・術後の大量出血を合併することがあり，そのような状況での輸血を含めた治療も重要となってくる．

❷ 術前評価・管理

　術前評価として心機能の把握が必要となる．心臓手術を受ける患者は何らかの心病変を有しているわけだが，術前から心収縮力低下を合併している症例では術後も心機能低下が残存する可能性があり，術後もそれを見越した管理が必要となってくる．

　術前の体液管理として，脱水傾向にあるのか溢水傾向にあるのかの把握も重要である．術前の心不全コントロールのために大量の利尿薬を用いて体液管理をしている患者では，術後早期に循環血漿量減少による心拍出量低下を合併しやすく，かなりの補液が必要となる．一方，術前に心不全によりやや溢水傾向となっている患者では，術後に利尿薬を用いてでも積極的に水を引かないと肺水腫を合併しやすくなる．

　慢性心不全の急性増悪を合併している場合には，できる限り内科的治療で心不全をコントロールしてから心臓手術に臨む方が望ましい．心不全の増悪期に心臓手術を行った場合，術後に低心拍出量症候群の合併や体液量の適正化に難渋しやすい．

❸ 術中管理

　術中の輸液管理に関しては，体液量管理と循環作動薬の調節が主体となる．人工心肺を用いると術前後の水分出納が計算しにくい．そのため，手術前後で体重がいくら増減したかが重要となってくる．

❹ 術後管理

　術後の輸液管理に関しては，以下の基本方針に沿って輸液のプランを立てていく（図1，2）．なお，心臓手術後の輸液では少なくともダブル，できればトリプルルーメン以上の中心静脈カテーテルを用いるのが望ましい．当施設では，①基本輸液と静注用ライン（Swan-Ganzカテーテル抜去後はCVP測定も），②カテコラミンライン，③血管拡張薬ラインのCVカテーテルに，抗菌薬などの投与ルートである末梢静脈ラインと分けて管理を行っている．また，主な循環作動薬に関しては施設で統一した（希釈）組成を決めておくと，担当医が変わっても間違えにくい（表1）．

1）電解質の調整

　心臓手術後の基本（メイン）輸液では，電解質の調整が重要となってくる．当施設ではICU帰室直後は電解質を含まない5％ブドウ糖液を主体としている．血清カリウム値は高

図1● 術後の体液管理の一例

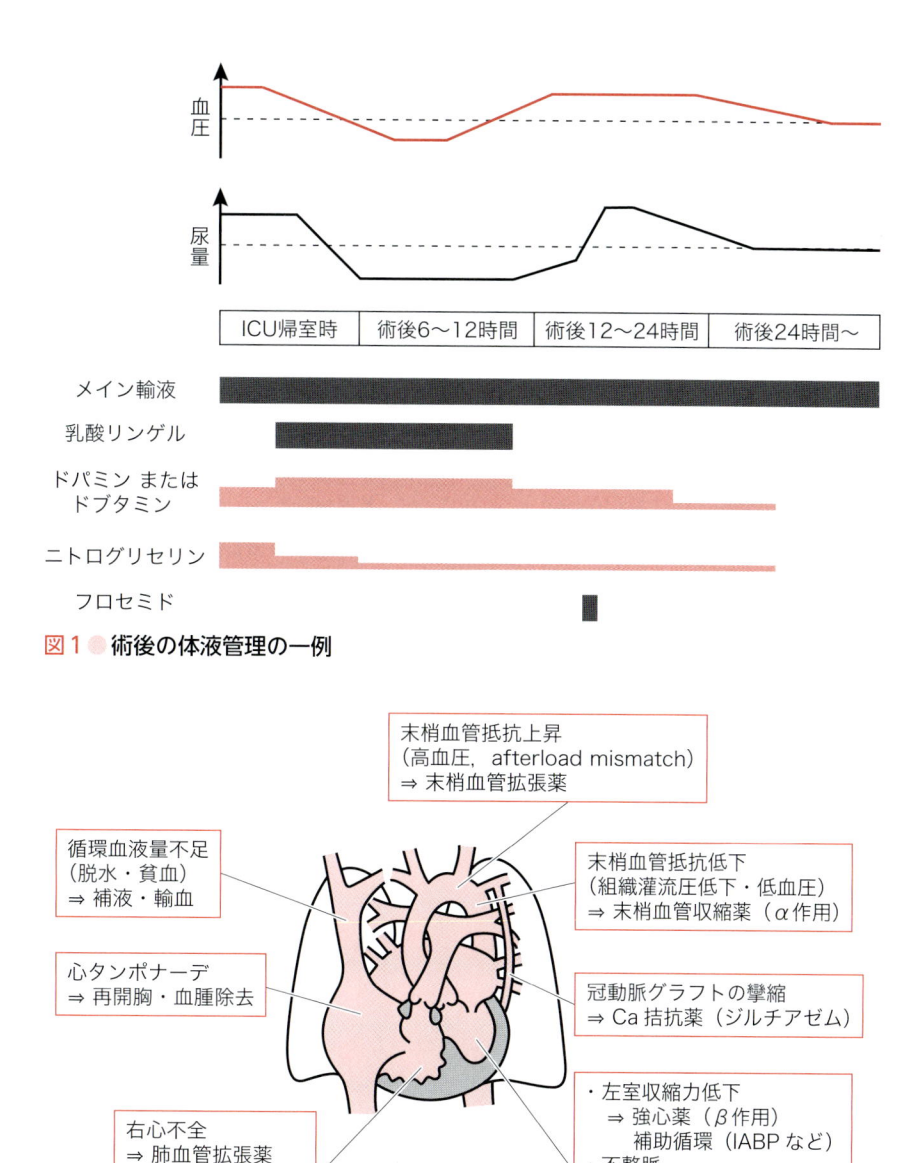

図2● 術後の循環動態と対応

値でも低値でも不整脈を誘発しやすくなる．頻回の採血で血清カリウム値をモニターし，尿量から排泄されるカリウム量を推定しつつメイン輸液にカリウムを補充する（目標：4.0〜5.0 mEq/L）．後述のようにICU帰室時は尿量が比較的多いため尿からの喪失分のカリウムを補充する必要があるが，術後数時間で尿量が減少し，逆に血清カリウム値は上昇傾向となる．なお，術後の高血糖に対して速効型インスリンの持続静注を行う場合には，血清カリウム値が下がりやすくなるので注意が必要である．血清カリウム濃度の低値が続く場合には，カリウム製剤の持続静注を考慮する．維持輸液（3号液）は，通常カリウム濃度が20 mEq/L程度であるが，1 mEq/mLのカリウム製剤原液を1.25 mL/時で投与すると60 mL/時で3号液を投与した場合と同じカリウム負荷となる．乏尿期を過ぎて安定し

表1 ● 主な循環作動薬の希釈組成例

分類	一般名	商品名	希釈（調製）法	1 mL/時のγ数 40 kg	50 kg	60 kg
カテコラミン	ドパミン	プレドパ®	200 mL (600 mg)	1.25	1.00	0.83
		イノバン® シリンジ	50 mL (150 mg)	1.25	1.00	0.83
	ドブタミン	ドブトレックス® キット	200 mL (600 mg)	1.25	1.00	0.83
		ドブポン® シリンジ	50 mL (150 mg)	1.25	1.00	0.83
	ノルアドレナリン	ノルアドリナリン®	6 A (6 mg)＋生食34 mL 計40 mL	0.0625	0.050	0.0415
	アドレナリン	ボスミン®	6 A (6 mg)＋生食34 mL 計40 mL	0.0625	0.050	0.0415
PDE Ⅲ阻害薬	オルプリノン	コアテック®	3 A (15 mg)＋生食35 mL 計50 mL	0.125	0.100	0.083
	ミルリノン	ミルリーラ®	原液 50 mL (50 mg)	0.42	0.33	0.28
利尿薬	カルペリチド	ハンプ®	5 V (5,000 μg)＋蒸留水25 mL	0.083	0.067	0.056
	フロセミド	ラシックス®	2 A (40 mg)＋生食36 mL 計40 mL			
Ca拮抗薬	ニカルジピン	ペルジピン®	原液 50 mL (50 mg)	0.42	0.33	0.28
	ジルチアゼム	ヘルベッサー®	1 V (50 mg)＋生食50 mL	0.42	0.33	0.28
硝酸薬	ニトログリセリン	ミオコール®	原液 50 mL (25 mg)	0.21	0.17	0.14
冠拡張薬	ニコランジル	シグマート®	4 V (48 mg)＋生食48 mL	0.42	0.33	0.28
β遮断薬	ランジオロール	オノアクト®	5 V (250 mg)＋生食50 mL	2.08	1.67	1.39
インスリン	速効型インスリン	ヒューマリン® R	50単位＋生食49.5 mL 計50 mL			

て尿量が得られることが期待できるようになれば，基本輸液は維持輸液（3号液）に切り替えても構わない．また，術後のストレス性の消化性潰瘍を予防する目的で，H_2受容体拮抗薬またはプロトンポンプ阻害薬の投与も併せて行う．

> **処方例**
> 5％ブドウ糖液（5％大塚糖液）250 mL　60〜80 mL/時
> ファモチジン（ガスター®）20 mg 混注
> with / without
> 塩化カリウム（KCL注）10〜30 mEq 混注
> or
> 塩化カリウム（KCL注）1〜5 mEq/時 持続静注（血清K濃度をモニターしながら）

2）循環血液量の適正化

　心臓手術を終えて手術室からICUへ帰室する時点では，血圧は維持されていて尿量も確保されているかもしれない．特に人工心肺使用例では体外循環に伴う血液希釈もありICU入室時は利尿がついていることも多い．しかし，手術直後は末梢血管が収縮しているが，ICUに入室後2〜3時間の経過で徐々に末梢血管が拡張し，相対的に血管内の血漿量が減少してくる．それに伴って血圧は低下傾向を示す．また，手術侵襲が大きい場合には血管透過性が亢進しこれも循環血液量の低下を招く．循環血液量減少と末梢血管抵抗低下は血圧低下と尿量減少をきたす．循環血液量の低下に対しては，まずは適切な体液量管理，す

なわち補液によって対処を図る．術後の出血がコントロールされていて，ドレーンからの出血量が少なければ，補液は晶質液（乳酸または酢酸リンゲル液）が第1選択となる．術後の採血検査で血清アルブミン値が低値（3.0 g/dL未満）であればアルブミン製剤の投与を行ってもよい．ドレーンからの出血量が多い場合には，輸血療法を考慮する．補液の目安としては，血圧が100 mmHg以上となるかCVPが10台前半まで上昇するまでとする．術後の低血圧に対して補液を行う場合，補液によって改善が見込めるかどうかの指標に，一時的に輸液のボーラス投与を行ってみることである．これにより血圧が一過性に上昇するのであれば循環血液量減少による血圧低下と考え，輸液を継続する（一過性に血圧の上昇がみられても血漿成分はすみやかに血管内から細胞間質へと逃げてしまうので再び血圧は下降してくる）．輸液のボーラス投与で血圧の改善が見込めない場合には，循環作動薬の調整が必要となってくる．

処方例

乳酸リンゲル液（ヴィーン®F）　80〜200 mL/時　血圧などに応じて
or
アルブミン製剤（5％献血アルブミン）　80〜200 mL/時　血圧などに応じて（500 mLまで）

3）循環作動薬の調整

心臓手術後には，多くの症例でカテコラミンを含めた循環作動薬の投与が必要となってくる（表2）．カテコラミンの投与においては，**α作用（末梢血管収縮）** と **β作用（心収縮力増強）** とを意識して用いる．心臓手術後には，血圧と心拍出量を適正化（確保）することが重要となってくる．血圧に関しては（観血的）動脈圧モニターが，心拍出量に関してはSwan-Ganzカテーテルによる循環評価が有用である．①血圧・心拍出量がともに低く，CVPも低値であれば，循環血液量減少が最も疑われるため，前述のとおり補液が第1選択となる．②血圧は低いが心拍出量が維持されている（心係数で2.5 L/分/m²以上）場合は，末梢血管抵抗の低下が原因と考えられるため，α作用（末梢血管収縮）の強いドパミンやノルアドレナリンの投与を検討する（処方例1）．軽度の血圧低下であればドパミン3〜5γの投与で血圧は維持されるが，ドパミンを増量しても効果に乏しい場合にはノルアドレナリン0.02〜0.1γの投与を開始する．ただし，高用量のノルアドレナリン投与では，腹部血管の収縮により腸管虚血を合併するリスクがあるので，アシドーシスの進行などに十分注意を払う．③血圧・心拍出量がともに低いが，CVPが高値の場合には，心収縮力の

表2● 術後の血行動態と輸液選択

血圧	心係数	中心静脈圧	病態	対応
低値	低値	低値	循環血液量低下	補液・輸血
		高値	心収縮力低下	カテコラミン（β作用）補助循環（IABPなど）
			心タンポナーデ	再開胸・血腫除去
	正常〜高値	正常	末梢血管拡張	カテコラミン（α作用）
高値	低値	正常	afterload mismatch	血管拡張薬

低下が原因となっている可能性が高い．この場合にはβ作用（心収縮力増強）の強いドブタミン3〜5γの投与を行う．ミルリノンやオルプリノンなどのPDE Ⅲ阻害薬もカテコラミンの作用を増強し，心収縮力を高める効果がある（**処方例2**）．④血圧は高いが心拍出量が低い場合は，後負荷が高すぎる可能性がある（afterload mismatch）．特に130 mmHg以上の血圧は，Ca拮抗薬や硝酸薬（ニトログリセリン）などを用いて降圧を図る必要がある（**処方例3**）．

　実際の臨床では，これら①〜④の病態が複雑に絡み合っていることも少なくない．患者の臨床所見やモニターから得られる情報をもとに①〜④のどの傾向が強いのかを推測し，適切な輸液を選択すると同時に，薬剤を投与しっぱなしにするのではなく，薬剤投与を行ったら適宜その結果（効果）を評価し必要に応じて修正することが大切である．

> **処方例1**
> ドパミン（プレドパ®）3〜5γで開始（最大10γまで）
> and / or
> ノルアドレナリン（ノルアドリナリン®）0.02〜0.05γで開始（最大0.2γまで）

> **処方例2**
> ドブタミン（ドブトレックス®）3〜5γで開始（最大10γまで）
> and / or
> ミルリノン（ミルリーラ®）0.25〜0.75γ　または
> オルプリノン（コアテック®）0.1〜0.3γ　のどちらか

> **処方例3**
> ニトログリセリン（ミオコール®）原液（0.5 mg/mL）1〜3 mL/時で開始
> and / or
> ニカルジピン（ペルジピン®）原液（1 mg/mL）1〜3 mL/時で開始

4）血糖コントロール

　心臓手術後は，手術侵襲に対する反応として耐糖能障害，すなわち高血糖がみられる．特に糖尿病を合併している患者では術後の血糖コントロールに難渋することも少なくない．術後の高血糖は縦隔炎を含めた手術部位感染症（surgical site infection：SSI）の危険因子であり，積極的に改善を図る．術後の経口摂取（食事摂取）がはじまるまでは，速効型インスリンの持続静注を行う．くり返し血糖測定を行い，投与量の調整を行う．耐糖能障害に関しては手術侵襲の回復過程で改善してくるが，5単位/時以上のインスリン投与でも改善がみられなかった血糖値が突如安定化してきた場合，耐糖能の改善に伴って逆に低血糖をきたすことがあるので，血糖値が改善してきても注意が必要である．術後の高血糖は高浸透圧による利尿や血中乳酸値の上昇をきたしやすい．

　術前から血糖コントロールが不良であったり，大量のインスリン製剤を要したりするような患者では，人工膵臓（STG-55：日機装株式会社）の使用も有効である．

> **処方例**
> ヒトインスリン（ヒューマリン®R）　5％ブドウ糖液あるいは生理食塩液で希釈し1単位/mLとし，1〜2 mL/時より開始

5）refilling対策と尿量確保

術後12〜48時間程度で，細胞外に漏出していた水分が血管内に還ってくる（refilling）．CVPが上昇しはじめ，尿量も増加する．このとき，血管内に還ってくる水分に比して尿量が不足すると，肺水腫をきたしたり，胸水貯留を認めたりする．心拍出量が十分でないとこの傾向は顕著であり，利尿薬によるサポートが必要となる．この時期には，すでに人工呼吸器から離脱し利尿薬の内服が可能なことも多いが，利尿薬の内服が困難であったり，内服の利尿薬で十分な効果が認められなかったりする場合には，ループ利尿薬の静注を開始する．全身状態が安定していればワンショットの利尿薬投与を行うが，血行動態が不安定であればループ利尿薬の持続静注が望ましい．心機能低下がある場合にはカルペリチドを0.05〜0.2γ程度投与することで利尿が得られることも多い．

術前に腎機能障害（Cre≧1.5 mg/dL程度）を合併していた患者などでは，CVPが高値（＞15 mmHg）にもかかわらず，尿量が得られない（＜0.5 mL/kg/時）ことがある．そのようなときにフロセミドを10〜20 mg静注することで一過性に大量の利尿が得られ，その後安定した利尿が得られることもある．術前にコントロール不良な高血圧を合併していた患者では，術後の正常血圧では腎灌流圧が不十分で，やや高めの血圧維持が尿量確保のために必要なことがある．

> **処方例**
>
> フロセミド（ラシックス®） 2A（40 mg）を生理食塩液36 mLで希釈し1 mg/mLとし，1〜2 mL/時で開始
> and/or
> カルペリチド（ハンプ®） 0.05〜0.2γ
> （0.1γを超えて使用しても尿量増加効果は乏しい）

6）鎮静と鎮痛

心臓手術後は，術中の脳血管障害の合併の有無を評価するために積極的な鎮静薬の投与を行わず麻酔からの覚醒を待つ．術後の覚醒が得られたら，翌日以降の人工呼吸器からの離脱をめざすのであれば鎮静薬を用いる．鎮静薬としては当施設ではプロポフォールまたはデクスメデトミジンを用いている．

また，術後疼痛に対しては鎮痛薬の使用を行うが，尿量低下時にNSAIDsを用いることで腎障害をきたす可能性を懸念して，非麻薬性鎮痛薬（ペンタゾシン）が用いられることが多い．ペンタゾシンで効果が不十分であれば，フェンタニルなどの麻薬性鎮痛薬の使用を検討する．尿量がある程度確保されており腎機能が正常であれば，アセトアミノフェンやNSAIDsも使用できる．術後疼痛は内因性カテコラミンを増加させ，末梢組織での代謝を亢進させるため，全身の酸素需要量が増加し術後の心不全を悪化させるため，適切な対処が必要である．

7）疾患・病態による特徴

a）冠動脈バイパス術

　最近は人工心肺を使用しないオフポンプ症例が増加している．オフポンプ手術では術後の体液量増加も少なく，冠血流量も増加して術前と比べて心収縮力が改善し，比較的安定した経過をとりやすい．

　吻合したグラフトの血流を維持するためには，循環血液量を多めに保つ必要がある．尿量減少時も利尿薬を用いて尿量確保を図るよりも，まずは補液により循環血液量を増やして，自然に利尿がついてくるのを待つ．冠灌流圧を保つために血圧はやや高め（100 mmHg以上）を維持するように心掛ける．内胸動脈・橈骨動脈・胃大網動脈などの動脈グラフトを用いた場合，ときに動脈が攣縮して血行が悪化することがある．心電図モニターなどでST変化がみられた場合，術中所見と合わせてグラフトの攣縮（スパスム）が疑われる場合にはCa拮抗薬の投与を行う（**処方例1**）．また，手術ですべての狭窄部位の血行再建ができないこともある（不完全血行再建）．この場合には，術後にニコランジルなどの冠拡張薬の持続静注を行い，内服が可能になったら内服に切り替える（**処方例2**）．

> **処方例1**
> ジルチアゼム（ヘルベッサー®）　50 mgを生理食塩液50 mLで希釈し1 mg/mLとし，2〜5 mL/時で開始

> **処方例2**
> ニコランジル（シグマート®）　48 mgを生理食塩液48 mLで希釈し1 mg/mLとし，2 mL/時で開始

b）大動脈弁狭窄症

　大動脈弁狭窄症は左室肥大を伴う．術前に左室壁肥厚がみられる場合，拡張期に十分に左室内に血液が充満するためには，十分な前負荷すなわち循環血液量が必要となる．また，大動脈弁狭窄症の術後は狭窄が解除されることで左室の過剰収縮をきたすことがある．この場合，心拍出量の低下に対してβ刺激作用のある薬剤を用いると心筋の酸素需要が増えるにもかかわらず過剰収縮の状態（左室内腔の狭小）は改善されないので，心筋虚血を助長し術後心不全を悪化させるので禁忌となる．内服ができれば経口β遮断薬が用いられるが，術後早期に左室の過剰収縮を抑制するには注射剤のβ遮断薬（ランジオロール）が有用である．

> **処方例**
> ランジオロール（オノアクト®）　5バイアル（250 mg）を生理食塩液50 mLで希釈し5 mg/mLとし，2〜3 mL/時（体重50 kgで3〜5γ）で開始（最大10γまで）

c）不整脈

　心臓手術後は上室性/心室性不整脈を合併しやすい．心房細動では，心房収縮が消失することによる心拍出量低下を招き，特に術後の心筋浮腫による左室の拡張障害がみられている患者ではそのデメリットが大きい．ピルシカイニド（サンリズム®）やベラパミル（ワソラン®）により薬物的に除細動を試みることはできるが，ピルシカイニドは腎排泄性で腎機能障害を伴う場合には注意が必要であり，ベラパミルは心抑制（陰性変力作用）があ

るため心拍出量が低下しているときには使い難い．血行動態によっては薬物的除細動にこだわらず，電気的除細動を行う．電気的除細動を行ってもすぐに心房細動に戻ってしまう場合，心房細動を引き起こしている病態（電解質異常や血管内脱水など）を評価しその補正を行うことが大切であるが，アミオダロンの持続静注が有効なこともある．

　頻脈性の慢性心房細動ではレートコントロールに難渋することがある．β遮断薬やジギタリス製剤で徐拍化を試みることは可能だが，血管内脱水による心拍出量低下や不適切な鎮静・鎮痛などといった頻脈になる基礎病態の改善が必要なことも多く，安易な薬剤による徐拍化には注意が必要である．

　心室性不整脈に関しては，心室性期外収縮からショートラン，心室頻拍，心室細動などへと進行していく．心室性二段脈・三段脈といった高頻度の期外収縮の合併やショートランがみられるようになれば，何らかの対応を検討する必要がある．電解質，特に血清カリウム値の適正化は重要で，4 mEq/L未満では期外収縮が発生しやすい．期外収縮の頻度が高ければ4.5〜5.0 mEq/Lで管理する．β遮断薬（ランジオロール）の持続静注も期外収縮の出現を抑制する．非持続性心室頻拍（NSVT）がみられるようであれば，Ⅲ群の抗不整脈薬の使用を検討する．アミオダロンが第1選択となるが，ニフェカラントが用いられる症例もある．また，ドパミンは催不整脈作用が強いため，可能であればドブタミンやノルアドレナリンへの切り替えを検討する．

> **処方例**
>
> ランジオロール（オノアクト®）5バイアル（250 mg）を生理食塩液50 mLで希釈し5 mg/mLとし，2〜3 mL/時（体重50 kgで3〜5γ）で開始（最大10γまで）
> and/or
> アミオダロン（アンカロン®）
> （初期急速）　125 mg/2.5 mLを5％ブドウ糖液100 mLに溶解し，10分で投与（600 mL/時）
> （負荷）　　　750 mg/15 mLを5％ブドウ糖液500 mLに溶解し，33 mL/時で6時間投与
> （維持）　　　750 mg/15 mLを5％ブドウ糖液500 mLに溶解し（負荷の残量），負荷終了後に17 mL/時で投与

d）出血

　心臓手術では，ときに術中・術後の大量出血を合併することがある．体外循環離脱後では血中ヘモグロビン値8 g/dLを目安に輸血（赤血球液）を考慮する．心臓手術後では心拍出量低下を合併していることが多く，貧血は酸素運搬能を低下させるため末梢組織への酸素供給量低下を招きやすい．

　ヘパリンを用いた人工心肺使用手術では，ICUからの帰室時に活性化凝固時間（ACT）の測定を行い，150秒を超えているようであれば，プロタミンの投与を行う．ただし，プロタミンはアナフィラキシー様の反応を起こし血圧低下・ショックを呈したり，肺動脈圧を上昇させたりすることがあるので緩徐に静注し，その都度バイタルサインの変化に注意する．出血量が多ければ，それに伴って凝固因子も消耗するため新鮮凍結血漿の輸血を行う．また，血小板数が3万/μLを切っていてドレーンからの持続出血がみられるようであれば血小板輸血も考慮する．血液製剤には製剤パック内での凝固を防ぐためカルシウムのキレート剤が含まれているので，大量輸血を行うと血中のカルシウム濃度が低下する．

そのため血清カルシウムイオン濃度を測定しながら，静注カルシウム製剤により適宜カルシウムの補充を行う．また，輸血製剤やアルブミン製剤はナトリウム濃度が120〜160 mEq/Lと高いためナトリウム負荷となる．赤血球製剤は採血から時間が経過したものは製剤のカリウム濃度が高値となるため，こちらも注意が必要である．

❺ 栄養管理

心臓手術では通常開腹操作などは行われないため，早期に消化管を用いた栄養に戻すことが可能である．手術当日あるいは翌日に人工呼吸器から離脱・抜管し，その6〜12時間後には飲水や内服薬の経口摂取が可能となり，続いて食事摂取を行うことができる．手術により反回神経麻痺の合併が疑われる場合には，嚥下機能に関して十分に評価してから経口摂取を開始する．

❻ 注意点・禁忌

●血圧低下に安易なカテコラミン増量

心臓手術後の患者では，夕方にICUに帰室するとちょうど深夜帯に血圧低下をきたしやすい．このようなときに下がった血圧を戻そうとカテコラミンを増量して急場を凌ごうとしてしまいたくなる．しかし，血圧が下がった原因は何なのだろうか．循環血液量減少が原因であれば補液が必要であり，もしかしたら出血による術後心タンポナーデかもしれない．原因が解決しないのに見かけの血圧だけを維持してもすぐにまた循環不全をきたしてしまう．末梢血管拡張に対する対処や一時的な心収縮力低下を補うためにカテコラミンを増量する行為は適切であるが，循環動態の評価をすることなくカテコラミンを増量して血圧を維持しようとすることは行うべきでない．

Case Reference

Case 1
大動脈弁狭窄症，虚血性心疾患に対して大動脈弁置換術，冠動脈バイパス術1枝を施行された78歳男性．術当日夜，ICU帰室後，300 mL/時程度の尿量がみられており，ドパミン3γで血圧120/65 mmHg程度にコントロールされている．心房ペーシングで心拍数90/分であり，Swan-GanzカテーテルでのCVPは14 mmHg．心係数は2.5〜3.0 L/分/m^{2}である．ICU入室6時間後のモニター心電図で心室性期外収縮が散見されるようになり，5連のショートランを認めた．直近の採血では血清K値3.8 mEq/Lであった．KCLを6 mEq/時で投与を開始したところ，血清K値が5.0 mEq/Lまで上昇し心室性期外収縮の出現頻度は減少した．

Q 不整脈が出現しはじめたときに，抗不整脈薬の投与ではなく，また血清K値は正常値であったにもかかわらず，KCLの投与を行ったのはなぜか？

A 術後不整脈のコントロールでは，まず循環，電解質の適正化を図り，それでも不整脈が持続するようであれば抗不整脈薬の投与を検討する．本症例では，循環血液量低下の可能性は低く，心拍出量も保たれていた．一方，ICU帰室後から尿量は多くそれに伴ってカリウム喪失をきたしていると考えられた．血清K値が正常下限であると心室性期外収縮の頻度が増加しやすくなるため，血清K値をやや高めに維持することで，心室性期外収縮の発生を抑制することができた．

Case 2

僧帽弁閉鎖不全症に対して僧帽弁形成術を施行された65歳男性．術前の心エコーではLVEFは40～45％程度．術翌日未明，ICU帰室後，ドパミン5γで収縮期血圧130～140 mmHg程度にコントロールされている．心拍数 85/分であり，Swan-GanzカテーテルでのCVPは18 mmHg．心係数はICU帰室時には2.5 L/分/m²程度あったが，夜間のうちに徐々に下がってきて1.8 L/分/m²となった．尿量はここ6時間ほど0.3 mL/kg/時程度が続いている．ドパミンを2γまで減量し，ドブタミンを3γで開始．さらにミルリノンを0.3γで開始した．収縮期血圧は徐々に低下し，100～110 mmHgとなり，心係数は2.3 L/分/m²まで回復した．その後，フロセミド10 mgを静注し尿量は1 mL/kg/時程度を維持できるようになった．

Q 血圧が保たれているにもかかわらず，ドブタミンの投与を行ったのはなぜか？

A 心機能低下を合併した僧帽弁閉鎖不全症では，手術により逆流をコントロールすると大動脈へ駆出のために術前よりも強い心収縮力が要求され，術後に左心不全が顕在化することがある．本症例では，心係数が低下してきており，尿量も少なく血圧は高めだが循環不全をきたしていると考えられる．左室心機能に対しての体血圧が高いことも要因の1つ（afterload mismatch）であり，α作用（末梢血管収縮作用）の強いドパミンからβ作用（陽性変力作用）の強いドブタミンへとカテコラミンを切り替えた．また，PDE Ⅲ阻害薬は心収縮力増強と末梢血管拡張作用とを併せもつ薬剤であり，ドブタミンに併用して投与を行った．後負荷を軽減することで心拍出量が増え，循環の改善が認められた．

文献

1）「心臓手術の周術期管理」（天野篤/監訳），メディカル・サイエンス・インターナショナル，2008
2）「ICU/CCUの薬の考え方，使い方」（大野博司/著），中外医学社，2011
3）「SICU pearls 外科ICUで困った時に開く本」（讃井將満，松浦謙二/著），中外医学社，2011
4）De Baker：Comparison of dopamine and norepinephrine in the treatment of shock. N Engl J Med, 362：779-789, 2010
5）Zerr KJ：Glucose control lowers the risk of wound infection in diabetics after open heart operations. Ann Thorac Surg, 63：356-361, 1997

第5章　術後における体液管理

2 心血管系
② 補助人工心臓症例

木村光利

Point
- 補助人工心臓装着術後の管理では，術後の右心系のサポートと適切な補助人工心臓の条件設定が重要である
- 右心系のサポートには，輸液による前負荷増大，肺血管拡張薬（NOなど）投与による後負荷軽減，カテコラミン投与による右心収縮力の補助，などがある
- 術後の心タンポナーデについては常に念頭におき，見逃さないように注意する

1 病態と輸液の目的

　補助人工心臓（ventricular assist device：VAD）はわが国においては1980年頃から臨床応用が開始されていたが，近年心臓移植の適応症例に対する植込み型VADが保険適応となり，症例数が増加傾向にある．重症心不全に対する有効な治療デバイスであり，設置場所により植込み型と体外設置型に分類される（表）．VAD手術の周手術期の輸液も，前項に述べた開心術後の輸液と基本的には同様である．しかし，左心系の循環は左室補助人工心臓（LVAD）が担うため，左心室の心収縮力低下という病態はきたしにくい．一方で，LVAD装着が必要な患者では左心室のみならず右心室の機能低下を合併していることが多く，左心系の循環が改善することで，右心不全が顕在化することも多い．右心不全による循環不全の補正はVAD手術における輸液の重要な目的の1つである．VAD手術では出血量が多くなるといった問題があり，一方でVADによる血栓症の予防に対して抗凝固療法

表　国内で保険使用可能な補助人工心臓

装着部位	駆動様式		デバイス（商品名）
体外式	拍動流型	空気駆動	ニプロ補助人工心臓（旧 東洋紡型）
			AB5000
植込み式	非拍動流型	遠心ポンプ	EVAHEART
			DuraHeart
		軸流ポンプ	HeartMate Ⅱ
			Jarvik2000

も必要となる．

　周術期の循環動態を把握するためには，開心術後（前項参照）に必要であったモニター類が同様に必要となる．バイタルサイン測定，血液ガス測定，血糖測定，尿量測定，観血的動脈圧モニター，心電図モニター，中心静脈圧（CVP）モニター，さらにSwan-Ganzカテーテルによる肺動脈圧モニターや心拍出量測定，混合静脈血酸素飽和度測定も必須となる．

❷ 術前評価・管理

　術前評価として全身状態の把握が必要となる．循環不全に伴って肝機能・腎機能が低下している患者も少なくない．

　VAD手術を受ける患者は心機能障害，多くは心収縮力低下を有しているわけだが，術前に高度の房室弁逆流を認めている場合には同時に外科的介入が必要となってくる．右心機能の評価と肺血管抵抗の評価も可能な限り術前に行いたい．術前から右心不全の合併が疑われる場合には，LVAD装着と同時に右室補助人工心臓（RVAD）も必要となることがある．肺動脈楔入圧（PCWP）やCVPが高値にもかかわらず，収縮期肺動脈圧の上昇が乏しいと右心室が必要な圧を生み出せていない可能性があり，注意が必要である．

　VAD装着術前には，左室内の血栓形成予防目的にヘパリン持続静注などによる抗凝固療法が行われていることがある．また，経皮的大動脈内バルーンパンピング（IABP）や経皮的心肺補助法（PCPS）などの補助循環使用に併行して抗凝固療法が必要となっていることもある．手術中の出血予防のために，通常は手術室入室の6時間前にはヘパリンの投与を中止する．手術室入室前に活性化凝固時間（ACT）を測定し，十分に凝固機能が戻っていることを確認する．IABPの駆動が1：1であれば，またPCPSの流量が2.5 L/分以上であれば，一時的に凝固機能を正常値近くまで戻しても血栓形成は許容できることが多い．ただし，ヘパリンの拮抗薬であるプロタミンによるリバースは血栓形成のリスクが高いので行わない．

　体外式VAD装着手術では，術前に心原性ショックとなっていてPCPSが導入されていることも多い．PCPSは強力な循環補助ではあるが，左室の後負荷増大をもたらして，左房・左室のベンティングが行われないと肺うっ血を助長させることがある．VAD装着術前の肺水腫が高度であると，LVADにより左室の脱血を行っても肺での酸素化が不十分となり，術後に一時的な体外式膜型人工肺（ECMO）が必要となる．

❸ 術中管理

　術中の輸液管理に関しては，体液量管理と循環作動薬の調節に加えて，右心系のサポートと肺血管抵抗の調節が重要となる．術操作が終わってLVADを駆動させ，人工心肺から離脱する際には，右心系のサポート目的に循環作動薬が必要となり，場合によっては一酸

化窒素（NO）吸入を含めた肺血管拡張薬の使用が必要となる．体外循環から離脱しても止血に時間を要することも多く，止血操作中の出血を補う量の輸液や輸血が必要となる．

❹ 術後管理

術後の輸液管理に関しては，開心術後（前項参照）の輸液管理と同様のことが多い．一方で，通常の開心術後とはやや異なった管理を要する点もあり，本項ではその相違点を中心に解説していく（図1，2）．

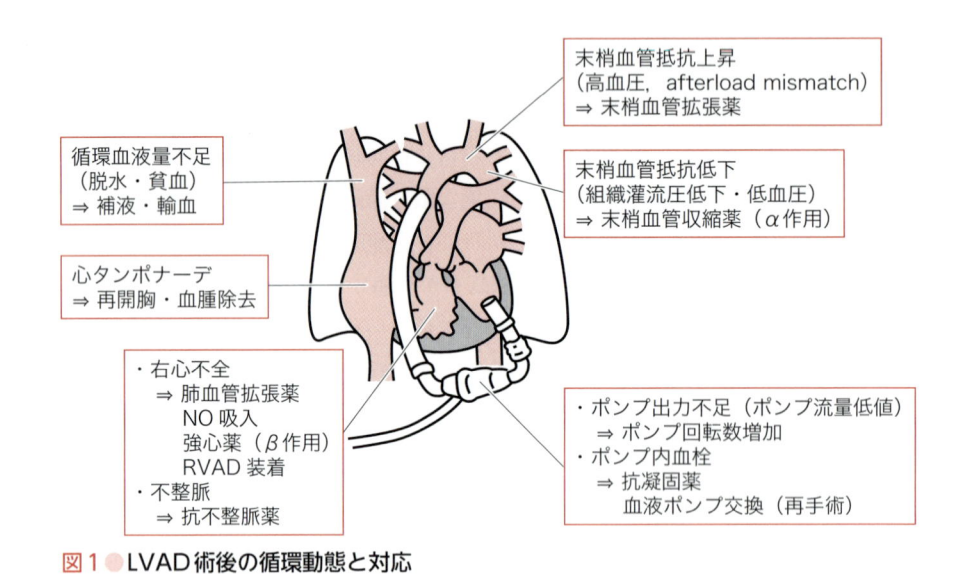

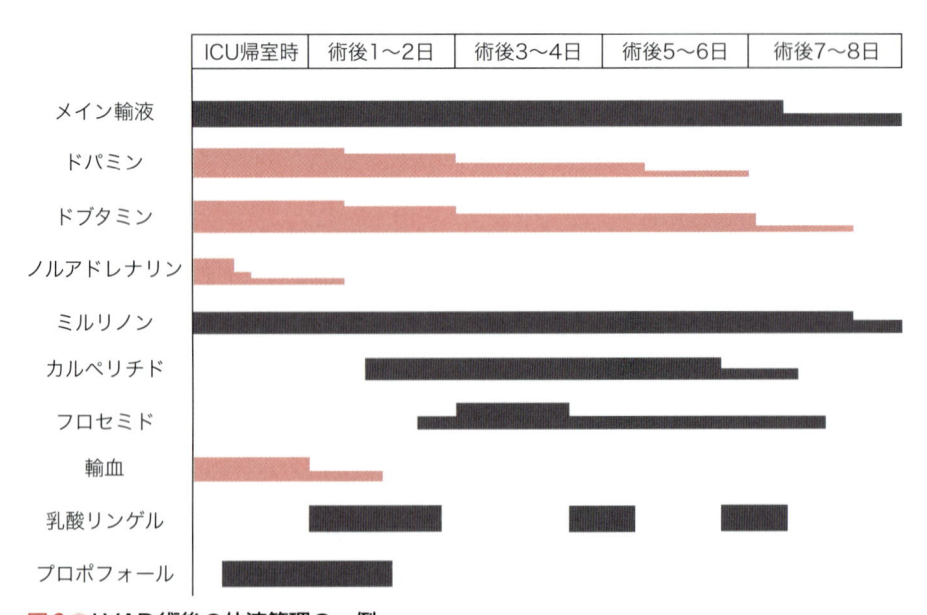

図1 ● LVAD術後の循環動態と対応

- 循環血液量不足（脱水・貧血）
  ⇒ 補液・輸血
- 心タンポナーデ
  ⇒ 再開胸・血腫除去
- 右心不全
  ⇒ 肺血管拡張薬
    NO吸入
    強心薬（β作用）
    RVAD装着
- 不整脈
  ⇒ 抗不整脈薬
- 末梢血管抵抗上昇（高血圧，afterload mismatch）
  ⇒ 末梢血管拡張薬
- 末梢血管抵抗低下（組織灌流圧低下・低血圧）
  ⇒ 末梢血管収縮薬（α作用）
- ポンプ出力不足（ポンプ流量低値）
  ⇒ ポンプ回転数増加
- ポンプ内血栓
  ⇒ 抗凝固薬
    血液ポンプ交換（再手術）

図2 ● LVAD術後の体液管理の一例

	ICU帰室時	術後1～2日	術後3～4日	術後5～6日	術後7～8日
メイン輸液					
ドパミン					
ドブタミン					
ノルアドレナリン					
ミルリノン					
カルペリチド					
フロセミド					
輸血					
乳酸リンゲル					
プロポフォール					

1）循環血液量の適正化

　VAD装着手術後は，血管透過性の亢進により血漿成分が血管外に漏出し，循環血液量低下を招きやすい．こうした理由により，術後は輸血・アルブミン製剤を含めた大量輸液が必要となることが多い．VAD装着術後は，適切なLVADの設定をしていれば，左心系のうっ血，すなわち肺水腫はきたしにくい．しかし，胸水貯留や肺間質の浮腫をきたすことは少なくなく，大量輸液では呼吸不全（酸素化低下）に注意を要する．

　拡張型心筋症などで右心系の障害を合併している症例では，左心系に血液を送るのに，それなりの右心系の圧が必要となることもある．CVPに関しては，個々の症例で目標となる数値が異なるため，各種モニターの変化もみながら目標値を決定していく．

　心エコーは重要な循環動態把握のモニターとなる．①もともとの左室が小さい症例を除いて，左室拡張末期径（LVDd）が55 mm未満の場合には，左心系に十分に血液が回ってきていないことになり，その原因を検討する．②LVDdが小さくCVPも低ければ，循環血液量不足が最も疑わしい．③CVPが10 mmHg台後半で，心エコーで右室の拡大が認められるようであれば，右室機能不全が考えられる（後述）．④CVPが高値にもかかわらず，心エコーでは右室拡大を認めない場合には，心嚢内に血腫がないか，すなわち心タンポナーデになっていないかを必ず確認する．**VAD装着術後の心タンポナーデは通常の開心術後と比べてかなり頻度が高いので十分に注意をする．**

処方例

乳酸リンゲル液（ヴィーン®F）　80〜200 mL/時 血圧などに応じて
or
アルブミン製剤（5％献血アルブミン）　80〜200 mL/時 血圧などに応じて（500 mLまで）

2）循環作動薬の調整

　VAD装着術後は，カテコラミンを含めた循環作動薬の投与が必須となってくる．多くの場合，麻酔中（人工心肺離脱時）からカテコラミンの投与が開始されている．カテコラミンの投与においては，α作用（末梢血管収縮）とβ作用（心収縮力増強）とを意識して用いることになるが，VAD装着術後においては，β作用は主に右心系のサポートの働きが強い．VAD装着術後においても，通常の開心術後と同様に血圧と心拍出量を適正化（確保）することが重要となってくる．血圧に関しては，VAD装着術後，特に植込み型補助人工心臓にみられるような定常流血液ポンプを装着した場合，脈圧が非常に小さくなり，（収縮期）血圧がそのまま平均血圧となることも多い．もともとVAD装着手術が必要な患者は血圧低値の心不全のものが多く，通常の開心術後よりも目標血圧は低くなることが多い（おおむね70〜90 mmHg）．脈圧が小さくなるか，ときにはほとんど消失してしまうため，血圧の評価には観血的動脈圧モニターが必須であり，非観血的血圧測定にはドップラー聴診器などが必要となってくる．心拍出量に関してはSwan-Ganzカテーテルによる循環評価が必須であるが，VAD自体に推定流量が表示される機種もあり，Swan-Ganzカテーテルによる測定値とVADコンソールが表示する推定値との関係を把握しておくと，Swan-Ganzカテーテル抜去後も心拍出量の推定が可能となる．

①血圧・心拍出量がともに低く，CVPも低値であれば，循環血液量減少が最も疑われるため，前述のように補液が第1選択となる．

②血圧は低いが心拍出量が維持されている（心係数で2.2 L/分/m² 以上）場合は，末梢血管抵抗の低下が原因と考えられるため，α作用（末梢血管収縮）の強いドパミンやノルアドレナリンの投与を検討する（**処方例1**）．VAD装着術後は血管拡張をきたしやすいため，ノルアドレナリン0.02～0.1γの投与が必要となることも多い．一方で，前述のように目標血圧の見直しも大切で，100 mmHg以上の血圧をめざして不必要にカテコラミンを投与しすぎないように注意をする．

③血圧・心拍出量がともに低いが，CVPが高値の場合には，PCWPの値によって病態はさらに分けられる．PCWPも高い場合は左心不全ということになるが，この場合にはLVADによる左心系のサポートの不足と判断する．心エコーでLVDdが十分確保されている（＞55 mm）場合にはLVADの回転数を上げてみる．体外拍動型のLVADであれば，ポンプのfillingを観察しながら適切なサポートが得られる設定を模索することになる．一方，PCWPが低い場合には右心不全となっているか，術後心タンポナーデをきたしているかの鑑別が必要となる．ドブタミンはβ作用（心収縮力増強）が優位であり，右心室の心収縮力増強効果もみられる．ミルリノンやオルプリノンなどのPDE III阻害薬もカテコラミンのβ作用を増強し，右心系の循環補助効果がある．一酸化窒素（NO）などの肺血管拡張薬は右心系の後負荷を下げ，右心系から左心系へ血液が回りやすくなる（**処方例2**）．術前に大量のβ遮断薬が投与されていた場合には術後に徐脈になることがある．両心室ペースメーカー（CRT）などの植え込みが行われていない患者では体外式ペーシングを行うことで右心系の心拍出量を増やすことができる．

④血圧は維持されているが心拍出量が低い場合は，後負荷が高すぎる可能性がある．前述のとおり定常流血液ポンプでは脈圧が小さい分，体血圧はやや低め（70～90 mmHg）でも十分であり，体血圧（後負荷）が高いとLVADの仕事量が増えるため心拍出量は下がってしまう．カテコラミン（特にα作用薬）の減量でも体血圧が高い場合，鎮静・鎮痛が十分に図れているかを評価し，それでも血圧が高ければCa拮抗薬や硝酸薬（ニトログリセリン）などを用いて降圧を図る必要がある（**処方例3**）．

実際の臨床では，これら①～④の病態が複雑に絡み合っていることも少なくない．患者の臨床所見やモニターから得られる情報をもとに①～④のどの傾向が強いのかを推測し，適切な輸液を選択すると同時に，薬剤を投与しっぱなしにするのではなく，薬剤投与を行ったら適宜その結果（効果）を評価し必要に応じて修正することが大切である．また，VAD装着術後ではある時期に至適だったVADの設定条件が常に至適設定とは限らない．手術直後には右心機能が落ちていて右心系から左心系に回る血液が少なく，LVADの補助流量を上げられなかった患者が，術後の回復過程あるいは循環作動薬を含めた輸液管理で右心機能が改善し，右心系から左心系に回る血液が増えると，LVADのサポートが不足し肺うっ血をきたすことも考えられる．**術後急性期においては，VADの設定条件が適切かどうかを頻回に確認する必要がある**（図3）．

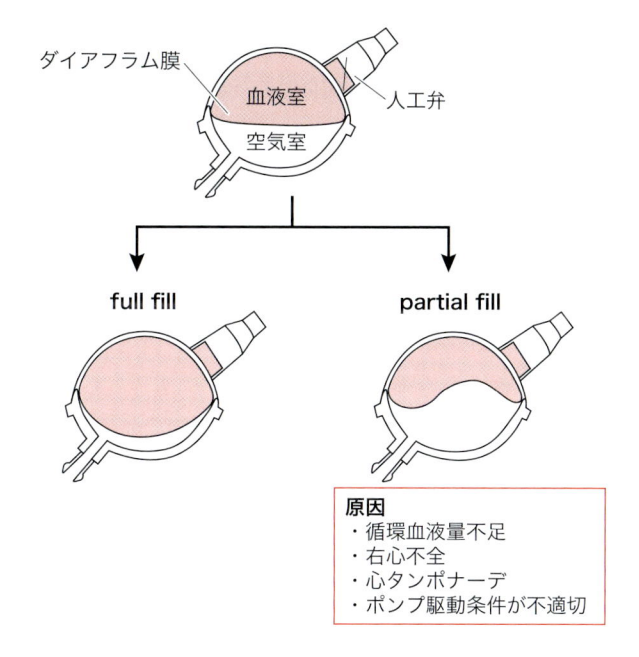

図3● 体外拍動流型血液ポンプの駆動様式

原因
・循環血液量不足
・右心不全
・心タンポナーデ
・ポンプ駆動条件が不適切

処方例1

ドパミン（プレドパ®）3〜5γで開始（最大10γまで）
and / or
ノルアドレナリン（ノルアドリナリン®）0.02〜0.05γで開始（最大0.2γまで）

処方例2

ドブタミン（ドブトレックス®）3〜5γで開始（最大10γまで）
and / or
ミルリノン（ミルリーラ®）0.25〜0.75γ　または
オルプリノン（コアテック®）0.1〜0.3γ　のどちらか
with / without
一酸化窒素（NO）3〜20 ppm

処方例3

ニトログリセリン（ミオコール®）原液（0.5 mg/mL）1〜3 mL/時で開始
and / or
ニカルジピン（ペルジピン®）原液（1 mg/mL）1〜3 mL/時で開始

3）尿量確保

　VAD装着術後は，通常の開心術に比べてrefilling期が来るのが遅くなる傾向にある．水分の血管外漏出も顕著であり，大量の輸液を行った結果術前体重から15〜20％以上の体重増加がみられることもある．術後は0.5〜1.0 mL/kg/時の尿量維持が目標となるが，血管内脱水が高度だと困難なこともある．術前の低心拍出状態に伴って腎機能障害をきたしている症例も少なくなく，そのような場合では術後の尿量確保はさらに難渋する．尿量確保のためには利尿薬によるサポートが必要となることも多く，ループ利尿薬やカルペリチ

ドの持続静注が必要となる．著明な体液量増加は，肺間質の浮腫をきたし呼吸不全をきたしやすくなる．利尿薬に対する反応が乏しい場合には持続血液濾過透析（CHDF）の導入を検討する．

　一方で過度な利尿は循環血液量減少を招き低血圧をきたしやすい．LVAD装着患者では，左心系はVADによりサポートされるため左心不全症状はきたしにくくなる．逆に左室内腔が小さいと脱血管が左室壁に接触し，不整脈や脱血管の吸い付きなどの不具合を生じやすくなる．そのため，VAD装着術後は左室内腔を十分に保つためにやや循環血液量が多めの状態での管理が必要となる．また，LVAD装着術後の患者では右心系のサポートがないため，右心系から左心系へ血液が回りやすくするためにCVPをやや高めに維持しなければならないことも多い．VAD装着を要するような心不全患者では，術前に心不全コントロールのために大量の利尿薬を要している場合があるが，このような症例では術後も術前と同程度の体重をめざそうとすると血管内脱水気味になってしまうことが多い．ただ，右心不全が高度だと胸水貯留や全身のうっ血症状をきたしやすく，このような症例では利尿薬投与が有効なこともある．

処方例

フロセミド（ラシックス®）2A（40 mg）を生理食塩液 36 mL で希釈し 1 mg/mL とし，1～2 mL/時で開始
and/or
カルペリチド（ハンプ®）0.05～0.2γ
（0.1γを超えて使用しても尿量増加効果は乏しい）

4）そのほかの注意点

　前述のようにVAD装着術後は術後出血を合併しやすく，出血により喪失した血液を補うために大量の輸血を要することが多い．ただし，他家血輸血をくり返すと晩期に抗HLA抗体（パネル反応性抗体：PRA）の陽性率が上がりやすくなる．VAD装着術を受ける患者は将来心移植手術が必要となることがほとんどで，PRAの陽性率が高いとドナーとのクロスマッチが陽性となる可能性が高く，なかなか適合ドナーが現れないことも懸念される．現時点での生命を維持することは不可欠であるが，不必要な輸血により将来の治療の機会を減らすことがないように注意する．

　VAD装着術を要する患者は，術前からの心筋障害が高度であり術後に頻脈性不整脈を合併する可能性が高い．しばしば術後に非持続性心室頻拍（NSVT）を認めることがある．このような状況では血清カリウム値を4.5～5.5 mEq/Lとして高カリウム血症の状態を維持するようにして不整脈の誘発を抑制することが有効である．β遮断薬（ランジオロール）の持続静注も期外収縮の出現を抑制する．また，ドパミンは催不整脈作用が強いため，可能であればドブタミンやノルアドレナリンへの切り替えを検討する．

　術前に心原性ショックによる高度循環不全（肝・腎機能障害の合併）を認めていたり，術中術後の出血量が多く大量輸血を要したり，といった周術期の全身状態が不良なときは，術後の血管透過性亢進や末梢血管の弛緩といった全身性炎症反応症候群の状態となる．こうした状態では副腎不全（副腎皮質ステロイドの不足）をきたしていることがあり，副腎

皮質ステロイドの投与により血管透過性や末梢血管の弛緩状態が改善し，全身状態が好転することがある．

> **処方例**
> メチルプレドニゾロン（ソル・メドロール®）1 g
> 5％ブドウ糖液または生理食塩液 50 mL に希釈し 30〜60 分で点滴静注
> （ICU 帰室時，1 病日朝，2 病日朝：計 3 日間）

❺ 栄養管理

　術前日まで経口摂取ができていたような植込み型 LVAD 装着手術後の患者では，一般の開心手術と同様に早期に消化管を用いた栄養に戻すことが可能である．手術翌日に人工呼吸器から離脱・抜管し，その 6〜12 時間後には飲水や内服薬の経口摂取が可能となり，続いて食事摂取を行うことができる．

　一方，術前に心原性ショックの状態にあったような患者では，体外式 LVAD 装着後も全身状態の回復に時間を要することがある．このような場合には経鼻胃管からの栄養注入が行われる．まず，内服薬の経管投与で薬剤が吸収されるかどうかを確認し，続いて 100〜200 mL×3 回/日程度の経管栄養で反応をみる．その後徐々に経管栄養の量を上げていく．消化管うっ血などで術後 5 日間以上消化管の使用がためらわれる場合には，中心静脈栄養（IVH）を検討する．

❻ 注意点・禁忌

1）高すぎる目標血圧

　VAD 装着手術では，通常の開心手術と比べて血圧が低いことが多い．ただし，VAD 装着術後は，収縮期血圧と拡張期血圧との差，脈圧が小さくなり，（収縮期）血圧は平均血圧に近い数値となる．また，もともと心不全を合併しており，低血圧状態に慣らされているので，高血圧を合併していたような虚血性心疾患や弁膜症の患者よりも低い血圧でも各臓器に必要な灌流圧を保つことができる．VAD 装着術後に冠動脈バイパス術後と同様に 100〜120 mmHg の血圧を確保しようと思うと非常に難渋し，大量のボリューム負荷が必要で，カテコラミン投与量も多くなる．Swan-Ganz カテーテルなどによる心係数や混合静脈血酸素飽和度，乳酸値の指標をもとに血圧 70〜90 mmHg でも循環が維持できているのであれば，それ以上高い血圧をめざす必要はない．

2）術後心タンポナーデを見逃す

　VAD 装着手術では，術中に十分な止血が得られたと判断しても，閉胸後や ICU 帰室後にドレーンからの血性排液が持続することもある．ICU 帰室後もドレーンから 200 mL/時

以上の血性排液がみられることも少なくない．外科的に止血が困難なこうした状況では濃厚血小板や新鮮凍結血漿などの輸血を含めた全身管理によって血液の凝固機能が回復してくるのを待つ必要がある．そのような状況で，突如ドレーン排液量が減少し，循環が破綻しはじめたときには真っ先に心タンポナーデを疑う．CVPが高値にもかかわらずLVADの補助流量が得られない，カテコラミン増量や輸液のボーラス投与に対する反応が乏しい，などの徴候を見逃さず，すみやかに心エコーによる評価を行う必要がある．また，術後1週間以上経過しての遅発性の心タンポナーデもあり，特にVADの血栓予防のための抗凝固療法を開始した後にしばしばみられる．

Case Reference

Case 1

拡張型心筋症にて2年前に両室ペーシング機能付き植込型除細動器（CRT-D）装着となったが，心不全による入退院をくり返していた．1週間前に肺炎を契機に心不全が増悪し挿管・IABP管理となり，緊急で体外式LVAD装着となった45歳女性．術前体重55 kg，ICU帰室時体重61 kg．術当日夜，ICU帰室後，ドパミン・ドブタミン6γずつ，ミルリノン0.5γで血圧70 mmHg台後半．ドレーン排液は100 mL/時程度で，輸血がMAP・FFP合わせて80 mL/時で投与されている．Swan-GanzカテーテルでのCVPは16 mmHg，心係数は1.8～2.0 L/分/m²だったが，この2時間で徐々に血圧が低下しはじめている．心エコーで心タンポナーデを否定し，左室内腔の狭小化（LVDd 50 mm）と右室の拡大が確認された．血液ポンプを確認するとfillingの不良を認めた．輸液を一時的に増量してCVPの目標値を20 mmHgとし，NOの吸入（20 ppm）で開始した．その後，心係数は2.2～2.5 L/分/m²まで上昇したが，血圧は70 mmHg前後であった．尿量は平均50 mL/時程度持続しており，心係数の改善に伴って血中の乳酸値は減少傾向をみせた．

Q 血圧が低下しはじめたときにカテコラミン増量で対処しなかったのはなぜか？

A Swan-Ganzカテーテルモニターによる心係数も低く，低心拍出（LVADによるサポート不良）と考えられた．そのため，血圧を上げることよりも補助流量（LVADによる拍出量）を上げることを優先した．低心拍出の原因として心タンポナーデは否定的であり，心エコーや血液ポンプのfilling不良は右心不全を示唆する所見であった．右心系の後負荷を軽減するためNO吸入による肺血管拡張とCVPを上げて前負荷を増大させた．輸液によるボリューム負荷に関しては，体重が手術により＋6 kgとかなりの体重増加を認めていたが，術前後の侵襲により血管外漏出を合併しているものと判断し，侵襲の程度から許容内と判断した．血圧は低めだが，時間尿量は確保されており，乳酸値も改善傾向にあるため循環は維持されていると判断した．

文献

1）「重症心不全に対する植込型補助人工心臓治療ガイドライン」（許俊鋭/班長），日本循環器学会/日本心臓血管外科学会合同ガイドライン，2014
2）「研修医，コメディカルのためのプラクティカル補助循環ガイド」（澤芳樹/著），メディカ出版，2007
3）「病棟必携！カラーで診る補助循環マニュアル決定版」（関口敦，四津良平/著），メディカ出版，2010

第5章 術後における体液管理

3 消化管
① 食道癌手術

上田吉宏

Point
- 食道癌患者は低栄養状態にあるため，術前からの輸液・栄養管理が必要である
- 術野が広く滲出液などから体液を喪失しやすい傾向にあるため，十分に輸液を行う

1 病態と輸液の目的

　一般的に食道癌は進行癌になるまで症状が出現しにくく，また食道はほかの消化管と異なり漿膜を有さないために転移しやすいという特徴も有している．すなわち診断がついたときには局所浸潤あるいは転移が進んだ進行癌であることが多くなる．早期癌であれば内視鏡的切除など低侵襲治療が成立するが，多くは手術や化学放射線療法などの侵襲的治療を要することになる．

　病巣の局在や進行度により食道癌に対する術式は多彩で，根治性を求めて郭清範囲が複数領域に広がり，概して手術の侵襲度が高くなる．このため，ほかの消化器手術に増して体液管理を含めた周術期管理を慎重に行う必要がある．

2 術前評価・管理

　食道癌患者の背景として飲酒・喫煙歴を有していることが多く，また高齢者であることも多いため，合併症も多く予備能は低下している．進行癌においては通過障害による摂食不良から低栄養状態に陥っていることが多く，また術前に化学療法や放射線療法を実施している場合には，低栄養状態が助長されている．さらに胃・空腸・結腸を再建臓器として使用するため術前処置として絶食を一定期間設けるので，術前から点滴による体液の補充と経静脈的な栄養を行っておく必要がある．糖尿病患者においては，感染のリスクや創傷治癒の観点から，術前からインスリンを使用し1日尿糖5g以下を目標に厳格な管理を行う必要がある．

表 胸部食道癌の術後輸液管理の概要

	術当日	術後1日	術後2日	術後3日
輸液量	2.5〜3.0 mL/kg/時	2.0〜2.5 mL/kg/時	1.5〜2.0 mL/kg/時	
総熱量		10 kcal/kg/日	20 kcal/kg/日	30 kcal/kg/日
投与経路	←――――――――― 経静脈栄養 ―――――――――→			
			←―― 経腸栄養 ――→	
その他	mPSL 250 mg（術中）	mPSL 125 mg	mPSL 125 mg	
				（利尿薬）

mPSL：メチルプレドニゾロン

❸ 術中管理

 手術侵襲反応の軽減により種々の周術期合併症を減少させる目的で[1]，メチルプレドニゾロン（ソル・メドロール®）250 mgの術前投与を考慮する．術中の輸液については基本的にほかの消化器癌手術と同様の管理となる．

❹ 術後管理

 胸部食道癌の術後輸液管理の概要は**表**のようにまとめられる．
 術野が広く，胸水など浸出液が多いため，体液の喪失が起こりやすく容易に脱水ないし循環不全に陥る．そのため，体重や水分バランスを計測し厳格な水分管理を行う．通常術後早期には，微小血管での透過性が亢進し血漿成分の間質への漏出がみられるが，数日で侵襲のピークを越え血管透過性が正常化すると漏出した水分が血管内に再分布してくる，いわゆるrefilling現象がみられる．腎機能が正常ならばこのタイミングに合わせて尿量の増加がみられるので，時に利尿薬を併用して蓄積した体液を回収する．特に手術中から継続して術後も人工呼吸管理を実施している症例においては，このrefilling現象後に抜管できることが多いので，機を逸さずに過剰な体液を回収する．
 頸部食道癌においては，上皮小体を移植して温存することを原則とするが，低カルシウム血症となることが多いため，カルシウム値を測定しながら適宜補充する必要がある．

> **処方例**
> 　手術当日：酢酸リンゲル液（ヴィーン®F）　120 mL/時
> 　術後1日：ヴィーン®D　100 mL/時
> 　術後2日：ソリタ®-T3号輸液　80 mL/時

❺ 栄養管理

　総投与熱量としては25〜30 kcal/kg/日を目標として，経静脈栄養あるいは経腸栄養を行う．投与経路としては，ほかの病態と同様に経腸栄養が経静脈栄養に優れるが，経腸栄養が使用可能かどうかは術後の消化管の状況により判断する．術中に胃瘻あるいは腸瘻を造設している場合には，早期より経腸栄養が開始可能になり，術後2〜3日目頃より経腸栄養を開始し，数日かけて徐々に目標とする投与熱量へ増加させていく．

| 処方例

＜経静脈栄養＞
エルネオパ®1号輸液　40 mL/時より開始
＜経腸栄養＞
エレンタール®　20 mL/時より開始

❻ 注意点・禁忌

●経口摂取を開始するタイミング

　食道癌術後の合併症として重要な縫合不全は術後5〜7日目頃に発生することが多いが，臨床経過やドレーン所見からその証拠がなければ同時期頃より経口摂取を開始する．ただし，食道癌手術において頸部および胸腔内の郭清範囲に反回神経が存在し，術前から浸潤を受けていたり術中操作で損傷したりして反回神経麻痺を呈することがある．反回神経麻痺が存在すると嚥下機能に障害を受けるため，明らかな嗄声がなくても反回神経麻痺の可能性を考慮し，**誤嚥には十分な注意が必要**である．

Case Reference

Case 1

特に既往のない56歳男性．飲み込みづらさを自覚し精査したところ胸部食道癌（cStage IA）の診断となり，根治手術（右開胸開腹食道亜全摘・3領域郭清・胃管再建・腸瘻造設）を実施．術後ICUに入室となったが，術後2日目に縫合不全が疑われ経鼻胃管を再挿入．術後5日目には肺炎の出現あり，気管挿管・人工呼吸管理を開始したが，改善得られ術後10日目には人工呼吸器から離脱することができた．

Q 本症例では術後2日目から経腸栄養を開始したが，なぜか？

A 食道癌術後に縫合不全が疑われると原則的に経口摂取を行うことはできないが，本症例では腸瘻が造設されており，これを介した経腸栄養は縫合不全の有無にかかわらず実施可能であり，bacterial translocationなどの予防などの観点においても重要である．

文献

1) Shimada H, et al: Clinical benefit of steroid therapy on surgical stress in patients with esophageal cancer. Surgery, 128: 791-798, 2000

第5章 術後における体液管理

3 消化管
② 肝切除術

上田吉宏

Point
- 非障害肝や小切除における術後管理はほかの腹部手術と同様だが，障害肝における管理には特別な配慮が必要となる
- dry sideでの水分管理，ナトリウム制限および抗アルドステロン薬による電解質管理が基本となる
- 凝固因子の補充や膠質浸透圧の維持を目的に血漿分画製剤を使用するが，ナトリウム負荷になる側面も有している

1 病態と輸液の目的

　肝切除の対象となる疾患は，肝細胞癌，胆管細胞癌，転移性肝癌，胆嚢癌といった悪性疾患と一部の良性腫瘍（巨大血管腫など）である．術式（切除様式）は肝部分切除から右葉切除までさまざまであり，腫瘍の局在・原疾患・肝予備能などにより規定される．また消化管手術と異なり基本的に再建を要しないことが多いが，腫瘍の浸潤によっては門脈・肝動脈・肝静脈など合併切除に伴う血行再建を，胆管細胞癌においては胆道再建をそれぞれ実施する可能性がある．当然，術式により生体への侵襲の程度はさまざまである．

　肝切除は肝再生のうえに成り立っている治療法であり，周術期管理はこの自然治癒力を妨げないようにすることが重要となる．輸液の目的は，水分・電解質の補正，膠質浸透圧の維持などである．

2 術前評価・管理

　手術適応や術式を決定するにあたり肝予備能の評価が必要である．Child-Pugh分類（表1）が一般的であるが，肝切除許容量の決定にはインドシアニン・グリーン15分停滞率（ICG-R15値）が有用である．

　本邦では肝細胞癌は慢性肝炎ないし肝硬変症例が多い．肝硬変症例では低タンパク血症や二次性アルドステロン症から胸腹水や浮腫などの体液貯留傾向にあり，術前から塩分制

表1 ● Child-Pugh分類

項目	1点	2点	3点
脳症	なし	軽度	ときどき昏睡
腹水	なし	制御可能	制御不能
血清ビリルビン値（mg/dL）	<2.0	2.0〜3.0	>3.0
血清アルブミン値（g/dL）	>3.5	2.8〜3.5	<2.8
プロトロンビン活性値（%）	>70	40〜70	<40

各項目の合計点で分類

Child-Pugh分類	
A	5〜6点
B	7〜9点
C	10〜15点

表2 ● ソルダクトン®の投与量

ICG-R15値	ソルダクトン®
10％台	100 mg/日
20％台	200 mg/日
30％台	300 mg/日
40％台	400 mg/日

限やスピロノラクトン（アルダクトン®A）などの利尿薬が必要となり得る．肝機能不良例ではソルダクトン®を手術3日前からICG-R15値に応じた量で投与する（表2）．

また耐糖能異常が存在することもあるため，インスリンを適宜使用することで血糖値を適切に維持する必要があり，1日尿糖が5gを超えないようにする．慢性肝障害では周期的に肝機能が変動することがあり，入院時の肝機能が外来のときより増悪している場合には，強力ネオミノファーゲンシー®を40〜100 mL投与する．

❸ 術中管理

肝切除の際には肝門部遮断（Pringle法）により肝臓に流入する血流を制御し，肝離断面からの出血を抑制させるが，静脈性の出血を抑えることができないため，中心静脈圧を低く保つように輸液量を制限することが理想だが[1]，肝脱転などで突然の循環不全をきたす可能性もあるため適切な対応が必要である．

肝硬変患者においては，前述のように二次性アルドステロン症や抗利尿ホルモンであるアルギニンバソプレシン（AVP）の増加を伴っていてナトリウムおよび自由水が貯留傾向にある一方で，凝固因子の補充としてナトリウムを相当量含んだFFP（新鮮凍結血漿）を使用するため，ナトリウムの貯留を助長する可能性がある．また肝門部遮断により高カリウム血症をきたす可能性があるため，ナトリウム負荷に配慮しカリウムフリーの1号液（ソ

表3 ● 肝切除後の輸液管理

		術当日	術後1日	術後2日	術後3日
輸液量		40〜45 mL/kg/日			
FFP		8〜10単位	4〜8単位		
糖質		0.1〜0.15 g/kg/時	0.15 g/kg/時	0.2 g/kg/時	0.25 g/kg/時
その他	ソルダクトン®	術前のICG-R15値に応じて投与			
	ハイドロコートン	200 mg*	100 mg	100 mg	100 mg

*術中の100 mgを含む

リタ®-T1号輸液）を4〜5 mL/kg/時程度で投与する．転移性肝癌や肝門部胆管癌では背景肝は正常なため，酢酸リンゲル液を使用することが可能である．術中においてもインスリンによる積極的な血糖管理も必要である．肝庇護を目的に，肝門部遮断直前にハイドロコートン 100 mgを静注する．

❹ 術後管理

　正常肝に対する肝切除の術後輸液管理はほかの手術後の輸液管理と大きく変わらないが，大量肝切除の場合や肝予備能の低下した症例においてはさまざまな配慮が必要となり，表3のようにまとめられる．

1）輸液量

　水分貯留傾向にあるため，やや dry side での管理が基本となるが，血管内脱水から肝血流が十分に維持されないと肝再生を阻害することになるので，ドレーン排液を含めた水分バランスのほか，体重や尿比重などをもとに輸液量を決定する．低タンパク血症や凝固能低下といった肝合成能の低下に対応するためにアルブミン製剤やFFPといった血漿分画製剤の投与が必要となるため，晶質液の投与量を調節する．腹水や胆汁などの体液の喪失は，細胞外液と同等の電解質組成として考える．

2）電解質管理

　抗アルドステロン薬（ソルダクトン®）を術前に引き続いて使用する．投与量は術前同様にICG-R15値に基づいて決定する．

3）エネルギー管理

　耐糖能異常が存在するため，糖質として0.1 g/kg/時 程度から開始し投与熱量を漸増していく．血糖値をモニタリングしながら，持続静注などによりインスリン投与を適宜行う．肝切除においては消化管手術と異なり，基本的に術後早期から経口摂取の再開が可能であるため，投与熱量は経口摂取により増加させていく．ただし，肝左葉を含む切除を行う

場合に胃の小彎側の癒着から胃内容物の排泄遅延が起きることがあり，また，胆道癌において リンパ節の郭清から腸管麻痺が遷延することがあるため，経口摂取が進まない場合には輸液による熱量の補助が必要となる．

4）その他

慢性肝障害や門脈圧亢進症を有する症例においては，特に胃粘膜障害に対してH_2ブロッカーやプロトンポンプインヒビターなどの制酸薬の投与が必要となる．肝庇護目的のステロイド投与を術中に引き続いて術後3〜4日程度まで漸減しながら使用する．

処方例

＜肝硬変例＞
ソリタ®-T1号輸液　40 mL/時
FFP　40 mL/時
ソルダクトン® 100 mg 静注　1日1回
ハイドロコートン 100 mg 静注　1日1回
オメプラール® 20 mg 静注　1日2回

❺ 栄養管理

前述のように耐糖能異常が併存することが多いため，糖質を中心に低い熱量から投与を開始する．術後は可及的すみやかに経口摂取を再開させ，これが術後の肝不全発症の予防にもつながる．

❻ 注意点・禁忌

●肝切除における赤血球輸血の適応

肝切除は肝門部遮断など手術技術の進歩に伴い出血量を抑え安全に実施できるようになったが，循環動態に影響し得る出血量となることもあり，赤血球輸血の必要性が生じる．しかし赤血球輸血はビリルビン負荷を高め，肝細胞癌においては再発の予後不良因子とも考えられており[2]，循環動態が許す限り輸血を回避しFFPの投与で対応する．具体的には，虚血性心疾患を有する患者ではHb 10 g/dL以上に保つ方が安全であるが，それ以外では概してHb 7〜8 g/dL・Hct 20％程度まで輸血は回避する．

文献

1) Smyrniotis V, et al：The role of central venous pressure and type of vascular control in blood loss during major liver resections. Am J Surg, 187：398-402, 2004
2) Yamoto J, et al：Perioperative blood transfusion promotes recurrence of hepatocellular carcinoma after hepatectomy. Surgery, 115：303-309, 1994

第5章 術後における体液管理

3 消化管
③ 大腸穿孔手術

上田吉宏

> **Point**
> - 重症敗血症ないし敗血症性ショックに準じた管理が必要となる
> - 急性腎障害を発症することがあるため，輸液組成には注意が必要である

1 病態と輸液の目的

　大腸穿孔の原因として癌，憩室，外傷，医原性などが挙げられ，前処置を行った下部消化管内視鏡検査による穿孔を除き，汚染した腸内容物の腸管外への漏出を伴い，必然的に腹膜炎を呈している．高齢者などの予備能力の低下した症例に発症しやすいため，敗血症から容易に多臓器不全に移行し，予後不良である．そのため，大腸穿孔に対する治療は，外科的治療のみならず，重症敗血症に対する集学的治療が必要となる．重症敗血症に対する治療指針は，Surviving Sepsis Campaign Guidelines 2012にまとめられており[1]，大腸穿孔に対する周術期管理に当てはめると表のようになる．

　周術期管理における輸液の目的は，循環血液量を維持し末梢循環を適切に保つことにある．

2 術前評価・管理

　原則的に救急疾患で待機手術となることはほとんどないため，術前評価や管理は不十分である．評価するべき事項としては，ほかの緊急手術と同様で既往症・常用薬・最終飲食時間などである．

3 術中管理

　敗血症性ないし循環血液量減少性にショックを呈していることが多いため，循環動態の維持のために輸液は多めになり，ノルアドレナリンなどのカテコラミンの使用も必要となる．

表 ● SSCG2012に則した大腸穿孔に対する治療指針

項目	内容
A. Initial Resuscitation	Early Goal-Directed Therapyに基づく循環動態の早期安定化
	中心静脈圧8〜12 mmHg
	平均動脈圧≧65 mmHg
	尿量≧0.5 mL/kg/時
	中心静脈血酸素飽和度≧70％ or 混合静脈血酸素飽和度≧65％
D. Antimicrobial Therapy	可及的すみやかに抗菌薬を開始
E. Source Control	大腸穿孔に対する手術
G. Fluid therapy of Severe Sepsis	晶質液あるいはアルブミン製剤の使用
H. Vasopressor	平均動脈圧65 mmHg維持を目標にノルエピネフリンを使用，効果不十分ならバソプレシンを併用
I. Inotropic Therapy	ドブタミンで心収縮を補助
J. Corticosteroids	血管収縮薬を必要とするショック症例でハイドロコルチゾン使用
K. Blood Product Administration	虚血性心疾患などを除く，Hb 7〜9 g/dLを目標に輸血
Q. Glucose Control	血糖値180 mg/dL以下を目標にインスリンを使用
U. Stress Ulcer Prophylaxis	PPIまたはH_2ブロッカーを使用
V. Nutrition	腸管の使用が可能なら経口摂取あるいは経腸栄養

❹ 術後管理

　腹膜炎に由来する敗血症の病態となるため，術後管理は重症敗血症ないし敗血症性ショックに準じた管理となる．すなわち尿量や血清乳酸値や中心静脈血酸素飽和度などにより末梢循環をモニタリングしながら輸液量を調節し血管収縮薬を適宜使用する．

　術式として人工肛門造設を選択することが多く，回腸瘻の場合には人工肛門からの排出量が多くなるため体液の喪失量が多くなり，排出量に見合う輸液量の補正が必要となる．また腹膜炎のために術後に一過性のイレウスになる可能性があり，これによっても輸液の必要量が多くなる．

　発症から数日で炎症のピークを超えるとrefilling現象が起きる．腎機能が正常であれば，これにより循環血漿量の増加が得られ利尿がつくので，周術期の輸液・輸血により増加した体液を回収する．ただし敗血症性のAKI（急性腎障害）を合併することが多く，血液浄化療法を併用する必要性が生じることがある．

処方例

酢酸リンゲル液（ヴィーン®F）または生理食塩液　100〜150 mL/時より開始

❺ 栄養管理

　　ほかの病態と同じく，経腸栄養が経静脈栄養に優先されるが，腸管吻合を避ける術式を選択し縫合不全の懸念がなくても，術後に腸管の蠕動麻痺を生じることが多いため，早期の経腸栄養あるいは経口摂取が困難なことが多い．術後数日目から経静脈栄養を開始し，目標とする投与熱量へ増量していく．AKIを併発した症例に関しては，下記のように輸液メニューを変更する必要がある．高度の侵襲により耐糖能異常を呈していることが多いため，適宜インスリンを用いて適切に血糖管理も行う．

処方例
エルネオパ®1号輸液　40 mL/時より開始
＜AKI合併時＞
・ハイカリック®RF　500 mL ┐
・キドミン®　200 mL　　　├ 20〜30 mL/時より開始
・総合ビタミン剤，微量元素 ┘

❻ 注意点・禁忌

1）大腸穿孔における肺合併症

　　周術期に輸液量が多くなり，また重症敗血症によるサイトカイン分泌が亢進した状態のため，非心原性肺水腫であるARDSを発症することが多い．このため，手術室から抜管帰室できた症例においても再挿管になる可能性があり，長期の人工呼吸器管理を要することがある．

2）大腸穿孔におけるAKI

　　術前の腎機能が正常な症例においても，周術期に敗血症性のAKIとなることがある．多くは可逆的で，一般的な輸液管理や利尿薬の使用により回復するが，アシドーシスや電解質異常の補正のため血液浄化療法を要することもある．

● Case Reference

Case 1

　　直腸癌術後の肝転移および肺転移に対して化学療法を実施中の83歳男性．突然発症の腹痛・嘔吐あり救急搬送され，精査で消化管穿孔の診断となり，緊急手術となった．術中所見で下行結腸の穿孔の診断に至り，人工肛門造設および洗浄ドレナージを実施し，集中治療室へ入室となった．入室時にノルアドレナリン0.3 μg/kg/分を必要としていたが，エンドトキシン吸着療法（PMX）を実施したところ，ノルアドレナリンを中止することができた．

Q 輸液量を変更したわけではないのにノルアドレナリンを減量できたのはなぜか？

A 大腸穿孔のような下部消化管穿孔においてはグラム陰性菌が起炎菌の敗血症性ショックを呈しており，PMXが有効な場合がある．著効例では比較的すみやかに循環動態の改善が得られ，本症例のようにカテコラミンの使用量を減少させることができる．

文献

1) Dellinger RP, et al：Surviving Sepsis Campaign：international guidelines for management of severe sepsis and septic shock：2012. Crit Care Med, 41：580-637, 2013

3 消化管
④ 肝移植後

金子順一

Point
- 生体肝移植術後2週間前後までは，移植肝が十分に再生するまで肝不全が遷延する
- 生体肝移植周術期は大量の腹水が排出されることがあり，十分な輸液が必要である
- 肝不全下の中心静脈カテーテルの挿入や，胸水ドレナージなどの穿刺手技は，易出血性のために合併症のリスクが高い．必ず超音波ガイド下に行う

1 病態と輸液の目的

　肝臓は凝固因子の多くを産生する臓器である．肝不全に対する肝移植手術はほかの手術に比して術中出血量が多く，大量の輸血が必要となり，術後に肺水腫や心不全の発症のリスクが高い．術後の肝再生を前提とした生体肝移植では，術後約2週間までは肝不全が遷延し，症例によってはドレーンより腹水の大量の排出を認める．その一方で，周術期ステロイド大量投与，侵襲の大きい手術によって，体内の水分がサードスペースに著しく貯留する傾向となり強い全身浮腫をきたし，術前体重に比べて一時的に約10〜30%増加する．肝静脈，門脈と肝動脈再建後の良好な血流維持を目的として血管内脱水にならないよう十分な量の輸液が必要である．肝移植後の輸液管理は溢水と脱水の間の安全域が通常より狭いと考え管理を行う．また，肝腎症候群からの腎機能回復期にも十分な輸液が必要である．

2 術前評価・管理

　術前には，肝不全のための腹水や胸水によりサードスペースに体液貯留傾向が強く，高用量の利尿薬投与により，血管内脱水の状態であることが多い．待機的な手術が可能である生体肝移植では，手術日までに，アルブミン製剤などの投与により血管内脱水を改善させる．一方，肝不全の末期では，肝腎症候群により尿量の減少をきたしているため肺水腫や心不全をきたしやすい．定期的な脳性ナトリウム利尿ペプチド（BNP）の測定や心臓超音波検査による血管内ボリュームの推測が有用である．
　肝腎症候群は，非代償性肝硬変や劇症肝炎など，肝疾患の終末期に腎機能障害を合併し

た病態を特徴とする．この肝腎症候群のドナーから提供された腎臓を別の末期腎不全患者に移植したところ腎機能が回復したことから，この肝腎症候群の腎障害は器質的な障害ではなく機能的で可逆的な障害と考えられている．腹水を伴った肝硬変患者が肝腎症候群を合併する率は，1年間に約20%とされる．劇症肝炎患者においては約30%に肝腎症候群を合併する．肝腎症候群を合併すると，周術期に透析療法が必要になり，術後合併症が増加する．米国で，臓器を適切に分配するため末期肝不全の予後予測式として使用されるMELD（model for end-stage liver disease）スコア[1]では，肝腎症候群を合併した患者に優先的に肝移植が施行されるように構成されている．また，肝不全をきたしている患者のほかの特殊な病態として，肝肺症候群と呼ばれる低酸素血症や，肺高血圧症を伴っていることがあり，経皮的動脈血酸素飽和度の確認や心臓超音波検査などを施行し評価する．

　肝移植前の低栄養状態は，術後の感染症発症や，日常生活動作（ADL）の低下などに影響する．栄養状態を評価するために主観的包括的栄養評価法（SGA，表）は簡便で優れており，医師以外も評価することができる．Child-Pugh分類からみると，男性では筋肉量の減少が肝機能の悪化に伴って増大しChild-Pugh Cでは41%に，女性では皮下脂肪の減少がChild-Pugh Cで49%に認められる．肝不全患者のなかでも，胆道閉鎖症，原発性胆汁性肝硬変や原発性硬化性胆管炎などの胆汁うっ滞性肝疾患では，早期に，脂溶性ビタミンDやビタミンKの吸収低下から，骨粗しょう症，肝性くる病や出血傾向をきたす[2]．全米静脈経腸栄養学会（ASPEN）ガイドラインのなかでは，肝疾患患者の栄養評価項目として，ビタミンA，D，E，Kや亜鉛など，微量元素を考慮することが推奨されている．同ガイドラインのなかでは，必要カロリーを夜間軽食（200 kcal程度）も含め1日4〜6回に分けて摂取することがよいとされる．この夜間軽食は夜間就寝前補食（LES）と呼ばれる．

　肝硬変に合併した肝性脳症に対して分岐鎖アミノ酸製剤は著効する．しかし，急性肝不全による肝性脳症を合併した患者に対する分岐鎖アミノ酸製剤の効果は疑問であり使用すべきでない．急性肝不全による肝性脳症に対しては，血漿交換よりも血液濾過透析（HDF）が著効する．一方，急性肝不全は時に低血糖になりやすい．意識障害をみた場合は血糖も測定する．

SIDE NOTE

脳死全肝移植と生体肝移植

　脳死全肝移植では，主にMELDスコアが12以下で，輸血量が少なく，手術終了時に昇圧薬の使用がなく，そして，手術時間が短ければ術後，集中治療室入室不要であるという報告がみられる．肝再生することを前提とした生体肝移植は，脳死全肝移植に比べ，術後遷延する肝不全に対し集中治療室管理の重要性は高い[6]．

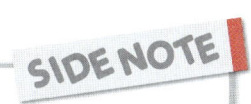

1. 病　歴
（1）体重変化 　　過去6カ月間の体重減少：減少量＝＃＿＿＿＿＿kg；％減少率＝＃＿＿＿＿＿ 　　過去2週間の体重変化：＿＿＿＿＿増加， 　　　　　　　　　　　　　＿＿＿＿＿変化なし， 　　　　　　　　　　　　　＿＿＿＿＿減少
（2）食事摂取状況の変化（通常時と比較） 　　＿＿＿＿＿変化なし， 　　＿＿＿＿＿変化あり＿＿＿＿＿持続期間＝＃＿＿＿＿＿週， 　　　　　　　　　　　＿＿＿＿＿タイプ：＿＿＿＿＿適正レベルに近い液体食，＿＿＿＿＿完全液体食 　　　　　　　　　　　　　　　　　　　＿＿＿＿＿低カロリー液体食，＿＿＿＿＿絶食
（3）消化器症状（2週間以上持続） 　　＿＿＿＿＿なし，＿＿＿＿＿悪心，＿＿＿＿＿嘔吐，＿＿＿＿＿下痢，＿＿＿＿＿食思不振
（4）身体機能 　　＿＿＿＿＿機能不全なし， 　　＿＿＿＿＿機能不全あり＿＿＿＿＿持続期間＝＃＿＿＿＿＿週， 　　　　　　　　　　　＿＿＿＿＿タイプ：＿＿＿＿＿労働制限， 　　　　　　　　　　　　　　　　　　　＿＿＿＿＿歩行可能， 　　　　　　　　　　　　　　　　　　　＿＿＿＿＿寝たきり
（5）基礎疾患と栄養必要量の関係 　　初期診断＿＿＿＿＿＿＿＿＿＿＿＿＿＿＿＿＿＿＿＿＿＿＿＿＿＿＿＿＿＿＿＿＿＿＿＿ 　　代謝亢進に伴うエネルギー必要量／ストレス：＿＿＿＿＿なし，＿＿＿＿＿軽度， 　　　　　　　　　　　　　　　　　　　　　　　＿＿＿＿＿中等度，＿＿＿＿＿高度
2．身体所見（スコアによる評価：0＝正常，1＋＝軽度，2＋＝中等度，3＋＝高度）
＃＿＿＿＿＿皮下脂肪の減少（上腕三頭筋，胸部） 　　＃＿＿＿＿＿筋肉量の減少（大腿四頭筋，三角筋） 　　＃＿＿＿＿＿くるぶしの浮腫 　　＃＿＿＿＿＿仙骨部の浮腫 　　＃＿＿＿＿＿腹水
3．主観的包括的栄養評価（1つ選択）
＿＿＿＿＿A＝栄養状態良好 　　＿＿＿＿＿B＝中等度の栄養不良 　　＿＿＿＿＿C＝高度の栄養不良

表● 主観的包括的栄養評価（SGA）
適切なカテゴリーを選びチェックマークを入れ，"＃"には数値を記入する
文献7より引用

❸ 術中管理

　　術中大量出血に対して，術野を確認し術者と話し合いながら血液製剤投与を行い，血圧を維持する．下大静脈遮断はよく行われ，血圧変動に注意が必要である．肝静脈吻合後に門脈吻合が終了し最初に腸管血流がグラフト肝を流れる再灌流直後には，グラフトから全身へ血管作動性物質やカリウムが放出され，血圧低下，不整脈，稀に心停止などが起こる．この現象はpost reperfusion syndromeと呼ばれる．グラフト肝の冷阻血時間がより長く，より大きなグラフト肝が移植される脳死肝移植では注意が必要である．

術後早期からの栄養管理を目的として，術前に中等度から重度の低栄養状態が存在している場合は，術後に経腸栄養が安定して行えるように術式の工夫がされる．

❹ 術後管理

術後3〜10日目，症例によっては術後30日までに，多くの症例で術後ドレーンより1日3,000〜5,000 mL程度の腹水の排出がみられる．基本的には腹水量全量を補液（酢酸リンゲル液など）する．排出量が多い場合，1〜3時間ごとに量を測定しその後の輸液量を決定してもよい．排出量が1日約3,000 mLを超える場合は，腹水の電解質を測定し輸液計画の参考とする．腹水が著明に増加したときと肝機能障害を認めたときの鑑別診断のフローチャートを示す（図1）．尿量は1 mL/kg/時以上排出されていることが望ましい．体重60 kgの成人で1日のin-outバランスを，術後3日まで＋3,000 mL程度に設定し，その後は術後7日まで＋1,500〜2,000 mLを継続し，P/F比（PaO_2/F_IO_2）が安定していることを確認しながら，ややin overの輸液をする（図2）．血清アルブミン値は，2.5〜3.0 g/dLをおおよその目標とする．一般的に，新鮮凍結血漿の投与は必要ない．大量の腹水が継続する場合，同時にアルブミン製剤の投与を長期投与しなければならないことがある．

通常の外科手術後はrefillingという，サードスペースに貯留した水分が血管内へ戻り尿量が増加するが，肝移植後は侵襲の大きい手術，大量ステロイド投与，肝腎症候群の存在，そして肝不全の遷延のためわかりにくい．体重上昇もゆっくりであれば経過観察とし，尿量の増加を待つ．術後7日目を超えてから緩やかに尿量が増加し，いわゆるrefillingがみられることがある．肝腎症候群や術後腎機能障害の回復期に1日5,000 mLを超える尿量がみられ，尿量増加時は腎機能の改善を目的として尿量の約50〜100％を輸液（酢酸リ

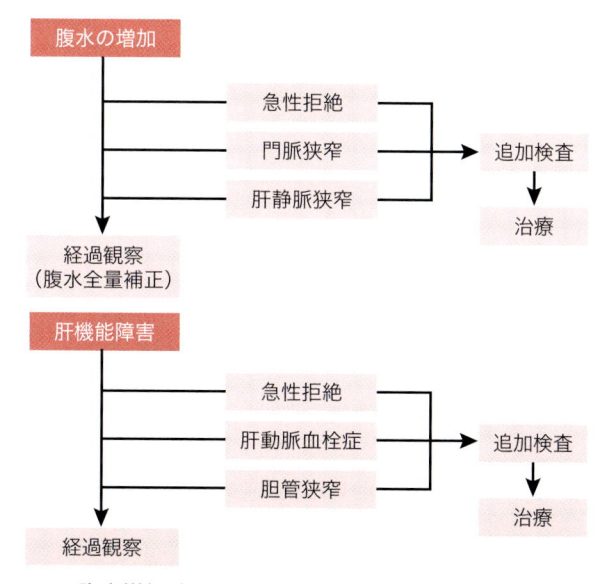

図1 ● 腹水増加時，肝機能障害時の鑑別診断

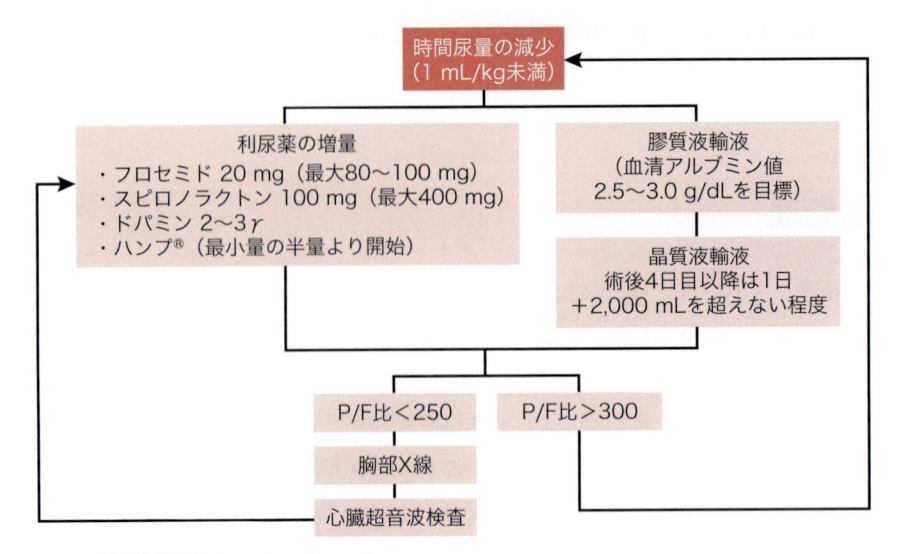

```
                    時間尿量の減少
                    （1 mL/kg未満）
                          │
        ┌─────────────────┼─────────────────┐
        │                                   │
   利尿薬の増量                        膠質液輸液
   ・フロセミド 20 mg（最大80〜100 mg）    （血清アルブミン値
   ・スピロノラクトン 100 mg（最大400 mg）  2.5〜3.0 g/dLを目標）
   ・ドパミン 2〜3γ
   ・ハンプ®（最小量の半量より開始）     晶質液輸液
                                        術後4日目以降は1日
                                        ＋2,000 mLを超えない程度
                          │
              ┌───────────┴───────────┐
           P/F比＜250              P/F比＞300
            胸部X線
         心臓超音波検査
```

図2 ● 尿量減少時のフローチャート

ンゲル液など）し尿量を維持する．十分な輸液と利尿薬の投与をしても，尿素窒素が100 mg/dL，血清クレアチニンが4 mg/dL前後を超えるか，高カリウム血症が制御できない場合，積極的に持続血液濾過透析（CHDF）を考慮する．集中治療室（ICU）管理期間は延長しやすく，術後せん妄は必ず起こると考えてよい．抜管後は積極的な夜間鎮静が必要である．

　免疫抑制薬は，ステロイドとカルシニューリン阻害薬（プログラフ®またはネオーラル®）の2剤併用療法が基本である．免疫抑制薬は肝移植周術期に最大量が投与され，術後半年までにスケジュールのとおりにゆっくり減量されたのち，最小量を生涯内服する．

　肝移植後の拒絶反応は移植後5〜60日にみられ，約20％に発症する．血液検査で肝機能検査値（AST，ALT，T-Bil，ALP，GGTP）の上昇が症状より先行して認められ，診断は肝生検で行う．検体はBanff分類をもとに診断し，①門脈域でのTリンパ球を主とする炎症細胞浸潤，②胆管の炎症性傷害，③静脈内皮炎の所見からrejection activity index scoreを判定し，3点以上で治療を開始する[3]．治療は，高用量のステロイド投与が第1選択である．ステロイドパルス療法やステロイドリサイクル療法（初回投与量 20 mg/kgを24時間ごとに半量に減量し7日間で終了）が行われる．著効するが改善しない場合はsecond courseを施行する．稀だが，改善しないステロイド抵抗性拒絶に対しては，ほかの免疫抑制薬が追加される．高用量のステロイド投与後は全身浮腫にも注意したい．

　肝移植後の重要な感染症は各種細菌に加え，カンジダ，アスペルギルス，クリプトコッカス，ニューモシスチス・イロヴェチなどの真菌と，サイトメガロウイルスである．これらは定期的なβ-Dグルカンとクリプトコッカス抗原検査，サイトメガロウイルスアンチゲネミアの検査でほぼ診断できる．術前からICUに入室する場合や，免疫抑制薬の投与量がスケジュール（図3）に示した量より多い場合は高危険群である．

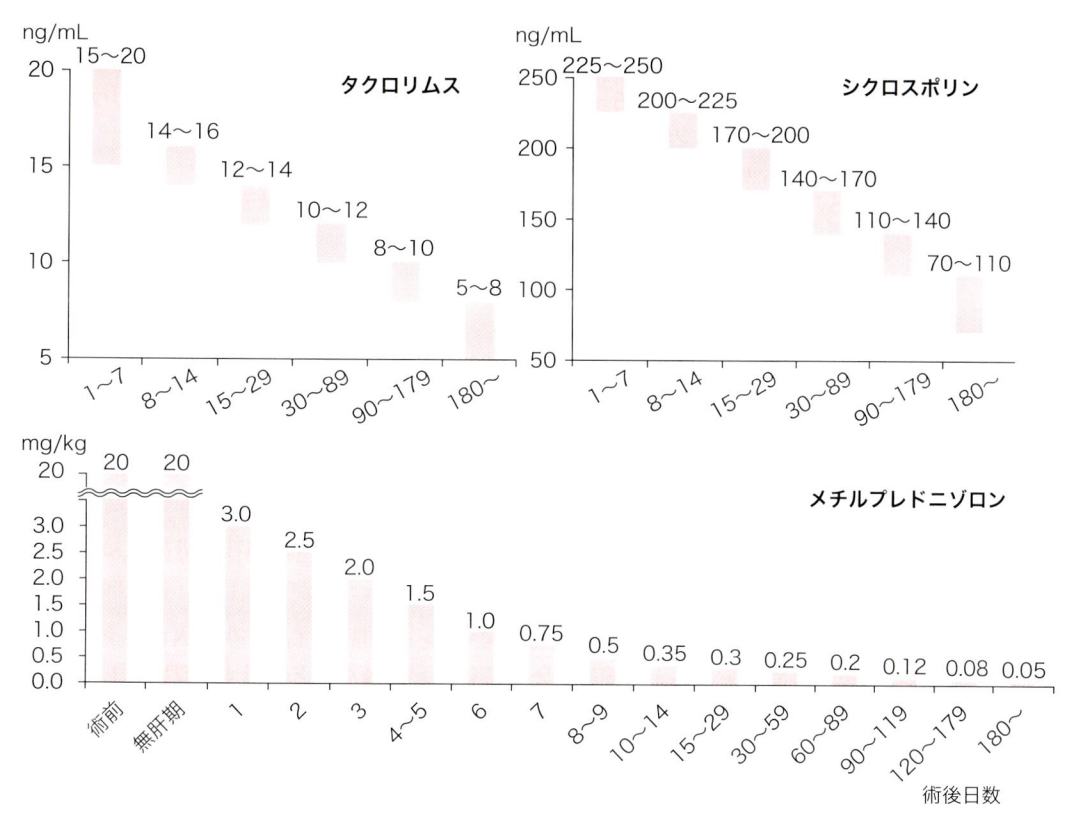

図3 ● 免疫抑制薬の投与スケジュール

❺ 栄養管理

　移植肝は移植後約6時間後から，エネルギー基質が脂肪からグルコースに交代するとされる．肝移植後翌日より，肝切除のプロトコール[4]の糖投与量の半量から開始し，1日ごとに0.05 g/kg/時，4日間にわたって増量する．目標血糖値は200 mg/dL以下として管理する．肝移植術後は，次第に肝機能が改善し術後1週間以内には多くの症例で経口摂取が可能で，その後は分岐鎖アミノ酸製剤投与や脂溶性ビタミン，微量元素の投与の必要はない．

　欧州臨床栄養代謝学会（ESPEN）は，ガイドラインをウェブサイト上で公開している．非肝硬変患者では絶食から3日間程度でカロリー欠乏が発生するのに対して，肝硬変患者ではわずか数時間で発生する．また，同ガイドライン[5]は，十分な栄養を投与しながらも，1.3×安静時エネルギー消費量（REE）が推奨され，下回るときは第1選択として経腸栄養の開始，困難な場合は経静脈栄養の併用が推奨される．くり返し血糖を測定し，高血糖時に即応することも重要である．日本人の投与カロリーの目標はESPENガイドラインよりある程度少なくてもよい．例えば基礎代謝量に30％程度を加算し，成人男性では1,800～1,900 kcalを，成人女性では1,400～1,500 kcal程度を目標にしてもよい．栄養サポートチーム（NST）があればコンサルトする．

分なCKD–MBD管理が重要である．

6 注意点・禁忌

● 移植後の輸血製剤選択における血液型

　腎移植後に移植腎周囲や膀胱尿管吻合部からの出血が多い場合などで，レシピエントに対して赤血球や新鮮凍結血漿の輸血を検討することが稀にある．赤血球輸血はレシピエントの血液型と同じ製剤を用いる．腎移植後の輸血により，HLA抗原（照射で不活性化された白血球，赤血球輸血製剤にわずかに混在する血漿のなかに存在）などに対する抗体がレシピエントの体内で産生される可能性が考えられる．しかし腎移植後の輸血が抗体関連型拒絶反応や長期生着率低下のリスクを有意に高めるかどうかについては議論が分かれる[7, 8]．

　ABO血液型不適合生体腎移植の場合，新鮮凍結血漿の輸血を行う必要があるときは，AB型の製剤を用いる．これにより抗血液型抗体がレシピエント体内に入ることを避ける．

Case Reference

Case 1

　40歳女性．慢性糸球体腎炎による末期腎不全のため血液透析を導入後約半年でABO血液型適合生体腎移植を施行（ドナーは夫）．術後1時間で尿量は90 mL．手術前のドライウエイトは60.0 kg，術後体重は62.5 kgであった．血圧134/60 mmHg，脈拍84/分，CVP 7 cmH$_2$O，エコーでは水腎症や膀胱拡張なく，IVC径 15 mm・呼吸性変動あり．

　生理食塩液の輸液500 mL，アルブミン製剤を追加投与し，血圧150/80 mmHg，CVP 10 cmH$_2$Oまで上昇．以後血圧やCVPを維持するように輸液を継続．尿量はその後徐々に増加した．

Q 輸液量を増量したのはなぜか？

A 生体腎移植後は多尿となることが多いこと，血液透析導入後間もない患者で残腎機能がまだあると思われることも考慮すると，尿量90 mL/時 は明らかに少ない．また，血圧やCVP値は正常範囲であるが，腎移植後で移植腎への十分な血流を維持する必要があるため，さらなる輸液による循環血漿量の増加を図る必要があると考えられた．

Case 2

　59歳男性．腎硬化症による末期腎不全のため血液透析を約10年行った後，ABO血液型不適合生体腎移植を施行（ドナーは妻）．術中は血流再開後3分で初尿を認めていた．帰室後は尿量130 mL/時 程度．肉眼的血尿＋．その後しばらくして尿量が30 mL/時 に著明に減少したためコール．ベッドサイドエコー検査で著明な膀胱拡張あり．膀胱洗浄で凝血塊を除去すると尿量は著明に増加した．

Q 尿量減少を認めたときの対処法は？

A 尿量減少を認めた際には体液量減少以外にほかの原因も鑑別に挙げる必要がある．膀胱尿管吻合部からの出血による凝血塊による尿道バルーンカテーテル閉塞などの尿路閉塞はその1つである．長期透析歴のある患者では膀胱容量が減少しており，尿道閉塞で膀胱内圧が上昇すると膀胱尿管吻合部から尿漏をきたす可能性がある．上記症例も尿漏の有無を画像検査などでさらにフォローすべきと思われる．

文献

1）内田潤次，他：腎移植 術直後の管理 レシピエント 生体腎移植．腎と透析，76巻増刊：598-600，2014
2）乾政志，他：腎移植について，術後のin/outバランスにおける観察の目的やポイントが知りたいです．泌尿器ケア，19：55-56，2014
3）加藤大悟，他：腎移植後の輸液．綜合臨牀，58：932-933，2009
4）寺坂壮史，他：腎移植におけるICU管理．ICUとCCU，38：83-89，2014
5）Chadban S, et al：Protein requirement in adult kidney transplant recipients. Nephrology, 15：S68-71, 2010
6）Seeherunvong W & Wolf M：Tertiary excess of fibroblast growth factor 23 and hypophosphatemia following kidney transplantation. Pediatr Transplant, 15：37-46, 2011
7）Scornik JC, et al：Effects of blood transfusions given after renal transplantation. Transplantation, 87：1381-1386, 2009
8）O'Brien FJ, et al：Effect of perioperative blood transfusions on long term graft outcomes in renal transplant patients. Clin Nephrol, 77：432-437, 2012

4 脳外科術後
（脳腫瘍，脳動脈瘤クリッピング）

橘田要一

Point
- 昇圧薬・降圧薬・浸透圧利尿薬を適宜使用し，脳灌流圧を意識した輸液管理が必要である
- 電解質，特にナトリウム濃度に注意した組成を選択する
- 栄養摂取は可及的早期に経口・経腸栄養を考慮する

1 病態と輸液の目的

　脳外科手術の輸液を考慮するにあたり大切なことは，頭蓋骨に囲まれ容積に制限のある組織に病変があり，そこにさらに外科的操作を加えることに起因する病態（脳浮腫など）を想定して，脳灌流圧を術前から術後まで意識して治療することである．脳灌流圧は平均動脈圧から頭蓋内圧を減じて求められ，その管理目標は60〜70 mmHgであるが，近年はこれを維持するための容量負荷は肺水腫などを招くこともあり，50〜60 mmHgでよいとの意見もある．頭蓋内圧の管理には高浸透圧利尿薬を用い，平均血圧の管理には昇圧薬や降圧薬を用いる．

　また，もう1つの重要な点は，脳は単位重量あたりの血流量が豊富で，そのためにほかの臓器と比べて相対的に虚血に対して時間の長さおよび程度の両面で脆弱であることである．腫瘍・血腫・浮腫によって頭蓋内環境に局所的な違いが生じ，局所的に血流が低く虚血の危機に瀕している部位では脳灌流圧を維持するために，全身への作用とは相反する治療を行う場合もあることである．一方，脳単独の疾病で消化管の合併症がない限りは，意識レベルや呼吸状態などの全身状態を考慮して可及的早期から経口・経腸栄養をほかの臓器の手術よりは相対的に早く施行可能となる．

　以上が脳外科手術の一般的な病態および輸液の目的であるが，くも膜下出血に代表される脳血管障害とグリオーマなどの脳腫瘍では，手術内容が異なるため，以下の項目はこの2つを中心に分けて論じる．

❷ 術前評価・管理

1) 脳腫瘍

　脳腫瘍患者は頭蓋内圧が亢進している場合が多く，頭痛や嘔気・嘔吐を訴えることも多い．経口摂取が可能で症状が軽度の場合を処方例1，症状が強いまたは十分な経口摂取ができない場合を処方例2に示す．いずれの場合も全身管理として基本輸液量はやや脱水気味に管理する．

> **処方例1**
> ＜経口摂取可能で症状が軽度の場合＞
> イソバイド®シロップ70％分包 30 mL　1回1包　1日3回
> リンデロン®錠（0.5 mg）　1回4錠　1日3回

> **処方例2**
> ＜症状が強い，または十分な経口摂取ができない場合＞
> ソリタ®T3号　500 mL　60 mL/時
> グリセオール® 200 mL＋リンデロン® 2 mg　200 mL/時（6～12時間ごと）

2) くも膜下出血

　くも膜下出血の術前管理の最大の目的は再破裂の予防である．このためには鎮痛・鎮静・血圧の厳密管理の3つが治療の柱である．鎮静はRichmond Agitation-Sedation Scale（RASS）－1～－2程度（呼びかけると開眼し，このときは意思の疎通は可能であるが，刺激をやめると眠ってしまう）をめざし，血圧は収縮期120 mmHg以下に管理する（処方例を以下に示す）．また重症くも膜下出血の場合は神経原性肺水腫やたこつぼ型心筋症を合併することがある．神経原性肺水腫は人工呼吸器下にPEEPの調整を主とした管理を行い，たこつぼ型心筋症はジルチアゼムなどのCa拮抗薬などで加療する．

> **処方例**
> ソリタ®T3号　500 mL　×3　60 mL/時
> フェンタニル（0.1 mg）5A＋生理食塩液　計50 mL　適宜2～4 mL/時
> ドルミカム®（10 mg）5A＋生理食塩液　計50 mL　適宜2～10 mL/時
> ニカルジピン原液　適宜2～20 mL/時

❸ 術後管理

1) 脳腫瘍

　脳腫瘍術後は手術により病巣が除去または減量され，全体の頭蓋内圧は減少する．しかし周囲正常脳への摘出時の一時的な軽度圧排や，長期間の腫瘍自体の圧迫の解除の影響などで，腫瘍摘出腔に接する脳組織では局所的な浮腫・腫脹・虚血が術後もしばらく残存する．このため高浸透圧利尿薬は継続・漸減していく．また直後は術後出血に留意して必要

に応じて降圧薬の使用も検討する．翌日からは意識レベルや麻痺などの神経症状に応じて経口または経腸栄養に可及的早期に移行する．

> **処方例**
>
> ＜1日目＞
> ソリタ®T3号　500 mL　60 mL/時（1本目にガスター® 1A混注）
> グリセオール®　200 mL＋リンデロン® 2 mg　200 mL/時（6時間ごと）
> ニカルジピン原液　適宜2〜20 mL/時
> ＜2日目＞
> ソリタ®T3号　500 mL　40 mL/時（1本目にガスター® 1A混注）
> グリセオール®　200 mL＋リンデロン® 2 mg　200 mL/時（6時間ごと）
> CT検査後，経口・経腸栄養開始を検討
> ＜3・4日目＞
> ソリタ®T3号　500 mL　20 mL/時
> グリセオール®　200 mL＋リンデロン® 2 mg　200 mL/時（8時間ごと）
> ＜5・6日目＞
> グリセオール®　200 mL＋リンデロン® 2 mg　200 mL/時（12時間ごと）
> ＜7日目＞
> グリセオール®　200 mL＋リンデロン® 2 mg　200 mL/時

2）くも膜下出血

　くも膜下出血術後の管理目標は再破裂の予防から脳血管攣縮の予防・治療へ変わる．1980年代から脳血管攣縮にはHypertension（人為的高血圧），Hypervolemia（循環血液量増加），Hemodilution（血液希釈）のTriple H therapyが有効とされてきたが，近年は見直しの意見も出ている．しかし積極的なTriple H therapyまでは行わないにしても，低血圧と脱水を避けることは否定派・肯定派ともに一致している．また，血管平滑筋のアクトミオシンに直接働き血管を拡張する作用のあるファスジル塩酸塩水和物（エリル®）がわが国では多用されているが，欧米ではnimodipineが多用されている．ニカルジピン塩酸塩はnimodipineと同様の薬理作用があるが，脳血管攣縮には適応がなく使用されていない．また，重症例では脳浮腫により頭蓋内圧が亢進しており，脳腫瘍と同様にこの管理が大切である．なお，脳室・脳槽ドレナージ（SIDE NOTE 参照）を留置している症例では，設定圧以上で脳脊髄液が流出するようになっているため，頭蓋内圧は基本的には設定圧と考えてよく，脳血管攣縮時には設定圧を下げ頭蓋内圧を低下させて脳灌流圧を増やす．また術直後は術後出血に留意して必要に応じて降圧薬の使用も検討すること，および意識レベルや麻痺などの神経症状に応じて経口または経腸栄養に可及的早期に移行することは脳腫瘍の場合と同様である．

> **処方例**
>
> ＜1日目＞
> ソリタ®T3号　500 mL　60 mL/時（1本目にガスター® 1A混注）
> グリセオール®　200 mL　200 mL/時（12時間ごと）
> ニカルジピン原液　適宜2〜20 mL/時

＜2日目＞
ソリタ®T3号　500 mL　60 mL/時（1本目にガスター® 1A混注）
グリセオール® 200 mL　200 mL/時（12時間ごと）
エリル® 30 mg＋生理食塩液 50 mL　100 mL/時（8時間ごと）
CT検査後，経口・経腸栄養開始を検討
＜3・4日目＞
ソリタ®T3号　500 mL　60 mL/時（1本目にガスター® 1A混注）
グリセオール® 200 mL　200 mL/時（8時間ごと）
エリル® 30 mg＋生理食塩液 50 mL　100 mL/時（8時間ごと）
＜5・6日目＞
ソリタ®T3号　500 mL　60 mL/時（1本目にガスター® 1A混注）
グリセオール® 200 mL　200 mL/時（12時間ごと）
エリル® 30 mg＋生理食塩液 50 mL　100 mL/時（8時間ごと）
＜7～14日目＞
ソリタ®T3号　500 mL　60 mL/時（1本目にガスター® 1A混注）
エリル® 30 mg＋生理食塩液 50 mL　100 mL/時（8時間ごと）

❹ 栄養管理

　栄養摂取は可及的早期に経口・経腸栄養を検討する．抜管し意識レベルがよければ経口摂取を考えることは言うまでもないが，少なくとも消化管合併症がなければ翌日の頭部CT後，何らかの経管栄養を検討する．摂取量や腸管からの吸収が予定量より少ない場合は，特にくも膜下出血の脳血管攣縮期では，基本輸液を減量せず脱水に常に注意する．経口摂取ができない場合の，基本輸液と経腸栄養の処方例を以下に示す．

処方例

＜1日目＞
ソリタ®T3号　500 mL　60 mL/時（1本目にガスター® 1A混注）
＜2日目＞
CT検査後，経腸栄養開始
ソリタ®T3号　500 mL　40 mL/時（1本目にガスター® 1A混注）
経腸より　メディエフ®　20 mL/時（4時間ごとに胃内貯留を確認）
＜3日目以降＞
ソリタ®T3号　500 mL　20 mL/時
経腸より　メディエフ®　40 mL/時（4時間ごとに胃内貯留を確認）
＜4日目以降＞
ソリタ®T3号　500 mL　20 mL/時（以降適宜減量・中止）
経腸より　メディエフ®　60 mL/時（4時間ごとに胃内貯留を確認）

❺ 注意点・禁忌

1）D-マンニトールか濃グリセリン・果糖（グリセオール® など）か？

頭蓋内圧低下を目的に濃グリセリン・果糖（グリセオール® など）とD-マンニトール

SIDE NOTE

脳室・脳槽ドレナージ

　脳室内出血やくも膜下出血などの脳室や脳槽内の脳脊髄液に存在する血腫の除去と頭蓋内圧コントロールを目的に留置される．脳動脈瘤破裂によるくも膜下出血では，くも膜下腔に広がった血腫の分解産物が発症後2〜14日目に脳血管攣縮（スパズム）を誘発すると考えられており，これを除去することで血管攣縮の予防が期待できる．くも膜下出血の場合は脳脊髄液の流れを促進するため，liliquest membraneを切開し，脚間槽と視交叉槽に交通をつけ，ここに留置することが多い．閉塞していないドレーン内の髄液は，心拍動と同期して拍動する．髄液の性状は，血性から淡血性，キサントクロミー，無色透明と変化することが通常であるが，突然に血性へと変化した場合には，動脈瘤からの再出血，脳内出血での脳室穿破が疑われる．髄液は持続的に産生，吸収されており，側脳室脈絡叢から産生され，第四脳室，中脳水道，ルシュカ孔・マジャンディー孔を経由してくも膜下腔に至り，くも膜顆粒から上矢状静脈洞内に吸収されている．1日に約500 mLが産生されるとされている．

　図に脳室・脳槽ドレナージ回路の圧設定を示す．設定された圧（外耳孔から円盤までの高さの差）になると，下方のチューブに脳室・脳槽から脳脊髄液が排出され，滴下して設置されたバックにたまる構造になっている．このため頭蓋内圧はほぼ設定圧に保たれる．

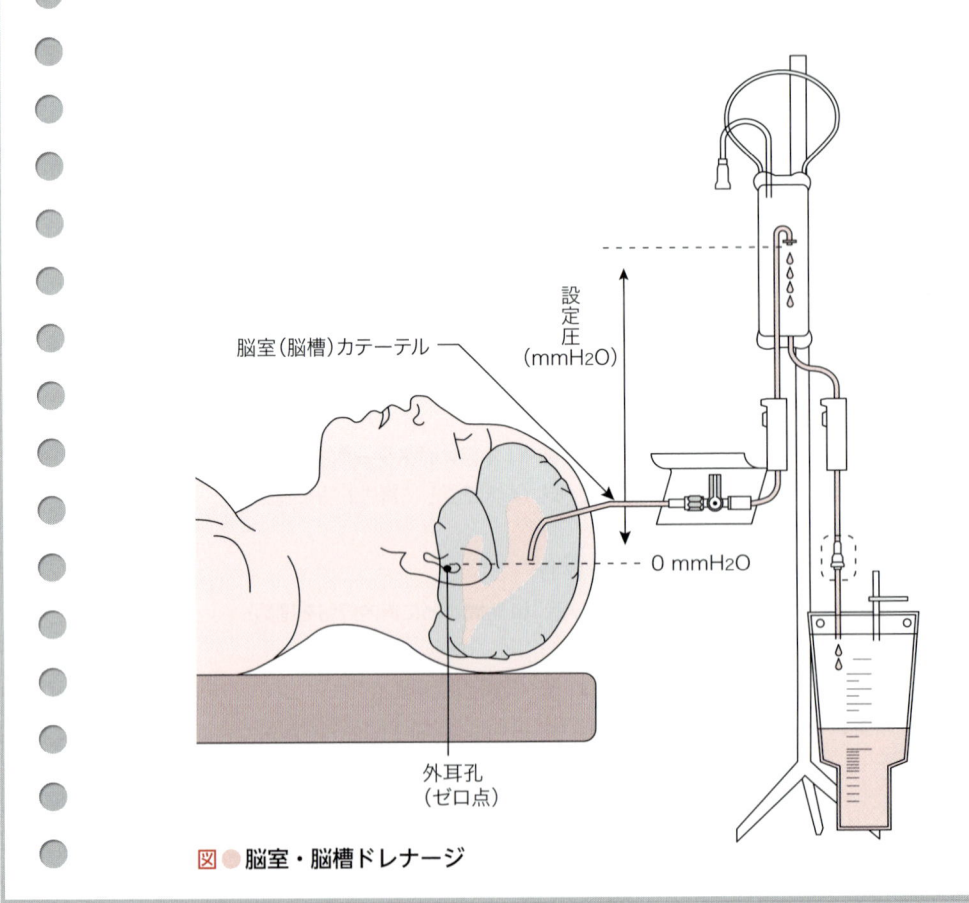

図 ● 脳室・脳槽ドレナージ

（マンニトール）が用いられる．グリセオール®などはグリセリンと果糖の配合製剤でその作用機序は浸透圧利尿効果による．これは障害脳組織より正常脳組織の自由水を有意に減少させることによる．一方D-マンニトールの作用機序は，急速に血漿成分を増加させることで生じるHtの低下により，赤血球の変形能が向上し血液粘度が低下することで，脳血流量が増加する流動力学効果による．脳血流量の増加が脳酸素供給能を改善させることで頭蓋内圧が改善し，この効果は投与後数分で現れる．また血管内壁と血漿間に浸透圧較差を生じることによる浸透圧利尿効果もあるが，これは血液脳関門の障害されている部位ではD-マンニトール自体が漏出し，逆に組織の浸透圧が上昇し脳浮腫を悪化させる"反跳現象"を起こす．わが国では術前・術中などで短時間に頭蓋内圧を下げる場合にD-マンニトールが使用され，そのほかでの頭蓋内圧管理にはグリセオール®などが多用されている．一方，欧米のガイドラインにはグリセオール®などの記載がなく，D-マンニトールと高張食塩液が使用されている．

2）脳浮腫に使用するステロイド

　血管原性浮腫以外の脳浮腫では糖質コルチコイドは有効ではない．したがって脳腫瘍以外の，血管障害や外傷による浮腫ではステロイドは効果がないとされ使用しない．またグリセオール®などは果糖を含んでおり（200 mLで10 g），特にステロイドとともに使用する場合は血糖に留意する必要がある．さらに，グリセオール®などのNaCl濃度は生理食塩液と同じ（200 mLで1.8 g）であるため，頭蓋内圧管理で使用頻度が多くなるとNaCl投与量もこれに伴い多くなる．したがって基本輸液は3号液など相対的にNaCl濃度の少ない組成を選択しておく方がよい．しかし一方で中枢性ナトリウム利尿因子の分泌などで低ナトリウム血症になることもあり，血清ナトリウム値には注意が必要である．

3）降圧薬は何を使用するか？

　ニカルジピン塩酸塩の添付文書では，脳出血急性期は出血を促進させる可能性がある，脳卒中急性期は頭蓋内圧を亢進さる可能性がある，との理由から「治療上の有益性が危険性を上回ると判断される場合のみに投与すること」と明記され「慎重投与」となっている．一方，ジルチアゼム塩酸塩では頭蓋内疾患に直結する記載はないが，降圧効果を得るため投与量が多くなると徐脈が出現すると記載されている．実際の臨床では両者とも使用され，特にニカルジピン塩酸塩は降圧効果が鋭く，「有益性が危険性を上回る」場合がほとんどである．

● Case Reference

Case 1
　72歳女性．頭痛・物忘れを主訴に来院した．左前頭葉から頭頂葉に大脳鎌に接し，軽度正中偏移を伴う長径7 cmの腫瘍を認め，大脳鎌髄膜腫の診断で開頭腫瘍摘出術を施行した．術後に意識レベルE3V4M6/GCSの傾眠傾向と，徒手筋力テスト4/5程度の右不全麻痺が出現してい

た．翌日の頭部CTでは腫瘍摘出腔に術後出血はなく正中偏移も消失，ニカルジピンで血圧を術前と同じ120〜140 mmHgに管理し，グリセオール® 200 mLとリンデロン® 2 mgを6時間ごとに投与したところ，術後2日目朝には意識レベル清明となり麻痺も改善した．

Q 今後の血圧管理と頭蓋内圧管理は？

A 本症例の一過性の麻痺と傾眠傾向は頭蓋内全体に影響しない局所の浮腫によると考えられるが，グリセオール® 200 mLとリンデロン® 2 mgで症状が改善しており，この時点で前述の「❸術後管理 1）脳腫瘍」に示したように漸減が可能と考えられる．また，経口摂取も開始し血糖値に留意し摂取量に応じて輸液本体も漸減する．さらに血圧管理も持続点滴から必要あれば経口薬に移行する．

文献

1）磯谷栄二：血行動態のモニタリングとその評価．INTENSIVIST，5：551-559，2013
2）船越　拓：Triple H療法は過去の治療となってしまったのか？INTENSIVIST，5：564-566，2013
3）欅　篤：脳圧管理における浸透圧利尿．INTENSIVIST，5：560-563，2013
4）「重症頭部外傷治療・管理のガイドライン第3版」（重症頭部外傷治療・管理のガイドライン作成委員会/編），医学書院，2013
5）「グリンバーグ脳神経外科ハンドブック原著6版」（Mark S. Greenberg/原著，黒岩敏彦/監訳），金芳堂，2007

第6章

ケーススタディ

第6章 ケーススタディ

救急 ICU

1 腸炎による敗血症性ショックで救急搬送された79歳女性

浅田敏文

症例

【病歴】高血圧，糖尿病の既往がある79歳女性．1週間前に自宅内で転倒，体動困難となり，十分に食事摂取できていなかった．飲水は可能であったが，2日前より水様性下痢が持続していた．訪問してきた家族が自宅内で倒れているところを発見し救急要請．

【身体所見】脈拍数 110/分，血圧 70/45 mmHg，呼吸数 30回/分，体温 34.5℃，経皮的酸素飽和度 99％（酸素マスク5L），JCS Ⅲ-200

頭頸部：口腔内乾燥著明，眼瞼結膜貧血なし，眼球黄染なし，項部硬直なし，頸静脈怒張なし

胸腹骨盤：肺雑音なし，心雑音なし，腹部平坦・軟，筋性防御なし，腸蠕動音亢進

四肢・皮膚：ツルゴール低下，下腿浮腫なし，褥瘡なし，発赤部位なし，末梢冷感あり

【検査所見】WBC 14,800/μL，Hb 15.2 g/dL，Plt 163,000/μL，TP 4.8 g/dL，Alb 2.6 g/dL，AST 42 U/L，ALT 28 U/L，T-Bil 1.1 mg/dL，BUN 70.4 mg/dL，Cre 1.98 mg/dL，Na 148 mEq/L，K 4.3 mEq/L，Cl 99 mEq/L，CRP 7.26 mg/dL

動脈血液ガス分析：pH 7.338，pO$_2$ 140 mmHg，pCO$_2$ 15 mmHg，HCO$_3^-$ 9.8 mmol/L，Lac 12.7 mmol/L

尿定性：pH 6.0，糖 3＋，蛋白 1＋，潜血 1＋，白血球 －，亜硝酸塩 －

超音波検査：左室壁運動良好，弁疾患なし，右室負荷所見なし，下大静脈虚脱

頭部CT：出血なし

体部CT：肺野浸潤影なし，肝胆膵異常なし，腸管浮腫軽度あり，free airなし，胸腹水なし

上記病歴，各所見より循環血漿量減少性ショック，敗血症性ショックによる意識障害と診断した．

1）病態

　救急外来に搬送されるショック患者は，最初から敗血症性ショックと診断されるわけではない．本症例では，心原性ショック，出血性ショック，閉塞性ショック，アナフィラキシーショックといった他のショックを各検査で否定したうえで，「下痢」という臓器障害所見と全身性炎症性反応症候群（SIRS）の所見，すなわち頻脈，頻呼吸，低体温，白血球上昇から病態として循環血漿量減少性ショックおよび敗血症性ショックを念頭において治療を開始することになる．

　水分摂取不足，持続する下痢による単純な循環血漿量減少であっても同様の所見となり得るが，敗血症性ショックが否定できない場合に根本治療である抗菌薬投与を怠ると，血

管透過性亢進や末梢血管抵抗低下が改善せず，予後不良となる可能性がある．

2）超急性期

　　左室収縮能や右室負荷所見がなく，下大静脈虚脱や皮膚乾燥，頻脈を伴う血圧低下，ヘモグロビンの相対的高値などの所見から，循環血液量減少は明らかであるため，晶質液をまずは十分量投与しなければならない．同時に抗菌薬投与も忘れずに行う．単純な脱水が根本病態であれば，輸液負荷によりバイタルサインや意識状態はすみやかに改善することが期待できる．輸液負荷のみでバイタルサイン改善の徴候がなければ，中心静脈ライン確保を急ぎ，昇圧薬投与を開始する．

処方例
- 酢酸リンゲル液（ヴィーン®F）2,000 mL 全開投与
- ノルアドレナリン 0.3 μg/kg/分から投与開始

3）急性期

　　十分な初期輸液および昇圧薬投与で血圧が安定した後には，予後不良因子である過剰輸液を避けるために，輸液速度を落とし維持輸液へ移行する．本症例では，血液濃縮の状態にもかかわらず血清アルブミン値が低値であるため，輸液負荷によりアルブミン値がさらに低下することが予想される．維持輸液速度が高流量であり，総輸液量が多くなることが懸念される場合は，アルブミン製剤投与を考慮してもよい．また，昇圧薬投与が不十分な場合もあり，昇圧薬を増量・追加することで維持輸液速度を減量できる場合もある．輸液を行うべきか（心拍出量不足），昇圧薬を増量するべきか（末梢血管抵抗低下）の判断に困る場合には，PiCCOやフロートラックなどのモニターを参考にしてもよい．ただし，モニターの値の評価においては，測定原理などを十分に理解し，値そのものを鵜呑みにしないよう注意する必要がある．そのほかの体液バランスのパラメータと合わせて総合的に判断しなければならない．

処方例
- 酢酸リンゲル液（ヴィーン®F）200 mL/時 + ノルアドレナリン 0.3 μg/kg/分
- or
- 5％アルブミン製剤 500 mL 負荷後に酢酸リンゲル液（ヴィーン®F）100 mL/時 + ノルアドレナリン 0.3 μg/kg/分
- or
- 酢酸リンゲル液（ヴィーン®F）100 mL/時 + ノルアドレナリン 0.3 μg/kg/分 + バソプレシン（ピトレシン®）2単位/時もしくはアドレナリン 0.05 μg/kg/分

4）栄養療法

　　カテコラミンの増量や追加が必要なくなり，バイタルが安定した時点で経腸栄養開始を検討する．経腸栄養の種類は特に問わない．

5) 終了

　　　　維持輸液量やカテコラミンを漸減し，血管内から血管外への水分漏出が収まったと判断された時点で輸液療法から利尿・除水中心の管理へと変更する．適正な細胞外液量まで利尿・除水を行い，その後は電解質・体液バランスを維持する．

Point
- 敗血症性ショックを疑う症例では，初期輸液は十分に行い，必要に応じてカテコラミンを併用する
- バイタルが安定し次第，過剰輸液を極力回避する

第6章 ケーススタディ

救急 ICU

2 著しい代謝性アシドーシスと高血糖を呈した意識障害，ショック状態の75歳男性

早瀬直樹

症例

【病歴】75歳男性．数年来，糖尿病治療を近医で行っていた．2日前にポットのお湯を右下肢にこぼしたが放置していた．患者が居間で意識を失って倒れているのを，様子を見にきた家人が発見し，救急要請した．

【身体所見】血圧測定不可（総頸動脈は触れる），下顎呼吸で6/分，JCS Ⅲ-200（瞳孔不同なし，痛み刺激に対して四肢は左右差なく動く），SpO$_2$測定不可，体温32.1℃，全身乾燥している．右下肢に感染徴候を示すⅡ度熱傷を約5％認めた．

【検査結果】血糖（簡易血糖測定器では測定限界以上）
動脈血液ガス分析：pH 6.967，PaCO$_2$ 47.3 mmHg，PaO$_2$ 132 mmHg，HCO$_3$ 10.6 mEq/L，Na 136 mEq/L，K 4.9 mEq/L，Cl 91 mEq/L，Anion gap 34.4，Glu 678 mg/dL，Lac 7.25 mEq/L
WBC 7,070/μL，Hb 11.8 g/dL，Plt 13.0万/μL，TP 4.7 g/dL，Alb 3.7 g/dL，GOT 158 IU/L，GPT 53 IU/L，ALP 1,541 IU/L，LDH 400 IU/L，T.Bil 0.8 mg/dL，BUN 64 mg/dL，Cre 2.94 mg/dL，CK 268 U/L，CRP 35.8 mg/dL
尿定性：比重1.010，pH 5.5，蛋白2＋，ブドウ糖4＋，ケトン体3＋，潜血3＋，白血球－
エコー：心収縮良好
頭部CT：頭蓋内病変なし

1）病態

　意識障害，ショック状態の患者が搬入されたら，蘇生によるABCの安定化と同時に意識障害の原因検索を行わなくてはならない．意識障害の体系的アプローチのなかで最も容易かつ迅速に実施できるものは簡易血糖測定である．本症例では測定限界を超過するほど血糖高値と判明した．高血糖を伴う意識障害の代表例は糖尿病性ケトアシドーシス（DKA）と高浸透圧高血糖症候群（HHS）である．

　次にこれらの鑑別を進めるために，動脈血液ガス分析を実施したところ，アニオンギャップ開大性の代謝性アシドーシスを認めた．したがって本症例の意識障害，ショックの原因としてDKAの関与が最も考えられることになる．尿定性でもケトン3＋が検出されており，まず間違いない．

　ところで，この患者にかかわる疾患はDKAだけでよいか，DKAの引き金となった原因は何なのか．患者の家族から情報を聴取すると，HbA1c 12台でコントロール不良のⅡ型糖尿病があることが判明した．さらに2日前ポットの熱湯を誤って被ったと思われる約5％

```
ステップ1
脱水に対して
急速輸液
    ↓
ステップ2
Kモニターと補充
    ↓
ステップ3
インスリン投与
    ↓
ステップ4
ブドウ糖入りの
維持輸液
```

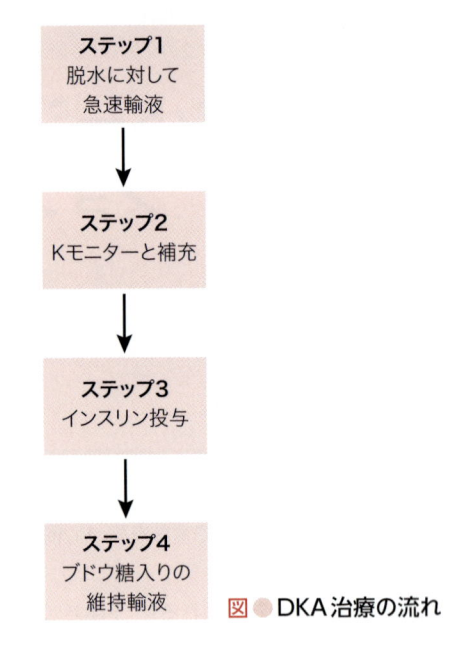

図 ● DKA治療の流れ

のⅡ度熱傷を右下肢に認め，一部に感染を認めていた．つまり，この患者はコントロール不良のⅡ型糖尿病を背景に，下肢のⅡ度熱傷の感染，敗血症性ショックが誘因となり，DKAを発症したと考えられた．

DKAの本態はコントロール不良の糖尿病や感染症によるインスリンの相対的欠乏と，グルカゴンをはじめとしたカウンターホルモンの上昇である．

- 肝臓での糖新生，末梢組織の糖の利用障害から高血糖状態となり，尿糖陽性になると浸透圧利尿により脱水と電解質喪失が起こる．脱水はさらに高血糖を増悪させ，意識障害，低容量性ショックにつながる．
- 糖の利用障害により，脂肪が分解された結果，遊離脂肪酸が肝臓に運ばれてケトン体に変換される．このケトン体によりアニオンギャップ開大性の代謝性アシドーシスや嘔吐，腹痛といったDKAの諸症状が引き起こされる．

2) 超急性期（図）

a) ステップ1

DKAの本態は高度な脱水と電解質の喪失であるため，搬入後直ちに急速輸液を開始する．

処方例
生理食塩液またはラクテック® 1,000 mLを全開投与．その後，ラクテック® 500 mL/時で継続
*心疾患や腎疾患を有する患者は血管内容量の評価を頻回に行い，医原性の溢水にならないように注意する．

b) ステップ2

DKAの患者ではカリウム値が正常範囲でも体内のカリウム量は不足している．したがって，可及的すみやかにカリウム補充を行う．このとき，中心静脈カテーテルが確保されて

いると，高濃度のカリウムも投与でき便利である．

> **処方例**
> ・K ≧ 4.5 mEq/L ならばカリウム補充は控える
> ・3.0 mEq/L ≦ K ＜ 4.5 mEq/L で尿量確保されていれば，ラクテック® 500 mL に KCL 20 mEq 混注して 250 mL/時で開始
> ・K ＜ 3.0 mEq/L ならばインスリンは控え，ラクテック® 500 mL に KCL 30 mEq 混注して 250 mL/時で開始

c）ステップ3

カリウムを十分補充したところでレギュラーインスリン補充を行う．

> **処方例**
> ・3.0 mEq/L ≦ K であれば，ヒューマリン®R 50 単位＋生理食塩液 49.5 mL　5 mL/時で開始
> （はじめにヒューマリン®R 5 単位静注してもよい．ヒューマリン®R 5 単位＋生理食塩液 5 mL 静注）
> 循環動態の指標が安定化してきたら輸液量を漸減する
> ＊ショックが遷延したら，適宜カテコラミンを使用
> 　ノルアドレナリン 12A ＋生理食塩液 88 mL　1〜10 mL/時で持続静注
> ＊pH ＜ 7 でショック合併例かつ 3.0 mEq/L ≦ K にはメイロン®投与
> 　メイロン® 8.4% 100〜200 mL 全開投与

3）急性期

血糖値が 300 mg/dL 以下となったら，ブドウ糖入りの維持輸液に変更する．またレギュラーインスリンは 0.05 単位/kg/時に減量する．

> **処方例**
> ソルデム® 3AG 100〜200 mL/時
> ヒューマリン®R 20 単位＋生理食塩液 19.8 mL　2〜3 mL/時

4）栄養療法

急性期は血糖コントロールを複雑にするため，積極的な栄養療法は急性期を過ぎてから実施する．

5）終了

DKA 治療の終了はアニオンギャップまたはギャップ−ギャップを指標とし，ケトアシドーシスの改善により，前者は正常範囲に，後者は限りなく 0 に近くなる．

> **Point**
> ● DKA の治療は，①輸液，②カリウム補正，③インスリン投与，の順序で施行する（図）
> ● DKA の原因疾患を同定し，並行して治療する

第6章 ケーススタディ

救急 ICU

3 ERにて高K血症から致死性不整脈をきたした末期腎不全症例のマネジメント

前田明倫

症例

【病歴】72歳男性．糖尿病性腎症で透析導入され，外来で維持透析を施行されていた．1週間前に自宅で転倒し，外来通院できずにいた．親族が自宅のベッドで唸っている患者を発見し，救急要請．

【身体所見・検査所見】
体温 37.8 ℃，脈拍 48／分 整，血圧 127/79 mmHg，JCS Ⅱ -20，GCS 10（E3V2M5）
血液：WBC 11,700／μL，Hb 9.8 g/dL，Plt 12.4万／μL，TP 4.7 g/dL，Alb 2.6 g/dL，GOT 215 IU/L，GPT 113 IU/L，LDH 673 IU/L，T-Bil 0.8 mg/dL，BUN 177.5 mg/dL，Cre 7.47 mg/dL，Na 136 mEq/L，K 9.7 mEq/L，Cl 93 mEq/L，CRP 3.47 mg/dL
ガス所見：pH 7.01，pO$_2$ 137 mmHg，pCO$_2$ 45 mmHg，HCO$_3^-$ 9.4 mmol/L
心電図：HR 46 bpm，regular，接合部調律

1）病態

高カリウム血症では，T波先鋭化からはじまり，T波増高・PQ間隔の延長・wide QRS・P波消失と多様な心電図変化をきたす（図）．心電図変化と致死的不整脈の発生とに明らかな関係性はないとされているが，心電図変化がある場合には緊急的に対応する方が安全である[1]．

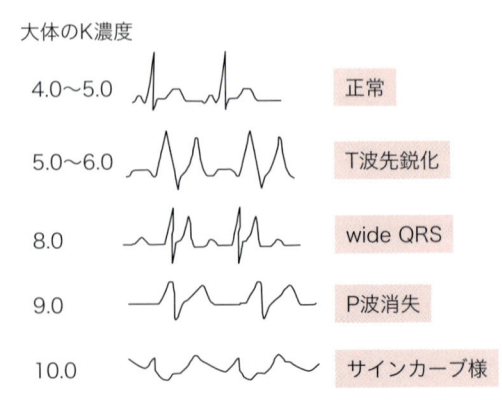

大体のK濃度		
4.0〜5.0		正常
5.0〜6.0		T波先鋭化
8.0		wide QRS
9.0		P波消失
10.0		サインカーブ様

図 ● 高カリウム血症に伴う心電図変化
文献2より引用

2）超急性期

　本症例は接合部調律ではあるが，循環動態は保たれている．とはいえ，高カリウム血症に対する治療を早急に開始しなければ，心室細動やさらなる徐脈などに移行する可能性もある．そうなった場合に備えて，直ちに心電図モニタリングを開始し，除細動器をスタンバイして，電気的除細動および経皮的ペーシングを行える準備を進めることに加えて，アトロピン，アドレナリンなど高度徐脈に対する治療薬も用意しておくことが望ましい．循環動態が破綻している緊急時以外は，電気的除細動・経皮的ペーシングは痛みを伴うため，鎮痛薬もしくは鎮静薬を使用することが望ましい．

処方例
- アトロピン 0.5 mg を静注
- and/or
- ペーシングレート 60〜80 bpmとして，経皮的ペーシング

　本患者は末期腎不全であり，自尿からのカリウム排泄は期待できず，すでに接合部調律に至っていることからも，緊急透析を念頭において治療を開始する．とはいえ，透析準備には時間を要するであろうと考え，まずはグルコン酸カルシウム投与により，細胞膜安定化を図りながら，グルコース・インスリン療法を施行し，細胞外（血管内）のカリウムを細胞内へ移行するなど，補助的な治療を開始する．炭酸水素ナトリウムは，高カリウム血症単独の治療としては基本的に用いないが，本症例のように重度の代謝性アシドーシスがある場合には考慮される．β_2刺激薬吸入は，高齢であることも考えると使用しづらい．

処方例
- カルチコール 10 mL を3分以上かけて緩徐に静注
- regular insulin 10単位＋50％ブドウ糖液50〜100 mLを急速静注
- メイロン® 50〜100 mEq を2分以上かけて静注

3）急性期

　低分子であるカリウムの除去効率は間欠的血液透析（IHD）が持続血液濾過透析（CHDF）を一般的には上回るため，循環動態が安定していればIHDを施行する．そうでない場合はCHDFや持続血液透析（CHD）を施行することになる．CHDFの設定については施設による違いがあると思われるが，低分子であるカリウムを取り除きたい場合は，透析流量を高く保つのが原則であり，当院では高カリウム血症の際のCHDFは以下のような設定で施行している（単位に注意されたい）．IHDの設定は通常の維持透析の設定と同様で構わないが，CHDFと異なり血液流量（Qb）を比較的保つ必要がある（150〜200 mL/分）．

処方例
- CHDF：Qd（透析流量）5,000〜6,000 mL/時，Qf（濾過流量）0〜1,000 mL/時，Qb（血液流量）120〜150 mL/分

4）栄養療法

本症例に特異的な栄養療法はない．

5）終了

血清カリウム濃度が目標値に到達するまで継続することになる．透析療法では，細胞外のカリウムのみを取り除くため，透析終了後，細胞内外の再分布に伴い，血清カリウム値の再上昇がみられる．そのことを考えると，CHDF終了時の血清カリウム濃度の目標値は多少低めに設定する必要がある．とはいえ，多くの場合はそのままIHDに移行する形になるため，大きく問題となることは少ないだろう．

Point
- 高カリウム血症に伴い不整脈をきたしている病態では，高カリウム血症に対する治療を優先したくなるが，最優先は循環動態の安定化である．本症例では循環動態の保たれている接合部調律であったため，急性期から高カリウム血症の治療を先行しているが，前述したような致死的不整脈に至った際の対応を頭に入れておくことが重要である．

文献

1）Montague BT, et al：Retrospective review of the frequency of ECG changes in hyperkalemia. Clin J Am Soc Nephrol, 3：324-330, 2008
2）Fredrick V Osorio & Stuart L Linas：CHAPTER3 Disorders of Potassium Metabolism.「Atlas of Diseases of the Kidney」（Robert W. Schrier, eds），Wiley-Blackwell, 1999

第6章 ケーススタディ

救急 ICU

4 著しい血圧上昇を伴う肺水腫

園生智弘

症例

77歳女性

【主訴】呼吸苦

【病歴】ここ最近の体調不良は特になかったが、深夜2時にトイレに行くために起床し、済ませてベッドに戻る途中から急激な呼吸困難を自覚し、徐々に悪化したため救急要請。軽度の胸痛は自覚したが、来院時は消失していた。

既往歴：高血圧症 脂質異常症

内服薬：降圧薬と脂質異常症治療薬の内服、睡眠薬

【身体所見】血圧 205/120 mmHg、心拍数 118/分、呼吸数 30/分、SpO_2 78％（room air）→ 10 L投与で94％、体温 35.8℃

発汗著明。頸静脈の怒張あり、両側肺野にcoarse crackleを広範に聴取、明らかな心雑音は聴取しない。腹部に圧痛なし。下肢浮腫なし。

【検査所見】
　心電図：洞性頻脈。V4-6にST低下を伴う陰性T波。明らかなST上昇なし。
　胸部X線写真：心拡大なし。両側のCP angleはsharp、両肺野の血管陰影増強がみられ、特に肺門部周囲に目立つ。
　採血：心筋逸脱酵素上昇なし。

1）病態

典型的な高血圧を伴う心不全で、いわゆるCS1（クリニカルシナリオ1）の急性心不全と考えてよい。直前までの体調不良などはなく、体液量の変化はほとんど伴わず、病態の本質は血管内水分の再分布である。高血圧の既往と、心電図上の左室肥大を示唆する所見もこれを支持する。

2）治療

何とか10 L酸素でSpO_2は維持されているので、気管挿管は行わない〔マスクによる陽圧換気（非侵襲的陽圧換気；NPPV）は行ってもよいが、患者の呼吸苦が強く、実臨床ではうまくいかないことも多い〕。末梢静脈ラインを確保し、まずはニトログリセリン（ミオコール®）を用いて血管拡張を試みる。禁忌となり得る右室梗塞や左室流出路狭窄は少なくとも上記からは示唆されないので、2 mg程度をまず静注し、数分ごとに（適宜量を増

やして）くり返し静注する．超急性期の血圧上昇は血管拡張薬による治療に抵抗性であることが多く，10 mg 程度の高用量急速静注が必要になることも多い．血圧の目標はsBP 140 mmHg 程度とする．この間に迅速に心エコーにて左室壁運動と体液量の確認を行う．体液量減少でなければ，フロセミド（ラシックス®）10〜20 mg の静注を追加する．本症例のような場合，典型的には心エコーで左室肥大と，拡張障害パターンがみられ，左室の拍出率（EF）自体は保たれていることが多い．

血圧が目標に達すれば比較的すみやかに呼吸苦症状，胸部聴診所見の改善がみられるはずである．再度の血圧上昇を防ぐため，酢酸リンゲル液（ヴィーン®F）40 mL/時程度の維持輸液に加え，ニトログリセリン（ミオコール®）1.5 mg/時の持続投与，カルペリチド（ハンプ®）0.025 μg/kg/分の投与を開始したうえで入院加療とした．

このような症例では，常に ACS（急性冠症候群）との鑑別が問題となるので，心筋逸脱酵素のフォローを行い，待機的な冠動脈評価は検討される．本症例では酵素の上昇はみられなかった．静注薬を用いなくても良好な血圧コントロールと利尿が得られたため翌日には輸液終了，循環器内科から長期コントロール薬としてβブロッカーが開始されたうえで退院となった．退院後は外来にて内服薬の調整を行い，待機的に冠動脈造影も行う方針となった．

Point

- 高血圧性心不全（CS1 心不全）では，初期治療として十分な酸素投与と血管拡張薬が有効である
- 急性心不全のなかでは高血圧性心不全が最多であるが，適切な治療を行えば最も予後がよい
- 経過と検査所見から体液量を推定し，利尿薬の適応を判断する
- 常に ACS や大動脈解離が鑑別疾患となるので見逃さない

第6章 ケーススタディ

救急 / ICU

1 心肺停止蘇生後の低体温療法中の輸液管理

前田明倫

症例

【病歴】 46歳男性．歩行中に突然の転倒．通行人が目撃しており，胸骨圧迫を開始して救急要請となった．救急隊到着時の初期波形は心室細動．AED作動したものの洞調律に復帰することなく，胸骨圧迫が継続されながら搬送となった．搬送後，非同期電気的除細動を施行し，洞調律復帰が得られた．LAD#6の99％狭窄病変に対してPCI施行．PCI施行中より32℃を目標とした低体温療法を開始し，ICU入室となった．

【身体所見】 来院時の初期波形は心室細動．洞調律復帰後バイタルサイン：体温36℃前後，心拍数90～100/分，血圧90～100/75～85 mmHg，SpO$_2$ 95％前後（人工呼吸管理下，条件：A/C PC 8 mmHg，PEEP 8 mmHg，FiO$_2$ 35％，呼吸数12/分），GCS 3（E1VTM1），JCS Ⅲ-300

血液：WBC 11,900/μL，Hb 11.1 g/dL，Plt 21.6万/μL，TP 8.4 g/dL，Alb 3.7 g/dL，GOT 186 IU/L，GPT 117 IU/L，LDH 436 IU/L，T-Bil 0.9 mg/dL，BUN 14.7 mg/dL，Cre 1.23 mg/dL，Na 137 mEq/L，K 4.7 mEq/L，Cl 98 mEq/L，CRP 1.52 mg/dL

動脈ガス所見：pH 7.16，pO$_2$ 197 mmHg，pCO$_2$ 67 mmHg，HCO$_3^-$ 15.9 mmol/L

1）病態

蘇生後（心拍再開後）低体温療法は脳虚血に対して神経細胞を保護し，心肺蘇生後患者の生命予後・神経学的予後の改善をめざすものである．積極的な施行の是非も問われつつある[1]が，2010年度版ACLSでも推奨されている治療法であり，ICUにおいて注意深い輸液管理が必要とされる．以下に低体温療法中あるいは復温においての輸液管理に関する特徴的な点について記載する．

a) 寒冷利尿

低体温が誘因となり抗利尿ホルモンの作用が減弱すること・末梢血管抵抗が増加することに伴い，寒冷利尿が生じる．低体温療法中は蘇生後の血管透過性増加も重なり，循環血漿量減少に至りやすい．

b) 血糖値

低体温療法中はインスリン分泌が減少し，インスリン抵抗性が上昇するため，基本的に高血糖になりやすい状態となる．

一般の重症患者でも同様であるが，特に**蘇生後患者では高血糖は避けるべき**である[2]．高血糖に伴い，蘇生後の生命予後・神経予後が悪くなることが示されており，頻回の血糖

値確認が必要であり，場合によってインスリン投与も検討する．血糖値の目標は144〜180 mg/dLとする[3]．

c）カリウム

低体温療法を導入する原因が心室細動である場合なども多く，不整脈予防のために血清カリウム値を高めに保つ（4 mEq/L以上など）ことが望まれる．

一方，低体温療法中は寒冷利尿に伴い電解質異常をきたすことがあり，なかでも低体温に伴う細胞内外の分布変化も相まって，低カリウム血症を起こすことが多く，カリウムの補充をせざるを得ない．

復温時には，細胞内外の分布が是正されることで，血清カリウム値は上昇することが予想されるので，復温時のカリウム上昇を考慮したカリウム補充量の決定が必要である．

2）超急性期

可能な限り早急に低体温療法を導入するために，体外からのクーリングに加えて，低温の生理食塩液・乳酸リンゲル液を大量投与する．低体温になるにつれて低カリウム血症や高血糖に至ることも多く，頻回の血糖値・電解質の確認を要する．

> **処方例**
> 4℃の生理食塩液を30分で2〜3 L投与
> 場合によって，KCL原液 2〜4 mEq/時で持続投与

3）急性期

低体温療法施行後12〜24時間程度低体温を維持することとなる．導入時と同様であるが，引き続き血糖値・電解質を頻回に確認する．

ほかの電解質，特にマグネシウム・リンなども利尿に伴い喪失することがあるので，必要に応じて補充する．前述のとおり，循環血漿量減少に至りやすいが，低体温に伴う末梢血管抵抗増加により血圧低下がマスクされ，低体温により徐脈になるなど，循環血漿量が不足しても，**見かけ上のバイタルサインが維持されているようにみえることがあるため，注意が必要である**．

4）栄養療法

前述のとおり，高血糖になりやすい状態となる．心肺停止蘇生後という極度の侵襲後であり，低体温下でエネルギー代謝量が低下していることも重ね合わせて，低血糖をきたさない程度の最低限の栄養投与が適当と考える．

状況によっては，低体温療法を施行している初日は栄養投与しないことも十分に考えられる．

> **処方例**
> 10％ブドウ糖液 20 mL/時
> or
> 糖を含まない輸液で対応

5) 終了

　　　復温の際は，末梢血管抵抗が低下し，循環血漿量減少に至ることがあるため，引き続き，循環血漿量のモニタリングを続ける．また，復温に伴い，血清カリウム値が上昇するため，復温前4時間程度はカリウムの補充は行わない．

Point

- 循環血漿量不足がマスクされやすくなるが，一方で過剰輸液に伴う脳浮腫のリスクもあるため，循環血漿量の管理が重要である．ただ，低体温療法施行中は体液モニタリングが非常に難しく，バイタルサイン含め，各種生理学的パラメータを組み合わせて必要十分な輸液を行うことが大切である．低体温に伴う電解質異常・血糖値は生命予後・神経予後に影響を与える可能性があり，頻回の確認および補正が必要である．

文献

1) Nielsen N, et al：Targeted temperature management at 33°C versus 36°C after cardiac arrest. N Engl J Med, 369：2197-2206, 2013
2) Scirica BM, et al：Therapeutic hypothermia after cardiac arrest. Circulation, 127：244-250, 2013
3) Peberdy MA, et al：Post-cardiac arrest care. Circulation, 122：S768-S786, 2010

第6章 ケーススタディ

救急 / ICU

2 食道癌術後に発症したARDSに対して VV ECMOを導入した63歳男性

浅田敏文

症例

【病歴】特に既往のない63歳男性．進行食道癌に対して右開胸開腹食道亜全摘，胸骨前経路胃管再建術を施行した．第4病日に吻合部リークを原因とした縦隔炎を発症．抗菌薬投与と創部ドレナージで保存的加療を行っていた．第6病日に呼吸状態が悪化し，ショック状態が遷延したため人工呼吸器管理を開始した．画像検査で両側びまん性肺浸潤影と皮下膿瘍腔の拡大があり（図1），敗血症性ショックに伴うARDSと診断されたため，膿瘍ドレナージを施行した．

【身体所見・検査】脈拍数 95/分，血圧 90/45 mmHg，GCS E1V$_T$M4（鎮静下）

血液：WBC 15,200 /μL，Hb 9.9 g/dL，Plt 95,000 /μL，TP 4.2 g/dL，Alb 1.8 g/dL，AST 35 U/L，ALT 20 U/L，T-Bil 0.7 mg/dL，BUN 52.0 mg/dL，Cre 2.48 mg/dL，Na 134 mEq/L，K 4.2 mEq/L，Cl 100 mEq/L，CRP 28.9 mg/dL，PT％ 34％，APTT 38.7秒

動脈血液ガス分析（人工呼吸器設定F$_I$O$_2$ 100％，PIP/PEEP 32/18 cmH$_2$O，呼吸回数20回/分）：pH 7.019，pO$_2$ 49.7 mmHg，pCO$_2$ 70.9 mmHg，HCO$_3^-$ 14.9 mmol/L，Lac 4.2 mmol/L

心臓超音波検査：左室駆出分画（ejection fraction：EF）70％，RVSP 10 mmHg

人工呼吸器管理開始後8時間経過した時点でも低酸素血症が改善せず，血圧維持のためにさらなる輸液負荷が必要な状態であったため，VV ECMO（veno-venous ECMO）導入の方針となった．

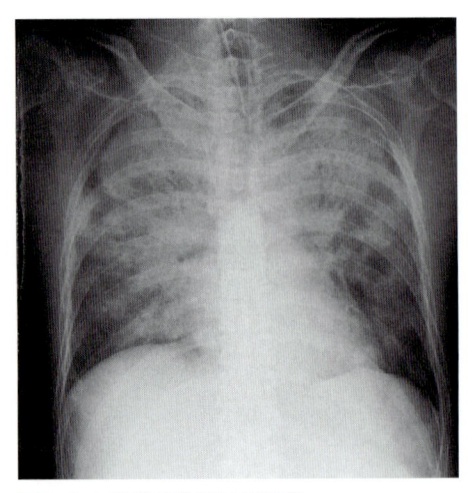

図1 ● 本症例の胸部X線画像

図2 ● 敗血症がもたらす悪循環

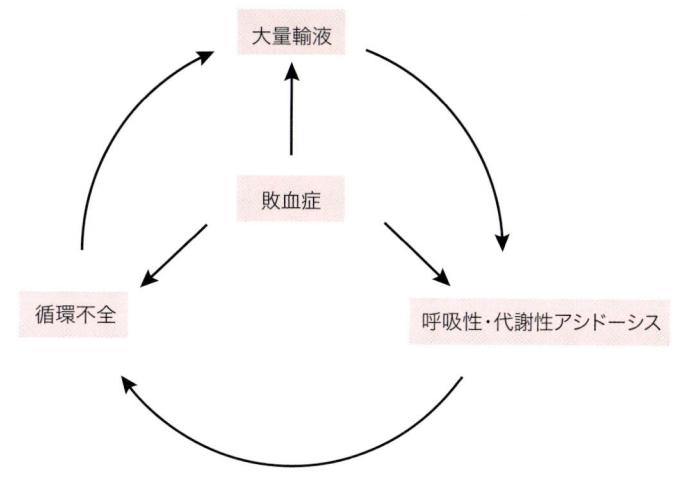

1）病態

　　敗血症を契機としたARDSは，高サイトカイン血症により肺胞上皮細胞や血管内皮細胞が傷害され，肺胞内に血漿成分が漏出することで発症する．肺毛細血管と間質の静水圧や膠質浸透圧のバランス，血管透過性の程度により，血管内外の水分の移動が規定される（「第4章 ICU ❸ ARDS・ECMO」参照）．敗血症性ショックの極期には，肺に限らず全身の血管透過性が亢進しているため，適切な循環血液量を維持するために大量の輸液が必要となることがある．大量の輸液は呼吸状態を悪化させ，呼吸性アシドーシスを助長する．また，敗血症に起因する高乳酸血症や急性腎障害の併発も稀ではなく，代謝性アシドーシスも合併する．高度アシドーシスは循環不全をきたし，血圧維持のため過剰輸液に陥りやすく，過剰な輸液は呼吸不全や循環不全をさらに悪化させる（図2）．VV ECMO（veno-venous ECMO）の導入により，低酸素血症や呼吸性アシドーシスを是正することで，これらの悪循環を断ち切ることができ，適切な体液管理へ移行することが可能となる．

2）超急性期

　　VV ECMO開始の際には，導入時の循環虚脱防止や導入後の安定したECMO流量確保のために循環血液量を維持する必要がある．輸液は晶質液でもよいが，本症例では低アルブミン血症やプロトロンビン時間低下を伴うため，総輸液量を抑える目的も兼ねて，アルブミン製剤や新鮮凍結血漿などの血液製剤の使用を考慮する．また，酸素供給量の観点から，必要であればヘモグロビン値を高めに保つための赤血球輸血も選択肢となる．

> **処方例**
> 赤血球液2単位 200 mL/時 ＋ 25％アルブミン製剤 100 mL　50 mL/時
> and/or
> 新鮮凍結血漿 10単位 80 mL/時

3）急性期

敗血症に対する治療が奏功し，ECMO導入により循環動態が安定した後には，積極的に利尿や除水を行うことで体液バランスの正常化を目標とする．

> **処方例**
> フロセミド（ラシックス®）2～10 mg/時で持続静注
> and/or
> 持続血液濾過透析（CHDF）で除水 50 mL/時から開始

4）栄養療法

ほかの重症患者同様の早期経腸栄養を支持する報告もあるが，ECMO施行中の栄養療法に対する推奨は確立していない．

5）終了

ECMO施行中の体液管理の目標は，細胞外液量を正常にすることである．さらなる利尿や除水が必要ないと判断した時点で，積極的な輸液管理を終了し，細胞外液量を維持するような輸液内容へ変更する．

> **Point**
> ● ECMO施行中の体液管理の目標は，細胞外液量の正常化と維持であり，不要な水分負荷は避けるべきである

第6章 ケーススタディ

救急 / ICU

❸ くも膜下出血に対する開頭クリッピング術後の輸液管理
～術直後からスパズム期まで

比留間孝広

症例

【現病歴】 53歳男性．高血圧，糖尿病があり，他院で内服加療されていたが，内服コンプライアンスは不良であった．仕事中に突然の頭痛，嘔吐を訴えて，救急要請となった．

【身体所見・検査】 血圧205/115 mmHg，心拍数53/分，呼吸数18回/分，SpO_2 96％（大気）GCS：E3V4M6，瞳孔3＋/3＋，明らかな失語や片麻痺は認めないが，やや傾眠傾向である．
CT：脳槽に広がるびまん性のくも膜下出血（subarachnoid hemorrhage：SAH）を認めた．引き続き行った3D-CT angiographyで，右中大脳動脈に脳動脈瘤を認めた．
脳外科コンサルト施行し，同日開頭クリッピング術が選択され，手術が施行された．術後ICUに挿管帰室となった．

1）病態

SAHはそれ自体重篤な病態だが，下記の病態が加わると，重症化し予後不良となる．

a）再出血

再出血のリスクは発症24時間以内では3～4％，以降4週間は1～2％/日はあるといわれており，死亡原因の70％にものぼるといわれている．24～72時間以内には外科的に動脈瘤のクリッピングか，血管内治療を行う．

b）脳血管攣縮

SAHの発症後3～14日にかけては脳血管攣縮のリスクが高くなり，15～30％の患者に起こるといわれ，予後を不良にする．脳血管攣縮の治療は困難なので，起こらないように予防することが重要である．

c）電解質異常

頭蓋内圧の亢進や，カテコラミンの放出によりさまざまな電解質異常が起こる．中枢性塩類喪失症候群（cerebral salt wasting syndrome：CSWS），抗利尿ホルモン不適合分泌症候群（syndrome of inappropriate secretion of antidiuretic hormone：SIADH），中枢性尿崩症（diabetes insipidus：DI）によるナトリウム異常や低カリウム血症などが生じる．

d）心筋障害，神経原性肺水腫

出血によるカテコラミンの放出により，致死的不整脈，心筋障害・たこつぼ型心筋症に

よる心不全，神経原性肺水腫を発症し，呼吸，循環が不安定であることがある．

2）超急性期

ひとまずはクリッピングにより再出血のリスクは低下するものの，超急性期は再出血のリスクは高く，血圧コントロールを行う．この症例は挿管中であり，鎮痛目的でフェンタニル50μg/時（1μg/kg/時），鎮静目的でディプリバン®50 mg/時（1 mg/kg/時）の持続投与とした．それでもまだ血圧が高値であったためペルジピン®を3 mg/時 持続投与し，収縮期血圧120 mmHg以下にコントロールした．

> **処方例**
> - 鎮痛薬：フェンタニル　維持量1〜2μg/kg/時
> - 鎮静薬：プロポフォール（ディプリバン®）　維持量0.5〜3 mg/kg/時
> - 降圧薬：ニカルジピン（ペルジピン®）　単回投与0.5〜1.5 mg　持続投与3〜15 mg/時

3）急性期

SAHの発症後3〜14日にかけては脳血管攣縮のリスクが高くなり，ひとたび生じると予後がきわめて不良となるため，脳血管攣縮をきたさないように予防することが重要である．エビデンスはまだ不十分であるが，Triple H療法を意識して，hypervolemia（循環血液量増加），hypertension（人為的高血圧），hemodilution（血液希釈）で管理した．CVPなどを参考に適切な輸液負荷を行い，ヘマトクリット30％を目標に輸血を行った．使用していたニカルジピンは徐々に減量し，収縮期血圧は140 mmHg程度まで許容した．脳血管攣縮を抑制する薬剤としてファスジル（エリル®）を1回30 mg，1日3回点滴静注した．CSWS，SIADH，DIによるナトリウム異常や低カリウム血症などをモニタリングするため，血清・尿中電解質および水のin-outを連日モニタリングした．

> **処方例**
> - ファスジル（エリル®）　1回30 mg，1日2〜3回，約30分間かけて点滴静注

4）栄養療法

本病態に対する特異的な栄養療法はないが，基本的に腸管は使用できることが多いので，早期より経腸栄養を開始する．

> **処方例**
> - ラコール®20 mL/時 持続投与で開始し，徐々に増量していく．（40→60→80 mL/時）

5）終了

14日をめどに，MRAや3D-CT angiographyなどで脳血管攣縮を認めず，症状も認めなければ通常の輸液管理に戻す．

Point

- 適切な鎮痛・鎮静・降圧によりSAHの予後不良因子である再出血を予防する
- もう1つのSAHの予後不良因子である脳血管攣縮の予防を行う
- 低ナトリウム血症などさまざまな電解質異常に対して鑑別・治療を行う
- 不整脈や心筋障害などの出現による心不全や神経原性肺水腫に対する全身管理を行う

第6章 ケーススタディ

救急 ICU

4 多臓器不全を合併した重症急性膵炎の輸液管理

早瀬直樹

症例

【現病歴】 47歳男性．前日より心窩部痛があり，ファモチジンを内服して様子をみていた．今朝から心窩部痛が増強し，当院に救急搬送された．

【既往歴】 痛風

【生活歴】 機会飲酒

【身体所見・検査】 血圧 107/50 mmHg，心拍数 92/分 整，意識レベル JCS I-1，体温 37.3 ℃，SpO_2 95％（room air），黄疸あり，心窩部に強い圧痛を認めた．

血液：WBC 13,500 /μL，Hb 16.1 g/dL，Plt 16.6万/μL，TP 6.9 g/dL，Alb 4.2 g/dL，GOT 567 IU/L，GPT 521 IU/L，ALP 395 IU/L，LDH 805 IU/L，T.Bil 4.7 mg/dL，BUN 16.1 mg/dL，Cre 0.90 mg/dL，CK 144 U/L，CRP 0.67 mg/dL，Amy 1,450 U/L，P-Amy 1,399 U/L

造影CT：明らかな結石なし．肝内胆管，総胆管の拡張なし．膵頭部，体部〜尾部に造影不良域を認めた．腎下極以遠まで脂肪織の濃度上昇がみられた．

心エコー：心収縮・拡張能とも異常はみられず，asynergyはないが，hyper dynamicな様相を呈していた．

ERCP：胆石は認めなかった．

以上より，膵炎診断基準（表）により急性膵炎と診断でき，重症度判定からは，重症急性膵炎と判断された．胆石性膵炎は否定的であり，現時点では原因不明．急速輸液を開始したが，血圧は徐々に低下，平均動脈圧は60 mmHg前後となり，心拍数は100/分を超えるようになった．

1）病態

膵臓はさまざまな消化酵素を産生，分泌しているが，自己融解しないように種々に防御機構が存在し，均衡を保っている．この攻撃因子と防御因子のバランスが種々の原因で破綻すると，連鎖反応的に消化酵素が活性化され，膵臓および周囲組織の自己融解が生じる．酵素や破壊された組織，誘導された免疫担当細胞が多量の炎症性サイトカインを産生し，

表 ● 急性膵炎臨床診断基準

1）上腹部に急性腹痛発作と圧痛がある．
2）血中，または尿中に膵酵素の上昇がある．
3）超音波，CTまたはMRIで膵に急性膵炎に伴う異常所見がある．

上記3項目中2項目以上を満たし，他の膵疾患および急性腹症を除外したものを急性膵炎と診断する

全身性炎症反応症候群（SIRS）を引き起こす．SIRSの状態では全身の血管透過性が亢進し，血漿成分の血管外への滲出が起こり，膠質浸透圧が低下するため，循環血漿量の著明な減少，間質液の増大をきたす．こうした有効循環血漿量の減少に基づく多臓器不全が急性膵炎早期の主な死因となり得る．

2）超急性期

急性膵炎の超急性期治療の要は急速輸液と適切な体液モニタリングである．

細胞外液補充液を基本として，通常の1日輸液量（30〜40 mL/kg）の2〜4倍の輸液量（60〜160 mL/kg）が必要で，特に最初の6時間ほどは大量の輸液（1日量の1/2〜1/3程度）が必要とされる．

処方例
- 酢酸リンゲル液（ヴィーン®F）　500〜1,000 mL/時
- 循環動態が安定化してきたら，300〜500 mL/時と漸減していく

また循環血漿量を正常に維持する適切な体液モニタリングも必要であり，少なくとも発症48時間以内は平均動脈圧65 mmHg以上，尿量0.5 mL/kg/時以上を維持する．

ICUでは上記のようなバイタルサインのみならず，体重，胸部X線，中心静脈圧，心エコー，フロートラック センサーなどを用いて患者の血行動態をリアルタイムに把握することが可能である．

3）急性期

重症急性膵炎では適切な初期輸液にかかわらず，長期にわたって血行動態が安定せず，血管内膠質浸透圧の低下，間質液の増加が持続し，腹部コンパートメント症候群，急性腎障害，ARDS，心不全などが複合的に合併する場合も少なくない．

・膠質液を併用する．

処方例
- 5% アルブミナー®　50〜100 mL/時で持続静注

・ノルアドレナリンを使用する．

処方例
- ノルアドレナリン 12 A＋生理食塩液88 mL　1〜10 mL/時で持続静注

・呼吸不全の徴候があれば気管挿管，人工呼吸器管理を実施する．
・腎性急性腎障害による乏尿で，利尿薬に反応が乏しい場合は持続血液濾過透析（CHDF）を導入する．
・超急性期より膀胱内圧（計測方法は「第4章 ICU⓭腹部コンパートメント症候群」を参照）を4〜6時間ごとに計測し，腹腔内圧が12 mmHgを上回ったら，上記に加え，（胸腹部エコーで確認できれば）胸腹水の経皮的ドレナージを行う．
・心不全に対してはSwan–Ganzカテーテルを挿入，強心薬，抗不整脈薬投与を検討する．

4）栄養療法

　　　　重症急性膵炎に対する栄養療法の目的には，腸管透過性亢進を阻止し，腸管の免疫機能を賦活してbacterial translocationを阻止する要素が強い．血行動態が安定してきたら，腸管壊死や腸管穿孔といった禁忌事項がないことを造影CTで確認し，入院後24時間以内に経鼻胃管より成分栄養剤を少量から開始する．腸管蠕動や胃内残渣量を観察しながら，投与総カロリーが25〜35 kcal/kg/日になるように数日かけて投与量を増量する．全カロリーを静脈栄養と組み合わせて投与してもよい．

> **処方例**
> ＜経腸栄養＞
> エレンタール® 　20 mL/時より開始
> ＜経静脈栄養＞
> エルネオパ® 1号液　40 mL/時で開始

5）終了

　　　　カテコラミンが減量でき，輸液量をしぼっても，血行動態が安定（平均動脈圧＞65 mmHg）し，十分な尿量（0.5 mL/kg/時以上）が確保されることが指標の1つになる．そのほか，フロートラックなどの循環指標や心エコー，呼吸状態，血液データの改善，腹水や胸水のドレナージ量の減少など総合的な判断が必要な場合もある．

> **Point**
> - 発症48時間以内は十分な輸液と体液モニタリングを行う
> - 特に禁忌がなければ，入院後24時間以内に経腸栄養を開始する
> - 多臓器不全の徴候を早期に察知し，適切な臓器サポートを行う

SIDE NOTE

bacterial translocationとは

　腸管穿孔によって直接的に腸内容物が腹腔内に播種される病態とは異なり，腸管粘膜バリアーの破綻，全身・局所性免疫力の低下，腸管蠕動運動低下に起因する腸管細菌異常増殖，腹水貯留などの理由により，腸内細菌が腸管粘膜上皮から血流やリンパ流に侵入し，全身性に移行して敗血症を引き起こす状態である．生菌が侵入するだけでなく，菌体やその成分（エンドトキシンなど）が腸管粘膜の免疫応答細胞に貪食されることで炎症反応が惹起されることも含まれる．

● 第6章 ケーススタディ ●

救急 ICU

5 横紋筋融解による急性腎障害をきたした53歳男性

土井研人

症例

【病歴】 53歳男性．他院にて統合失調症に対して入院加療されていた．排便に固執し数時間以上にわたり膝屈位をとっていたが，その後発熱とともに両下腿の腫張・発赤が出現したため来院した．

【身体所見・検査】 血圧 80/45 mmHg，脈拍 122/分・整，体温 38.5℃，意識レベル JCS Ⅰ-2，両下腿腫張あり，その他特記事項なし

血液：WBC 21,700/μL, Hb 16.3 g/dL, Plt 39.5万/μL, TP 6.4 g/dL, Alb 3.7 g/dL, GOT 699 IU/L, GPT 238 IU/L, LDH 3,081 IU/L, T-Bil. 0.2 mg/dL, BUN 83.1 mg/dL, Cre 3.20 mg/dL, Na 140 mEq/L, K 5.7 mEq/L, Cl 105 mEq/L, CK 30,313 U/L, Mb 16,300 ng/mL, CRP 6.32 mg/dL

検尿：pH 5.0，糖（−），蛋白（−），潜血（3＋），赤血球 1〜5 /hpf，白血球 10〜19 /hpf，円柱（−）

超音波検査：両側腎臓とも軽度腫大あり，水腎症認めず．下肢静脈は拡張しており，内腔は血栓充満像が認められた．

以上から，加重圧迫が原因による下腿筋挫滅・横紋筋融解に起因する急性腎障害と診断された．

1 病態

横紋筋融解による急性腎障害・電解質異常には，主に3つの病態がある．

1）血管内容量減少

挫滅した筋組織に細胞外液が移動してしまうため，血管内は脱水傾向に傾く．十分な細胞外液の投与が必要であるが，同時に挫滅部位の腫脹を誘発してコンパートメント症候群をきたす危険性もある．

2）ミオグロビンによる円柱形成と直接的尿細管障害

尿細管腔における尿pHが低下するにしたがい，また流速が減少するほどミオグロビン円柱が形成され，尿細管腔を閉塞してしまう．さらにヘムタンパク質であるミオグロビンはフリーラジカル産生による酸化ストレスを尿細管上皮細胞に及ぼす可能性があり，直接的に腎組織に障害を加えることも想定されている．

3）電解質異常

腎機能低下に加えて，挫滅した筋組織の細胞内から大量のカリウム・リンが血中に放出されるため，高カリウム血症・高リン血症をきたす．高カリウム血症は重篤な場合，致死性不整脈をきたす可能性がある．一方，血中のカルシウムは挫滅筋組織に沈着するため，低カルシウム血症を生じる．

❷ 超急性期

血管内容量の確保，高カリウム血症に対する対応が最優先される．挫滅筋組織の再灌流（瓦礫や重量物に挟まれた状況で救助による圧迫の解除など）が想定される場合は，心停止のリスクが高いことからあらかじめ大量の輸液を行う必要がある．

処方例
- 生理食塩液 200〜1,000 mL/時（尿量 200 mL/時を目標とする）

❸ 急性期

尿のアルカリ化，尿量確保（尿うっ滞を避ける）がミオグロビンによる腎障害の軽減に重要である．メイロン®による尿のアルカリ化を行う．尿 pH＞6.5 を維持する．

処方例
- メイロン®静注 7％（20 mL管）60 mL ＋ ソリタ®T4号液 500 mL
（上記にて Na 116 mEq/L，HCO_3^- 90 mEq/L の重炭酸 Na 溶液ができる）
100〜200 mL/時（尿量 200 mL/時を目標とする）
　or
- メイロン®静注 8.4％（250 mL）10〜20 mL/時

過度のアルカレミア（pH＞7.5，HCO_3^-＞30 mEq/L）は呼吸抑制と低カルシウム血症の増悪をきたし得るので注意すること．

❹ 栄養療法

本病態に対する特異的な栄養療法はないため，適宜，患者の全身状態に応じた栄養療法を検討する．

❺ 終了

CK 5,000 U/L 以下，Mb 5,000 ng/mL 以下，ミオグロビン尿の消失を目安に上記輸液

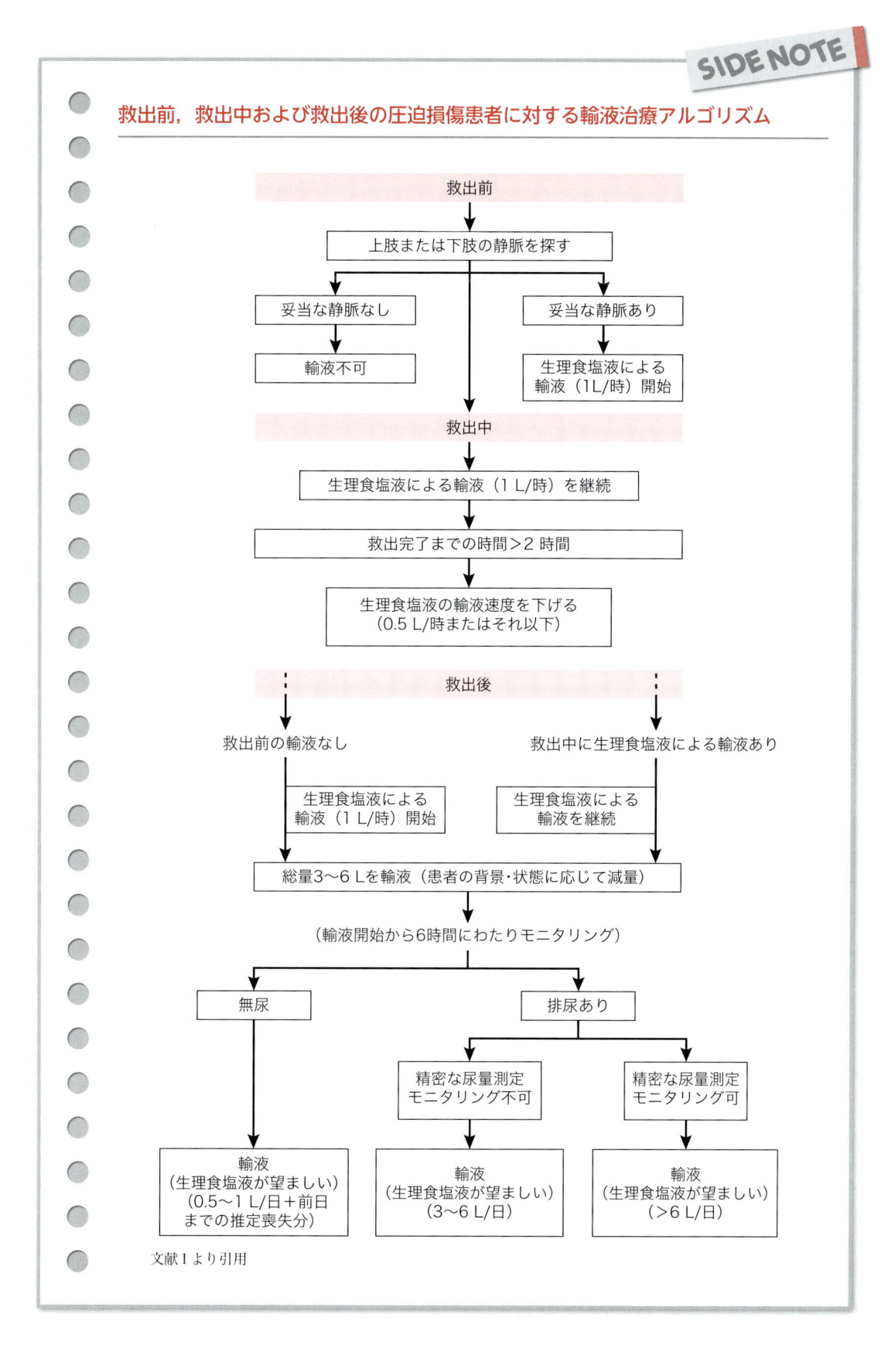

救出前，救出中および救出後の圧迫損傷患者に対する輸液治療アルゴリズム

```
                        救出前
                          ↓
              ┌─────────────────────────┐
              │  上肢または下肢の静脈を探す  │
              └─────────────────────────┘
                ↓                   ↓
        ┌──────────────┐    ┌──────────────┐
        │ 妥当な静脈なし │    │ 妥当な静脈あり │
        └──────────────┘    └──────────────┘
                ↓                   ↓
        ┌──────────────┐    ┌──────────────────┐
        │   輸液不可   │    │ 生理食塩液による   │
        └──────────────┘    │ 輸液（1L/時）開始 │
                            └──────────────────┘

                        救出中
                          ↓
              ┌─────────────────────────────┐
              │ 生理食塩液による輸液（1L/時）を継続 │
              └─────────────────────────────┘
                          ↓
              ┌─────────────────────────┐
              │  救出完了までの時間＞2時間  │
              └─────────────────────────┘
                          ↓
              ┌─────────────────────────┐
              │  生理食塩液の輸液速度を下げる │
              │  （0.5L/時またはそれ以下）  │
              └─────────────────────────┘

                        救出後
         ↓                                    ↓
  救出前の輸液なし                    救出中に生理食塩液による輸液あり
         ↓                                    ↓
  ┌──────────────┐                    ┌──────────────┐
  │ 生理食塩液による │                    │ 生理食塩液による │
  │ 輸液（1L/時）開始 │                    │  輸液を継続    │
  └──────────────┘                    └──────────────┘
                  ↓                ↓
              ┌─────────────────────────────────┐
              │ 総量3〜6Lを輸液（患者の背景・状態に応じて減量） │
              └─────────────────────────────────┘
                          ↓
                （輸液開始から6時間にわたりモニタリング）
              ↓                           ↓
        ┌────────┐                  ┌────────┐
        │  無尿   │                  │ 排尿あり │
        └────────┘                  └────────┘
            ↓                     ↓              ↓
                          ┌──────────┐    ┌──────────┐
                          │精密な尿量測定│    │精密な尿量測定│
                          │モニタリング不可│  │モニタリング可│
                          └──────────┘    └──────────┘
            ↓                     ↓              ↓
      ┌──────────┐        ┌──────────┐    ┌──────────┐
      │   輸液    │        │   輸液    │    │   輸液    │
      │(生理食塩液が│        │(生理食塩液が│    │(生理食塩液が│
      │ 望ましい）  │        │ 望ましい）  │    │ 望ましい）  │
      │(0.5〜1L/日＋前日│    │(3〜6L/日) │    │(＞6L/日)  │
      │ までの推定喪失分) │    └──────────┘    └──────────┘
      └──────────┘
```

文献1より引用

を終了する．ミオグロビンは半減期が短く低下速度が速い一方で，CK上昇は遷延することが多い．

> **Point**
> - 心電図異常を伴う高カリウム血症や乏尿例においては，血液浄化療法のすみやかな導入も検討する必要がある．ミオグロビンは分子量が18万であり中分子物質に分類され，血液濾過（hemofiltration）により除去可能である．全身状態に応じて，HDFあるいはCHDFを施行する．

文献

1) Sever MS & Vanholder R：Management of crush victims in mass disasters：highlights from recently published recommendations. Clin J Am Soc Nephrol, 8：328-335, 2013

第6章 ケーススタディ

救急 ICU

6 炭酸リチウム大量服薬に対して急性血液浄化療法を要した31歳女性

小丸陽平

症例

【主訴・病歴】 双極性障害の診断で10年前から炭酸リチウムの内服があり，月1回の血液検査では血中Li濃度は0.7～0.9 mEq/Lで推移していた．仕事上のトラブルから希死念慮を抱き，自殺目的で炭酸リチウム錠（リーマス®）200 mgを200錠内服．数時間経過してから不穏状態と嘔吐下痢を主訴に来院した．

【所見】

来院時バイタル：意識 JCS 1，体温37℃，血圧100/40 mmHg，脈拍数80/分，呼吸数18/分，SpO$_2$ 97%（room air）．末梢冷汗あり．腸蠕動音亢進．その他特記事項なし．

血液：WBC 13,300/μL，Hb 14.1 g/dL，Plt 37.8万/μL，Alb 4.9 g/dL，BUN 14.6 mg/dL，Cre 0.68 mg/dL，AST 24 U/L，ALT 13 U/L，Na 131 mEq/L，K 3.9 mEq/L，Cl 97 mEq/L．

動脈血液ガス：pH 7.454，pCO$_2$ 45 mmHg，pO$_2$ 77.4 mmHg，HCO$_3$ 31.1，BE 6.6，Lac 1.0 mmol/L，Anion gap 2.4．

心電図：洞調律，QTc 536 msec．

【経過】 不穏状態が強く，挿管，持続鎮静管理となってICUに入室した．その後，血液浄化療法を開始．半日経ってから，初診時の血中Li濃度は15 mEq/L（Li濃度の治療域：0.7～1.2 mEq/L）と判明した．

1）病態

リチウムの大量内服によって，消化器症状が出現している．本症例は，厳密に血中Li濃度がコントロールされてきたなかでの過量服薬であり，急性中毒と慢性中毒の中間に位置するacute on chronicに分類される．

アニオンギャップは，血中Li濃度が増加すると狭小化することが多く，血中Li濃度のsurrogate marker（代替マーカー）となり得る．本症例も初診時のアニオンギャップは2.4と有意な低値であり，血中Li濃度の異常高値が予測される．

2）超急性期

バイタルサインの安定化をめざす．循環血液量不足による脱水症状を伴っており，外液の負荷によって尿量の維持も必要である．また，早期に血液浄化療法を導入して血中Li濃度のクリアランスを確保することを検討する．

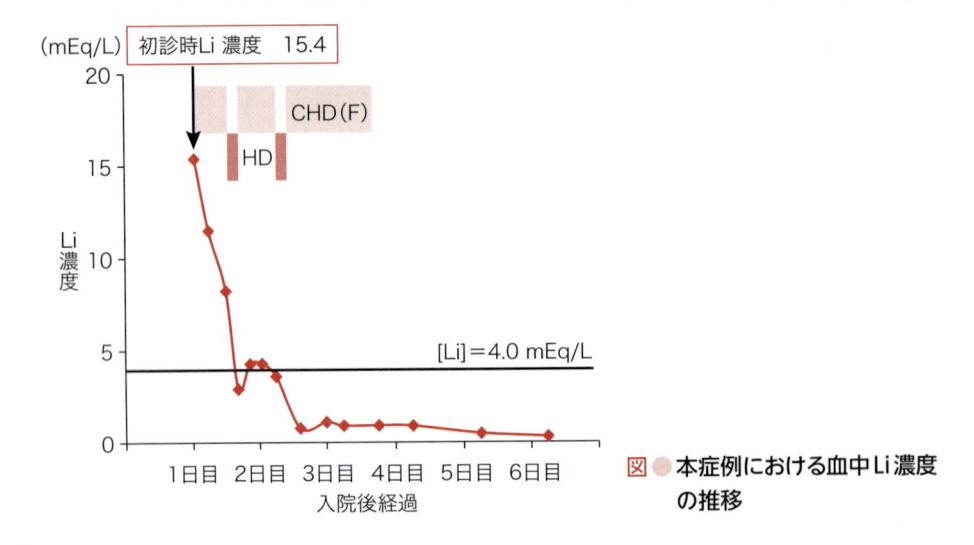

図 ● 本症例における血中Li濃度の推移

初診時Li濃度　15.4
[Li]=4.0 mEq/L

処方例

ヴィーン®F　2,000 mL ボーラス投与後，200 mL/時で継続
and/or
CHDもしくはIHDを開始．
設定例：Qb 120 mL/分，Qd 2,000 mL/時による持続透析（CHD）
　　　　Qb 200 mL/分，Qd 500 mL/分による間欠透析（IHD）

3）急性期

　本症例のような慢性投与の既往がある過量内服はリバウンド現象に注意が必要である．特に間欠的血液透析にて一気に血中濃度を低下させた場合には必発である．したがって，Li濃度の測定をしばらく続ける必要がある．
　本症例における血中Li濃度の推移を図に示す．図中，1日目から2日目にかけてHD施行後にリバウンドがみられている点に注意．

4）栄養療法

　挿管管理下であるが，早期から経腸栄養の開始を検討する．

処方例

YHフローレ 20 mL/時 経鼻胃管から持続投与開始．徐々に漸増

5）終了

　血中Li濃度の低下を確認し，血液浄化療法の終了を検討する．いったん組織に拡散したLiが血管内に戻ってくるリバウンド現象が知られているため，血液浄化療法終了後も適宜血中Li濃度をフォローするべきである．

Point

- リチウムは化学的特性から血液浄化療法にて効率的に除去され得る中毒物質である．神経学的後遺症を予防するためにも，早期に血液浄化療法を導入することを検討する．循環動態が許せば，除去効率のよい間欠的血液透析（IHD）を選択し，可能な限り長時間施行する．

索引 index

数字

1回心拍出量指数	258
1回拍出量	277
1回拍出量変化	100, 267, 277
1号液	43
2号液	43
2コンパートメントモデル	148
3号液	43
3％高張食塩液	46
4号液	43
5の法則	212
5％ブドウ糖液	42
8.4％メイロン®	108
9の法則	212

ギリシャ文字

α作用	285, 291, 295
$β_2$刺激薬吸入	122
β blocker	196
β作用	285, 291, 295
β受容体	82
βヒドロキシ酪酸	99
ω-3脂肪酸	254

欧文

A

abdominal perfusion pressure	258
ABLS fomula	214
ACS	133, 254, 344
acute respiratory distress syndrome	133
acute tubular necrosis	321
afterload mismatch	128, 131, 281, 286, 291
AKI	129, 254, 309
Angiopoietin-1	18
APP	258
ARDS	133, 183, 254, 310, 348, 355
arginine vasopressin	113
Artzの基準	212
ATN	321
AVP	113

B

bacterial translocation	253, 257, 356
Banff分類	316
Baxterの式	214
BEE	216
beer drinker's potomania	115
Berlin Definition	183
BI	212
BT	253

C

Ca	166
cAMP	81
capillary refilling time	84
cardio-renal syndrome	180
central pontine myelinolysis	157
cerebral salt wasting	154
CHDF	102, 104, 254, 259, 355
Child-Pugh分類	304
CK	242, 244, 248
Clinical Scenario分類	131, 173
continuous renal replacement therapy	234
COPD	136
CPM	157
CRRT	234
CRT	84
cryptic shock	189
CS1（クリニカルシナリオ1）の急性心不全	343
CSW	154
CSWS	351
CVP	191, 266, 321
cytopathic hypoxia	189

D

damage control手術	260
DDB	211
delayed graft function	321
DGF	321
DI	351
DKA	99, 337
dysoxia	189

E

early goal-directed therapy	34, 91, 93, 189, 190, 232
ECFの量	113
ECMO	183, 185, 348
Edelmanの式	112
EGDT	34, 91, 93, 189, 190, 232
EN	253
endothelial glycocalyx layer	274
endothelial surface layer	274
enteral nutrition	253
ESPENガイドライン	317
EV1000	258, 268

F・G

FACTT study	184
FFP	305
Fischer比	53
fluid challenge	129, 221
Forrester分類	173
Frank-Starlingの法則	20, 277
GI（Glucose-Insulin）療法	104, 122
goal-directed	275

H・I

hANP	70, 176
Harris-Benedictの式	25, 216
HES（ヒドロキシエチルスターチ）製剤	58, 94
Hunt and Hess分類	205
IABP/PCPS	132
IAH	262
ICG-R15値	304
ICU無力症	29
IHD	259
intra-abdominal hypertension	33, 261
iP	166
ischemic core	198
ischemic penumbra	198
IVC	321

K～N

KDIGO	219
Lund and Browderの法則	212
LVAD	292
MELD（model for end-stage liver disease）スコア	313
Mg	166
MODS	252
MRSA	34
NAD	105
NO	292, 294, 296
Nohria分類	173
non-protein calorie/nitrogen	49
NPC/N	49, 216

O

OAM	260
ODS	117, 155
OMEGA study	186
open abdominal management	260
osmotic demyelination syndrome	117
overfeeding	26, 194

P

P（リン）	166
PAWP	266
PBI	212
PCAS	231
PDE III	81
PDE III阻害薬	81, 286, 291, 296
penumbra	197
permissive underfeeding	28, 96
PiCCO2®	268
PK/PD理論	35
pleth variability index	279

post reperfusion syndrome	…	314
primary ACS	…	256, 262

Q・R

QRS時間	…	141
QRS時間の延長	…	140
rapid turnover protein	…	138
recurrent ACS	…	256
REE	…	216
refeeding症候群	…	46, 109, 164
refilling	…	95, 281, 287, 297
refilling期	…	164, 214
refilling現象	…	302
rejection activity index score	…	316
RVAD	…	293

S

ScvO$_2$	…	191
SDB	…	211
secondary ACS	…	256
sepsis-like syndrome	…	231
septic cardiomyopathy	…	189, 194
SIADH	…	115, 155, 351
SILENT	…	148
SIRS	…	251, 334, 355
SSCG	…	93, 190
Stewart approach	…	158
Surviving Sepsis Campaign Guideline	…	93, 190
SvO$_2$	…	191
SVV	…	267
Swan-Ganzカテーテル	…	252, 281, 285, 293, 295, 355
syndrome of inappropriate antidiuretic hormone secretion	…	115, 155
syndrome of irreversible lithium-effectuated neurotoxicity	…	148

T〜W

tansmural CVP	…	262
TBSA	…	211
TCA中毒	…	140
total parenteral nutrition	…	51
TPN	…	51
transmural PAWP	…	262
Triple H療法	…	206, 328, 352
trophic feeding	…	194
underfeeding	…	26, 194
V$_2$受容体拮抗薬	…	176
VAD	…	292
WFNS分類	…	205

和文

あ

アシドーシス	…	88
アセチルCoA	…	105
アセト酢酸	…	99
アデニル酸シクラーゼ	…	81
アドレナリン	…	78
アニオンギャップ	…	102, 103, 150, 337, 339, 361
アミノ酸製剤	…	52
アメリカ経腸栄養学会	…	30
アリナミン®F	…	107
アルコール性ケトアシドーシス	…	105
アルブミン製剤	…	35, 60, 94, 253, 259
安静時エネルギー消費量	…	25

い

維持液	…	43
維持期	…	214
易出血傾向	…	318
移植腎機能発現遅延	…	321
一酸化窒素	…	293, 296
イノバン®	…	74
インスリン	…	99
インスリン抵抗性	…	28

う〜お

ウェルニッケ脳症	…	109
右心不全	…	136, 292
うっ血性腎不全	…	195
栄養評価	…	30
エフオーワイ®	…	255
塩化カリウム	…	47
エンピリック（経験的）	…	34
横紋筋融解	…	357
横紋筋融解症	…	126, 242, 243, 244, 245, 246, 248

か

開始液	…	43
外傷性ショック	…	84
開心術	…	281
化学熱傷	…	217
カコージン®	…	74
過剰輸液	…	95, 335
下大静脈	…	321
下大静脈（IVC）径	…	131
カタボン®	…	74
活性炭	…	143
活動係数	…	49
カテコラミン	…	137, 285
カテコラミン不応性	…	235
過補正を防止	…	117
カリウム	…	282
カリウム除去フィルター	…	164
カリウム濃度異常	…	160
カリウム濃度異常の心電図変化	…	121
カリウムの細胞内外の分布	…	119
カリウム保持性利尿薬	…	226
カリウム補充	…	162
カルシウム	…	166
カルシニューリン阻害薬	…	316
カルペリチド	…	70, 176, 222
肝移植	…	312
間欠的血液透析	…	259
還元型NAD	…	106
肝硬変	…	226
肝再生	…	304
肝腎症候群	…	312
肝性脳症	…	227
肝切除	…	304
完全静脈栄養	…	253
感染性合併症	…	33
干潮相（傷害期）	…	28
冠動脈バイパス術	…	288
肝不全	…	226
肝予備能	…	304
管理栄養士	…	32
寒冷利尿	…	235, 345

き

偽性低ナトリウム血症	…	102
基礎エネルギー	…	49
気道熱傷	…	217
逆トレンデレンブルグ位	…	258
ギャップ-ギャップ	…	102, 339
急性冠症候群	…	173, 176
急性血液浄化療法	…	148
急性呼吸促迫症候群	…	254
急性腎障害	…	219, 254, 355, 357
急性心不全	…	70, 82, 173
急性膵炎	…	251, 354
急性尿細管壊死	…	321
橋中心髄鞘崩壊症	…	157
拒絶反応	…	316
筋挫滅症候群	…	126

く

くも膜下出血	…	204, 326, 327, 328, 351
クラッシュ症候群	…	243
グリセオール®	…	67, 330
グリセロール	…	67
グルコン酸カルシウム	…	104, 122
グルタミン	…	254

け

経管栄養	…	138
経静脈栄養	…	138
経腸栄養	…	31, 50, 109, 356
経鼻空腸管	…	253
経皮的ドレナージ	…	258, 355
経皮的ペーシング	…	341
血圧管理	…	199
血液浄化療法	…	309, 362
血液製剤	…	60
血液透析	…	123
血管拡張薬	…	134
血管透過性	…	18, 44, 355
血漿増量剤	…	57
血清カリウム濃度	…	161

index

血栓溶解療法 201
血糖管理 240
ケトン体 105
献腎移植 320
原発性胆汁性肝硬変 318

こ

降圧療法 199
高アンモニア血症 227
広域抗菌薬 34
高カリウム血症 110, 119, 121, 160, 247, 340
高カリウム血症性（Type 4）尿細管性アシドーシス 106
高カリウム血症の緊急時対応 124
高カルシウム血症 169
高カロリー輸液 51
高血圧性心不全 110, 134
膠質液 57, 89, 259, 278
膠質浸透圧 18, 355
甲状腺機能低下症 118
高浸透圧高血糖症候群 337
抗線溶薬 239
抗体関連型拒絶反応 324
高張食塩液 46, 145, 202, 259
高ナトリウム血症 111, 154
後負荷増大 110
抗不整脈薬 289, 291
高マグネシウム血症 170
抗利尿ホルモン 113
抗利尿ホルモン不適合分泌症候群 207, 351
高リン血症 169
呼吸商（RQ） 269
呼吸不全 128, 136
コンパートメント症候群 357

さ

サードスペース 44, 274
最適輸液 276
サイトカイン除去 234
細胞外液 18, 40, 42
細胞外液補充液 355
細胞内液 18, 40
酢酸リンゲル液 42
サムスカ® 72
挫滅症候群 358
サリンヘス® 58
三環系 140
酸素供給量 19
酸素需給バランス 21, 92

し

ジギタリス中毒 127
糸球体濾過量 106
持続血液濾過透析 102, 109, 254, 259, 355
持続静注 66
持続的腎代替療法 234

脂肪乳剤 54, 146
周術期 274
重症急性膵炎 354
重症敗血症 91, 308
重炭酸投与 102
重炭酸Na（ナトリウム） 104, 108, 140, 144
主観的包括的アセスメント 30
主観的包括的栄養評価法 313
手術部位感染症 286
出血 289
出血性ショック 163
術後回復液 43
腫瘍崩壊症候群 163
循環血液量減少性ショック 237
消化器症状 149
晶質液 99, 259, 278
静注Ca拮抗薬 199
静脈栄養 50
初期輸液 198
初期輸液療法 86, 238
食道癌 301
ショック 237
ショック期 214
ジルチアゼム塩酸塩 331
腎移植 320
腎うっ血 180
心拡張期容量指数 258
神経原性肺水腫 205, 210, 327
神経症状 149
心原性ショック 132
人工呼吸器 29
人工心肺 281
人工膵臓 286
腎後性AKI 104
心腎症候群 180
腎性AKI 220, 222
腎性急性腎障害 355
腎前性AKI 220
新鮮凍結血漿 61
腎代替療法 248
心タンポナーデ 290, 292, 295, 296, 299
心停止後症候群 231
浸透圧 111
浸透圧性脱髄症候群 117, 155
浸透圧利尿 338
浸透圧利尿薬 67, 201
心肺停止蘇生後 345
心不全 131, 173

す〜そ

膵動注療法 255
水利尿薬 72
ステロイド 236, 331
ストレス係数 49
正AG性代謝性アシドーシス 106, 110

正常血圧性AKI 221
生体腎移植 320
静的パラメータ 264
成分栄養剤 253, 356
生理食塩液 41
赤血球液 62
接合部調律 341
絶対的体液喪失 275
全身性炎症反応症候群 251, 298, 334, 355
全身性虚血再灌流障害 231
早期経腸栄養 253
双極性障害 148, 361
相対的体液喪失 275
相対的副腎不全 236
速効型インスリン 101

た

体液過剰 219
体液許容性 276
体液恒常性 45
体液バランス 33
体液評価の指標 19
体液モニタリング 263
代謝性アシドーシス 99, 105, 337
代謝性アルカローシス 47
大腸穿孔 308
大動脈弁狭窄症 288
体内のカリウム総量 120
大量輸血 239
大量輸血プロトコル 239
たこつぼ型心筋症 205, 327
多臓器不全 355
多臓器不全症候群 252
多発外傷 237
炭酸水素ナトリウム 123
炭酸リチウム 361
タンパク結合率 65

ち

チアミン 107, 109
致死性不整脈 340
中心静脈圧 252, 258, 266, 321, 355
中心静脈カテーテル 338
中枢性塩類喪失症候群 154, 208, 351
中枢性尿崩症 208, 351
超音波検査 322
腸管粘膜 32

て

低カリウム血症 47, 108, 119, 124, 125, 160
低カルシウム血症 169, 247, 302
低体温療法 235, 345
低張性電解質輸液製剤 41
低ナトリウム血症 46, 111, 154, 175
低マグネシウム血症 47, 48, 108, 170

365

低用量ドパミン 222	肺血管透過性係数 268	膀胱内圧 255, 262
低リン血症 46, 170, 186	敗血症 252	縫合不全 303
デキストラン 57	敗血症性ショック 91, 189, 334, 338	乏尿 101, 108
デスモプレシン 79	敗血症バンドル 94	乏尿性 AKI 223
電解質異常 66	肺高血圧 82	ボーラス投与 66
電解質補正液 45	肺水腫 128, 343	補助人工心臓 292
電解質輸液製剤 40	肺動脈楔入圧 258, 266	ホスホジエステラーゼⅢ 81
	ハイドロコルチゾン 236	ホスホジエステラーゼ阻害薬 81
と	バクテリアルトランスロケーション 253	ボスミン® 78
頭蓋内圧 67, 207	バソプレシン 23, 72, 79, 235	ボルベン® 58
頭蓋内圧管理 201	反回神経麻痺 303	
頭蓋内圧亢進 198, 327	ハンプ® 70, 222	**ま・み**
等張性電解質輸液製剤 41	半閉鎖法 215	マグネシウム 109, 146, 166
動的パラメータ 264		慢性腎不全 105
糖尿病性ケトアシドーシス 99, 337	**ひ**	満潮相（異化期） 28
ドパミン 74	ビタミン製剤 55	マンニットール 68, 331
ドブタミン 76, 137	ビタミン B$_1$ 55, 109	マンニトール 67, 68, 201
ドブトレックス® 76	ビタミン B$_1$ 不足 108	ミオグロビン 242, 243, 357
ドブポン® 76	ビタメジン® 107	ミオコール® 343
ドライウエイト 21	必須アミノ酸 52	脈圧変動 PPV 264
トリプシン 251	ヒト心房性ナトリウム利尿ペプチド 70	ミルリーラ® 81
トルバプタン 72, 176	ピトレシン® 79	ミルリノン 81
	非乏尿性 AKI 223	
な・に	標準肝重量 318	**め・も**
内因性エネルギー 26, 96	微量元素 55	メイロン® 339
ナトリウム負荷 35	微量元素製剤 55	メチシリン耐性ブドウ球菌 34
ニカルジピン 209, 331		免疫強化栄養剤 253
ニコチンアミド・アデニン・ジヌクレオチド 105	**ふ**	免疫グロブリン製剤 35
二次性アルドステロン症 304	不可逆的な神経学的後遺症 148	免疫賦活経腸栄養剤 33
ニトログリセリン 343	不感蒸泄 17, 108	門脈圧亢進 226
日本集中治療医学会 31	腹腔内圧 256	
日本版敗血症診療ガイドライン 31	腹腔内圧上昇 255, 261	**や～よ**
乳酸 193	腹腔内灌流圧 258, 262	夜間就寝前補食 313
乳酸アシドーシス 55, 235, 241	副腎不全 118	有効循環血漿量 19, 251, 355
乳酸リンゲル液 42	腹水 226	輸液反応性 277
尿アニオンギャップ 110	腹部コンパートメント症候群 195, 222, 225, 239, 252, 254, 255, 256, 355	輸血 289, 324
尿のアルカリ化 246, 358	腹部内圧の上昇 33	輸血療法 88
尿崩症 113	腹膜炎 308	陽圧換気 128
	不整脈 288	陽イオン交換樹脂 123
ね・の	不整脈管理 201	容量負荷試験 279
熱傷 211	フルドロコルチゾン 110	ヨーロッパ経腸栄養学会 31
熱量測定法 269	プレアルブミン 138	
脳灌流圧 207, 326	フロートラック 108, 258, 267, 355, 356	**ら～れ**
脳灌流圧と脳灌流量の関係 200	フロートラック センサー 100	ラシックス® 65, 108, 344
濃グリセロール 202	プログラフ® 316	リチウム中毒 148, 361
脳血管攣縮 206, 209, 328, 351	フロセミド 65, 108, 110, 344	リドカイン 146
濃厚血小板 63	フロリネフ® 110	利尿薬 133
脳梗塞 197	分岐鎖アミノ酸 52	リバウンド現象 68, 149, 362
脳室・脳槽ドレナージ 330	分岐鎖アミノ酸製剤 227	硫酸マグネシウム 47
脳出血 197		リン 109, 166
脳腫瘍 326	**へ・ほ**	リン酸カリウム 46
脳脊髄液 330	ヘスパンダー® 58	リン酸ナトリウム 46
脳動脈瘤クリッピング 326	ペナンブラ 197	ループ利尿薬 65, 106, 109, 123, 222
ノルアドレナリン® 77	ベンゾジアゼピン 145	レギュラーインスリン 339
ノルアドレナリン 77, 137, 145, 262	芳香族アミノ酸 53	レニン-アンジオテンシン-アルドステロン系 23
は		
肺血管外水分量 268		

編者プロフィール

小林修三（こばやし しゅうぞう）
医学博士
湘南鎌倉総合病院　副院長　内科統括部長　QIセンター長

1980年浜松医科大学卒業後，大学院から文部教官助手を経てテキサス大学サンアントニオ校へ留学．腎不全の病態を心血管障害を中心に研究．内科学会評議員，腎臓学会評議員，急性血液浄化学会評議員，アフェレシス学会評議員，高血圧学会評議員，フットケア学会理事長，医工学治療学会理事，医療ゲノム学会理事など歴任．
アメリカ・ヨーロッパ・中国など外国での学術講演を行う一方，NPO法人癒しの医療を考える会理事長として開かれた医療を目指す．2008年にはアフリカモザンビーク初の透析医療を現地に赴いて指導し成功に導いた．

土井研人（どい けんと）
医学博士
東京大学医学部附属病院 救急部・集中治療部　講師

1997年東京大学卒業．三井記念病院，湘南鎌倉総合病院にて研修後，2001〜2005年東京大学大学院にて医学博士取得．2005〜2007年米国国立衛生研究所（NIH）客員研究員として敗血症性AKI研究に従事，2008年より東京大学腎臓内分泌内科・血液浄化療法部，2012年より救急部・集中治療部に所属．
日本集中治療医学会，日本腎臓学会，日本透析医学会の3つの所属学会での専門医資格を有し，わが国における critical care nephrology の普及に努めている．

救急・ICUの体液管理に強くなる
病態生理から理解する輸液、利尿薬、循環作動薬の考え方、使い方

2015年6月15日　第1刷発行	編　集	小林修三，土井研人
2020年7月20日　第3刷発行	発行人	一戸裕子
	発行所	株式会社 羊 土 社
		〒101-0052
		東京都千代田区神田小川町2-5-1
		TEL　03（5282）1211
		FAX　03（5282）1212
		E-mail　eigyo@yodosha.co.jp
ⓒ YODOSHA CO., LTD. 2015		URL　www.yodosha.co.jp/
Printed in Japan	装　幀	野崎一人
ISBN978-4-7581-1777-7	印刷所	日経印刷株式会社

本書に掲載する著作物の複製権，上映権，譲渡権，公衆送信権（送信可能化権を含む）は（株）羊土社が保有します．
本書を無断で複製する行為（コピー，スキャン，デジタルデータ化など）は，著作権法上での限られた例外（「私的使用のための複製」など）を除き禁じられています．研究活動，診療を含み業務上使用する目的で上記の行為を行うことは大学，病院，企業などにおける内部的な利用であっても，私的使用には該当せず，違法です．また私的使用のためであっても，代行業者等の第三者に依頼して上記の行為を行うことは違法となります．

JCOPY ＜（社）出版者著作権管理機構 委託出版物＞
本書の無断複写は著作権法上での例外を除き禁じられています．複写される場合は，そのつど事前に，（社）出版者著作権管理機構（TEL 03-5244-5088, FAX 03-5244-5089, e-mail：info@jcopy.or.jp）の許諾を得てください．

羊土社のオススメ書籍

ECMO実践ハンドブック
世界標準の成人ECMO管理

市場晋吾／監訳，清水敬樹／編訳
Alain Vuylsteke, Daniel Brodie,
Alain Combes, Jo-anne Fowles,
Giles Peek／著

世界的なエキスパートたちが，現在のECMO管理のスタンダードをわかりやすく解説！回路の構成や患者の選定，カニューレの挿入・抜去など，臨床で必要な事項がコンパクトにまとめられた，現場で頼りになる実践書！

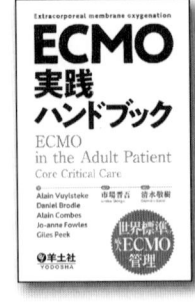

- 定価（本体4,500円＋税）　■ B6変型判
- 200頁　■ ISBN 978-4-7581-1861-3

教えて！ICU Part 2
集中治療に強くなる

早川 桂／著

レジデントノート誌の人気連載の単行本化，待望の2巻目！教科書では教えてくれない，ICUの現場で必ずぶつかる疑問や，日頃気になっているアレコレについて，研修医目線でやさしく噛み砕いて教えます！

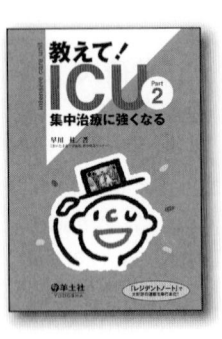

- 定価（本体3,800円＋税）　■ A5判
- 230頁　■ ISBN 978-4-7581-1763-0

あらゆる診療科で役立つ！
腎障害・透析患者を受けもったときに困らないためのQ&A

小林修三／編

腎障害患者の検査値はどう解釈する？この薬，透析患者に使っていいの？など，プライマリケアの現場で患者を受けもったときによく出会う疑問の答え，ここにあります！おさえておきたいマネジメントのポイントが満載！

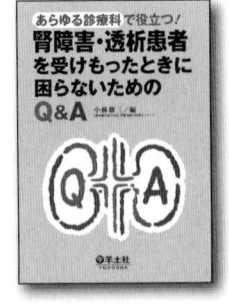

- 定価（本体3,800円＋税）　■ A5判
- 351頁　■ ISBN 978-4-7581-1749-4

血液ガス・酸塩基平衡に強くなる
数値をすばやく読み解くワザと輸液療法の要点がケース演習で身につく

白髪宏司／著

正しい判断に素早く辿り着く，匠のワザを伝授！50症例の血液ガス分析トレーニングで，いつの間にか臨床で活きる実力がついている！酸塩基平衡や輸液療法の要点が，根拠からわかるレクチャーも充実！

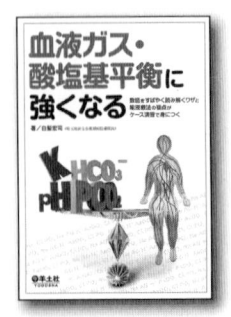

- 定価（本体3,600円＋税）　■ B5判
- 244頁　■ ISBN 978-4-7581-1735-7

発行　羊土社 YODOSHA
〒101-0052　東京都千代田区神田小川町2-5-1　TEL 03(5282)1211　FAX 03(5282)1212
E-mail：eigyo@yodosha.co.jp
URL：www.yodosha.co.jp/

ご注文は最寄りの書店，または小社営業部まで